Sporttourismus in den Alpen

Die Erschließung des Alpenraums als
sporttouristisches Phänomen.
Sozialhistorische und ökologische Begründungen

von

Sabine Dettling

Tectum Verlag
Marburg 2005

Umschlagabbildung © Sabine Dettling

Dettling, Sabine:
Sporttourismus in den Alpen.
Die Erschließung des Alpenraums als sporttouristisches Phänomen.
Sozialhistorische und ökologische Begründungen.
/ von Sabine Dettling
- Marburg : Tectum Verlag, 2005
Zugl.: Stuttgart, Univ. Diss. 2005
ISBN 978-3-8288-8835-7

Tectum Verlag
Marburg 2005

Im Abendrot leuchten zum Abschiede die stolzen Häupter des Nordzuges. Stolz ragen sie auf, die Ziele jahrelanger Sehnsucht – herrlicher Träume –; und jetzt, da wir sie kennen, jeden Gipfel, jede Scharte, jedes Tal, jetzt sind sie uns lieber denn je. Schwermut erfaßt uns bei dem Gedanken des Abschiedes! Doch wir müssen fort. Wir wandern zu Tal, durch stämmigen Hochwald, längs rauschender Wässer, die uns stets wieder ein Lebenwohl zurufen. Nicht mit dem Bewußtsein von Siegern, sondern das Herz von Wehmut erfüllt um verlassene Freunde, wandern wir still hinaus aus der liebgewordenen, sehnsuchterweckenden Bergeinsamkeit zu den Menschen – zur Alltäglichkeit!

[A. von Radio-Radiis, 1903]

Inhalt

3 Die Genese des Sporttourismussystems am Beispiel des Bergsports in den Alpen 47

Abkürzungen

ARAW	Alpiner Rettungsausschuss Wien
C.-A.	Zentralausschuss des Deutschen und Österreichischen Alpenvereins
DAV	Deutscher Alpenverein
DOeAV	Deutscher und Österreichischer Alpenverein
DSB	Deutscher Sportbund
FaB	Formen außerheimatlicher Bewegungsaktivität
MDOeAV	Mitteilungen des Deutschen und Österreichischen Alpenvereins
OeAV od. ÖAV	Österreichischer Alpenverein
OeTK od. ÖTK	Österreichischer Touristenklub
SAC	Schweizer Alpenclub
VHDOeAV	Vereinsnachrichten des Hauptausschusses des DOeAV
ZDAV	Zeitschrift des Deutschen Alpenvereins
ZDOeAV	Zeitschrift des Deutschen und Österreichischen Alpenvereins

Vorwort

Vorliegende Arbeit ist Teil des Projekts *Sport und Tourismus – Sporttourismus und Tourismussport*, welches seit 1990 am Institut für Sportwissenschaft der Universität Stuttgart unter der Leitung von Prof. Dr. Gustav Schoder durchgeführt wird und das Ziel hat, die Beziehungen von Sport und Tourismus sowie das Phänomen Sporttourismus zu beschreiben, zu erklären und zu interpretieren. Im Verlauf des Forschungsprozesses kristallisierte sich immer deutlicher heraus, dass Sporttourismus sowohl hinsichtlich seiner Vergangenheit wie seiner gegenwärtigen Ausprägung weder mit Hilfe einer Betrachtungsweise, welche die Funktion des Sports für den Tourismus erörtert, noch mit Hilfe der These von der Schnittmenge von Sport und Tourismus hinreichend erklärt werden kann. Vielmehr besitzt Sporttourismus ein ganz eigenes Profil und ist damit möglicherweise ein eigenständiges Phänomen, das letztlich sogar zur Entwicklung des Sports und des Tourismus in einer ganz spezifischen Weise beigetragen haben könnte. Dies zu beweisen, habe ich mir mit dieser Studie zur Aufgabe gemacht.

Die Arbeit wurde zwischen 2002 und 2004 angefertigt und 2004 von der wirtschafts- und sozialwissenschaftlichen Fakultät der Universität Stuttgart als Dissertationsschrift angenommen.

Finanziell unterstützt wurde das Dissertationsprojekt von der Landesgraduiertenförderung von Juli 2001 bis Januar 2004. Nur so war es mir möglich, die Studie in dieser Zeit zu einem Ende zu bringen. Deshalb gilt der Landesgraduiertenförderung Baden-Württemberg mein erster Dank.

Ein besonderes Dankeschön geht an Herrn Prof. Dr. Gustav Schoder für die große fachliche wie persönliche Unterstützung vor und während meiner Promotionszeit, für die kompetente Betreuung der Arbeit und die Übernahme des Hauptberichts. Ebenfalls Dank schulde ich einigen Kollegen am Institut für Sportwissenschaft, die mir bei Fragen und Problemen mit Rat und Tat zur Seite standen, sowie den studentischen Hilfskräften des Arbeitsbereichs IV, Karolina Johnson und Nicole Müller, für die produktive und anregende Zusammenarbeit.

Weil es nicht immer einfach war, an die historischen Quellen zu kommen, auf denen die Dissertation wesentlich basiert, möchte ich mich bei den Damen der Württembergischen Landesbibliothek Stuttgart für die Gewährung einer Sonderausleihe historischer Publikationen, sowie bei den Damen und Herren im Flachland und im Alpenraum bedanken, die mich so großzügig mit Material versorgt haben.

Gewidmet sei diese Arbeit den Menschen, die meine Begeisterung für den Bergsport tatkräftig unterstützen: meinen Eltern, die mich in Berg- und Schischuhen schon früh mit der Welt der Alpen vertraut gemacht haben, und Volker, der mir heute nicht nur am Berg zur Seite steht.

Sabine Dettling
Bietigheim-Bissingen, im Juni 2004

1   Einführung

Die Thesen von der „Touristifizierung" (Bachleitner & Weichbold, 2000, S. 10) und der „Versportlichung der Gesellschaft" (Cachay, 1990, S. 97; Grupe, 1988, S. 50) zeigen es an: Sport und Tourismus[1] gehören zu den bedeutungsvollsten Erscheinungen unserer Zeit. Die Lust am Reisen ist ein gewaltiger weltweiter Wirtschaftszweig und einer der größten Wachstumsmärkte der Welt. Jährlich beschert der Tourismus-Boom der Branche Wachstumsraten von fünf bis zehn Prozent. Im internationalen grenzüberschreitenden Tourismus haben sich die Ankünfte in den letzten 40 Jahren fast verzehnfacht, die Ausgaben für Reisen zwischen 1960 und 1999 fast um das Fünfzigfache erhöht (Freyer, 2000, S. 490). In den westlichen Industrienationen geben die Menschen nur für Wohnen und Lebensmittel mehr Geld aus als für das Reisen. Jahr für Jahr sind weltweit 800 Millionen Menschen in Sachen Urlaubsreise unterwegs (Burmeister, 1998, S. 5).

Sport besitzt in allen fortgeschrittenen Industriegesellschaften eine große Bedeutung. Rund 33 Prozent der deutschen Bundesbürger sind 2001 Mitglied in den ca. 100.000 Vereinen des Deutschen Sportbunds (DSB, 2002; Freyer, 2000, S. 495), und eine große Zahl der Bevölkerung ist außerhalb der Vereine sportaktiv. Sportveranstaltungen sind Magneten für ein Massenpublikum. Kein anderes Ereignis erzielt so hohe Einschaltquoten wie eine Fußball-Weltmeisterschaft (AAWG, 1998), und der Sportteil der Zeitungen erfreut sich einer solchen Beliebtheit, dass sich die Bild-Zeitung als auflagenstärkstes Blatt Deutschlands in erheblichem Umfang über die Sportseiten verkauft (Krüger, 1993, S. 28). Sport ist heute nicht mehr nur eine exklusive Vorliebe junger Männer, sondern eine Angelegenheit von Mann und Frau „von der Wiege bis zur Bahre" (Digel & Burk, 2001, S. 3).

Ihre Entwicklung haben Sport und Tourismus ähnlichen Teilprozessen und Faktoren gesellschaftlicher Modernisierung zu verdanken. Beide zählen zum Freizeitbereich und haben große globale Bedeutung. Sie konnten sich nur deshalb entwickeln, weil sich der Bereich der Freizeit von dem der Arbeitszeit im Zuge gesellschaftlicher Entwicklung abgelöst und verselbständigt hat. Sie unterliegen, wie alle Bereiche der modernen Gesellschaft, einer zunehmenden Ausdifferenzierung und Spezialisierung. So gesehen sind Tourismus und Sport Paradebeispiele der Entwicklung der modernen Gesellschaft.

Die Praxis zeigt, dass die Entwicklung des Sports wesentlich durch die des Tourismus beeinflusst wird, und dass sich Sport im Zeitalter der Globalisierung auch als touristisches Phänomen begreifen lässt. Tourismus wird in vielfältiger Form durch sportliche Aktivitäten bestimmt; generell ist der Ortswechsel nicht Selbstzweck, sondern Sport ist ein Anlass des touristischen Reisens neben anderen Beweggründen (Freyer, 2000, S. 2). Sport und Tourismus sind in hohem Maße und für jeden nachvollziehbar aufeinander bezogen. Sport und Tourismus, konstatierte Stoessel (1973, S. 2) schon in den 1970er Jahren, können in ihren äußeren Erscheinungsformen kaum mehr getrennt werden: „Zeitliche und räumliche Überschneidungen machen teilweise den Sportler zum Touristen und den Touristen zum Sportler" (ebd.).[2] Eine zeitliche Identität ist gegeben, wenn Tourismus und Sport in der Freizeit als Gegenstand menschlichen Handelns zusammentreffen, eine räumliche dann, wenn sportlich und touristisch genutzte Flächen sich überlagern (ebd., S. 17). Die Über-

---

[1] Hier und im folgenden werden aus Gründen der Vereinfachung die Begriffe „Reise" und „Tourismus" synonym verwendet, ungeachtet dessen, dass beispielsweise Mundt (1998, S. 2-3) Unterschiede „in einem wesentlichen Punkt" feststellt.

[2] Bei der Verwendung der männlichen Form ist die weibliche stets mitgemeint.

schneidungen drücken sich außerdem darin aus, dass es Wortverbindungen zwischen beiden Bereichen gibt: Sporttourismus ist dem Worte nach eine Kombination aus Sport und Tourismus.

Vor dem Hintergrund der globalen Bedeutung von Sport und Tourismus, von Integration, Synergie und Symbiose, die beide Bereiche bereits eingegangen sind und sicher künftig weiterhin eingehen werden, gilt es, das Phänomen Sporttourismus in seiner Entstehung, seinen Erscheinungsformen und seiner Funktion in der modernen Gesellschaft näher zu untersuchen.

1.1   Problemstellung

Die vielfältigen Verflechtungen und Wechselbeziehungen der gelebten Wirklichkeit spiegeln sich in der wissenschaftlichen Reflexion nicht wieder. Mit Sport- und Tourismuswissenschaft haben sich zwar für jeden der beiden Bereiche zuständige Disziplinen herausgebildet, und beide Disziplinen haben mit geographischer Mobilität, also dem Überwinden von Raum in der Zeit, einen gemeinsamen Nenner, und die Praxis liefert sehr viele Beweise, dass Sporttouristisches von der Forschung nicht länger als Randbereich vernachlässigt werden darf. Trotzdem steht der Bereich Sporttourismus, der dem Worte nach beide Phänomene zu vereinen hätte, weder im Fokus der Sport- noch der Tourismuswissenschaft. Da die Sportwissenschaft seither relativ stark pädagogisch orientiert war und sich neuerdings verstärkt biomechanisch orientiert, konnte sich die Frage nach „Sport auf Reisen" als Freizeitphänomen nicht ausreichend aufdrängen. Die Tourismuswissenschaft kämpft als sehr junge Disziplin noch mit der Beantwortung der Frage, ob es überhaupt eine Tourismuswissenschaft geben kann – Müller (1996, S. 125) beispielsweise konstatiert: „Eine eigenständige Tourismuswissenschaft kann es nicht geben, weil eine Isolierung weder vom Begriff her noch vom systemtheoretischen Ansatz her sinnvoll erscheint" – und ob es eine oder mehrere (Teil-)Tourismuswissenschaft(en) geben sollte. Ferner ist der touristische Forschungsbereich, verglichen mit seiner hohen gesellschaftlichen und ökonomischen Bedeutung, innerhalb der deutschen Hochschulen stark unterrepräsentiert. Es gibt in Deutschland „nur eine Handvoll von Lehrstühlen, die mit touristischer Forschung innerhalb der Universität beschäftigt sind (z.B. Berlin, Bielefeld, Dresden, Lüneburg, München, Trier)" (Freyer, 2000, S. 37). Dies hängt, so Freyer (ebd., S. 38), mit dem traditionellen Wissenschaftsverständnis zusammen, das den Natur- und arbeitsbezogenen Wissenschaften einen höheren Stellenwert als den Freizeitwissenschaften einräumt. Deshalb beschäftigt sich die Wirtschaftswissenschaft am intensivsten mit der ökonomischen Dimension des Tourismus, und die Geographie befasst sich recht ausführlich mit seinen raumwirksamen Aspekten (ebd., S. 23-26; 37). Angesichts seiner hohen praktischen Relevanz müssten jedoch sowohl Sport- wie Tourismuswissenschaft an einer Aufarbeitung des Phänomens Sporttourismus, am Erkenntnisobjekt des „touristischen Reisens, um Sport zu treiben", großes Interesse haben.

Die sporttouristische Praxis und der Begriff Sporttourismus an sich, so wäre aus den eingangs ausgeführten Sachverhalten zu folgern, könnten die Basis für eine neue, bislang nicht existierende „Querschnittswissenschaft" von Sport- und Tourismusforschung gründen (Abbildung 1).

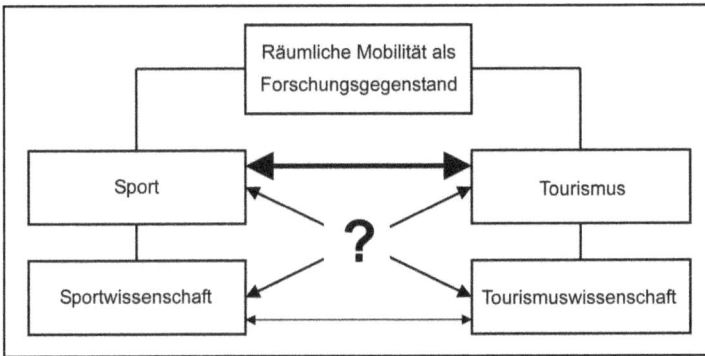

Abb. 1   Sportliche und touristische Mobilität als Forschungsgegenstand einer Querschnittswissenschaft von Sport und Tourismus (mod. n. Schoder, 1998, S. 4).

Steckt hinter der Nichtexistenz dieser „Querschnittswissenschaft" womöglich ein Problem der Zuordnung zu einem der beiden Bereiche? Ist Sporttourismus ein Teilbereich des Tourismus, des Sports oder des Sports und des Tourismus? Oder ist eine Zuordnung nicht möglich, weil Sporttourismus entwicklungsgeschichtlich bedingt ein eigenständiger Bereich ist? Zumal eine Antwort auf diese Fragen noch aussteht, kann eine bloße definitorische Klärung oder auch eine Zuordnung des Phänomens Sporttourismus zum einen oder anderen Bereich nicht genügen. Vielmehr ist es notwendig, Sporttourismus und seine Beziehungen zu Sport und Tourismus zu beschreiben, zu erklären und zu interpretieren. In Abbildung 2 sind die verschiedenen Möglichkeiten der Interpretation dargestellt.

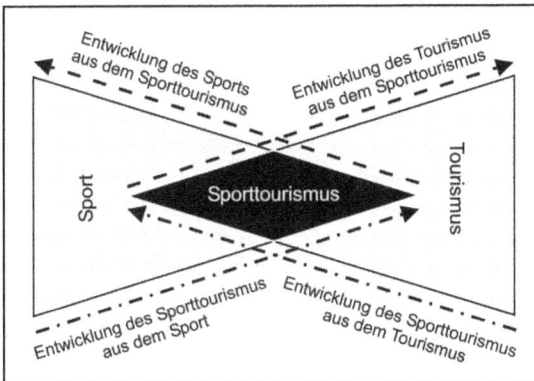

Abb. 2   Thesen zur Entwicklung von Sport, Tourismus, Sporttourismus (mod. n. Freyer, 2000, S. 501).

Ist dieses Wissensdefizit die Ursache, dass sich seither noch keine wissenschaftliche Disziplin so intensiv dem Bereich des Sporttourismus angenommen hat, wie es in Anbetracht seiner Praxisrelevanz notwendig gewesen wäre? Oder ist es genau anders herum: Ist bis heute die Frage nach den Wurzeln und dem Wesen des Sporttourismus ungeklärt, weil sich bisher kein wissenschaftliche Disziplin zuständig fühlte? Ist Sporttourismus nur eine punktuelle, oberflächliche Verbindung der sonst eigenständigen Bereiche Sport und Tourismus, die nur dann entsteht, wenn sich die Randbereiche von Sport und Tourismus gleich einer Schnittmenge beider Bereiche überlagern? Oder haben sich Sport und Tourismus – teilweise oder vollständig – aus dem „Kern Sporttourismus" heraus entwickelt, so dass Sporttourismus ein eigenständiger, gleichberechtigt neben Sport und Tourismus existierender Bereich ist? Auf der Folie dieser Überlegungen wird in Abschnitt 1.1.1 erst einmal versucht, das, was unter Sporttourismus zu verstehen ist, zu erfassen, zu beschreiben und zu definieren. Im Anschluss daran wird in Abschnitt 1.1.2 geprüft, inwiefern und inwieweit Sporttourismus in die Forschung insgesamt Eingang gefunden hat. Die Wahl eines theoretischen Bezugsrahmens zur Erklärung und Interpretation der Entstehungsgeschichte des Sporttourismus ist Thema von Abschnitt 1.1.3.

1.1.1   Der Begriff *Sporttourismus*

Trotz seiner praktischen Bedeutsamkeit gibt es bisher keine eindeutige, wissenschaftlich fundierte und allgemein akzeptierte Begriffsfassung des Sporttourismus. Aus Sicht der grammatikalischen Wortbildung ist der Begriff *Sporttourismus* eine Komposition aus zwei selbständigen Nomen: aus *Sport* und *Tourismus*. Der erste Bestandteil, das Bestimmungswort (hier: *Sport*) ist dem zweiten Teil, dem Grundwort (hier: *Tourismus*) untergeordnet. Weil das Bestimmungswort das Grundwort näher bestimmt, ist *Sporttourismus* eine *touristische* Reise, die durchgeführt wird, um *Sport* zu treiben. Doch was verstehen wir unter einer touristischen Reise, unter Sport?

Vom Begriff des *Tourismus* unterscheidet sich der Begriff der *Reise* in einem wesentlichen Punkt: In dem als Zirkel gedachten Tourismusbegriff ist die Wiederkehr implizit, bei der Reise ist sie unbestimmt.[3] *Tourismus* charakterisiert das zeitweilige Verlassen des Wohnorts für eine Reise im Sinne von *outbound* und fasst als Oberbegriff alle Reisen unabhängig von ihren Zwecken und Zielen zusammen, die den zeitweiligen Aufenthalt an einem anderen als den Wohnort einschließen und bei denen die Rückfahrt ebenfalls Bestandteil der Reise ist (Mundt, 1998, S. 2-3). Abbildung 3 illustriert die Zirkelbewegung des Tourismus.

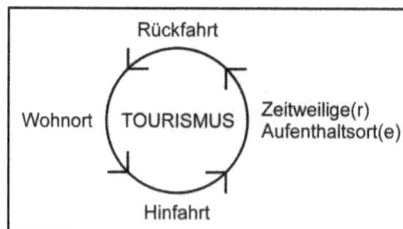

Abb. 3   Die Zirkelbewegung des Tourismus (Mundt, 1998, S. 2).

---

[3]   Der Begriff der *Reise* ist abgeleitet aus dem altfriesischen *rîsa*, das für sich erheben, entstehen steht. Eine Reise ist also ein Aufbruch (Mundt, 1998, S. 2), und ein Reisender kann unablässig unterwegs sein, auswandern oder aber wieder an den Ausgangsort zurückkehren. Das Wort *Tourismus* gelangte über das lateinische *tornare* (= runden) und das französische *tour* in den deutschen und englischen Sprachgebrauch (ebd., S. 1). *Fremdenverkehr* ist eine heute kaum mehr gebräuchliche Bezeichnung, da sie sich vor allem auf die Aufnahme von Fremden bezieht und somit das *incoming* des Fremden aus „dem Unbekannten" bezeichnet (ebd., S. 3).

Für den Begriff des *Sports* gibt es keine einheitliche Bestimmung (Digel, 1986; Heinemann, 1986; 1989); zu heterogen ist das, was Sport heute ist, was darunter verstanden wird.[4] Dreyer (1995, S. 9) plädiert deshalb für eine Eingrenzung des Sportbegriffs im Sinne des jeweiligen Untersuchungsobjektes. „Für den Bereich des Tourismus bietet sich ... kein an ‚klassischen' Definitionen orientierter Sportbegriff an", konstatiert auch Ohr (1999, S. 12) und plädiert deshalb im Anschluss an Dreyer (1995, S. 9) für einen weit gefassten Sportbegriff, welcher alle freiwillig und bewusst gewählten Formen von Bewegung einschließt, die einem Selbstzweck dienen. Nur ein solcher wird, wie Wilken (1992, S. 341) konstatiert, der sporttouristischen Praxis gerecht. Diese „Formen sportlicher Aktivitäten"[5] (Dreyer, 1995, S. 9) haben eine unterschiedliche Bedeutung für die Wahl einer touristischen Reise. Dreyer (ebd., S. 10) und Freyer (2000, S. 501) unterscheiden sportliche Aktivitäten, deren Ausübung ein Hauptmotiv für eine Reise darstellt, wie es beispielsweise beim Mountainbiking, Bergsteigen oder Schilaufen der Fall ist (*Sporttourismus* im engeren Sinne), sowie Bewegungsformen, die eine Nebenbedeutung für die Reise haben, wenn z. B. der Hotelpool ab und zu zum Schwimmen besucht wird (Sporttourismus im weiteren Sinne, *Tourismussport*).

Da es sich bei den Phänomenen, wie sie sich in der Praxis offenbaren und die wir als Sporttourismus bezeichnen, um ein durch die Möglichkeit des Sporttreibens, des Sich-Bewegens veranlasstes touristisches Reisen handelt, wird das Phänomen des Sporttourismus in Anlehnung an Freyer (2000, S. 499), Dreyer (1995, S. 9), Schwark (2003, S. 24) und Ohr (1996, S. 16) wie folgt erfasst und von anderen Erscheinungsformen abgegrenzt:

Sporttourismus bezeichnet Formen aktiver körperlicher Betätigung, die weder zu den notwendigen noch zu den alltäglichen Bewegungsformen zählen. Diese Formen sportlicher Aktivität sind freiwillig und bewusst so und nicht anders ausgeführte Formen von Bewegung, die ausschließlich einem Selbstzweck dienen. Sie werden während eines zeitweiligen Aufenthalts an einem anderen Ort als dem Wohnort ausgeübt. Diese Formen freiwilliger außerheimatlicher Bewegungsaktivität haben eine direkt reiseauslösende Funktion; sie induzieren den Wunsch nach einer touristischen Reise, oder deren Ausübung ist erst in Verbindung mit einer touristischen Reise möglich.

1.1.2   Der Sporttourismus-Begriff als Gegenstand der Forschung

Die Gästebefragung in dem Land, das sich „Devisenweltmeister" nennen darf (Kautzky, 2000),[6] in Österreich, zeigt im Winter 2000/2001, dass 61 Prozent aller Gäste *Sporturlauber* sind. Zu ihren wichtigsten Motiven zählen das „intensive Erleben von Bergen, Schnee und Sonne" und „Sport zu betreiben" (Österreich Werbung, 2002b). Für den Sommerur-

---

4   Cachay und Thiel (2000, S. 115) bspw. unterscheiden drei Bereiche: den Breiten-, den Spitzen- sowie den Gesundheitssport und betonen die „Heterogenität sportbezogener Motive" (ebd., S. 117) – die ehemals einheitliche Wertstruktur des Sports ist aufgelöst, traditionelle und neue Wertorientierungen überlagern und vermischen sich, so dass auch im Bereich des Sports von einer „neuen Unübersichtlichkeit" (Habermas, 1987) gesprochen werden kann.

5   Der Begriff des Sports wird im Rahmen sporttouristischer Betrachtung weit gefasst: Sport ist eine körperliche Betätigung, die keine notwendige und alltägliche Bewegungsform wie Einkaufen gehen ist, sondern sie ist eine freiwillige Form der Bewegung und wird um ihrer selbst willen betrieben. In sporttouristischer Hinsicht werden deshalb nicht *Sportarten*, sondern *Formen sportlicher Aktivitäten* unterschieden (Dreyer, 1995, S. 9).

6   1990 bringen 25 Millionen Urlauber mit 124 Millionen Nächtigungen mehr als 160 Milliarden Schilling an Gesamteinnahmen nach Österreich, vor allem in die Bundesländer der Berge und Seen (Kautzky, 2000).

laub geben 14 Prozent der Befragten an, dass sie „Sporturlaub" und „Radreise" bevorzugen, und „Wanderungen" stehen bei 34 Prozent hoch im Kurs (ebd., 2002a). Die Theorie hat sich von diesen Fakten jedoch nicht beeindrucken lassen. Sporttouristisches ist auf den Landkarten der Wissenschaft ein weißer Fleck, auch wenn Schwark (2003, S. 17 [Fußnote]) beobachtet, dass „seit Mitte der 1990er Jahre die Anzahl der Publikationen zum Themenfeld ... deutlich zunimmt und auch auf Tagungen/Kongressen vermehrt Aufmerksamkeit erfährt." Zwar ist Sporttourismus durchaus Thema wissenschaftlicher Abhandlungen verschiedenster Disziplinen, doch es sticht die Heterogenität der Begriffsfassung und deshalb auch der Verwendung des Begriffs ins Auge.

Bis Mitte der 1980er Jahre werden die Bereiche *Sport* und *Tourismus* (oder dessen ältere Bezeichnung *Fremdenverkehr*) getrennt voneinander thematisiert, oder der *Sport*-Bereich wird – nach der Formel „Sporttreiben auf Reisen ist gleich Tourismus" – dem *Fremdenverkehr* oder dem *Tourismus* „untergeschoben" (bspw. Amstädter, 1996; Degenhardt, 1980; Schulze, 1973; Schwartz, 1977). Weiterhin gibt es die Kategorie *Sport im Tourismus* (Schwark, 2003, S. 13; Stoessel, 1973), den Begriff des *Sporturlaubs* (Grobshäuser, 1992) sowie des *Sportfremdenverkehrs* (Stoessel, 1973). Die Definition des *Sportfremdenverkehrs* ist zur Erfassung, Ein- und Abgrenzung des Phänomens Sporttourismus wenig brauchbar, weil Stoessel (ebd., S. 18) Sportfremdenverkehr als die „Gesamtheit der Beziehungen und Erscheinungen, die sich aus der Teilnahme von sportlich interessierten Personen am Fremdenverkehr ergeben", definiert und unter dem Begriff der „sportinteressierten Personen" alle aktiv Sporttreibenden sowie Zuschauer, Funktionäre, Fans und andere zusammenfasst, jedoch keine Antwort auf die Frage liefert, welche Aktivitäten dem Sportfremdenverkehr zuzurechnen sind und welche nicht. Ferner werden die Begriffe *Sport* und *Tourismus* mit einem Bindestrich zusammengeführt. Freyer (2000, S. 501) geht davon aus, dass hier zwei völlig eigenständige Bereiche und Betätigungsweisen aufeinandertreffen; sofern sie sich überschneiden, spricht er von *Sporttourismus* oder *Tourismussport*. Ein anderer im Zusammenhang mit „Sport auf Reisen" häufig verwendeter Begriff ist *Touristik*. Er entstand zur Zeit der Alpenerschließung und bezog sich auf Unternehmungen wie Wander-, Berg- und Klettertouren (Hogenauer, 1900, S. 80-96; Purtscheller, 1886, S. 37-39; 1894, S. 130). Korrekt abgeleitet definieren Noack und Kirste (1992, S. 203-205) den Begriff der *Touristik* aus Sicht der kulturwissenschaftlichen Tourismusforschung so: „mit Touristik ... [wird] eindeutig die sportliche Seite des Begriffs [*Tourismus*, d. Verf.] gekennzeichnet", und grenzen ihn ab von touristischen Unternehmungen, die „rezeptive Verhaltensweisen" (ebd.) subsumieren, „auf eigene körperliche Aktivität weitgehendst verzichten und letztlich auf eine passive Scheinerholung hinauslaufen" (ebd.).

Kurzum: Für den Begriff des *Sporttourismus* gibt es viele Bezeichnungen, die ihn aber nicht präzise definieren und abgrenzen, was aus Sicht der Praktiker auch nicht erforderlich ist, denn sie „bedienen sich dieses Begriffs erfolgreich und brauchen nicht zwingend einen theoretischen Überbau über das, was ohnehin mehr oder weniger gut funktioniert und auch überwiegend funktional betrachtet wird" (Schwark, 2003, S. 13), und die Theorie hat bisher aus eigenem Antrieb keine schlüssige und praktikable Begriffsfassung zuwege gebracht. Lediglich die *Touristik*-Definition aus der Zeit der Erschließung der alpinen Bergwelt, die Noack und Kirste (1992, S. 203-205) neu definieren, kommt dem, wie sich Sporttourismus heute in der Praxis darstellt, nahe. Theoretische Beschreibungen und Begründungen des Sporttourismus sind Mangelware, was auch Freyer (2000, S. 498) mit Blick auf die Sportwissenschaft beklagt:

Insgesamt gibt es bisher wenig bis keine wissenschaftlichen Erkenntnisse über Sport und Reisen aus Sicht der Sportwissenschaft. Die wenigen momentan vorliegenden ,Erkenntnisse' gehen über die deskriptive Beschreibung der Quantitäten und Unterscheidungen bzw. Systematiken, wie häuslich-außerhäuslicher oder Indoor-/Outdoor-Sport sowie der Betrachtung der Freizeitmobilität kaum hinaus – Erklärungen fehlen!

1.1.3   Die Wahl eines theoretischen Bezugsrahmens zur Erklärung und Interpretation der Genese des Sporttourismus

Möglichkeiten, das Phänomen Sporttourismus zu erklären und zu interpretieren, gibt es mehrere. Erstens wäre es denkbar, aktuelle Texte zum Thema unter systematischen Gesichtspunkten und mit Bezug zur aktuellen Situation inhaltsanalytisch unter Anwendung eines Kategoriensystems zu untersuchen. Zweitens könnte eine historische Analyse die Entwicklung des Phänomens nachzeichnen. Drittens wäre ein beschreibend-hermeneutischer Zugang denkbar, mit dem Sporttourismus inhaltlich – beispielsweise unter dem Gesichtspunkt der Bewegung als gemeinsame Grundlage von Sport und Tourismus – erfasst werden könnte. Viertens könnte ein theoretischer Bezugsrahmen helfen, das Forschungsproblem zu analysieren, und es wäre vielleicht sogar möglich, die ersten drei Erklärungsweisen unter dem Dach eines solchen Bezugsrahmens kombiniert anzuwenden. Die Anwendung eines theoretischen Abstraktionsmodells hätte außerdem den Vorteil, dass es Komplexität zu reduzieren erlaubt. Es konzentriert sich auf bestimmte Bereiche und lässt andere außen vor. So könnte sozusagen aus der Vogelperspektive ein Teil eines komplexen Ganzen erfasst werden, um vom Teil auf das Ganze zu schließen. Der Gang der Untersuchung aber könnte sich auf das Wesentliche konzentrieren.

Welche Theorie, welches theoretische Abstraktionsmodell wäre geeignet, die Entstehung und Entwicklung des Phänomens Sporttourismus zu erklären und zu interpretieren?
Wie eingangs bereits erwähnt, haben Sport und Tourismus ihre Entwicklung ähnlichen Teilprozessen und -faktoren gesellschaftlicher Modernisierung zu verdanken. Deshalb wäre es sinnvoll, einen Ansatz zu wählen, der es erlaubt, die Genese des Sporttourismus im Zuge gesellschaftlicher Entwicklung als Modernisierungsprozess[7] zu analysieren. Weiterhin wäre es von Vorteil, wenn sich der theoretische Bezugsrahmen schon bei der Analyse eines dem Sporttourismus vom Wesen her nahestehenden gesellschaftlichen Teilbereichs bewährt hätte und auf die Problemstellung dieser Arbeit übertragbar wäre.
Bisher gibt es jedoch keine sozialwissenschaftliche Theorie, welche die Prozesse sozialer Modernisierung als historisch-politische und sozioökonomische Transformationsprozesse umfassend erklären kann. Es existieren sehr unterschiedlich gefasste Konzepte, Modelle und theoretische Ansätze, die den Modernisierungsbegriff in sehr unterschiedlichem Zusammenhang und auf sehr verschiedene Art und Weise verwenden (van der Loo & van Reijen, 1992, S. 11).[8] Trotzdem basieren diese Ansätze, so sehr sie sich auch unterschei-

---

7   Zu keiner Zeit haben mehr tiefgreifende Veränderungen stattgefunden als in dem Zeitraum, von dem wir uns angewöhnt haben, ihn Moderne zu nennen, konstatiert Giddens (1995a, S. 709). *Moderne* meint einen bestimmbaren sozialen Zustand, der als Ergebnis eines historisch-politischen und sozioökonomischen Transformationsprozesses in Europa zwischen 1750 und 1850 entstanden ist (Cyba, 1998, S. 155; Haring, 2001, S. 4) und der keinen Bereich der Gesellschaft unberührt gelassen hat. Die Summe der Transformationsprozesse wird allgemein unter dem Begriff der *Modernisierung* zusammengefasst (Cyba, 1998, S. 155).

8   Dies zeigt sich in der Vielfalt der Schlagworte zur Kennzeichnung der Prozesse sozialer Modernisierung: Industrialisierung, Rationalisierung, Differenzierung, Individualisierung, Technisierung, Demokratisierung, Arbeitsteilung, Mobilisierung, Säkularisierung, Nivellierung, Alphabetisierung, Globali-

den, auf einer gemeinsamen Annahme, nämlich der, „daß die *Entwicklung der menschlichen Gesellschaft durch eine Zunahme ihres Grades an Differenzierung* gekennzeichnet ist" (Cachay, 1988, S. 13). Auf einer langen Linie von Spencer über Durkheim und Parsons bis hin zu heutigen soziologischen Gesellschaftstheorien hat sich die Auffassung durchgesetzt, dass der Modernisierungsprozess vor allem als ein gesellschaftlicher *Differenzierungsprozess* zu beschreiben ist (Kneer, 1996, S. 362-363; Nassehi, 1999, S. 15): Modernisierung geht einher mit Spezialisierung und Verselbständigung gesellschaftlicher Teilsysteme. In bereits bestehenden Systemen bilden sich weitere Subsysteme, welche ihrerseits wieder Subsysteme ausbilden. Sinn und Zweck der Subsystembildung ist die Reduktion von Komplexität. Die Systeme müssen sich nicht länger für all die Probleme ihrer Umwelt interessieren und können sich ganz auf die Lösung der Probleme ihres Zuständigkeitsbereiches konzentrieren.

Als die derzeit „elaborierteste Version des Differenzierungstheorems" (Huf, 1998, S. 89) sowie als das „am konsequentesten" (Nassehi, 1999, S. 14) ausgearbeitete Differenzierungsmodell gilt derzeit die Theorie funktionaler Differenzierung, ein wichtiger Baustein der funktional-strukturellen Systemtheorie Niklas Luhmanns. Das hohe Abstraktionsniveau dieser „fachuniversalen Theorie" (Luhmann, 1987a, S. 10) macht es möglich, alle Bereiche der sozialen Realität zu erfassen und zu erklären. Teilbereiche des sozialen Ganzen sowie deren Strukturen und Funktionen können gleichsam „von oben" betrachtet und andere Bereiche aus der Analyse ausgeklammert werden, damit sich der Gang der Untersuchung auf das Wesentliche, also auf das jeweilige Forschungsproblem konzentrieren kann. Als Bezugsrahmen bewährte sich die Luhmannsche Systemtheorie unter anderem bereits bei der Rekonstruktion von Genese und Konstitution des Sport- und des Tourismussystems: E. Hömberg (1977) untersuchte den *Tourismus* hinsichtlich seiner *Funktionen, Strukturen und Kommunikationskanäle*. K. Cachay (1988) rekonstruierte die Systementwicklung des modernen Sports in seiner Studie *Sport und Gesellschaft: zur Ausdifferenzierung einer Funktion und ihre Folgen* mit Hilfe der Systemtheorie, U. Schimank (1988) untersuchte *Die Entwicklung des Sports zum gesellschaftlichen Teilsystem* unter Anwendung des systemtheoretischen Ansatzes, und Stichweh (1990) thematisierte das System des Sports unter den Aspekten *Ausdifferenzierung, Funktion, Code*.

Da es, wie bereits weiter oben ausgeführt, vorteilhaft wäre, wenn sich der theoretische Bezugsrahmen schon bei der Analyse vergleichbarer gesellschaftlicher Teilbereiche bewährt hätte, und da dies auf die funktional-strukturelle Systemtheorie Niklas Luhmanns zutrifft, wird diese als theoretischer Bezugsrahmen der Arbeit gewählt. Ebenso einbezogen werden Modelle, die an Luhmanns Überlegungen anschließen, auf ihnen aufbauen, sie weiterentwickeln oder anwenden. Dazu zählen insbesondere die Ansätze von Mayntz (1988a; 1988b) und Schimank (1988). Sie fassen akteur- und systemtheoretische Aspekte zusammen und liefern konkrete Hinweise zur empirischen Analyse gesellschaftlicher Teilsysteme. Ausgehend vom systemtheoretischen Paradigma und angelehnt an handlungstheoretische Ansätze entwickelt beispielsweise Mayntz (1988a) „ein Konzept gesellschaftlicher Teilsysteme ..., das empirische Untersuchungen mit einem kausal-genetischen Erkenntnisinteresse leiten können soll" (ebd., S. 17). Auch thematisieren die oben genannten Ansätze Gesichtspunkte wie den „gegenständlichen" Gebildecharakter der Systembinnenstruktur – dazu zählen unter anderem technische Innovationen oder im System

---

sierung, Ökonomisierung, Institutionalisierung, Verwissenschaftlichung Verrechtlichung, Mediatisierung, Verwissenschaftlichung, Tertiarisierung, Urbanisierung u. a. m.

handelnde Akteure –, welche beim Luhmannschen „Flug ... über den Wolken" (Luhmann, 1987a, S. 13) unter denselben weitgehend verborgen bleiben. Die Systemtheorie Luhmanns wird eingesetzt als eine übergeordnete, als „Supertheorie" (ebd., S. 19), unter deren Dach auch andere, vor allem akteurtheoretische Ansätze einen Platz eingeräumt bekommen. Zu beachten ist, dass sich die Luhmannsche Systemtheorie aufgrund ihres Komplexitätsgrades in einem linearen Text nicht optimal darstellen lässt (ebd., S. 13-14). Überdies behält Luhmann die Grundbegriffe zwar konsequent bei, wechselt aber von Zeit zu Zeit deren Bedeutungsgehalt, was die Theorie sehr flexibel, aber recht widersprüchlich gestaltet. Diese Widersprüchlichkeiten werden jedoch nicht thematisiert, denn das Ziel dieser Studie ist es weder, die Theorie Luhmanns „auf Herz und Nieren" zu prüfen, noch ist die Arbeit wissenschaftstheoretischer Natur. Vielmehr soll die funktional-strukturelle Systemtheorie als Analyse- und Interpretationsraster für die Rekonstruktion der Genese und Konstitution eines gesellschaftlichen Teilsystems dienen.

Es ist davon auszugehen, dass Sporttourismus als Phänomen der modernen Gesellschaft in den gesellschaftlichen Differenzierungsprozess eingebunden ist. Cachay (1988), Schimank (1988) und Stichweh (1990) weisen dies für die Entwicklung des modernen Sports nach: Sport ist ein ausdifferenziertes gesellschaftliches Teilsystem neben anderen Systemen wie dem Wirtschafts-, Gesundheits- oder Politiksystem (Bauch, 1996; Cachay, 1988; Schimank, 1988; Stichweh, 1990). Das selbe gilt für den Tourismus, wie Hennig (1998), Hömberg (1977), Romeiß-Strake (1998) und Vester (1999) zeigen. Inwiefern Sporttourismus in den Differenzierungsprozess eingebunden ist, ist allerdings ungeklärt; Sporttourismus könnte ein Subsystem des Sports oder des Tourismus sein, oder aber ein eigenständiges gesellschaftliches Teilsystem.

1.2 Übertragung des theoretischen Bezugsrahmens auf den Bereich des Sporttourismus

Als theoretischer Bezugsrahmen für die Erklärung und Interpretation der Entstehung des Sporttourismussystems dient die Systemtheorie Luhmannscher Prägung. An diese angepasst werden nun die erkenntnisleitenden Thesen formuliert (Abschnitt 1.2.1). Es folgt in Abschnitt 1.2.2 die Vorstellung erster Konsequenzen, die sich hinsichtlich der Erkenntnisgewinnung ergeben. Ergebnisse einer ersten Analyse einschlägiger Literatur zu den Bereichen Sport- und Tourismusgeschichte in Abschnitt 1.2.3 deuten darauf hin, dass es sinnvoll ist, das Untersuchungsfeld auf einen Teilbereich des Sporttourismus zu begrenzen. Anschließend wird in Abschnitt 1.2.4 das erkenntnisleitende Interesse präzisiert und der Aufbau der Arbeit erläutert.

1.2.1 Das erkenntnisleitende Interesse

Wissenschaftlicher Gewinn dieser Arbeit soll es sein, einen Beitrag zur Schließung der Erkenntnislücke im Hinblick auf das Phänomen Sporttourismus, vor allem auf die Erklärung und Interpretation seiner Genese zu leisten.

Die Erkenntnisse der in Abschnitt 1.1.3 vorgestellten Studien von Cachay (1988), Hömberg (1977), Schimank (1988) und Stichweh (1990) könnten relativ problemlos auf den sporttouristischen Bereich übertragen werden, wenn Sporttourismus als ein Subsystem des Sports oder des Tourismus zu erfassen wäre. Würde sich jedoch herausstellen, dass Sporttourismus ein eigenständiger gesellschaftlicher Bereich neben anderen ist, müssten die Konzepte der oben genannten Untersuchungen an die veränderte Problemstellung angepasst werden, und es könnte sogar notwendig werden, die Rahmenkonzeption zu erweitern. Da einiges dafür spricht, dass Sporttourismus ein eigenständiger Bereich der modernen Gesellschaft ist,[9] wird das Phänomen unter Anwendung der funktional-strukturellen Systemtheorie als *Sporttourismussystem* beschrieben: als ausdifferenziertes, eigenständiges gesellschaftliches Teilsystem mit systemstabilisierenden Funktionen, Strukturen und Subsystemen; damit ist die Wahrscheinlichkeit, in einer Forschungssackgasse zu landen, gering.

Zuvor aber ist es notwendig, den Verlauf der Systementwicklung unter den jeweiligen sozial-historischen Rahmenbedingungen zu analysieren, denn zum einen treten wesentliche Merkmale eines Phänomens in dessen Entstehungsperiode meist klarer hervor als in späteren Entwicklungsphasen. Zum anderen sind historische Kenntnisse unverzichtbar für das Verstehen der sozialen Realität, denn sie decken deren historische Ursachen, ihre Entstehungsbedingungen und ihren Entwicklungsverlauf auf (Ueberhorst, 1980, S. 16). Dieses Verstehen wiederum ist die Voraussetzung für die Einschätzung künftiger Entwicklungen hinsichtlich ihrer Risiken sowie positiven Möglichkeiten.

Die erkenntnisleitende These dieser Arbeit lautet:

Es besteht ein funktionaler Zusammenhang zwischen Prozessen gesellschaftlicher Modernisierung und der Entwicklung des Sozialsystems Sporttourismus. Sporttourismus hat sich als funktionales Teilsystem der modernen Gesellschaft ausdifferenziert.

Dabei ist einerseits von Interesse, wie Sporttourismus in seiner Beziehung zur Entwicklung der modernen Gesellschaft zu erklären und zu interpretieren ist, und zum anderen, welche Mechanismen und Wechselbeziehungen hier wirksam waren und noch immer wirksam sind. Die Frage nach der Konstitution des Sporttourismussystems steht ebenso im Vordergrund wie die Funktion dieses Systems in der modernen Gesellschaft.

1.2.2   Konsequenzen für die Erkenntnisgewinnung

Steht die Frage nach der Entwicklung des Sozialsystems Sporttourismus im Zentrum des erkenntnisleitenden Interesses, ist es zunächst notwendig herauszuarbeiten, in welchem Bereich eine Suche nach den Wurzeln des Sporttourismussystems erfolgreich sein könnte. Wo sind Anhaltspunkte für die Anfänge des Phänomens Sporttourismus schriftlich fixiert: in der sport- und/oder in der tourismuswissenschaftlichen Literatur? Oder gibt es noch andere Bereiche oder Disziplinen, in denen Indizien für die Wurzeln des Sporttourismus zu finden sein könnten?

Eine erste Analyse entsprechender Literatur der Bereiche *Sportgeschichte* (z. B. Geschichte der Leibesübungen, der Leibeserziehung, der Sportpädagogik und -didaktik) und *Tourismusgeschichte* (z. B. Geschichte des Reisens und des Fremdenverkehrs) zeigt, dass die Genese des Systems Sporttourismus nahezu ausschließlich auf der Basis tourismusgeschichtlicher Literatur rekonstruiert werden kann. Zum einen ist zu vermuten, dass sich

---

[9]   Als Teilsystem des Sports wäre Sporttourismus ein relativ junges Phänomen, denn das Sportsystem differenzierte erst in jüngerer Zeit verstärkt Subsysteme aus. Allerdings reisen Menschen bereits seit Mitte des 19. Jahrhunderts in die Alpen, um auf Berge zu steigen oder um Ski zu laufen. In der Tourismuswissenschaft wird darüber diskutiert, ob statt der Etablierung einer eigenständigen Tourismuswissenschaft die Aufgliederung in mehrere Teil-Tourismuswissenschaften sinnvoll wäre (Müller, 1996, S. 125). Damit wäre Sporttourismus ein eigenständiger Bereich neben Kur- oder Kulturtourismus.

der Sport zu einem beträchtlichen Teil aus dem touristischen Bereich heraus entwickelt hat. Alltägliche Fortbewegungsformen wie Reiten, Kutschfahren, Schilaufen oder Zu-Fuß-Gehen und Laufen sind heute – zumindest in den Industriegesellschaften der westlichen Welt – aus ihrer Verbindung mit anderen Sinnbereichen der Gesellschaft herausgelöst und vom Sportsystem übernommen worden. Die Brauchform Reiten beispielsweise entwickelte sich zum Pferdesport: zu einer Teildisziplin des Modernen Fünfkampfs, zum Dressur- und Springreiten, zum Military, zum Westernreiten, zum Galopp- und Trabrennsport. Zum anderen darf Sporttourismus keinesfalls von vorneherein lediglich als Folge des expandierenden Sportsystems betrachtet werden, wie dies z. B. bei Cachay (1988) anklingt. Cachay (ebd.) rekonstruiert in seiner Studie *Sport und Gesellschaft* die Systementwicklung des modernen Sports vor allem auf der Basis der Sportgeschichtsschreibung (ebd., S. 42). „Sport auf Reisen" nimmt er erst dann in den Blick, wenn er die „Folgen der Ausdifferenzierung des Sportsystems für die natürliche Umwelt" (ebd., S. 288) analysiert. Bei den Versuchen, das Programm *Sport für alle* zu optimieren, gerate das Sportsystem „unausweichlich in Konflikt mit der natürlichen Umwelt" (ebd., S. 295), denn der moderne Sport weiche in seinem sozialen wie räumlichen Ausdifferenzierungsprozess in noch intakte Natur aus.

> Segeln, Surfen, Kajakfahren, Schifahren, Bergsteigen und Bergwandern. Diese (Natur-)Sportarten, die in den letzten Jahren eine enorme Zunahme erfahren haben ..., dringen ... in ökologisch empfindliche Räume ein mit der Folge, daß ganze lokale Lebensgemeinschaften verloren gehen (Cachay, 1988, S. 290).

Sporttourismus erscheint so als ein sehr junges Phänomen, nämlich als eine Folgeentwicklung der Ausdifferenzierung des Sportsystems. Doch die Analyse der Entwicklung des Sporttourismussystems muss zeitlich gesehen viel früher ansetzen, weil sonst die Gefahr groß ist, dass wertvolle Hinweise zur Systemgenese erst gar nicht in die Analyse einbezogen werden. Definiert man das Phänomen Sporttourismus als Oberbegriff für *Formen freiwilliger außerheimatlicher Bewegungsaktivität*, dann stellen die Quellen der Tourismusgeschichte eine Fülle an Anhaltspunkten dafür bereit, dass sich seine Geschichte sehr weit zurückverfolgen lässt. Man könnte sogar die These aufstellen, dass es Sporttourismus schon immer gegeben hat, denn nichts anderes verstehen wir heute unter Wandern, einer Fortbewegungsform, die dem Menschen seit Urzeiten dazu dient, „von A nach B" zu kommen. Der große Unterschied zu damals aber ist der, dass heute kein von außen auferlegter Zwang maßgebend dafür ist, dass sich Menschen auf Wanderschaft begeben – sie tun es heute freiwillig.

1.2.3   Wahl des Untersuchungsfeldes und Forschungsstand

1.2.3.1   Wahl und Beschreibung des Untersuchungsfeldes

Aufgrund der kaum überschaubaren Komplexität dessen, was dem Bereich Sporttourismus subsumiert werden könnte, ist es notwendig, die Genese des Sporttourismussystems an einem ausgewählten Beispiel nachzuzeichnen. Selbst wenn es gelingen würde, alle Facetten der Entwicklung sämtlicher sporttouristischen Erscheinungsformen darzustellen, würde es den Rahmen dieser Studie bei weitem sprengen.

Hinsichtlich der Beispielwahl ist zunächst einmal festzuhalten: Der Einsatz der Systemtheorie als Bezugsrahmen einer Studie, die das Ziel verfolgt, Erkenntnisse für die Entwicklung des Sporttourismussystems zu erhalten oder diese nachzuzeichnen, verlangt historische Detailforschung. Andernfalls besteht die Gefahr, „im Vagen und Allgemeinen zu verbleiben" (Cachay & Thiel, 2000, S. 37; Cachay, 1988, S. 22). Historische Detailforschung im Sinne des Systematisierens und Ordnens historischen Materials mit Hilfe der Systemtheorie setzt voraus, dass das zu untersuchende Phänomen über „ausreichende Vergangenheit" vor allem hinsichtlich zweckdienlicher Literatur verfügt. Dies trifft längst nicht auf alle Erscheinungsformen der sporttouristischen Praxis zu. Eine Recherche in diversen Bibliotheksverzeichnissen[10] ergab, dass außer des traditionellen Schilaufens, des Wanderns und Bergsteigens keine der Sportformen der aktuellen sporttouristischen Praxis – wie Windsurfing, Inlineskating, Beachvolleyball, Mountainbiking, Snowboarding, oder auch der „City-Marathon in New York" (Freyer, 2000, S. 489) – über eine ausreichende Vergangenheit auch und vor allem im Sinne einer für Forschungszwecke hinreichenden Literaturbasis verfügt.

Die einzige Sportform, die das Kriterium der ausreichenden Vergangenheit vollständig erfüllt, ist der Bergsport, der deshalb als Untersuchungsgegenstand der Arbeit ausgewählt wird. Außerdem besitzt er als Natur- oder Outdoorsport[11] (BFS, 2002, S. 61; Trümper, 1995, S. 209-210) fast schon den Status eines sporttouristischen Paradigmas. „Sport ... in der freien Natur ... erlebt einen Boom wie nie zuvor. ... Wandern und Walking sind [die] Sportarten Nr.1 in Deutschland, ja in ganz Europa geworden. Und ... das Durchschnittsalter der Wanderer sinkt! Auch als Wirtschaftsfaktor wird Wandern ... immer wichtiger", freut sich der Berg- und Wanderschuhhersteller *Meindl* (2003). Ebenso zeigen die Veränderungen im Top-50-Ranking der Sporthandelsorganisation *Intersport* zwischen 2001 und 2003, dass die Outdoor-Sportarten Wandern und Bergsteigen derzeit stark im Trend liegen (Jost, 2004). Die Beliebtheit der Bergsportarten zeigt sich ferner darin, dass sich aus den drei traditionellen Sportarten Wandern, Bergsteigen und Schilaufen zahlreiche neue Disziplinen entwickelt haben.[12]

Für den Bergsport gibt es unterschiedliche Bezeichnungen, die körperliche Aktivitäten an und auf Bergen im weitesten Sinne beschreiben: Berg- oder *Hochtouristik, Alpinistik, Alpinsport* und der in der älteren Literatur sehr häufig verwendete Begriff *Alpinismus.* Unter *Alpinismus* ist die „Gesammtheit der Bestrebungen und Bethätigungen" (Hogenauer, 1885, S. 80) zu verstehen, welche sich an den „Besuch ... des Hochgebirges knüpfen" (ebd.); der „Besuch" als ein zeitlich begrenzter Aufenthalt im Hochgebirge im touristischen Sinne ist ein zentrales Kennzeichen des Alpinismus, der daher auch als Berg- oder

---

10 SPOLIT-Datenbank der Deutschen Vereinigung für Sportwissenschaft, Digitale Bibliothek NRW, Südwestdeutscher Bibliotheksverbund, Österreichischer Bibliothekenverbund, WebOPAC des Deutschen Alpenvereins und andere.

11 *Natursport* ist der „Überbegriff ... für alle sportlichen Aktivitäten, welche unabhängig von grösseren technischen Infrastrukturen aus eigener Muskelkraft in der freien Natur, aber nicht nur in der Gebirge, ausgeübt werden. *Bergsport* ist demnach darin enthalten" (SAC, 2002) [Hervorh. d. Verf.]. *Bergsport* ist der „Sammelbegriff für alle sportlichen Aktivitäten, die sich aus dem Bergsteigen heraus oder in dessen Umfeld entwickelt haben. Bergsport ist unabhängig von grösseren technischen Infrastrukturen und wird im alpinen Gelände (Alpen, Voralpen, Jura) ausgeübt" (ebd.).

12 Im Outdoor-Bereich „Berg" können heute 24 Sportarten betrieben werden, im Wasser dagegen nur zwölf und in der Luft lediglich fünf (Trümper, 1995, S. 209-210). Das Bundesamt für Statistik der Schweiz (BFS, 2002, S. 61) kommt zu einem fast identischen Ergebnis. Aus den ursprünglichen vier Disziplinen des Bergsports – Langlauf (ungespurt), Schilauf (unpräparierte Hänge), Bergwandern, Bergsteigen – entwickelten sich Loipenlanglauf (freie Technik/Skating), Loipenlanglauf (klassisch), Schiwandern, Alpinschifahren (Piste), Monoschiing, Schisurfen, Schitrekking, Hochgeschwindigkeitsschifahren, Variantenschifahren, Helischiing, Schibobfahren, Firngleiten, Sommer-Gletscher-Schilauf, Grasschilauf, Bergwandern, Bergsteigen, Klettern, Freeclimbing, Paragliding, Drachenfliegen, Ultraleichtfliegen, Mountainbiking, Orientierungslauf, Crosslauf.

Hochtouristik bezeichnet wird.[13] In einem engeren Sinne ist von Alpinismus dann zu sprechen, „wenn einer nur um der Berge willen in die Berge geht" (Morrigl, 1929, S. 310). Hogenauer (1885, S. 84) fasst zusammen: Alpinismus zeigt sich in der „Beziehung des stofflichen Menschen zum Hochgebirge und seiner Bethätigung durch Überwindung der Schwierigkeiten des Hochgebirges als Selbstzweck". Ähnlich definiert Enzensperger (1924, S. 13) den Alpinismus, nämlich als „die Zusammenfassung alles Geschehens, das von der bewußten Beschäftigung der Menschen mit den Bergen um ihrer selbst willen an sich ereignete". Alpinismus ist ein Kind der Moderne: Hogenauer (1885, S. 84) spricht von dessen „specifisch moderne[r] Gestalt". Auch Franz (1967, S. 181) ist der Ansicht, dass die Einstellung, dass „wir das Gebirge als schön empfinden, aus einem Aufenthalt in den Bergen Erholung schöpfen und darum gerne dort hingehen, ... sich erst vor nicht allzu langer Zeit angebahnt hat" [i. Orig. hervorgeh.].

Heute ist Bergsport eine der beliebtesten, wenn nicht die beliebteste sporttouristische Betätigungsform und Thema einer kaum überschaubaren Fülle historischer und aktueller Publikationen, auf deren Basis die Rekonstruktion der Systementwicklung des Sporttourismus erfolgen kann.

Als „Beispielgebiete" bieten sich die Alpen an, denn sie sind so etwas wie die „Wiege" des modernen Bergsports, wie auch die Synonyme *Alpinistik, Alpinismus* und *Alpinsport* anzeigen, und das am längsten bekannte, am längsten und dichtesten bevölkerte, meiststudierte Gebirge der Erde (Fischesser, 1998, S. 32). Mit 4,7 Millionen Gästebetten, 370 Millionen Übernachtungen und mehr als 100 Millionen Feriengästen (Hamele, Perret, Bernt, Siegrist & Camanni, 1998, S. 231) gelten die Alpen außerdem als eine der größten Tourismusregionen der Welt. Groß ist auch die Popularität der alpenländischen Geschichte, Kultur und Natur. „Nie war die Zahl der Veröffentlichungen so gross, nie jagten sich Alpen-Tagungen und Konferenzen in so dichter Folge" (Tödter & Hasslacher, 1998, S. 119). Auch in den Massenmedien ist das europäische Gebirge präsent: Zahlreiche TV-Dokumentationen befassen sich mit Themen rund um die Alpenregion. Das Bayerische Fernsehen sendet seit 25 Jahren zwei Mal pro Monat das Bergsteigermagazin *Bergauf Bergab* und liefert, wie unter anderem auch 3Sat, ORF 2 und SF 1, jeden Morgen Livebilder aus Urlaubsgebieten an und in den Alpen ins Wohnzimmer der Fernsehzuschauer. Alpenländische Rock- und Volksmusik erfreuen sich großer Popularität bei Alt und Jung,[14] und der „Heimatfilm steht bei jungen deutschen Filmemachern wieder hoch im Kurs" (Ars Dramatica, 2003). Spielfilme in der Tradition Arnold Fancks und Luis Trenkers[15] erleben derzeit, wie schon in den 1950er und 60er Jahren, eine Renaissance.[16] Fernsehserien werden vor der Kulisse der Alpen und im alpenländischen Sozialmilieu verfilmt,[17] und im World Wide Web finden sich unzählige Seiten rund um das Thema Alpen. Als Sportarena haben die Alpen Hochkonjunktur: „Natursport in den Alpen – ein Boom, ein Renner, ein Trend ohne absehbares Ende", konstatiert Kronbichler (2001, S. 45). „Immer mehr Leute vor allem auch aus den Städten und Agglomerationen haben den Bergsport entdeckt", stellt Kälin-Schönbächler (1997, S. 6) fest. Hunziker und Krapf

---

13   Der Begriff *Hochtouristik* bezeichnet außerdem die Hochtour im Gebirge im engeren Sinne, die an einem Tag oder über mehrere Tage in einer bestimmten Region unternommen wird.

14   Bspw. Hubert von Goiserns Alben *Trad* (2001) und *Trad II* (2003).

15   Bspw. *Der König vom Mont Blanc* (1934) und *Der Berg ruft* (1938).

16   Bspw. *Hölleisengretl* (1994), *Schlafes Bruder* (1995), *Krambambuli* (1999), *Andreas Hofer* (2001), *Schwabenkinder* (2002), *Hierankl* (2003), *Mali* (2003).

17   Bspw. spielt die Arztserie *Der Bergdoktor* (1992) vor der Kulisse der Mieminger Berge (Tirol).

(1942, S. 136) sind der Ansicht, dass Sport der beherrschende Faktor im Tourismus der Schweiz sei, und auch Dreyer (2001) konstatiert: „In den Alpen ist (fast) alles Sporttourismus." Die Ergebnisse einer Studie des Österreichischen Industriewissenschaftlichen Institutes (IWI) im Jahre 2003 stützen diese Ausführungen. Sporttourismus erwirtschaftete 1998 rund 2,69 Milliarden Euro und ist „für Österreich etwa gleichbedeutend ... wie der Kernbereich" (Österreichische Seilbahnen, o. J.).[18] Vor allem alpine und hochalpine Landschaften sind ein beliebtes Betätigungsfeld der Sporttouristen. „Die Bedeutung des ... Wanderns für die Tiroler Bevölkerung und die Tiroler Gäste" (Land Tirol, S. 6-7) ist groß, wie diverse Untersuchungen belegen.[19] Und wenn „die Bergfans nicht gerade wandern, klettern oder Schifahren, dann bearbeiten sie die Berge mit ihren Mountain-Bikes" (Wellmann, 2000, S. 270).

1.2.3.2   Sporttourismus in den Alpen als Forschungsobjekt

Weil eine Analyse der Entwicklung des Sporttourismussystems nicht isoliert erfolgen darf, sondern an bisherige Forschungsergebnisse anknüpfen und sich auf diese stützen soll, ist es notwendig, einen Überblick über Literatur zum Thema Sporttourismus in den Alpen zu gewinnen.

Zu den Themen Bergsport und Sporttourismus in den Alpen finden sich sehr viele historische und aktuelle Veröffentlichungen. Dennoch ist die wissenschaftliche Erforschung des Phänomens Bergsport, des alpinen Sporttourismus und vor allem seiner Geschichte wenig populär. Mit Blick auf den Tourismus im allgemeinen bedauert Enzensberger (1958, S. 703):

> In den eineinhalb Jahrhunderten seines Daseins hat der Tourismus die Aufmerksamkeit der Historiker nicht auf sich ziehen können. Seine Geschichte ist immer noch nicht geschrieben. .... Wir haben eine Geschichte von Völkern, die der Leute ist immer noch nicht geschrieben; deshalb fehlt es dem Tourismus, der eine Sache der Leute ist, an historischer Verständigung über sich selbst.

Auch Spode (1987, S. 37) stellt fest, dass die „Grundlagenforschung über den Tourismus ... erst am Anfang" stehe und dass „sich bislang weder bei der Fremdenverkehrs- noch bei der Geschichtswissenschaft ein systematisch erschlossener Untersuchungsbereich ‚historische Tourismusforschung' herausbilden" (ebd.) konnte.

---

[18]   Die Ausgaben der Urlauber für Sport betragen 1998 an die 3,05 Mrd. €. Davon stammen 82 Prozent von ausländischen Gästen (entspr. 23 Prozent der Deviseneinnahmen aus dem Reiseverkehr). Sport sichert 1998 in Österreich insgesamt 99.400 Arbeitsplätze, wobei auf den Sporttourismus 53.071 entfallen (Österreichische Seilbahnen, o. J.).

[19]   Das Land Tirol führt in seinem Wander- und Bergwegekonzept (2000, S. 5-6) folgende Untersuchungsergebnisse auf:
   - IMAS, Linz (1990): Bei den Österreichern ab 16 Jahren steht Wandern an vierter Stelle. 20 Prozent wandern regelmäßig, 46 Prozent gelegentlich.
   - Fessel und GFK-Institut (1995): Österreicher ab 15 Jahren geben an, dass bei ihnen das Wandern (inkl. Spazierengehen) mit 68 Prozent an dritter Stelle steht.
   - Der Bericht über die Lage der Tourismus- und Freizeitwirtschaft in Österreich (1995) zeigt die Sportgewohnheiten der Österreicher ab sechs Jahren. Auf Wandern und Bergwandern entfallen 45 Prozent der Nennungen.
   - Die Tiroler Gästebefragung im Sommer 1994 ergibt, dass im österreichischen Durchschnitt 48 Prozent, in Tirol jedoch 63 Prozent Wanderer sind. Von den Gästen Tirols unternehmen 63 Prozent häufig Wanderungen. Nach der Gästebefragung im Sommer 1997 bezeichnen sich 49 Prozent der Tirolurlauber als Wanderurlauber. 90 Prozent der Sommergäste geben an, häufig zu wandern.

Dementsprechend ist auch die *Geschichte* des alpinen Sporttourismus weitgehend unerforscht. Seine Geschichtsschreibung erfolgt fast ausschließlich von und für interessierte Praktiker und zeigt ein ausgeprägtes Theoriedefizit. So beklagt beispielsweise Günther (1998, S. 13), dass „innerhalb der deutschen Geschichtswissenschaft ... auch die höchsten Berge im Forschungsinteresse eher ‚unten' angesiedelt" seien. Das Erkenntnisinteresse an den historischen Grundlagen des Alpinismus beschränke sich auf die Periodisierung und Epocheneinteilung im Sinne einer ereignis- und personenorientierten Erschließungschronologie der Alpen, so Günther (ebd.) weiter. Tatsächlich konzentriert sich das Erkenntnisinteresse E. Enzenspergers (1924), W. Schmidkunz' (1931), A. Steinitzers (1924) oder R. Oppenheims (1974) auf Berge und Gipfelstürmer in der jeweiligen Epoche. Die Autoren geben ihr Wissen und ihre Erfahrungen oft ohne Quellenangaben an ihre Leser weiter, wie auch schon in den *Mitteilungen* des DOeAV von 1890 (S. 161) bedauert wird: „Hauptgebrechen des Buches" von G. Gröger und J. Rabl mit dem Titel *Die Entwicklung der Hochtouristik in den österreichischen Alpen* von 1890 sei es, „dass nie und nirgends eine Literaturangabe sich findet!" Außerdem werden die Begriffe *Reise, Touristen, Bergsteigen, Sport* in der Literatur häufig verwendet, aber nicht definiert, und ihre Bedeutung, ihr interner Zusammenhang und ihr thematischer und historischer Bezug bleiben im Dunkeln.

Stremlow (1998, S. 22-24) nimmt die Alpen aus der Distanz des Flachlandes unter die Lupe der *Literaturwissenschaft*. Er kommt zu dem Ergebnis, dass es zwar eine „nicht zu überschauende Vielfalt" deutschsprachiger Texterzeugnisse zu den Alpen seit Anfang des 18. Jahrhunderts gebe, die germanistische Forschung dabei aber über den Schwerpunkt der „geistigen Eroberung" der Alpen im 18. Jahrhundert nicht wesentlich hinausgekommen sei (bspw. Raymond, 1993; Wozniakowski, 1987). Mit seiner Dissertation mit dem Titel *Die Alpen aus der Untersicht. Von der Verheissung der nahen Fremde zur Sportarena* (1998) trägt Stremlow dazu bei, diese Lücke zu schließen, denn er analysiert am Beispiel der Schweizer Alpen die Geschichte gesellschaftlicher Alpenbilder des deutschsprachigen Raumes von 1700 bis in die Gegenwart. Einen Beitrag zur Klärung der Frage nach den Wurzeln des Reisens, um Sport zu treiben, kann die Arbeit jedoch nicht leisten, da Bergsport erst unter der Überschrift „Die Alpenwahrnehmung im Aktivsportbereich der 90er Jahre" (ebd., S. 240) des 20. Jahrhunderts thematisiert wird.

Beschäftigt sich die *Sportwissenschaft* mit Bergsport, konzentriert sich das Forschungsinteresse sehr stark auf Training von Technik und Taktik des Klettersports (bspw. Sturm & Zintl, 1976) oder des Schisports (bspw. Zintl, 1989) sowie auf psychologische (bspw. Aufmuth, 1986), höhenmedizinische (bspw. Williams, Taggart & Carruthers, 1987) und traumatologische Aspekte des Alpinsports (bspw. Largiader & Oelz, 1993). Das selbe gilt für Unfallverhütung (bspw. Siebert, 1991) und Bergrettung (bspw. Berghold, 1988). Die Geschichte des Bergsports aber spielt in der sportwissenschaftlichen Forschung nur eine untergeordnete Rolle. Die Notwendigkeit des touristischen Reisens, um Sport zu treiben, wird fast ausnahmslos der Sportgeschichte zugeordnet und nicht näher beschrieben oder definiert. H. Eichbergs (1980, S. 370-372) Beitrag zur Geschichte der *Touristik* erscheint in Überhorsts Sammelband zur *Geschichte der Leibesübungen* (1980). Eichberg (ebd., S. 371) schildert die Geschichte der „Alpinistik als Sport" und beschreibt die Erschließung der Naturlandschaft durch Reisen, Wandern, Bergsteigen und Klettern.[20] Ähnlich verfährt

---

[20]   Außerdem ordnet Eichberg (1980, S. 371) die Geschichte alpiner Vereine wie des *Österreichischen* oder des *Deutschen Alpenvereins* (DAV) dem Bereich der Sportgeschichte zu. Diese Vereine verstehen sich aber sehr lange Zeit nicht als Sportvereine im eigentlichen Sinne, wie auch an der Diskussion

Wildt (1972) in seiner Datensammlung zur Sportgeschichte. Die Geschichte des touristischen Alpenreisens um des Bergsporttreibens willen steht ganz selbstverständlich und gleichberechtigt neben der Geschichte des Turnens, Schwimmens, Fechtens oder Fußballs. Vor allem die Geschichte des österreichischen und des schweizerischen Sports liest sich hauptsächlich als eine Geschichte des Bergsports.[21] In der neueren sportwissenschaftlichen Literatur wird das Hochgebirge allgemein als Sportstätte präsentiert, in der *„Fun Sports, Thrill Sports, Extreme Sports* und *Soul Sports"* (Egner & Kleinhans, 2000, S. 59) ausgeübt werden. Dass die überwiegende Mehrheit der Sportler dazu erst in die Alpen reisen muss, thematisieren die Autoren nicht.[22] Der Sporthistoriker R. Amstädter (1996, S. 11; 17) ordnet die Entwicklung des Alpinismus in die Geschichte der Körperkultur und des Sports ein. Den touristischen Aspekt der Geschichte des Bergsports aber nimmt auch er nicht explizit in den Blick, obwohl er die moderne Beschäftigung mit den Alpen als „eigentlichen touristischen Alpinismus" (ebd., S. 22) bezeichnet.

In der *tourismuswissenschaftlichen* Literatur taucht dafür der Sportbegriff kaum in Verbindung mit dem des Tourismus oder des Alpinismus auf, oder es wird eine scharfe Grenze zwischen der „sportlichen" und der „touristischen" Seite gezogen. Hömberg (1977) untersucht den *Tourismus* hinsichtlich seiner *Funktionen, Strukturen, Kommunikationskanäle* und stellt im Abschnitt zur Geschichte des Tourismus fest: Alpinismus „wird zu einem entscheidenden touristischen Antrieb" (ebd., S. 62). Spode (1987, S. 3), der einen Überblick über die *Geschichte des Tourismus* gibt, betrachtet die „Entdeckung der Alpen" durch Bergsporttreibende als ein Teilbereich der „Entstehung der touristischen Reise" (ebd.). Zwar nimmt er die sportliche Seite des Ganzen durchaus in den Blick, denn er stellt fest, dass die „Geschichte des Tourismus ... hier [in den Anfangsjahren des Alpinismus, d. Verf.] in eine Geschichte des Hochleistungssports" übergehe. Doch „auf den Pfaden der Erstbesteiger folgen später weniger verwegene und besser ausgerüstete Kletterer, bis ... das Bergsteigen wieder zu einer touristischen Verhaltensweise wird" (ebd., S. 7). In den meisten Fällen aber wird die Geschichte des Bergsports der Tourismusgeschichte unreflektiert subsumiert. Hoffmann (1998, S. 83-92) beleuchtet unter dem Titel *Tourismus und sozialer Wandel im Bundesland Salzburg 1945-1997* die Geschichte der

---

um das Wesen des Alpinismus – ist Alpinismus nun Sport oder nicht? (bspw. Blanck, 1918; Haushofer, 1899; Modlmayr, 1893) – zu sehen ist. Die englische Sportbewegung wird, übrigens auch von den deutschen Turnern, abgelehnt als „nicht ideal genug" (Modlmayr, 1893, S. 183), als undeutsch, und man bezeichnet die (wettkampf-)sportliche Richtung des Bergsteigens, die an der Wende vom 19. zum 20. Jahrhundert aufkommt, verächtlich als „Bergfexerei". Deshalb tritt der DAV dem Deutschen Sportbund (DSB) erst sehr spät, nämlich im Jahre 1992 bei. Hintergrund ist unter anderem die Einführung von Kletterwettkämpfen im Sportklettern (Schlemmer, 1998). Dies zeigt, dass sich die Alpenvereine originär nicht als Sportvereine verstanden, sondern dass sie erst mit der Entstehung neuer Formen des Bergsports, die auch wettkampfmäßig betrieben werden, die Notwendigkeit sahen, sich als Sportverein unter dem Dach des DSB zu organisieren.

[21]   Im Kapitel „Die Schweiz" notiert Wildt (1972, S. 163) bspw. für das Jahr 1879 u. a.: „Ersteersteigung d. Dürrenhorn (4035 m, Wallis. Alp.) durch Engländ. W. PENHALL u. A. F. MUMMERY" und für das Jahr 1872 im „Österreich"-Kapitel: „führerlose Ersersteigung d. Cima di Vezana (3191 m, Pala-Gruppe der Dolomiten) durch Engländer FRESHFIELD u. C. C. TUCKER, Ersteersteigung d. Trafoier Eiswand (3552 m ...) durch Ungar Moritz v. DÉCHY ..., d. Thurnerkamp (3422 m, Zillertaler Alp.) durch Engländer W. H. HUDSON, C. TAYLOR, R. PENDLEBURY" (ebd., S. 140).

[22]   Die Notwendigkeit des Reisens wird höchstens dann erwähnt, wenn es um die „Tourismusindustrie" (Egner, 2000, S. 15), also um ökonomische Aspekte, geht: „Gemeinden oder ganze Regionen stellen Natursportarten in den Mittelpunkt ihrer Marketingstrategien und große Reiseunternehmen werben mit *all inclusive-Angeboten,* bei denen vier bis sieben Extremsportarten innerhalb einer Woche ,ausprobiert' werden können."

Salzburger Tourismusentwicklung und bezieht unter anderem auch „die Dynamik der
massentouristischen Erschließung des Salzburgischen Gebirgslandes im Aufstieg von
Saalbach zu einer der ganz großen Wintersportmetropolen der Alpen" mit ein. Dieses Zi-
tat Hoffmanns steht Pate für viele andere tourismuswissenschaftliche Abhandlungen. Der
Sportbegriff wird zwar verwendet, aber nicht eingeordnet, abgegrenzt und definiert, und
er wird auswegsuchend mit Begriffen wie *Natur, Abenteuer* oder *Erlebnis* kombiniert.
Bachleitner (1988, S. 278) beispielsweise bedient sich wahrer Wortungetüme – „Natur-
Erholungstourismus" und „Bewegungs-(Sport-) und Abenteuertourismus .... [mit] hohe[n]
Naturbezüge[n]" –, die er als Segmente des „Tourismus in der Postmoderne", also als
weitgehend geschichtslose Erscheinungen präsentiert.

Befasst sich die *Geographie* mit Themen rund um die Geschichte des Alpentourismus,
geschieht dies meist in der Form, dass alle sporttouristischen Erscheinungsformen dem
touristischen Bereich oder, vor allem bei älteren Publikationen, dem Fremdenverkehr subsumiert werden, was die Autoren vor erhebliche definitorische Probleme stellt. Schulze
(1973) bemüht sich in seiner Dissertation mit dem Titel *Untersuchungen zur Fremdenverkehrsentwicklung im Montafon* um die Definition von *Sommerfrischenverkehr, Win-
tersportverkehr* und *Wanderverkehr*. Der Wanderverkehr sei „durch schnellen Ortswechsel, d. h. eine Aufenthaltsdauer von bis zu drei Tagen, charakterisiert" (ebd., S. 69). Die
Alpinistik soll „als eine spezielle Form des Wanderverkehrs angesehen werden" (ebd.),
auch wenn sie „vom Ansatz her ... dem Sport zuzurechnen" (ebd.) sei. Mit anderen Worten: Wäre der Alpinismus eine Sportart im Sinne des eng gefassten, „harten" Sportbegriffs
der Tradition,[23] würde er nicht zum Bereich des Fremdenverkehrs zählen und müsste aus
dem Untersuchungsbereich herausfallen. Schulzes Problem aber ist, dass er den Alpinismus als zentralen Bereich seines Forschungsvorhabens nicht ausklammern kann. Deshalb
konstatiert er auswegsuchend: „Man sollte dabei jedoch nicht übersehen, daß die Masse
der Hüttenbesucher eher dem Bergwandern als der extremen Felsgeherei nachgeht"
(ebd.). Auch Schwartz (1977, S. 100) stolpert bei der Analyse der beliebtesten Urlaubsbe-
schäftigungen in Österreich über die Grenzziehung zwischen touristischen und sportbezogenen Aspekten: „Wandern" geben rund 61 Prozent der Befragten an, gefolgt von
„Bergsteigen". Das Item „anstrengende Sportarten" erhält die wenigsten Nennungen. In-
folgedessen differenziert Schwartz (ebd., S. 104) in sperriger Terminologie zwischen dem
Sommerfrischenaufenthalt und dem „anstrengenden" *Tourismus des Wintersports*.
Band 35 der *Hessischen Blätter für Volks- und Kulturforschung* (Becker & Dieterich,
1999) behandelt das „Spannungsfeld von Natur und Kultur ... von kulturwissenschaftli-
cher Seite" (ebd., S. 8). Lutz (1999, S. 29) spricht vom zweckfreien Bergsteigen, von der
Verwandlung der Bergnatur in eine „Sportarena" und in einen „Tummelplatz für Touristen" (ebd., S. 30). Deutlich wird das Problem einer fehlenden Definition, Einordnung und
Abgrenzung der Phänomene *Sport, Alpinismus, Tourismus*, wenn er, seiner Sache wenig
sicher, von der „touristische[n] bzw. sportive[n] Eroberung der Berge" (ebd., S. 29)
spricht. Ist die Eroberung der Berge nun eine touristische? Eine sportive? Oder beides:
eine sporttouristische?

Um mit Günther (1998, S. 15) ein Resümee zu ziehen: Alpinismus oder alpiner Sporttourismus im engeren Sinne – als das Bereisen der Alpen zum Zwecke des Begehens der
Berge um des Begehens willen (Perfahl, 1984, S. 5) – führt wie seine Geschichte und wie
vor allen Dingen das Phänomen „Sport auf Reisen" insgesamt in der wissenschaftlichen

---

23   Sport nach Regeln und Vorgaben im Verein oder in der Freizeit, Wettkampf-, Leistungs- und Ergeb-
     nisorientierung.

Literatur ein Schattendasein. Befasst sich die Sportwissenschaft mit Sporttourismus in den Alpen, ist dieser entweder ein geschichtsloses Phänomen der jüngsten Moderne oder ein Teilbereich der Sportgeschichte, wobei touristische Aspekte ausgeblendet bleiben oder ohne nähere Erläuterung der Sportgeschichte subsumiert werden. Ist die Geschichte des alpinen Sporttourismus Thema geo- oder tourismuswissenschaftlicher Betrachtungen, ist sie eine Geschichte des Tourismus, der die sportbezogenen Aspekte unreflektiert untergeordnet werden. Am Beispiel der Kulturwissenschaft wird das ganze Ausmaß des Definitions- und Zuordnungs-Wirrwarrs deutlich – ist Alpinismus eine touristische oder eine sportive Eroberung der Alpen? Oder gibt es etwa einen Bereich, der beides umfasst? Es ist nicht klar, wo die Wurzeln des Bergsports auf Reisen sind, wie er von anderen Phänomen abgegrenzt oder wie und welchem Bereich er zugeordnet werden könnte.

1.2.4   Präzisierung des erkenntnisleitenden Interesses und Erweiterung des theoretischen Bezugsrahmens

Da die Rekonstruktion der Ausdifferenzierung des Sporttourismussystems am Beispiel des Bergsports in den Alpen erfolgt, muss die Eingrenzung des Untersuchungsfeldes in die erkenntnisleitende These einfließen:

Es besteht ein funktionaler Zusammenhang zwischen Prozessen gesellschaftlicher Modernisierung und der Entwicklung des Sozialsystems Sporttourismus. Sporttourismus hat sich als ein funktionales Teilsystem der modernen Gesellschaft ausdifferenziert, was am Beispiel des Bergsports in den Alpen dargestellt werden kann.

Außerdem muss die systemtheoretisch basierte, historische Herleitung erweitert werden: Weil Alpinismus „in hohem Maasse abhängig von der Entwicklung der geistigen Beziehungen des Menschen zur Natur" (Hogenauer, 1885, S. 80) ist, muss die theoretische Basis der Analyse – die funktional-strukturelle Systemtheorie – um einen ideengeschichtlichen Erklärungsstrang des Ursprungs des Sporttourismussystems ergänzt werden. Ideengeschichte ist ein Zweig der Geschichtswissenschaft, der die historisch wirksamen Entwicklungen als Ausdruck von Ideen erforscht und darstellt, und der sein Augenmerk entweder auf persönliche geistige Schöpfungen oder auf geistige Bewegungen des öffentlichen Lebens richtet (Reader's Digest Universal Lexikon, 2000). Gegenstand der Ideengeschichte des Sporttourismus sind damit jene Philosophien, Politiken, Theorien, Texte und Kunsterzeugnisse, die in ihrer Zeit Hinweise auf die geistige und körperliche Beziehung des Menschen zur Bergnatur geben oder diese untersuchen, aber auch solche, die erst später als bedeutsam erachtet werden. Es ist zu fragen nach deren Trägern, nach ihrer Herkunft, ihrem Weltbild, ihrer sozioökonomischen Situation sowie danach, welche Vorgänge im Bereich von Ökonomie, Religion, Wissenschaft, Medizin und Politik mit dem Beziehungswandel von Mensch und Bergnatur in Wechselwirkung stehen und die als Vorbedingung, Verstärkung oder Behinderung für die Genese des Sporttourismussystems gelten können (Groh & Groh, 1989, S. 88). Diese Erweiterung des theoretischen Bezugsrahmens dient der Vermeidung von Fundamentlosigkeit der Studie, wie sie beispielsweise Günther (1998, S. 15-16) für den Fall beklagt, wenn „Bergwahrnehmung und -aneignung, die Praktiken der Alpenreisen ... einer Ideengeschichte ohne sozialhistorisches Fundament subsumiert" werden. Auch Groh und Groh (1989, S. 88) geben zu bedenken, dass „die ideengeschichtliche Herleitung ... nur ein Erklärungsstrang" sei, der, „um historischen Ansprüchen zu genügen", einer Erweiterung bedarf. Umgekehrt bedarf damit auch eine differenzierungstheoretisch basierte Herleitung der entsprechenden Erweiterung.

1.3   Aufbau der Arbeit

Die Arbeit ist in insgesamt sieben Kapitel gegliedert. In *Kapitel 2* werden jene Aspekte der funktionell-strukturellen Systemtheorie vorgestellt, die für den weiteren Untersuchungsgang grundlegend sind. Die Suche nach einer geeigneten Forschungsmethode ergibt, dass die Rekonstruktion der Ausdifferenzierung des Sporttourismus mit Hilfe der hermeneutischen Textanalyse und -interpretation durchgeführt werden kann. Mit der Genese des Teilsystems Sporttourismus befasst sich *Kapitel 3*. Ziel ist es zunächst, die Wirkfaktoren, welche die Ausdifferenzierung des Sporttourismussystems initiieren und vorantreiben, in Form historischer Gegebenheiten und Entwicklungsprozesse zu erfassen. Ausgangspunkt ist die traditionale Gesellschaft des Mittelalters und der Frühneuzeit. Die Grundlagen des weiteren Umwertungsprozesses werden auf der Folie von Entwicklungsprozessen und Anschlussofferten für die Genese des Sporttourismussystems in anderen Teilsystemen der Gesellschaft herausgearbeitet. Ein Zwischenresümee fasst alle bisherigen Erkenntnisse zum Thema „Alpenbild und Alpenreisen in der ersten Moderne" zusammen. Die daran anschließende Analyse des Ausdifferenzierungsprozesses des Sporttourismussystems wird entlang der in Kapitel 2 beschriebenen Merkmale und Phasen der Systementwicklung geführt. Am Ende von Kapitel 3 werden die Ergebnisse der Analyse zur Ausdifferenzierung des Sporttourismussystems nochmals zusammengefasst.

Unter der Überschrift „Wachstum des Sporttourismussystems durch Binnendifferenzierung" wird in *Kapitel 4* vor dem Hintergrund gesamtgesellschaftlicher Wandlungsprozesse an der Schwelle sowie in der zweiten Moderne die interne Differenzierung des Sporttourismussystems unter die Lupe genommen. Anhand von Beispielen wird gezeigt, welche „Motoren" diese Binnendifferenzierungsprozesse vorantreiben und was die Besonderheiten der neuen Subsysteme sind, die sich selbst wieder intern zu differenzieren beginnen.

Die Konsequenzen, die das ungebremste Wachstum des Systems Sporttourismus nach sich zieht, werden in *Kapitel 5* vorgestellt und analysiert. Es zeigt sich, dass es sich vor allem um ökologische Folgeprobleme handelt. Die Frage nach dem Warum der Gefährdung und Zerstörung der Naturumwelt der Alpen durch Sporttourismus wird mit Hilfe von Begründungswegen der Systemtheorie Luhmannscher Prägung beantwortet, und es wird nach Möglichkeiten gesucht, wie die Risikoakkumulation im Bereich von Sporttourismus und alpiner Naturumwelt abgebremst werden könnte.

„Ökologische Nachhaltigkeit" ist das Stichwort, unter welchem internationale Vereinbarungen getroffen werden, wie in *Kapitel 6* unter der Überschrift „Ökologische Nachhaltigkeit im Sporttourismus" ausgeführt wird. Good Practices zeigen, wie diese im Alpenraum umgesetzt werden.

Den Abschluss der Arbeit bildet *Kapitel 7*. Es umfasst eine Gesamtschau zentraler Ergebnisse und eine Reflexion von Methode und Vorgehensweise. Weiterhin werden, ausgehend von der Problem- und Fragestellung der Arbeit, vor dem Hintergrund des theoretischen Bezugsrahmens Schlussfolgerungen abgeleitet, und es werden weitere interessante Aspekte und Fragestellungen angeführt, die in dieser Arbeit zu kurz gekommen sind. Auch wird geprüft, inwieweit Ansätze weiterführender Untersuchungen aus der Studie abgeleitet und wie diese konzipiert werden können.

2   Die funktional-strukturelle Systemtheorie als theoretischer Bezugsrahmen

Vor der Suche nach einer Antwort auf die eingangs formulierten erkenntnisleitenden Fragestellungen – *besteht ein funktionaler Zusammenhang zwischen Prozessen gesellschaftlicher Modernisierung und der Entwicklung des Sozialsystems Sporttourismus?*, *hat sich Sporttourismus als eigenständiges funktionales Teilsystem ausdifferenziert?* und *kann dies am Beispiel des Bergsports in den Alpen bewiesen werden?* – werden in Abschnitt 2.1 die theoretischen Grundlagen der Arbeit näher beschrieben, also die funktional-strukturelle Theorie Luhmannscher Prägung in ihren Grundzügen erläutert.[24] Abschnitt 2.2 befasst sich mit den Konsequenzen, die sich aus der Wahl der theoretischen Rahmenkonstruktion für das Arbeitsvorhaben ergeben, mit der Datengrundlage der Arbeit und dem Untersuchungsdesign.

2.1   Grundlagen der funktional-strukturellen Systemtheorie

Die Entstehung der modernen Gesellschaft beschäftigte bereits die Klassiker der Soziologie im 18. und 19. Jahrhundert. Seit Herbert Spencer wird Modernisierung als Prozess zunehmender Differenzierung begriffen. Die Vorstellung Spencers, dass es innerhalb eines Gesellschaftssystems Teilsysteme gibt, die verschiedene Funktionen im Gesamtsystem Organismus wahrnehmen und die auf ganz bestimmte Art und Weise miteinander kommunizieren, lebt in der strukturell-funktionalen Theorie Talcott Parsons (bspw. 1937; 1951; 1964; 1975) und in der funktional-strukturellen Systemtheorie Niklas Luhmanns (bspw. 1972; 1975b; 1981b; 1987a; 1987c; 1997) weiter. Während Parsons ein bereits strukturiertes soziales System voraussetzt und nach Leistungen fragt, die erbracht werden müssen, um das System zu erhalten, überwindet Luhmann die Begrenzung, die aus dem Primat des Strukturbegriffs resultiert, indem er die Grundbegriffe in eine andere Reihenfolge bringt; die funktional-strukturelle Theorie kann nach der Funktion von Systemen fragen, ohne bereits eine Struktur als Bezugspunkt voraussetzen zu müssen. Im Gegensatz zu Parsons schreibt Luhmann den Strukturen keine zentrale Stellung im Theoriegebäude zu und fragt statt dessen nach der Funktion: was ist die Funktion des Rechts, der Politik, der Liebe, der Erziehung, der Religion, der Massenmedien, der Wirtschaft, der Wissenschaft? Außerdem ersetzt Luhmann die traditionelle Unterscheidung vom Ganzen und seinen Teilen durch die Differenz von System und Umwelt. Damit wird das Verhältnis zwischen über- und untergeordneten Systemen nicht mehr als Beziehung zwischen einem Ganzen und seinen Teilen begriffen, sondern es treten inter- und intrasystemische Beziehungen in den Mittelpunkt.

2.1.1   Formen gesellschaftlicher Differenzierung

Gesellschaftsformen werden als Idealtypen, als „stark vereinfachte Darstellungen der Wirklichkeit" (van der Loo & van Reijen, 1992, S. 13) konstruiert und zu einer Überblick vermittelnden Darstellung des Modernisierungsprozesses herangezogen. Luhmann (1997, S. 613-776) stellt die Geschichte soziokultureller Evolution als eine langfristige Umstel-

---

[24]   Denn Luhmann verwendet Begriffe, die in ihrer Bedeutung vom Alltagssprachgebrauch abweichen. Es werden aber nur die Begrifflichkeiten erklärt, die im weiteren Verlauf der Analyse der Sporttourismussystem-Genese und -konstitution relevant werden.

lung von der segmentären über die Differenzierung in Zentrum und Peripherie und der stratifizierten Gesellschaftsform bis hin zur funktionsspezifischen Bildung von Teilsystemen der Moderne dar.[25] Die folgende Einteilung in verschiedene Differenzierungstypen, entlang derer in Kapitel 3 die Entwicklung des Sporttourismussystems nachgezeichnet werden wird, ist, wie auch Luhmann (1997, S. 609) betont, nicht als eine strikte Epocheneinteilung zu verstehen, sondern es werden Typenunterschiede und Entwicklungssequenzen dargestellt, die auf vorhergehenden evolutionären Errungenschaften aufbauen. Die Theorie ist ohnehin nicht in der Lage, den Übergang von einer Epoche zu einer anderen zu erklären (ebd., 1978, S. 432), und es sind sehr grobe Vereinfachungen, mit denen bestimmte Gesellschaftsformationen voneinander unterschieden werden (ebd., 1997, S. 516).[26]

2.1.1.1   Von der segmentären zur Zentrum/Peripherie- und stratifikatorischen Differenzierung: Die traditionale Gesellschaft

In der tribalen Gesellschaft leben Stammesverbände, Familien oder Dörfer weitgehend isoliert voneinander. Die Komplexität[27] der Kommunikation ist verhältnismäßig gering (Luhmann, 1997, S. 644), weil schriftliche Kommunikation noch unbekannt ist und sprachliche Kommunikation innerhalb der gleichförmigen Segmente an die unmittelbare Anwesenheit der Interaktionspartner gebunden ist. Erst, als sich in den vormodernen Hochkulturen komplexere soziale Strukturen ausbilden, die nicht mehr gleichartig und gleichrangig sind, wird es notwendig, neue Formen der Systemdifferenzierung zu finden, um den Komplexitätsdruck bewältigen zu können, und es folgt die nächste Stufe sozialer Evolution.

Vormoderne Hochkulturen – Großreiche, Stadt- oder Adelsgesellschaften – verwenden sowohl stratifikatorische Differenzierungsformen als auch die Differenzierung in Zentrum und Peripherie. Während die Peripherie die segmentäre Differenzierung von Familienhaushalten beibehält, bildet das nur aus einem kleinen Bevölkerungsteil bestehende Zentrum eine stratifikatorische Differenzierung mit Hierarchien und schriftlichen Kommunikationen aus (Luhmann, 1997, S. 663; 671). Durch das Verbreitungsmedium Schrift wird es wahrscheinlicher, dass Kommunikation die Adressaten erreicht. Kommunikation wird aufbewahrbar und ist nicht mehr abhängig von persönlicher Anwesenheit der Interaktionspartner, sondern über größere Raum-Zeit-Abstände hinweg möglich. Das Zentrum des Gesellschaftssystems ist damit „vom unmittelbaren Druck der Interaktion entlastet" (ebd., 1987a, S. 127-128), und es kann seine dominierende Stellung ausnutzen, um andere Differenzierungsformen und eine effektivere Arbeitsteilung einzurichten. Durch die Pflege von Handelsbeziehungen und militärische Sicherungsnotwendigkeiten nehmen Zahl und

---

[25]   Die Differenzierungsarten schließen sich aber nicht grundsätzlich gegenseitig aus, sondern es handelt sich um das jeweils *vorherrschende* Differenzierungsprinzip (Luhmann, 1997, S. 618).

[26]   Der „geschichtliche Reichtum und die empirische Verschiedenartigkeit vormoderner Gesellschaften" (Luhmann, 1997, S. 609) lässt „jede Klassifikation und damit erst recht jeden Versuch einer Epochenbildung scheitern" (ebd.): „Man kann sagen, die moderne Gesellschaft beginne im 15. Jahrhundert mit dem Übergang von den spätmittelalterlichen durchorganisierten Großwerkstätten der Manuskriptproduktion zu einer Anfertigung von Texten mit Hilfe der Druckpresse. Oder man kann sagen, die moderne Gesellschaft beginne im 18. Jahrhundert mit der Beobachtung des Zusammenbruchs der Stratifikation und der Neuformierung operativ geschlossener Funktionssysteme. Der Sachverhalt gibt keine eindeutigeren Zäsuren her" (ebd., S. 516).

[27]   *Komplexität* meint die Gesamtheit der möglichen Ereignisse (Luhmann, 1987a, S. 46).

Komplexität der grenzüberschreitenden Kommunikationen des Zentrums immens zu (ebd., 1997, S. 663-665; 668-669).
Stratifikation ist gekennzeichnet durch eine vertikale und nahezu undurchlässige Schichtung.[28] Sie entsteht, wenn sich eine Oberschicht ausdifferenzieren, schließen und gegenüber den unteren Schichten distinguieren kann, und beruht auf allgemein akzeptierten Reichtumsunterschieden. Andere Differenzierungsformen, vor allem die segmentäre Differenzierung der Familienhaushalte, richten sich an der Schichtdifferenz aus. Das Primat stratifikatorischer Differenzierung ist besonders offensichtlich im spätmittelalterlich-frühmodernen Europa[29] (ebd., S. 679-682; 686).

2.1.1.2   Der Übergang zu funktionaler Differenzierung: Von der traditionalen Gesellschaft an die Schwelle zur ersten Moderne

Die primäre Differenzierungsform ändert sich erneut, als die Mehrzahl der gesellschaftlichen Teilbereiche „annähernd gleichzeitig auf die Bahn einer Ausdifferenzierung mit operativer Autonomie gerät und folglich nicht eines von ihnen die neue Gesellschaft bildet, sondern die gesellschaftliche Ordnung auf die *Differenz* der Funktionssysteme umgestellt werden muss" (ebd., S. 678). Im Europa des 17. und 18. Jahrhunderts treten an die Stelle segmentärer und stratifikatorischer Differenzierungstypen funktionale Subsysteme (Luhmann, 1980b, S. 81-82). Der Übergang zu funktionaler Differenzierung erfolgt wohl im Mittelalter.[30] Die durch Stratifikation abgesicherte Einheit der Gesellschaft akzeptiert innerhalb des Mediums Wahrheit verschiedene Wahrheitsformen wie religiöse oder philosophische, innerhalb des Mediums Geld verschiedene Währungsformen für Lokal- und Fernhandel und innerhalb der Macht verschiedene Inseln politischer Machtbildung wie Kirchen, Städte oder Territorialstaaten. Dies bringt Koordinationsprobleme mit sich und das Erfordernis, die Funktionssysteme in sich besser zu koordinieren, ihnen das Monopol für jeweils nur ein Medium zuzuweisen und auf Koordination zwischen ihnen zu verzichten (ebd., 1997, S. 708-709; 1977, S. 229).
Seit dem Spätmittelalter fügen sich die neu ausdifferenzierten Funktionssysteme nicht mehr der hierarchischen Schichtung der Ständegesellschaft. Die Politik der Territorial-

---

[28]   *1. Stand*: Klerus. 2. *Stand*: Adel. 3. *Stand*: Stadtbürgertum. Evtl. *4. Stand*: freie Bauern, Vogtleute, Unfreie (wie Mägde, Knechte) und Hörige ohne volles Bürgerrecht.

[29]   Die Quellen liegen im Grundbesitz und in der Rechtsordnung des hoch- und spätmittelalterlichen Feudalstaates. Dieser gründet auf dem Lehnswesen und ist streng hierarchisch gegliedert. Auf Basis der Feudalordnung werden anfangs unfreie Ministeriale und Ritter ohne bedeutende Herkunft in den Adel gehoben. Später gilt die Abstammung als maßgebliches Adelskriterium, woran sich Heiratspraxis und politische Rekrutierungen orientieren (Luhmann, 1997, S. 683).

[30]   Die zeitliche Eingrenzung des Mittelalters, also Beginn und Ende, ist umstritten. So wird der Beginn dieser Epoche einmal auf das Ende des weströmischen Reichs im Jahr 476 datiert, und andererseits auf den Beginn der Völkerwanderung 375. Auch der Beginn der Alleinherrschaft Konstantins des Großen im Römischen Reich 325 oder auch die Krönung des Frankenkönigs Karls des Großen zum Römischen Kaiser im Jahre 800 werden als Anfangsdaten des Mittelalters genannt (Brockhaus, 1980, S. 603). Das Ende des Mittelalters wird dementsprechend uneinheitlich auf 1300, 1500 oder 1700 datiert (ebd.). Der von Ohler (1991, S. 12-13) und Berktold-Fackler und Krumbholz (1997, S. 13) vorgeschlagene Zeitrahmen berücksichtigt in seiner Einordnung des Mittelalters vom Jahre 500 bis 1500 die Veränderungen des Reisens nach dem Ende des Römischen Reiches und der Völkerwanderung sowie das Zeitalter der europäischen Expansion und der Eroberer gleichermaßen. Ebenso schließt das Zeitraster von Ohler (1991, S. 12-13) und Berktold-Fackler und Krumbholz (1997, S. 13) jenen Zeitraum mit ein, in dem Cachay (1988, S. 41-42) „Formen vorzeitlicher Bewegungskultur" ausmacht.

staaten emanzipiert sich schon im 15. Jahrhundert von religiösen Fragen, und durch die massive Förderung des Buchdrucks gewinnt die Wissenschaft im 16. Jahrhundert Distanz zur Religion (ebd., S. 713). Im Übergang zur Frühmoderne erfährt das politische System einen deutlichen Ausdifferenzierungsschub und wird von Stratifikation vollständig unabhängig. Marktvermittelte Transaktionen nehmen rapide zu. Die Differenzierung der Märkte in lokal und regional wird ersetzt durch eine warenspezifische und somit rein ökonomische Differenzierung. Die Wirtschaft beginnt sich ausschließlich am Konsum zu orientieren. Die Gesamtbevölkerung bekommt, zumindest theoretisch, Zugang zum Konsum, und es differenzieren sich die Rollen des Konsumenten und des Produzenten aus (ebd., S. 724-725). Die Erwerbsarbeit beginnt, sich räumlich wie zeitlich vom Familienleben zu trennen. Der Anteil häuslicher schrumpft zugunsten außerhäuslicher Produktionszeit (ebd., S. 728).

Die Differenz von Adel und Volk wird allmählich entwertet, weil Funktionssysteme nicht mehr auf die Existenz einer Oberschicht angewiesen sind. Außerdem weckt die steigende Verbreitung literarischer Werke bei der Bevölkerung den Wunsch nach Lesen- und Schreibenkönnen, denn wer lesen kann, kann sich über die Themen aller Funktionssysteme informieren, und wer schreiben kann, kann seine Weltsichten und Ideen verbreiten. So verlieren Religion und Politik mit zunehmender Lese- und Schreibkompetenz der Bevölkerung die Kontrolle über Kommunikation. Weil das Schreiben von Büchern im Verhaltenscode des Adels nicht vorgesehen ist, werden die wichtigsten innovatorischen Bewegungen des 16. Jahrhunderts, protestantische Reformation und politischer Humanismus, von bürgerlichen Kreisen getragen, und der Adelsstand gerät ins Hintertreffen (ebd., S. 713; 729; 732).

2.1.1.3   Funktionale Differenzierung: Die moderne Gesellschaft

Im 18. Jahrhundert wird die hierarchische allmählich durch die funktionale Orientierung im Gesellschaftssystem und in vielen einzelnen sozialen Systemen ersetzt (Luhmann, 1997; 1987a, S. 465). Spätestens im 19. Jahrhundert liegt die neue Form gesellschaftlicher Differenzierung irreversibel fest (ebd., 1977, S. 229).

Das System der modernen Gesellschaft ist ausschließlich nach autonomen Funktionssystemen gegliedert (ebd., 1988a, S. 58). Die Gesellschaft „zerfällt" gewissermaßen in ungleichartige, aber grundsätzlich gleichrangige Teilsysteme, die zwischen der Komplexität der Welt und der Komplexitätsverarbeitungskapazität des Menschen vermitteln, in dem sie Möglichkeiten ausschließen: sie bilden „Inseln geringerer Komplexität" (ebd., 1984, S. 116). Jedes Teilsystem bearbeitet ein ganz bestimmtes gesellschaftliches Problem, übernimmt also eine ganz bestimmte Funktion, die nur für dieses Teilsystem Priorität genießt[31] und allen anderen Funktionen vorgeordnet ist. Auf der Basis des Funktionsprimats schließt sich das Funktionssystem; es operiert selbstreferentiell[32] und grenzt sich durch die Wahl einer geeigneten Kommunikation[33] in Orientierung an ihrem binären Code[34] von an-

---

[31]   Für die Wirtschaft zählt nur noch Kapital und Ertrag, sein Medium ist Geld, d. h., „alle Operationen, die wirtschaftlich relevant sind, und nur Operationen, die wirtschaftlich relevant sind, nehmen auf Geld Bezug" (Luhmann, 1987a, S. 625). Für Erziehung zählt nur noch Lernfähigkeit, für die Kunst nur noch Kunst, für Politik nur noch Politik, für das Recht nur noch Gerechtigkeit, usw. (ebd., 1997, S. 708).

[32]   Oder auch auf der Ebene der Elemente: autopoietisch, d. h., das System erzeugt die Elemente, aus denen es besteht, mit Hilfe der Elemente, aus denen es bestehen, selber (Luhmann, 1987a, S. 60-70).

[33]   *Kommunikation* ist ein selbstreferentieller dreistelliger Selektionsprozess, in dem Information, Mitteilung und Verstehen koordiniert werden; nur codierte Ereignisse (vgl. Anm. 36) wirken im Kommuni-

deren Systemen ab. Damit ist es spezialisiert auf bestimmte Sachfragen und gleichgültig gegenüber allem Übrigen, was die wesentliche Voraussetzung seiner Leistungspotenzierung ist (ebd., 1984, S. 123). Die Merkmale, anhand derer jede Kommunikation einem der Werte der binären Codierung zugeordnet werden können, werden bestimmt durch Programme. Mit Hilfe solcher Programme kann das System entscheiden, ob etwas zum System gehört oder nicht (ebd., 1996, S. 37). Programme sind im Gegensatz zur Codierung variabel und stellen die Möglichkeit der Anpassung des Systems an sich ändernde Umweltbedingungen sicher (ebd., 1987a, S. 432-435; 602-603; 1997, S. 747-751; 753). Wiederholt sich der Differenzierungsvorgang innerhalb eines Systems, wird von interner oder *Binnendifferenzierung* gesprochen. Diese ist das Resultat des autopoietischen Reproduktionsprozesses, der laufend neue anschließbare Ereignisse hervorbringt und so die Möglichkeit bietet, „im System ein neues System mit eigener System/Umwelt-Differenz zu bilden" (ebd., 1987a, S. 258). Binnendifferenzierungen schließen an die Grenze des bereits ausdifferenzierten Systems an, verstärken diese Grenze durch zusätzliche Beanspruchung und behandeln den eingegrenzten Bereich als eine Sonderumwelt, denn diese ist im Vergleich zur Außenumwelt bereits domestiziert, komplexitätsreduziert und außerdem artgleich. An sie können weitere Systembildungen angeschlossen werden (ebd., S. 259; 264).

2.1.2   Mensch und Gesellschaft

Wo ist der Platz des Menschen in der funktional differenzierten Gesellschaft? Die „Anthropologie" der funktional-strukturelle Systemtheorie weist ihm einen Platz in der Umwelt des Gesellschaftssystems zu. Grundsätzlich ist das Verhältnis von Mensch und Gesellschaft abhängig vom Typ der Primärdifferenzierung einer Gesellschaft; wie der Mensch in die Gesellschaft einbezogen wird, ist abhängig von der Form gesellschaftlicher Differenzierung.

2.1.2.1   Zur „Anthropologie" der funktional-strukturellen Systemtheorie

Der Mensch befindet sich in systemtheoretischer Sicht nicht innerhalb, sondern in der Umwelt des funktional differenzierten Gesellschaftssystems, denn „man kann nicht Menschen den Funktionssystemen derart zuordnen, daß jeder von ihnen nur einem System angehört" (Luhmann, 1997, S. 744).

> Das heißt nicht, daß der Mensch als weniger wichtig eingeschätzt würde im Vergleich zu der Tradition. ... Gewonnen wird mit der Unterscheidung von System und Umwelt aber die Möglichkeit, den Menschen als Teil der gesellschaftlichen Umwelt zugleich komplexer und ungebundener zu begreifen, als dies möglich wäre, wenn er als Teil der Gesellschaft aufgefaßt werden müßte; denn Umwelt ist im Vergleich zum System eben derjenige Bereich der Unterscheidung, der höhere Komplexität und geringeres Geordnetsein aufweist. Dem Menschen werden so höhere Freiheiten im Verhältnis zu *seiner* Umwelt konzediert, insbesondere Freiheiten zu unvernünftigem und unmoralischem Verhalten. Er ist nicht mehr Maß der Gesellschaft (ebd., 1987a, S. 289).

---

kationsprozess als Information. Erst bei einer Synthese aller drei Selektionsleistungen kommt Kommunikation zustande (Luhmann, 1987a, S. 193-201).

34   Der erste Wert der *Codierung* ist der Postivwert. An ihn können weitere Kommunikationen anschließen. Der zweite Wert dient der Reflexion der Bedingungen, unter denen der positive Wert eingesetzt werden kann, für Nichtverstehen oder Ablehnung (Luhmann, 1987a, S. 602-603).

Zum zweiten erscheint der Mensch „auf dem Bildschirm der neueren Systemtheorie ... als ein Konglomerat aus physisch-organischen Abläufen einerseits und psychischen Prozessen andererseits" (Bette, 1999, S. 8). Er ist ein *multi processing system*. Sein Körper „körpert", während seine Kognition denkt und seine Kommunikation spricht. Ein Dialog zwischen Körper oder Psyche und Gesellschaft ist nicht möglich. Mit Körper und Psyche kann sich die Gesellschaft nur unter den Sonderbedingungen der gesellschaftlichen Teilsysteme befassen. Körperliche, psychische und soziale Systeme operieren vollständig getrennt, stehen aber gleichzeitig in einem komplementären Verhältnis zueinander: Sie sind strukturell gekoppelt. Also bestehen reale Zusammenhänge zwischen „menschlichen" und sozialen Systemen, obwohl sie füreinander Umwelten sind. Mit anderen Worten: Die Gesellschaft interpenetriert als notwendige Umwelt in die Lebensführung von Menschen und umgekehrt (ebd.; S. 331-341).[35]

Die Art der Einbeziehung des außerhalb stehend gedachten Menschen in die Gesellschaft unterscheidet sich je nach der Form gesellschaftlicher Primärdifferenzierung.

2.1.2.2   Inklusion und Exklusion: Das Verhältnis von Mensch und Gesellschaft in Abhängigkeit vom Differenzierungstyp

Die Theorie der funktionalen Differenzierung der Gesellschaft beschäftigt sich auch mit der Frage, „wie die Variable Inklusion/Exklusion mit Formen der Systemdifferenzierung der Gesellschaft zusammenhängt" (Luhmann, 1997, S. 621-622). Inklusion im Sinne der Teilnahmemöglichkeit der Individuen an der modernen Gesellschaft ist abhängig von der Form gesellschaftlicher Differenzierung.

Die ständisch geschichtete, hierarchisch strukturierte Ordnung der sozialen Welt stratifikatorisch differenzierter Gesellschaften Alteuropas weist jeden Menschen, „(genauer: jede Familie) einer und nur einer Schicht" (ebd., 1981a, S. 25) zu. Systemtheoretisch betrachtet kommt dies einer lebenslangen Komplettintegration gleich: Integration in die Gesellschaft betrifft die komplette Existenz, Identität ist gesellschaftlich zugeschrieben und abhängig von der Schichtzugehörigkeit. Mit dem Übergang zur funktional differenzierten Gesellschaft verändern sich die Bedingungen der Einbeziehung des Menschen in die Gesellschaft radikal. Parallel zur Steigerung von Komplexität durch funktionale Differenzierung ändert sich das Verhältnis von persönlicher Identität und der Eingliederung des Menschen in die Gesellschaft: Eine dauerhaft feste Einbindung in die Gesellschaft ist jetzt ausgeschlossen. Deshalb ersetzt Luhmann (1997, S. 619) den Begriff der „Sozialintegration ... durch die Unterscheidung Inklusion/Exklusion". Inklusion findet statt, wenn psychische und soziale Systeme interpenetrieren. Das psychische System wird aber nicht Teil des sozialen Systems, sondern es stellt Gedanken als Elemente für die Abwicklung von Kommunikationen im jeweiligen Sozialsystem zur Verfügung (ebd., 1987a, S. 290; 346). Dabei ist es exkludiert; es muss, salopp ausgedrückt, „draußen bleiben". Aus der Perspektive der Individuen gesehen sind Inklusions- wie Exklusionsvorgang immer wiederkehrende Einzelereignisse; der Einzelne wechselt seine „Kopplungen mit Funktionssystemen von Moment zu Moment" (ebd., 1997, S. 625).

Der Inklusionsvorgang ist für die Individuen wie für die sich ausdifferenzierenden Teilsysteme gleichermaßen von Bedeutung: Für den Menschen bedeutet Inklusion, gleichzei-

---

[35]   Ein In-Beziehung-Treten der Systeme ist *nur* über *Interpenetration* (oder: *strukturelle Kopplung*) möglich. Interpenetration meint die „Intersystembeziehung zwischen Systemen, die wechselseitig füreinander zur Umwelt gehören" (Luhmann, 1987a, S. 290) und das wechselseitige Zur-Verfügung-Stellen der eigenen Komplexität zum Aufbau des anderen Systems.

tig oder nacheinander verschiedenen Teilsystemen anzugehören. So erscheint der moderne Mensch sozial desintegriert, doch es gilt das Gebot der Inklusion: „Der Mensch lebt als Individuum außerhalb der Funktionssysteme, aber jeder Einzelne muß zu jedem Funktionssystem Zugang erhalten .... Jedes Funktionssystem bezieht die Gesamtbevölkerung ein, aber nur mit jeweils funktionsrelevanten Ausschnitten ihrer Lebensführung" (Luhmann, 1981a, S. 25-26). Für die Teilsysteme bedeutet dies, dass sie die Inklusion aller Menschen von Beginn ihrer Ausdifferenzierung an berücksichtigen müssen. Für den Menschen hat die Umweltverortung zur Folge, dass er von den Systemen, deren einziges Ziel die bestmögliche Erfüllung ihrer Funktion ist, ignoriert wird.[36] Da sich eine derartige Marginalisierung des Menschen negativ auf die Funktionserfüllung der Teilsysteme auswirken kann, haben sich zur Abpufferung von Negativfolgen Sozialsysteme ausdifferenziert, die ausschließlich außergesellschaftliche Bereiche bearbeiten.

2.1.3   Körperorientierte Sozialsysteme

Körperorientierte Sozialsysteme bearbeiten Außergesellschaftliches. Sie beziehen sich in ihrer Funktion nicht auf das Gesellschaftssystem selbst, sondern auf dessen Umwelt: auf Körper und Psyche des Menschen (Luhmann, 1983, S. 40; 1987a, S. 331-341).[37] Alle großen Funktionsbereiche sind gezwungen, ihr Verhältnis zum Körper zu regulieren (ebd., 1987a, S. 338), sich von menschlichen Befindlichkeiten und physisch-organischen Aufbauprozessen zu emanzipieren (Bette, 1999, S. 114). Ein segmentär differenziertes Gesellschaftssystem kann sich nur dann in ein funktional differenziertes wandeln, wenn Kommunikation nicht mehr unmittelbar von der Natur des menschlichen Körpers abhängt oder nur durch diesen Körper funktioniert. Diese „Marginalisierung" (ebd., S. 115) und der damit einhergehende Bedeutungsverlust des menschlichen Körpers auf gesamtgesellschaftlicher Ebene wird zu einer wichtigen Bedingung der Möglichkeit einer zunehmenden Körperaufwertung in eigens dafür ausdifferenzierten Sozialsystemen (ebd., S. 118-120). Das System des Sports, das „den nirgendwo sonst mehr so recht in Anspruch genommenen Körper" (Luhmann, 1987a, S. 337) präsentiert, ist wie das Gesundheitssystem ein Beispiel für ein körperorientiertes Sozialsystem. Und auch Sporttourismus thematisiert Außergesellschaftliches: den sich im Urlaub sportlich bewegenden *Homo sport touristicus* (Freyer, 2000, S. 517).

2.1.4   Aspekte der Ausdifferenzierung eines sozialen Systems

Welche Merkmale kennzeichnen einen Handlungsbereich als ein ausdifferenziertes Teilsystem der Gesellschaft, und welche typischen Phasen der Ausdifferenzierung sind zu beobachten? Zu unterscheiden sind zum einen der *genetische Aspekt* im Sinne des Ausdifferenzierungsverlaufs eines Teilsystems, sowie andererseits der *konstitutive Aspekt*, welcher die Merkmale eines bereits ausdifferenzierten Teilsystems bezeichnet.

---

[36] Dies gilt ebenso für die Naturumwelt.

[37] Sie müssen deshalb ihre spezifische Identität nicht durch ein symbolisch generalisiertes Kommunikationsmedium (symbolisch generalisiertes Kommunikationsmedium des Teilsystems Wirtschaft: Geld oder Eigentum, des politischen Systems: Macht, der Wissenschaft: Wahrheit) typisieren (Luhmann, 1983, S. 41). Statt dessen grenzen sie sich von anderen Systemen durch speziellen und systematischen Umweltbezug ab (Bauch, 1996, S. 57).

2.1.4.1   Der genetische Aspekt

Bei der Entwicklung eines funktionalen Teilsystems können zwei Phasen unterschieden werden: Phase eins steht am Anfang der systemischen Ausdifferenzierung mit Exklusionsbemühungen und Konzentration auf eine bestimmte Funktion. Es folgt Phase zwei mit Inklusionsbestrebungen des Systems.

2.1.4.1.1   Exklusion und Konzentration

„Wenn einmal Kommunikation in Gang gebracht und in Gang gehalten worden ist, ist die Bildung eines sie begrenzenden Sozialsystems unvermeidlich" (Luhmann, 1987a, S. 223). In der ersten Phase seiner Genese konzentriert sich ein System auf seine Belange und grenzt sich durch Einschränkung der Kommunikationen unter Anwendung der binären Codierung streng von seiner Umwelt ab: es exkludiert und konzentriert sich (Bette, 1989, S. 43). Mit Spencer-Brown (1997, S. 1-3; 1972, p. 1-3) gesprochen bedeutet der Vorgang der Exklusion, dass das System eine Unterscheidung durch Grenzziehung trifft – am Anfang steht die Identifikation eines Objektes vor seinem Hintergrund: *draw a distinction* – und so die Voraussetzung für operationale Geschlossenheit schafft. Das System als die geschlossene Form einer Unterscheidung hat damit zwei Seiten, eine Innenseite: das System als *marked space* und eine Außenseite: die Umwelt als *unmarked space*, also hier das System mit einer definierten Grenze – und nur die bezeichnete innere Seite der Form oder Grenze ist für weitere Operationen verfügbar – und außerhalb der Rest der Welt (Luhmann, 1997, S. 111; 1996, S. 40).[38] Unterscheidung und Bezeichnung sind stets Operationen des Systems selbst (ebd., 1987a, S. 230).

2.1.4.1.2   Inklusion

Die moderne Gesellschaft besitzt keine Spitze, kein Herrschaftszentrum mehr, das den Systemen Grenzen vorschreiben könnte (Luhmann, 1987a, S. 261); es „ist gerade der Sinn funktionaler Differenzierung, jedem System die Hypostasierung der eigenen Funktion zu erlauben, ja abzuverlangen" (ebd., 1983, S. 29-30). In diesem Bestreben nach bestmöglicher Erfüllung seiner Funktion zielt das System darauf ab, einer immer größeren Anzahl psychischer Systeme die Teilnahme an der systemischen Kommunikation zu ermöglichen (ebd., 1990, S. 33; 346). Sobald sich also ein Sozialsystem exkludiert hat, werden Prozesse der Inklusion,[39] des funktionsbezogenen Einbeziehens von Gesellschaftsmitgliedern in das System, in Gang gesetzt. Das System macht den Abgrenzungsprozess partiell wieder rückgängig, indem es versucht, gesellschaftsweite und -relevante Wirkungen im Sinne von Angebotsgeneralisierung und Universalität der Nachfrage zu erzielen (Bette, 1989, S. 43-44; Luhmann, 1981a; Mayntz, 1988a, S. 22).

2.1.4.2   Der konstitutive Aspekt

Der konstitutive Aspekt bezieht sich auf die Merkmale eines bereits ausdifferenzierten Teilsystems: auf die Ebene der Handlungsorientierung, sowie auf die sozialstrukturelle Ebene: die morphologische Beschaffenheit, also die Struktur des Systems.

---

[38]   Umwelt ist immer das, was nicht im System ist; sie ist also die andere Seite der Einheit der Differenz von System und Umwelt.

[39]   Inklusion bezieht sich auf die innere Seite der Form, den *marked space*.

2.1.4.2.1   Handlungsorientierung

Konstitutionskriterium funktionaler Teilsysteme ist ein spezieller Sinn.[40] Dieser kann nach Mayntz (1988a, S. 17-19) auf der normativ-kognitiven Ebene als besondere Handlungslogik oder -rationalität und auf der Handlungsebene als eine besondere Tätigkeit identifiziert werden. Sinn erlaubt die Ausgrenzung dieser Tätigkeit aus gesamtgesellschaftlichen Handlungsvollzügen, indem er bestimmte Anschlussmöglichkeiten nahelegt, andere unwahrscheinlich oder schwierig macht oder sie – vorläufig oder endgültig – ausschließt (Luhmann, 1987a, S. 94). Das Handeln im System[41] orientiert sich am binären Code, in welchem sich die Funktion, die ein System in der Gesellschaft übernommen hat, ausdrückt und an welchem alle systeminternen Operationen ausgerichtet sind. Alle Ereignisse müssen, um dem jeweiligen Teilsystem anzugehören, in diesen Code übersetzt werden, oder: Nur das, was über den Code kommuniziert werden kann, gehört diesem Teilsystem an. Ein abgegrenzter Komplex von Handlungsorientierungen alleine konstituiert aber noch kein gesellschaftliches Teilsystem. Erst dann, wenn die Handlungsorientierungen sozialstrukturell – in bestimmten Kategorien von Akteuren als Rollen und/oder als formale Organisationen – fundiert sind, hat sich ein gesellschaftliches Teilsystem ausdifferenziert (Schimank, 1988, S. 184).

2.1.4.2.2   Systemstruktur

Systemstruktur und Ereignishaftigkeit der Systemelemente ergänzen einander: Die Struktur stellt das System in ihrer Eigenschaft als „Bedingung der Möglichkeit anschlussfähigen Handelns" (Luhmann, 1987a, S. 392) auf Dauer, während ein Ereignis[42] es vorzieht sofort wieder zu verschwinden (ebd., S. 390). Sie sichert den Komplex der Handlungsorientierungen ab gegen zu große Unsicherheiten, indem sie die unendliche Fülle von Möglichkeiten des Handelns im System „in ein engeres Muster ‚geltender', üblicher, erwartbarer, wiederholbarer oder wie immer bevorzugter Relationen" (ebd., S. 74) fasst und auf diese Weise einschränkt, die zugelassenen Handlungsereignisse miteinander verknüpft und so den Sinn von Handlungen bestimmt. Die Systemstruktur definiert Systemgrenzen und generalisiert Erwartungen für systemzugehöriges Verhalten, kurz: sie ordnet die Handlungen eines sozialen Systems, und das System erzeugt und erhält sich selbst, indem es seine Struktur stetig an die Umweltbedingungen anpasst (ebd., S. 382-394).[43]

---

[40] Sinn ist instabil und hat einen „eingebauten Zwang zur Selbständerung" (Luhmann, 1987a, S. 100). Er „erscheint in der Form eines Überschusses von Verweisungen auf weitere Möglichkeiten des Erlebens und Handelns" (ebd., S. 93); etwas steht im Blickpunkt, und das andere „wird marginal angedeutet als Horizont für ein Und-so-weiter des Erlebens und Handelns" (ebd.). Wenn ein Ereignis Sinn gewinnt, wird es Systemelement; jedes Ereignis kann damit Systemelement werden (ebd., S. 101).

[41] Zwar ist Kommunikation der basale Prozess sozialer Systeme, der die Elemente produziert, aus denen die Systeme bestehen. Jedoch muss dieser Prozess auf Handlungen reduziert oder in Handlungen dekomponiert werden, damit er sich selbst steuern kann. Soziale Systeme werden also nicht aus Handlungen aufgebaut, sondern in Handlungen zerlegt. Auf dieser Grundlage werden Adressaten für weitere Kommunikation und Anschlusspunkte für weiteres Handeln festgelegt. Handlung und Kommunikation sind also, so Luhmann (1987a, S. 192-193; 228), nicht zu trennen, wohl aber zu unterscheiden.

[42] Ein Ereignis ist ein nicht dauerhaftes Element selbstreferentiell operierender Systeme (Kommunikation, Gedanke, Handlung usw.), d. h., es ist sofort nach seinem Auftreten wieder vorbei. Es muss laufend erneuert werden, da sonst das System aufhört zu existieren (Luhmann, 1987a, S. 390-392). Gewinnt ein Ereignis Sinn, wird es Systemelement (ebd., 1986, S. 101).

[43] Verändert sich die Umwelt so, dass die System/Umwelt-Beziehung bedrohlich gestört wird, muss das System seine Strukturen modifizieren oder neue ausbilden, um seinen Bestand zu sichern. Erzeugung

Mit Mayntz (1988a, S. 21) ist von einem ausdifferenzierten gesellschaftlichen Teilsystem dann zu sprechen, wenn Handlungszusammenhänge in sozialstruktureller Hinsicht über die Stufe der Ausdifferenzierung spezieller Funktionsrollen hinaus eine institutionelle Verfestigung erfahren haben. Die Sozialstruktur eines ausdifferenzierten gesellschaftlichen Teilsystems setzt sich zusammen aus organisatorischen Zusammenfassungen oder informellen Netzwerken bestimmter Kategorien von Rolleninhabern, aus Einrichtungen für die Übermittlung von Wissen und Fertigkeiten an künftige Rolleninhaber und aus formalen Organisationen, die auf den betreffenden Handlungszweck, oder auch: auf die Erfüllung der Systemfunktion spezialisiert sind. Als weitere Komponenten der Systemstruktur identifizieren Cachay und Thiel (2000, S. 105-110) für das System des Sports bestimmte Zeiten, spezielle Orte und Geräte zur Sportausübung sowie die Übernahme der Bewegungsformen aus ihrer Verbindung mit anderen Sinnbereichen der Gesellschaft in das Sportsystem.

2.2   Konsequenzen für das Arbeitsvorhaben, „Daten"-Grundlage und Untersuchungsdesign

Mit Hilfe welcher Forschungsmethode(n) kann die Geschichte der Ausdifferenzierung des Sporttourismussystems unter Anwendung der funktional-strukturellen Systemtheorie rekonstruiert werden? Zunächst einmal ist festzuhalten, dass eine Rekonstruktion von Wirklichkeit, die eine gewisse Zeit zurückliegt, angewiesen ist auf die Analyse von Quellen, welche die Wirklichkeit des zu analysierenden Zeitraums konstruiert haben.

Jedes sich ausdifferenzierende System beobachtet und beschreibt sich von Beginn seiner Existenz an selbst (Luhmann, 1987a, S. 227-228), das heißt: Sollte sich Sporttourismus als soziales System ausdifferenziert haben, liegen für das Sporttourismussystem Ergebnisse der Selbstbeobachtung und -beschreibung vor. Die Ergebnisse dieses Beobachtens zweiter Ordnung sind mündlich überlieferte Sachverhalte und schriftlich fixierte Texte von im System handelnden Individuen, Gruppen oder Organisationen als Ausdruck des systemischen Langzeitgedächtnisses. Deshalb ist es heute möglich, mit dem Studium von historischen Texten, die in der Vergangenheit verfasst worden sind, zu beobachten, was damals wie beobachtet worden ist. Vergangenes aus fernen Zeiten kann so in die Gegenwart des Wissens hereingeholt werden. Dabei werden historische Dokumente nicht um ihrer selbst willen analysiert, sondern weil sie Auskunft über die geschichtliche Situation (Seiffert, 1992, S. 147) sowie über den Verlauf der Historie liefern sollen. Aus diesem Grunde fällt die Wahl auf die historisch-genetische Betrachtungsweise, in die allerdings auch funktionale Elemente einbezogen werden (Schulze, 1973, S. 68).

Eine historisch-genetische Analyse des Sporttourismussystems am Beispiel des Bergsports muss sich auf ein sehr umfangreiches Quellenstudium[44] stützen, allein deshalb, da mit Sport, Tourismus und Bergsport (oder auch: Alpinismus) schon dem Worte nach mindestens drei Bereiche der Gesellschaft als potentielle „Lieferanten" von Quellen in Frage kommen. Darüber hinaus verlangt die Erweiterung des systemtheoretischen Be-

---

und Modifikation der Systemstruktur sind Reaktionen auf die stets größere Komplexität der Umwelt des Systems (Luhmann, 1987a, S. 382-387).

[44]   Quellen sind vom Menschen hervorgebrachte Gegenstände, die Rückschlüsse auf historische Sachverhalte erlauben. Es gibt unabsichtlich überlieferte Quellen (bspw. Briefe) und absichtlich überlieferte (bspw. Darstellungen historischer Sachverhalte, die ausdrücklich zur Information dienen sollen) (Seiffert, 1992, S. 154-155).

zugsrahmens um einen ideengeschichtlichen Erklärungsstrang, dass über die oben genannten Bereiche hinaus auch Quellen aus Geschichtswissenschaft und Soziologie, aus Kunst- und Literaturwissenschaft, Religionswissenschaft, Philosophie, Physik- und Medizingeschichte analysiert werden müssen.

Texte zu analysieren heißt, Sprachliches zu untersuchen. In der Folge des *linguistic turn*[45] wird davon ausgegangen, dass sprachliche Systeme nicht eine Wirklichkeit außerhalb der Sprache abbilden, sondern dass Sprache Wirklichkeit konstruiert. Sprache selbst ist Gegenstand historischer Forschung; nicht das gesellschaftliche Sein bestimmt das Bewusstsein, wie Karl Marx einst angenommen hatte, sondern die in der jeweiligen Gesellschaft vorherrschenden Diskurse (Feichtinger, 2002). Auf der Folie dieser Annahmen wird das historische Material interpretiert; immer, wenn Verschriftetes die „Daten"-Basis einer Untersuchung bildet, dessen ursprünglicher Kontext nicht mehr gegeben ist, ist Interpretation die einzige Möglichkeit, das darin Ausgesagte – und nicht den Sprechakt an sich – zu verstehen. Also muss die historische Interpretation (Seiffert, 1992, S. 163) im Sinne hermeneutischen „Zwischen-den-Zeilen-Lesens" erfolgen. *Hermeneutik*, die von W. Dilthey für die Sozialwissenschaft weiterentwickelte Lehre von der „Kunst" der Auslegung von Texten, ist das Bemühen, Texte oder andere Kulturerzeugnisse sowie deren Urheber und deren historisches Umfeld – Zeitbezüge, Örtlichkeiten, Institutionen, Biographien sowie ideen- und sozialgeschichtliche Hintergründe – zu *verstehen* (Früh, 2001, S. 65) und deren Sinngehalt zu *deuten*. Grundsätzlich ist die Situation mit einzubeziehen, in welcher der Text seinen Ursprung hat, denn Ziel ist ja die Ermittlung historischer Tatsachen: die historische Erkenntnis (Seiffert, 1992, S. 163). Sie wird gewonnen mit der Methode der „konzentrischen Kreise" (ebd., S. 214) – das fortschreitende, immer tiefer gehende Verstehen von Quellen zur Rekonstruktion historischer Wirklichkeit ist eine Spiral- oder Zirkelbewegung (*Hermeneutischer Zirkel*). Verstehen vollzieht sich einerseits in einem Ineinandergreifen von Vorwissen und Textverstehen: Ein Text ist nur bei vorhandenem Vorwissen verständlich. Dieses wird an den Text herangetragen und vertieft seinerseits das Textverständnis. Das neu gewonnene Textverständnis wiederum vertieft das Vorwissen, usf. Zum anderen vollzieht sich Verstehen in einem Ineinandergreifen von Textteil und Textganzem: Die einzelnen Teile werden vom Ganzen her begriffen, und das Ganze wird seinerseits wieder im Lichte der einzelnen Teile interpretiert (Vedder, 2001, S. 10).

Nun konterkariert die Bedingung „Vorwissen" das Ideal wissenschaftlicher Arbeit: das größtmögliche Ausschalten des Subjektiven, die Objektivität. Doch „man kann einen Text, ein Bild oder ein anderes Kulturzeugnis nicht verstehen, ohne mit einem gewissen Vorverständnis in die Interpretation einzutreten" (Rittelmeyer & Parmentier, 2001, S. 32). Subjektivität ist die Bedingung für Verstehen,[46] so dass die Forderung nach Objektivität

---

[45] *Lingusitic turn* meint die Wendung zur Sprache als Gegenstand der Philosophie. Der Begriff stammt aus der Philosophie des 20. Jahrhunderts, wurde aber nach und nach auch in andere geisteswissenschaftliche Disziplinen übernommen (Kunzmann, Burkard & Wiedmann, 2001, S. 183). Die sprachphilosophischen Überlegungen von L. Wittgenstein (1889-1951) und J. L. Austin (1911-1960) zu Beginn des 20. Jahrhunderts bilden die Basis des *linguistic turn*. Wittgenstein und Austin greifen mit ihren Überlegungen eine Linie der Sprachphilosophie über W. v. Humboldt (1767-1835), J. G. Herder (1744-1803) und E. v. Cassirer (1872-1945) auf.

[46] Wäre kein Vorverständnis über den Untersuchungsgegenstand – also: kein Problembewusstsein – vorhanden, würden wir diesen Gegenstand gar nicht erforschen wollen, da wir weder wüssten, dass es in der Beziehung etwas zu erforschen gibt, noch, was es zu erforschen gilt (Seiffert, 1992, S. 211). Das

auf ein vorsätzliches Nicht-Verstehen von Texten hinausläuft (Merten, 1995, S. 49). Ein quantitativer Ansatz könnte der zentralen Fragestellung dieser Arbeit keinesfalls gerecht werden. Die Objektivierung der Textanalyse (sie erfolgt in der Regel in Form von einfachen quantitativen Analysen bspw. mit Hilfe des „Wörterzählens") schafft den Inhalt des Textes ab. Sie schafft genau den Inhalt ab, der im Mittelpunkt des Erkenntnisinteresses steht. Forschung mit Hilfe quantitativer Methoden kommt einer Anpassung an das Erkenntnisideal der Naturwissenschaften gleich – die Errechnung statistischer Durchschnittswerte, Häufigkeiten oder prozentualer Anteile zwingt den Forscher, von einer Gleichheit gleichzeitig auftretender, nichtlinearer, selektiv verknüpfter, intransparenter Elemente auszugehen. Das Verstehen bloßer Zahlenlogik kann nicht ausreichen, um soziale Sachverhalte verstehen zu können (Bette, 1999, S. 88), und soziale Dimensionen oder Phänomene sperren sich wiederum einem statistischen Zugriff.

Kurz gesagt gehen dort, wo standardisierte Beobachtungsschemata die Vielfalt sozialer Wirklichkeit zu quantifizieren versuchen, subtile Formen organisierter Komplexität verloren. Die allgemein weite Verbreitung der auf Häufigkeiten und Korrelationen hindrängenden, zeitlich und sachlich aufwendigen empirischen Forschung hat Wissensdefizite mit sich gebracht; „die Ergebnisse ... erreichten oft noch nicht einmal das Erkenntnisniveau der im Untersuchungsfeld lebenden Experten", bedauert Bette (ebd., S. 86). Deswegen werden in dieser Arbeit Signifikanztests, Korrelations- und Kontingenzkoeffizienten nicht zu finden sein.

Vorverständnis muss sich aber „durch die Erfahrung, die mit dem interpretierten Gegenstand ... gemacht wird, gegebenenfalls korrigieren lassen" (Rittelmeyer & Parmentier, 2001, S. 32).

3   Die Genese des Sporttourismussystems am Beispiel des Bergsports in den Alpen

Bergsport ist Natursport, und die Gebirgsnatur der Alpen ist der Raum, in dem Sporttourismus stattfindet. Franz (1967, S. 190) merkt an, dass zwischen der Zeit, in der die Alpen als „scheußlich" bezeichnet wurden, und der Zeit, in der Goethe die Schönheit des Gebirges gedankentief erfasst, ein langer Weg liege, zu dessen exakter Verfolgung eine eingehende Erörterung der Entwicklung menschlichen Naturempfindens nötig sei. Die Deutungsgeschichte der Natur, das Verhältnis von Mensch und Natur, und hier vor allem der Alpennatur, könnte die Entwicklung des Sporttourismus im Verlauf der Geschichte in erheblichem Maße beeinflusst haben. Es wäre sogar anzunehmen, dass sich der Sporttourismus bis heute nicht hätte herausbilden können, hätte sich das menschliche Naturempfinden nicht grundlegend gewandelt. Auch die von Enzensberger (1958, S. 708) beschriebene „geschichtliche Situation, aus welcher der Tourismus hervorgegangen ist", könnte für die Genese des Sporttourismus von Bedeutung sein. Wie viele andere Teilsysteme könnte auch das des Sporttourismus aus einer Konstellation entstanden sein, die umschrieben werden kann „als ein Syndrom politischer, sozialer, wirtschaftlicher, technischer und geistiger Züge, deren Gemeinsames in ihrem revolutionären Wesen liegt" (ebd.). Aus unzähligen Einzelgegebenheiten und vielschichtigen Entwicklungsprozessen in den verschiedensten Bereichen der Gesellschaft – Geigant (1962, S. 140) bezeichnet diese punkthaften Ansätze als „Kristallisationskerne" – könnte sich schließlich das entwickeln, was wir heute als Sporttourismus bezeichnen.

Ziel dieses Kapitels ist es, jene Kräfte im Sinne von historischen Gegebenheiten und Entwicklungsprozessen zu erfassen, welche die Ausdifferenzierung des Sporttourismussystems auf den Weg gebracht und vorangetrieben haben. Es wird nach „Anschlussofferten"[47] (Cachay, 1988; Cachay & Thiel, 2000) für die Genese des Sporttourismussystems, genauer: für die Entwicklung des Untersuchungsfelds Sporttourismus im Wissenschafts- und Religionssystem, im politischen sowie im Gesundheitssystem gesucht. Mit Oldemeyer (1983, S. 16) und in der Konsequenz der „Quellen" von Anschlussofferten werden nicht nur konkrete Begegnungen von Mensch und Bergnatur, sondern auch solche Aspekte des allgemeinen Mensch-Natur-Verhältnisses behandelt, die in geistigen Sinnsystemen – in Philosophien, in den Grundlagen der Wissenschaften, in Politiken, in Religionen, in Weltanschauungen und in den zugehörigen Normenkanons – zum Ausdruck kommen. Entlang der Historie des jeweils vorherrschenden Weltanschauungstyps, Menschenbilds oder wissenschaftlichen Paradigmas wird im folgenden herausgearbeitet, wie

---

[47] Schimank (1988) verwendet den Begriff des „Leistungsbezugs", wenn er die Ausdifferenzierung des Sportsystems analysiert, und konstatiert, dass der sich ausdifferenzierende Bereich des Sports bereits in seinen Anfängen von anderen Teilsystemen instrumentalisiert wird; das heißt, dass andere Teilsysteme erwarten, dass das sportliche Handeln für sie bestimmte Leistungen erbringt (ebd., S. 198). Bei solch einer Perspektive jedoch ist die Gefahr groß, dass die Analyse des Ausdifferenzierungsprozesses Tatbestände und Entwicklungen vernachlässigt oder gar ganz außer acht lässt, die *indirekt* Impulse für die Ausdifferenzierung eines neuen Systems gegeben haben, die direkte Leistungserwartungen an das sich ausdifferenzierende System zu richten. Dies können bspw. technische Innovationen (Mayntz, 1988a, S. 27) sein. Deshalb wird in dieser Arbeit der Begriff der Anschlussofferte (bspw. Cachay, 1988; Cachay & Thiel, 2000) verwendet. Der Begriff der Offerte im Sinne eines Angebots, das man annehmen *kann*, aber nicht *muss*, impliziert nicht schon von vornherein eine – wie auch immer geartete – Beziehung zwischen zwei Handlungszusammenhängen, sondern lässt offen, ob der sich ausdifferenzierende Bereich nun auf die Offerte zurückgreift oder nicht.

das Verhältnis des Menschen zur Natur geschichtlichem Wandel unterliegt, inwiefern sich dies in verschiedenen Begriffen und Konzeptionen von Natur sowie in differenten Werteinstellungen und Erwartungshaltungen gegenüber sowie in charakteristischen Umgangsweisen mit der Natur zeigt, und welche Bedeutung oder Auswirkung dies für die Genese des Sporttourismussystems hat. Weiterhin wird die Entstehung des Sporttourismussystems schon von Beginn an in den umfassenden Kontext des gesellschaftlichen Differenzierungsprozesses eingebunden. Sporttourismus wird nicht als eine Eigenwelt gesehen, die weitgehend unabhängig von kulturellen, politischen oder ökonomischen Entwicklungsprozessen in der Gesellschaft ist,[48] sondern als ein ausdifferenziertes funktionales Teilsystem neben anderen, das sich der Bearbeitung eines spezifischen gesellschaftlichen Problems annimmt und strukturelle Eigenheiten aufweist.

Zur Analyse des Ausdifferenzierungsprozesses wird das historische Material entlang der in Tabelle 1 aufgeführten Entwicklungsabschnitte systematisiert. Die Zeiträume können jedoch nicht eindeutig voneinander abgegrenzt werden und haben heuristischen Charakter. Ferner sind sie nicht strikt nach dem Muster der Epocheneinteilung der Politikgeschichte, sondern entsprechend der verschiedenen Differenzierungstypen (Luhmann, 1987a; 1997) und Gesellschaftsformen (Beck, 1986; 1996) unterteilt. Eine weitere Untergliederung der Entwicklungsabschnitte erfolgt entlang der Epochen der Tourismusentwicklung nach Spode (1993, S. 3-9) sowie in Anlehnung an Freyer (2000, S. 20).

Tab. 1   *Epocheneinteilung zur Rekonstruktion der Genese des Systems Sporttourismus (mod. n. Beck, 1986; 1996; Freyer, 2000, S. 20; Luhmann, 1985; 1987a; 1997; Spode, 1993, S. 3-9).*

Zeit	Historische Epoche	Tourismus	Sporttourismus	Gesellschaftsform	Differenzierungstyp
bis 1750	Mittelalter u. Frühe Neuzeit	Nicht- u. protouristische Reiseformen	Mussmotivierte außerheimatl. Bewegungsaktivitäten	Traditionale Gesellschaft	Stratifikatorische Differenzierung
1750 – 1860	Aufklärung, politische u. Industrielle Revolution	Entstehungsphase	Take-Off-Phase	Erste (einfache, Industrie-) Moderne	Funktionale Differenzierung
1860 – 1980	Zeitalter der Nationalstaaten	Einführungs-, Durchsetzungs- u. Konsolidierungsphase I	Phase der Ausdifferenzierung (Binnendifferenzierung)		
ab ca. 1980	Europa	Konsolidierungsphase II	Hochphase Binnendifferenzierung	Zweite (reflexive, Risiko-) Moderne	

Zwar ist der Übergang von stratifikatorischer zu funktionaler Differenzierung ansatzweise schon im 15. und 16. Jahrhundert zu beobachten, als sich Vorformen funktionaler Teilsysteme ausbildeten und sich beispielsweise das politische System auszudifferenzieren begann. Doch aus Gründen der Vereinfachung wird der Übergang von stratifikatorischer

---

[48] So, wie es die Eigenwelttheorie des Sports voraussetzt (bspw. Bleck & Klingenberg, o. J., S. 65-66): Mit ihr tritt parallel zur Gündung des *Deutschen Sportbundes* ein neues Sportverständnis hervor. Danach stellen Sport und Spiel eine eigene Welt dar, eine „bessere" als die reale Welt und jenseits aller Abhängigkeiten von Politik und Wirtschaft.

zu funktionaler Differenzierung mit dem Übergang der Agrargesellschaft in die Industrie-gesellschaft ungefähr zeitgleich gesetzt und auf die Mitte des 18. Jahrhunderts datiert. Ohnehin haben die einzelnen Epochen in den verschiedenen Regionen Europas nicht zeit-gleich begonnen oder geendet. So muss die Unterscheidung verschiedener Gesellschafts-formen anhand grober Vereinfachungen erfolgen (Luhmann, 1997, S. 516).

Die Analyse der Entwicklung des Sporttourismussystems beginnt in der traditionalen, stratifikatorisch differenzierten Gesellschaft des Mittelalters und der Frühen Neuzeit. Sie wird fortgeführt über die Anfänge der funktional differenzierten Gesellschaft zu Zeiten der Aufklärung und Romantik im 18. Jahrhundert bis hin zur modernen, funktional differenzierten Gesellschaftsform. Im einzelnen stehen in Abschnitt 3.1 Alpenbild und Alpenreisen in der traditionalen Gesellschaft im Mittelpunkt des Interesses. Die „Entzau-berung" der Alpen[49] – genauer: Alpenbild und Alpenreisen am Übergang zur sowie in der ersten Moderne – ist Gegenstand von Abschnitt 3.2. Thema von Abschnitt 3.3 ist der jetzt auf den Weg gebrachte Ausdifferenzierungsprozess des Sporttourismussystems.

3.1   Alpenbild und Alpenreisen in der traditionalen Gesellschaft

Im Mittelpunkt der folgenden Ausführungen steht die Analyse der Art und Weise, welche die Alpen im Mittelalter und in der Frühen Neuzeit gesehen und wie sie von wem bereist werden. Gegenstand von Abschnitt 3.1.1 ist die Sozialstruktur und das allgemeine Reise-verhalten in der traditionalen Gesellschaft mit ihrem statischen Welt- und Gesellschafts-bild. Humanismus und Renaissance sind die Epochen, deren Wandlungsprozesse die „Entdeckung" der Alpen auf den Weg bringen, wie Abschnitt 3.1.2 zeigt. In Abschnitt 3.1.3 werden die Erkenntnisse noch einmal überblickgebend zusammengefasst.

3.1.1   Sozialstruktur und Reiseverhalten in der traditionalen Gesellschaft

Der stratifikatorische Differenzierungstyp der traditionalen oder Ständegesellschaft kann grob datiert werden auf den Zeitraum vom Mittelalter über die Frühe Neuzeit bis in die Anfangszeit der Aufklärung im 18. Jahrhundert. Vor dem Hintergrund allgemeiner gesell-schaftsstruktureller und kultureller Bedingungen der traditionalen Gesellschaft (Abschnitt 3.1.1.1) werden in Abschnitt 3.1.1.2 die Besonderheiten des Reisens in der traditionalen Gesellschaft herausgearbeitet und in Abschnitt 3.1.1.3 an Beispielen ausgewählter über-lieferter Alpenüberquerungen belegt.

3.1.1.1   Gesellschaftsstrukturelle und kulturelle Bedingungen

Gesellschaft und Weltbild der traditionalen Gesellschaft sind weitgehend statisch. Die Erde wird als Scheibe oder Kugel gedacht und steht im Mittelpunkt des vollendet rund ge-formten Kosmos. Der Himmel über der Erde gilt als die Wohnstatt Gottes, welcher alles eingerichtet hat, was auf der Erde existiert, auch die Struktur der Gesellschaft. Diese gleicht einer Pyramide aus hierarchisch gegliederten Schichten. Die Schichtzugehörigkeit wird bei Geburt vergeben und ist eine nahezu unüberwindbare Schranke im Gesellschafts-system[50] (Luhmann, 1997, S. 679). Der Mensch ist von Geburt an in all seinen Belangen,

---

49   In Anlehnung an Max Webers These von der „Entzauberung der Welt" (Weber, 1988, S. 612).
50   So empfindet die Oberschicht eventuelle Beziehungen zur Unterschicht als eine „peinliche Anomalie" (Luhmann, 1997, S. 680). Diese Vorstellung von ordnungsnotwendiger Rangdifferenzierung wurde in der Literatur und in zahlreichen Spielfilmen verarbeitet.

quasi „mit Haut und Haaren" Adliger, Kaufmann oder Landwirt. Seine Identität ist abhängig von der Schichtzugehörigkeit und somit gesellschaftlich zugeschrieben. Es besteht
kein Unterschied zwischen sozialer Rolle und persönlicher Identität. Das wirtschaftliche,
politische und soziale Leben ist kleinräumig. Es mangelt an Handels- und anderen Beziehungen zwischen den verschiedenen europäischen Regionen (van der Loo & van Reijen,
1992, S. 46). Dies ist zwar auch eine Folge des niedrigen Spezialisierungs- und Differen-
zierungsgrades der Gesellschaft, hängt jedoch ebenso mit dem starken Einfluss der Kirche
auf das alltägliche Leben zusammen. Die Kirche steht dem Handel misstrauisch entgegen,
denn Gewinnstreben und Geldvermehrung gelten als nicht gottgefällig, als Sünden. Fortsetzung und Stabilität, und nicht etwa Fortschritt und Dynamik, stehen in einer von der
Agrarwirtschaft dominierten mittelalterlichen Gesellschaft im Vordergrund, deren Wirtschaft aufgrund der zahllosen kleinen Bauernhöfe gezwungen ist, Bedarfsdeckung als vor-
rangiges Ziel zu verfolgen (ebd.). So ist der Alltag der meisten Menschen im Mittelalter
von Mühsal und harter Arbeit geprägt, und Müßiggang ist das Vorrecht einer sehr kleinen
Zahl wohlhabender Adliger.[51]

3.1.1.2   Der Charakter des Reisens in der traditionalen Gesellschaft

Seit „Mitte des 11. Jahrhunderts begnügt sich das christliche Volk nicht damit, am Ort zu
bleiben. Es regt sich" (Le Goff, 1975, S. 55). Ein buntes Gemisch von Angehörigen aller
Schichten und Stände ist „aus vielfältigsten Motiven auf den europäischen Verkehrswe-
gen im Wortsinn *unterwegs*" (Gräf & Pröve, 1997, S. 13). Allerdings wird vor dem 18.
Jahrhundert die biblische Geschichte vom verlorenen Sohn aus dem Lukas-Evangelium
(15, 11-32) als Lehre interpretiert, die das Reisen in die Fremde als „Zeichen moralischer
Verderbnis" (Laermann, 1976, S. 57) ablehnt, „weil es eine Entfernung aus dem Famili-
enverband voraussetze, moralische Risiken mit sich bringe und unnötige Ausgaben zur
Folge habe" (ebd.). Reisen ist nur erlaubt, wenn es zur Erhaltung der ständischen Gesellschaftsordnung beiträgt. Die Auslegung der biblischen Geschichte dürfte darauf zurückzuführen sein, dass das Sich-dem-Fremden-Aussetzen allgemein sehr gefährlich, ein Risiko für Leben und Gesundheit und allzu oft eine „tour of no return" (Richter, 1991, S.
100) ist. Angst ist eines der großen Themen des mittelalterlichen und teilweise auch noch
des frühneuzeitlichen Reisens: „In der Fremde ist die Nacht doppelt dunkel" (ebd., S.
105).[52] Mit der Entstehung von Territorialstaaten mit absolutistischer Staatsform im 16.
Jahrhundert ist die innere Sicherheit besser gewährleistet, so dass das Reisen an Gefährlichkeit und damit seine überwiegend negative Bewertung verliert. Technische Errungen-

---

[51] Der eintönige Arbeitsalltag wird lediglich durch das ausgelassene Feiern von Festen unterbrochen.
Tanz, Gesang und unterhaltsame Spiele bspw. sind der Landbevölkerung, Ritterturniere oder die Jagd
den Adligen vorbehalten (Katzschmann, 1995, S. 116-118).

[52] Dies gilt vor allem für die Zeit des Frühmittelalters, als Städte veröden, Überfälle an der Tagesordnung sind, Straßen mutwillig zerstört oder dem Verfall überlassen werden, Banden ihr Unwesen treiben und Ausgestoßene für Zustände sorgen, die Eco (o. J.) Jahrhunderte später als eine „gesamtgesellschaftliche Erfahrung von Unsicherheit" beschreibt. Angehörige einer fremden Nation machen sich
vor allem in politisch unruhigen Zeiten verdächtig. Der Reisende fällt als Fremder auf durch seine
Kleidung, er beherrscht die fremde Sprache nicht und erweckt so Misstrauen. Richter (1991, S. 103)
schildert, wie Goethe 1786 die Turmruine in Malcesine am Gardasee (Rep. Venedig) zeichnet, für einen österreichischen Spion gehalten und zur Rechenschaft gezogen wird. Auch machen die verschiedenen Systeme der Maße, Gewichte, Wegstrecken und Münzen das Reisen durch Europa zum Problem. Ein noch größeres Problem aber ist die Begegnung mit fremden Religionen. Vor allem in der Reformation und Gegenreformation gelten Andersgläubige allgemein als Bösewichte (ebd., S. 102-103).

schaften,[53] detailliertere Landkarten und historisch-geographische Handbücher[54] sind wichtige und neuartige Hilfsmittel des Reisens. Sie tragen dazu bei, dass der Reiseverkehr über weite Strecken, trotz Seuchen und andauernder Kriege, konstant zunimmt (van Dülmen, 1975, S. 66). Auch der Dreißigjährige Krieg 1618 bis 1648 kann das allgemeine Anwachsen des Reiseverkehrs nur kurzzeitig stoppen.

Beweggründe und Zweck des Reisens hängen ab von sozialer und wirtschaftlicher Stellung des Einzelnen. Reisende „stoßen sich weniger an geographischen oder politischen Grenzen als an sozialen Schranken" (Le Goff, 1975, S. 59) – nicht alle Menschen haben gleichermaßen Zugang zu den verschiedenen Formen des Reisens. Bekleidung, Ausrüstung und die Wahl des Verkehrsmittels unterscheiden sich je nach Reisekasse (Gräf & Pröve, 1997, S. 13). Wohlhabende reisen zu Pferde, mit eigenen oder Postkutschen. Mit der Kutsche sind aber nur Frauen und Kinder sowie alte, kranke Männer oder gefangengenommene Verbrecher unterwegs, denn das Reisen mit dem Wagen gilt bis in das 16. Jahrhundert hinein als verweichlicht und unmännlich (Krempien, 2000, S. 58; Laermann, 1976, S. 72; Ohler, 1986, S. 49). „Der vornehme weltliche oder kirchliche Herr" (Ohler, 1986, S. 50) ist „hoch zu Roß" (ebd.), der weitaus größte Teil der Bevölkerung aber ist zu Fuß unterwegs, vor allem deshalb, weil man sich nichts Besseres leisten kann (ebd., S. 48).[55] Ein reitender Handwerksgeselle wäre in der Standesgesellschaft aber auch dann nicht denkbar, wenn er genügend finanzielle Mittel für die Reiseform der Wohlhabenden zur Verfügung hätte (Kaschuba, 1991, S. 166). Die Reiseformen sind sozial exklusiv, und es wird streng darauf geachtet, dass sich die Stände nicht vermischen. So wird beispielsweise zwischen dem *hospitale nobilium*, das vornehme, berittene Gäste beherbergen darf, und dem *hospitale pauperum*, der Unterkunft für die armen zu Fuß Reisenden, unterschieden (Riedmann, 1995, S. 72-73).

Die Reisenden in der traditionalen Gesellschaft sind keine Touristen im heutigen Sinn. Obwohl Eco (o. J.) das Mittelalter als „Reisezeitalter" mit großer räumlicher Mobilität bezeichnet, ist ihr Unterwegssein kein touristisches Reisen, denn „es ist noch nicht jene Bewegungsform, bei der das Unterwegssein der eigentliche Zweck ist" (Kaschuba, 1991, S. 165). Noch ist das Reisen mussmotiviert. Zwar ist der touristische Reiseanlass in der Frühen Neuzeit nicht unbekannt, aber das Reisen um des Reisens willen spielt nur eine marginale Rolle (Gräf & Pröve, 1997, S. 20). In der Regel ist deshalb auch nicht der (Berg-)Weg das Ziel, sondern es gilt, den Raum zwischen der Heimat und dem Zielort zu überwinden. Dabei ist das Fortkommen auf dem Landweg auf den allgemein erbarmungswürdigen, nur vier- bis fünf Meter breiten Feldwegen – Pflasterstraßen kommen erst relativ spät auf (van Dülmen, 1975, S 66), und das Straßennetz aus der Blütezeit des

---

[53] Dazu zählen bspw. die Erfindung von Speichenrädern oder der Wagenaufhängung an Lederriemen zu Dämpfungszwecken, von Gefährten mit beweglichem Vorderteil, von Kutschen mit Glasfenstern oder die Verbesserung des Geschirrs.

[54] Ein historisch-geographisches Handbuch über ferne Länder ist z. B. Gerhard Mercators *atlas sive cosmographicae meditationes de fabrica munde et fabricati figura* von 1595.

[55] Schon im 10. Jahrhundert warnte ein zeitgenössischer Biograph des heiligen Ulrich vor weiten und, vor allem wegen des Nahrungsmittelbedarfs der Pferde, teuren Reisen. Das Reisen zu und mit Hilfe von Pferden ist in der Tat ein teures Vergnügen. Rechnungen des Bischofs Wolfger von Passau zeigen, dass täglich Kosten anfallen – für Hufeisen, für Halfter, Zügel, Sporen, Sattel, für Futter und auch für (neue) Pferde für das Gefolge des Bischofs (Riedmann, 1995, S. 73).

Römischen Reiches wird dem Verfall überlassen (Ohler, 1986, S. 45)[56] – sehr beschwerlich, so dass auch das Reisen im Mittelalter in seiner Ausdehnung deutliche Grenzen gesetzt bekommt. In der Frühen Neuzeit haben die spezifischen Probleme des mittelalterlichen Reisens weiter Bestand (Gräf & Pröve, 1997, S. 12). „Die Geschichte der Straßen ... ist untrennbar verbunden mit den Beschwerden über ihren Zustand", konstatiert Hartmann (1998) und zielt dabei auf die Klagen ab, die Gegenstand vieler Berichte der Reiseschriftsteller dieser Zeit sind (Dreyer, 1914, S. 125). Zwar ist das europäische Wegenetz in der Frühen Neuzeit weitgehend geschlossen (Gräf & Pröve, 1997, S. 13-14), doch es besteht auch noch um 1700 hauptsächlich aus unbefestigten Pfaden, um deren Erhaltung sich niemand kümmert.[57] Die Hufe der Viehherden setzen dem Belag aus fester Erde und Schotter stark zu, und allzu oft werden die Straßen von den Anwohnern bewusst zerstört, da sie das aufgelockerte Erdreich für den Garten und den Lehm zum Häuserbauen nutzen (Lay, 1994, S. 88). Bei Niederschlägen verwandeln sich die Pfade in gefährliche Schlammseen, wie auch der Dominikanermönch Felix Fabri (um 1441-1502)[58] berichtet:

> On the 16th [of April, d. Verf.] I ... began to climb the Rhaetic Alps ... up a steep road, which in rainy weather is very bad travelling, being deep in mud. I found the road very bad, because it had rained the day before, and during the following night snow had fallen on the mud, so that I could not see the swamps and deep holes. So my horse, whom I led all the way up, sunk up to his belly at every step, and I likewise up to my knees (Fabri, 1896, p. 56).

Fabri beschreibt in seiner Schilderung von seiner Reise ins Heilige Land das, was im folgenden Abschnitt Gegenstand der Betrachtung ist. Es werden Alpenüberquerungen Einzelner an überlieferten Beispielen vorgestellt und allgemeine Besonderheiten des Reisens in den sowie über die Alpen in der traditionalen Gesellschaft herausgearbeitet.

3.1.1.3   Alpenreisen in Mittelalter und Frühneuzeit

Ziel dieses Abschnitts ist es herauszuarbeiten, aus welchen Gründen und in welcher Weise Alpenreisen und -überquerungen in Mittelalter und Früher Neuzeit unternommen werden und was ihre Kennzeichen sind. Ist es möglich, schon für diesen Zeitraum so etwas wie freiwillig und bewusst so und nicht anders ausgeführte Formen außerheimatlicher Bewegungsaktivitäten mit direkt reiseauslösender Funktion, die ausschließlich einem Selbstzweck dienen, auszumachen?

3.1.1.3.1   Alpenquerungen und Alpenreisen: Ausgewählte Beispiele

Während die Reisen von Herrschern, Klerikern und Adligen gut dokumentiert sind und hier Zeitzeugen zu Wort kommen können, ist die Rekonstruktion von Alpenüberquerungen der unteren Bevölkerungsschichten angesichts der äußerst dünnen Quellenlage fast unmöglich. Es gibt so gut wie keine Aufzeichnungen über das Unterwegssein der Fußreisenden aus den unteren Schichten. Außerdem berichten Chroniken kaum über Reisever-

---

56   Da römische Großbauten wie Aquädukte im Mittelalter als „Teufelsbrücken" bezeichnet werden. Es wird als unmöglich angesehen, dass Menschen solche Bauwerke errichten können, und so wird angenommen, dass der Teufel sie in einer Nacht erbaut hat (Ohler, 1986, S. 17).

57   Zwar versuchen die Obrigkeiten das Landstraßensystem nicht zuletzt aus Gründen der Steigerung der Zolleinnahmen entscheidend zu verbessern, was allerdings nicht vor Ende des 18. Jahrhunderts gelingt (van Dülmen, 1975, S. 66).

58   Fabri ist in der Schweiz geboren und seit 1472 Mitglied des deutschen Dominikanerordens. Er verbringt die meiste Zeit seines Lebens im Dominikanerkloster im schwäbischen Ulm.

läufe, sondern hauptsächlich von den Geschehnissen vor Ort. Die Darstellung muss deshalb verhältnismäßig allgemein gehalten bleiben.

Das „Reisekönigtum"

Die „'Großen' der Geschichte" (Ohler, 1986, S. 169) sind „in einer Zeit, in der Nachrichten bei ihrer Ankunft beim Empfänger schon wieder veraltet" (Krempien, 2000, S. 70) sind, gezwungen, weite Entfernungen zurückzulegen. Hinter diesem „Reisekönigtum" stehen machtpolitische Erwägungen. Der augenfällige Beweis von Präsenz und Stärke des Königs möglichst überall im Reich ist unabdingbar, denn unwegsames Gelände erschwert den Boten das Fortkommen und macht eine zentrale Verwaltungsarbeit des Königs auf dieser Kommunikationsbasis nahezu unmöglich. Deshalb unternimmt Herzog Rudolf IV. von Österreich zur Übergabe des Landes Tirol an Österreich 1363 eine beschwerliche Winterreise über die Krimmler Tauern nach Bozen (Franz, 1967, S. 183). König Heinrich IV. (1050-1106) überquert die winterlichen Alpen wegen einer Auseinandersetzung mit dem Papsttum. Er macht sich auf den Weg Richtung Italien und erreicht vermutlich am 27. Januar 1077 mit dem *Gang nach Canossa* die Aussöhnung mit dem Papsttum. Der Chronist Lampert von Hersfeld schildert detailliert den dramatischen Gang über das winterliche Gebirge, eine „schwierige und verlustreiche Reise, besonders die Gefahren bei dem steilen Abstieg" (Ohler, 1986, S. 170):

> Der Winter war äußerst streng, und die sich ungeheuer weit hineinziehenden und mit ihren Gipfeln fast bis in die Wolken ragenden Berge, über die der Weg führte, starrten so von ungeheuren Schneemassen und Eis, daß beim Abstieg auf den glatten, steilen Hängen weder Reiter noch Fußgänger ohne Gefahr einen Schritt tun konnten. ... Als sie ... mit größter Schwierigkeit bis auf die Scheitelhöhe des Berges vorgedrungen waren, da gab es keine Möglichkeit weiterzukommen, denn der schroffe Abhang des Berges war ... durch die eisige Kälte so glatt geworden, daß ein Abstieg hier völlig unmöglich schien. Da versuchten die Männer, alle Gefahren durch ihre Körperkraft zu überwinden: sie krochen bald auf Händen und Füßen vorwärts, ... manchmal auch, wenn ihr Fuß auf dem glatten Boden ausglitt, fielen sie hin und rutschten ein ganzes Stück hinunter, schließlich aber langten sie doch unter großer Lebensgefahr endlich in der Ebene an (von Hersfeld, zit. n. ebd., S. 170-171).

Die Reisen des Klerus

Verschiedene Gründe bewegen die Angehörigen des Klerus dazu, die Strapazen einer langen Reise auf sich zu nehmen (Krempien, 2000, S. 83): Einmal ist es das Ziel, eine Abschrift des oft einzigen Exemplars einer alten Schrift anzufertigen, oder es ist die Pflicht der Bischöfe, „die Firmung zu spenden, Kirchen zu weihen, Gemeinden, Klöster und Kleriker regelmäßig zu visitieren" (Ohler, 1986, S. 244).[59] Bei solch einer Visitation ist das Alpenqueren nicht selten ein Muss; die Diözese Konstanz beispielsweise erstreckt sich vom mittleren Neckar bis tief in die heutige Schweiz und vom Rhein bis an die Iller (ebd.).

---

[59] „Eine ganze Schicht von Klerikern, die von Schule zu Schule, von einem Bischofs- oder Fürstenhof zum nächsten nach ... Auskommen unterwegs ist, bringt im 12. Jahrhundert eine eigene Lyrikform hervor, die Dichtung der ... Vaganten" (Le Goff, 1975, S. 57). Die Vagantendichtung (Vaganten, von lat. *vagari*, umherschweifen) des 12. und 13. Jahrhunderts ist größtenteils aus der Perspektive sozial nicht Etablierter geschrieben und umfasst Liebes-, Tanz-, Trink-, Spiel-, Bettel- und Scheltlieder, Spruchdichtung, Parodien, politische Satiren und Schwänke. Vermutlich ist ein Teil der meist anonym überlieferten Texte von Vaganten verfasst worden. Doch kommen als Autoren auch Angehörige des Klerus in Frage (Le Goff, 1975, S. 57). Das berühmteste Beispiel dieser mittellateinischen und mittelhochdeutschen Lyrik ist die *Carmina Burana* (mlat. *Lieder aus Benediktbeuern*) genannte Anthologie.

Leonardo Bruni (1370-1444), Humanist und Historiker der Renaissance, überschreitet im Jahre 1414 als päpstlicher Sekretär den tief verschneiten Arlberg auf dem Weg von Konstanz zum Konzil. Über die Eindrücke dieser Fahrt von Meran auf die Malser Heide hinterlässt er in seinen Briefen einen Bericht (Stolz, 1928, S. 24-25):

> Ein jäher, enger Weg führt in weitem Bogen wie in einen tiefen Schlund (die Finstermünz! [Anm. O. Stolz, d. Verf.]), auf der rechten Seite hängt ein ungeheurer Berg herein, auf der linken sind schwindelnde Abstürze. .... Von jenem Joche (dem Reschen) zogen wir zwei Tage lang durch tiefe Täler (das Oberinntal). So kamen wir wieder an ein anderes Joch, das die Barbaren (d. h. die Deutschen) den Adlerberg (Arlberg) nennen. Der Übergang über diesen Berg war noch weit schwieriger und härter (als jener über den Reschen). Denn abgesehen von dem stets steilen Anstieg, bedeckten damals die ganze Gegend Schneemassen, deren Höhe an manchen Stellen mehr als zwanzig (!) Fuß betrug. Mitten durch den Schnee führt ein durch die Wanderer ausgetretener Pfad, nicht breiter als ein Fuß. Auf diesem konnten Menschen zu Fuß leicht dahinschreiten, die Pferde wurden aber mühselig an den Zügeln nachgezogen. Wenn aber ein Wanderer mit einem Fuße außerhalb des Pfades trat, versank er im tiefen Schnee und konnte nur mit Mühe und Gefahr herausgezogen werden .... . Diese Schwierigkeit bedrängte uns unausgesetzt auf einer Strecke von drei Meilen, und auch als wir den Gebirgskamm überschritten hatten und den Abstieg begannen, waren dieselben Gefahren und Mühen vorhanden. .... So ungeheuer sind hier die Berge und Felsen, ... so gewaltig die Gipfel und Spitzen .... . Als ich diese ewigen und unermeßlichen Massen betrachtete, erfasste mich oft Grauen ... und auch jetzt kann ich ihrer nicht ohne Grauen gedenken (Bruni, 1495, zit. n. Stolz, 1928, S. 24-25).

Felix Fabri unternimmt 1483/84 seine insgesamt vierte Pilgerfahrt. Er verfasst zwei Reiseberichte, einen in deutscher, den anderen in lateinischer Sprache (Bautz, 1990b). Fabri reist von Ulm über Innsbruck nach Venedig und findet den Anblick der Alpen furchtbar – „horribilis Alpium aspectus" (Fabri, o. J., zit. n. Franz, 1967, S. 182), schreibt er. Bei der Überquerung des Brennerpasses leidet er vor allem unter der großen Kälte: „there is always ice, snow, and hoar-frost" (Fabri, 1896, p. 56).

> Am 23. Januar erhoben wir uns in der Frühe und machten uns und die Pferde marschbereit und stiegen vom Grunde aus in gerader Richtung auf der Reichsstraße auf den Brenner empor. Das war in Folge der uns entgegenströmenden Wassermassen mit großen Mühseligkeiten verbunden, denn wegen der Schneeschmelze strömte uns auch auf der neuen Straße, die der Herzog von Österreich im Jahre zuvor hat anlegen lassen, reichliches Gewässer entgegen. Auf dem alten Wege wären wir auf keinen Fall weitergekommen, denn ein wahrer Wildbach schoß durch ihn unter wunderlichem Geräusch der mitgeführten Steine und Felsen herab. In diesem Gebirgsgebiet sind mächtig hohe Bergspitzen, und im Winter, vor allem zur Zeit der Schneeschmelze, ist der Übergang sehr gefährlich, weil von den höheren Bergen die Schneemassen losbrechen (Fabri, o. J., zit. n. Garber, 1923).

Pilger, Scholaren, Handwerker, Händler, Säumer und andere

Im Gegensatz zu den reisenden Adligen, Klerikern und Herrschern werden die einfachen „Pilger, Handwerker, Söldner oder anderes vagierendes Volk ... kaum aktenkundig" (Riedmann, 1995, S. 72) und hinterlassen auch keine Aufzeichnungen. Die Spuren der Alpenüberquerungen von Fußreisenden im Mittelalter sind heute fast vollständig verwischt. Dass sie dennoch die Alpen durchreisen, beweist die Ausbildung von Dienstleistungsberufen. Bereits im Jahre 1129 gab es im Tal des Großen St. Bernhard Bergbewohner, die Pilger und Händler bei der Überquerung der Alpenpässe gegen Entgelt begleiteten (Kälin-Schönbächler, 1997, S. 4).
Pilger überqueren die Alpenpässe nicht *wegen*, sondern *trotz* der Berge (E. Enzensperger, 1924, S. 14). Die im Mittelalter lebenden Menschen haben eine Gemeinsamkeit, die auf

das Reisen zu dieser Zeit einen großen Einfluss ausübt: „den Glauben an die Allmacht und die Allgegenwärtigkeit Gottes" (Katzschmann, 1995, S. 10). Fast in jeder sozialen Schicht ist das Unterwegssein zu den Heiligen Stätten eine Notwendigkeit, eine Gewohnheit, ein Ideal (ebd., S. 56). Tausende suchen in der Fremde ihr Heil und machen sich unter Gefahr für Leib und Leben auf den Weg zu den heiligen Stätten (Herbers, 1991, S. 28).[60] An Stätten uralter heidnischer Götterverehrung werden in der christlichen Zeit Kapellen und Kirchen errichtet, und es entstehen viel besuchte Wallfahrtsorte auf freier Bergeshöhe, so beispielsweise im 13. Jahrhundert am 1.800 Meter hohen St. Vigiljoch bei Meran oder im 16. Jahrhundert auf der Hohen Salve im Brixental auf 1.824 Metern Höhe (Stolz, 1928, S. 36). Großer Andrang in Rom herrscht im ersten Heiligen Jahr 1300. Papst Bonifaz VIII verkündet im Anschluss an die alttestamentliche Vorstellung vom Jubeljahr die volle Vergebung der Sünden,[61] worauf sich die Gläubigen „in hellen Scharen ... auf den Weg zum Erwerb des Ablasses ... nach Rom" (Schmugge, 1995, S. 104) aufmachen. 20.000 Pilger, „zehnmal mehr Menschen als in ‚normalen' Jahren strömen ... im Jahre 1300 über den Großen St. Bernhard nach Italien" (ebd.).

Nutznießer der durch die Pilgerfahrten entstandenen Wege sind Händler, Kaufleute (Krempien, 2000, S. 78) und Säumer. Für die italienischen Kaufleute, die Handelsbeziehungen im Nordwesten unterhalten, sind die Alpen ein unangenehmes Hindernis. Trotzdem treibt die Notwendigkeit des Eigenhandels jeden Kaufmann zur Reise. Er begleitet seine Ware in die Fremde, zu Märkten und zu Messen (Neutsch & Witthöft, 1991, S. 75) und reist in ferne Länder, um Ware oder auch neue Produktionsstandorte zu gewinnen. So auch der Augsburger Fugger Jakob II. der Reiche (1459-1525), der durch Handel, Bankgeschäfte und Kupferbergwerke in Tirol und Kärnten sein Vermögen zu vergrößern sucht (Camusso, 1990, S. 158). Vor allem im 15. und 16. Jahrhundert – danach werden für Fuhrwerke befahrbare Straßen über wichtige Alpenübergänge gebaut und der Saumhandel verliert an Bedeutung – transportieren Säumerkolonnen die Ware der Kaufleute auf dem Rücken der Saumtiere, Pferde, Esel, Maultiere und Menschen, der sog. Kraxenträger, über die schmalen Saumpfade der Alpen (Köck, o. J.). Die Säumer, oft Bergbauern, die das Säumen als Nebenerwerb betreiben (Nationalpark Hohe Tauern, 2002, S. 7), haben mit vielerlei Problemen zu kämpfen. Die oft sehr steilen Wege und Stege sind meist in einem desolaten Zustand. Köck (o. J.) berichtet von einem Säumer aus dem Engadin, der durch das Obere Inntal herunterzieht. Bei Imst bricht eine Brücke unter ihm ein. Ein Pferd ertrinkt, seine wertvolle Ware, eine Kiste Seide, wird durchnässt.

Wandernde Handwerksgesellen gehören in Deutschland seit dem 14. Jahrhundert zum alltäglichen Bild der Landstraße.[62] Da viele Arbeitstechniken nur in der Fremde zu erler-

---

60 Hintergrund dieser ersten großen Massenreisewelle (Krempien, 2000, S. 72) ist die Erbsündenlehre und die von der Kirche geschürte Angst der Menschen vor Hölle und Fegefeuer, ein Gedankengut, das fast jeden Menschen mindestens einmal in seinem Leben zu einer Pilgerreise treibt, bei der er um Ablass, um Vergebung der Sünden oder auch um Heilung von Gebrechen bittet. Das höchste Bestreben der Pilger jedweder Herkunft ist das Streben nach Erlösung von den Sünden und Erringung von Seelenheil. Bereits im ausgehenden 15. Jahrhundert wird der Fremdenverkehr mit Führungen und Eintrittsgeldern systematisch gelenkt (Ohler, 1986, S. 400).

61 Alle 50 Jahre sei das Jubeljahr als Sühnejahr zu begehen (Schmugge, 1995, S. 104).

62 Die drei- bis sechsjährige Wanderschaft, die dem Sammeln und dem Austausch von Erfahrungen und der wirksamen und großräumigen Verbreitung von Techniken dient (Ohler, 1986, S. 407) und auf der der Geselle maximal drei Monate an einem Ort verweilen darf (AGIR, 1996), ist Pflicht und Voraussetzung für den Erwerb des Meistertitels. Nur die fachlich und persönlich Qualifizierten bestehen das Ausleseverfahren. An der Schwelle zur Neuzeit, in der zweiten Hälfte des 16. und zu Beginn des 17. Jahrhunderts, entwickelt sich der mittelalterliche Wanderbrauch zum Wanderzwang weiter (Berktold-

nen sind, sind Handwerker wesentlich mobiler als der Durchschnitt der Bevölkerung (Ohler, 1986, S. 406). Sie wandern ins Ausland, auch über die Alpen in die Schweiz oder nach Italien.[63] Eine weitere „bedeutende Gruppe von Reisenden besteht im Mittelalter ... aus den fahrenden Schülern und Studenten" (Berktold-Fackler & Krumbholz, 1997, S. 16).[64] Junge Scholaren pilgern aus freien Stücken zu bekannten Gelehrten und zu den wenigen Universitäten mit dem Entschluss, die bestmögliche Bildung zu erlangen, um die neuesten theologischen Erkenntnisse zu erfahren oder um ferne Länder mit eigenen Augen zu sehen (Krempien, 2000, S. 83; Ohler, 1986, S. 374-377). In einer Zeit, in der es noch keine gedruckten Bücher gibt, wird das Wandern zu hervorragenden Bildungsstätten allgemeiner Brauch (Opaschowski, 1989, S. 52).[65] An der 1118 gegründeten italienischen Universität Bologna beispielsweise entstehen im Laufe des 12. Jahrhunderts die Rechtswissenschaften, so dass Studierwillige aus Ländern jenseits der Alpen gezwungen sind, über das Gebirge zu reisen. In den *Dunkelmännerbriefen*, einer ab 1515 von den jungen deutschen Humanisten Rubianus und Hutten herausgegebenen satirischen Schrift über kirchliche Missstände, ist eine Reise von Schongau über Innsbruck nach Verona erwähnt. Der Schreiber berichtet von seinen unangenehmen Erinnerungen: von der bedrückenden Höhe der Berge, des tiefen Schnees auf dem Brenner und der großen Kälte (Franz, 1967, S. 182).

3.1.1.3.2   Alpenreisen: Allgemeine Aspekte und Besonderheiten

Aus den oben ausgeführten Beispielen wird deutlich: Das Gebirge ist bei keinem der Unternehmungen Selbstzweck im Sinne sporttouristischen Bergsteigens. Alle Bergreisen werden unfreiwillig durchgeführt und dienen einem bestimmten Zweck, der nichts mit Naturverständnis zu tun und es gewiss auch nicht geweckt hat (Franz, 1967, S 183). Die Alpen, „Klima- und Vegetations-, ... Kultur- und Bevölkerungsgrenze" (Ohler, 1986, S. 165) Europas, gelten im Mittelalter als hässlich und öde, als „Un-Kulturraum" (Kepser, 2002).[66] Zwar wurden bereits in der Römerzeit Passübergänge aus praktischen und strate-

---

Fackler & Krumbholz, 1997, S. 16; Opaschowski, 1989, S. 58-59). Spätestens nach dem Dreißigjährigen Krieg ist die machtvolle Zeit der Zünfte vorbei.

[63] Im Vergleich zu anderen Gruppen wie Kaufleuten, Studenten oder Pilgern ist das Forschungsinteresse an wandernden Handwerkern nur gering. Handwerker finden „nur ganz kurz und am Rande Erwähnung" (Schulz, 1995, S. 115), vermutlich aufgrund der dünnen Quellenlage. Es sind sehr wenige schriftliche Zeugnisse von Gesellen „auf der Walz" überliefert, denn die wenigsten Handwerker sind des Schreibens mächtig (Krempien, 2000, S. 82).

[64] Mitte des 11. Jahrhunderts entwickelt sich die europäische *Scholastik* (v. lat. *schola*, Schule), und eine gewaltige Erweiterung des Wissens setzt ein. Wanderstudenten haben als Universitätsangehörige eine besondere rechtliche Stellung: Unabhängig von ihrer Herkunft genießen alle die selben weltlichen und kirchlichen Privilegien (Krempien, 2000, S. 83). Sie bilden deshalb einen Fremdkörper in der ständisch geschichteten auf Hierarchie basierenden Welt (Ohler, 1986, S. 374).

[65] Doch je mehr Universitäten gegründet werden, um so weniger besteht für die jungen Menschen die Notwendigkeit, sich auf die Reise zu begeben. Trotzdem sind im späten Mittelalter noch Tausende Scholaren unterwegs, da sich die Studentenzahl von 1400 bis 1500 schätzungsweise versechsfacht hat – von etwa 4.800 auf rund 27.000 (Krempien, 2000, S. 84; Ohler, 1986, S. 377).

[66] Ausnahmen bestätigen auch hier die Regel. Stolz (1927, S. 24) konstatiert, dass schon früh gewisse Vorzüge und Nutzbarkeiten des Gebirges literarisch zur Geltung gekommen wären. Als Beispiele führt er unter anderem folgende an: Im 8. Jahrhundert nennt der gebürtige Meraner Bischof Aribo von Freising das Hochgebirge fruchtbar, üppig an Weiden und daher dem Viehzucht zugetan, und ein venezianischer Gesandter findet in seinem Reisebericht aus dem Jahre 1428 die Gegend von Hall in Tirol „ein schönes Land, als das er kein schöneres in Deutschland gesehen habe."

gischen Gesichtspunkten erschlossen, wie die in der Nähe des Fernpasses in Tirol verlaufende, im 15. Jahrhundert v. Chr. von Drusus erbaute Heerstraße *Via Claudia Augusta* beweist, doch die Berge selber sind im Schrifttum so gut wie nicht erwähnt (Oppenheim, 1974, S. 11). Der römische Historiker Livius (59 v. Chr.-17 n. Chr.) (zit. n. Franz, 1967, S. 181) bezeichnete einst das Gebirge als *foeditas Alpium*, als die scheußlichen Alpen. Franz (ebd., S. 182) belegt die Tatsache, dass auch im Mittelalter fast ausschließlich die unguten Seiten des Gebirges wahrgenommen werden, mit einem Gedicht aus dem 12. oder 13. Jahrhundert über das Hospiz auf dem Großen St. Bernhard: „Nix et algor, via dura, fumus, nubes et obscura sunt ibi perennia" – in der bedrückend anmutenden Gegend gibt es nur Schnee und Frost, beschwerliche Wege, Nebel, Wolken und Dunkelheit. Deshalb meidet man die Berge oder überquert sie nur widerwillig auf dem Weg in den Süden, und die Alpenregionen oberhalb der Baumgrenze bleiben eine dem Menschen verschlossene Welt (Seitz, 1987, S. 73).

Die Alpen türmen sich „wie Riegel vor dem Reisenden auf" (Ohler, 1986, S. 165). Der Riegel schiebt sich nicht nur zwischen die oberitalienischen Wirtschaftszentren und die Gewerberegionen nördlich der Alpen, sondern er trennt auch das Zentrum der katholischen Kirche vom restlichen Europa, so dass die Menschen gezwungen sind, trotz aller Widrigkeiten und Gefahren das Risiko einer Alpenüberquerung auf sich zu nehmen (Gräf & Pröve, 1997, S. 81). Die Alpenpässe St. Bernhard, Simplon, Gotthard-, Brenner-, Reschenpass, Mont Cenis, Lukmanier, Septimer und Splügen (Schmidkunz, 1931) werden nur von jenen Herrschern, Scholaren, Pilgern, Kaufleuten oder Klerikern genutzt, die sie unbedingt überqueren müssen. Von den Pass-Straßen abgesehen sind die Alpen „terra incognita" (Lehner, 1924, S. 62), ein weißer Fleck auf den Landkarten des Mittelalters. Der Grund dafür ist im Weltbild des tief von der Kirche geprägten Mittelalters und insbesondere in der grundsätzlichen Haltung des Christentums gegenüber der Natur zu finden. Als das Ebenbild Gottes ist der Mensch aus der profanen Natur herausgehoben, und die Natur zu beherrschen ist gottgegebene Aufgabe des Menschen (1 Mose, 1,27). Dieser nimmt seine natürliche Umgebung als bedrohliches, gewaltiges Gegenüber wahr, denn er versucht die Natur zwar mit all seinen Möglichkeiten zu bezwingen, doch sie erscheint ihm zumeist „wie ein gefräßiges Tier, daß [*sic!*] den Menschen jederzeit verschlingen" (Münch, 1995) kann.[67] Dies gilt ganz besonders für die Alpennatur als „Inbegriff verwirrender Unordnung und Unplanbarkeit und Unberechenbarkeit" (Kepser, 2002). Zwar bahnt sich schon im Laufe des Mittelalters ein Wandel im Verhältnis Mensch und Berg an, als die Bevölkerungsdichte zunimmt, die Alpentäler erschlossen werden und sich ein reger Verkehr über die Alpenpässe entwickelt (HLS, 2002a).

Wohl finden wir im Mittelalter fortlaufend mehr oder minder deutliche Spuren des von Tal zu Tal und quer über die Alpen flutenden Verkehrs an den natürlichen Trennungs- und Verbindungsstellen, den Pässen, selbst wenn sie wie der Theodulpaß (3322 m) am Fuß des Matterhorn weit in die unwirtliche Region der Gletscher ragen und sehen schon an den gefährlichen Brennpunkten dieses Völkerverkehrs die ersten Berghospize, wie im 9. Jahrhundert am St. Bernhard, im 13. am St. Gotthart, im 12. am Semmering entstehen. Aber rein menschliche Beweggründe einfachster Art, wie der Kampf habgieriger Bergvölker oder die allmächtige Triebkraft des Handels oder der Berge überwindende Glaube frommer Pilger reizen ... zu

---

[67]   Die mittelalterliche Architektur mit Stadtmauern, mit ihren wehrhaften Burgen, die in Form von Festungen gebaut sind, weist auf das Bedürfnis hin, sich vor der gefährlichen Außenwelt, vor der „Wildnis" zu schützen (Girot, 2001, S. 1). In seinem Buch *L'Identité de la France* beschreibt F. Braudel (1986, zit. n. ebd.) den Wald als ein Paradies für Banditen und wilde Tiere, das zu durchqueren als äußerst gefährlich gilt: „La forêt, un monde à l'envers".

Unternehmungen, die nicht w e g e n der Berge sondern t r o t z der Berge unternommen werden; und für deren gewaltige Erscheinungen kennt der Mensch der früheren Jahrhunderte nur – F u r c h t (E. Enzensperger, 1924, S. 14).

Dass die seit der Römerzeit genutzte Nord-Süd-Verbindung durch die Bündner Alpen *Via Mala*, böser Weg, genannt wird, gibt Hinweise auf die Gefährlichkeit einer Alpenüberquerung im Mittelalter. Es sind die Erlebnisse der Menschen in den Bergen, die Erfahrung von Einsamkeit, von Bedrohung durch das Unbekannte, es ist die Unzulänglichkeit des Menschen angesichts großer Naturgewalten, die der Vermutung Nahrung geben, dass in den Bergen geheime Kräfte säßen und höhere Wesen beheimatet seien. Naturphänomene kreuzen den Weg der Reisenden als eine ganze Reihe beschwerlicher und bedrohlicher Situationen. Das Überwinden von Flüssen, Sümpfen, Mooren oder Schluchten ist allgemein ein Problem, und die Reisenden sind Witterungseinflüssen hilflos ausgeliefert. Ihre Kleidung – zumeist aus Wolle, Leinen, Filz und, seltener, Baumwolle (Gräf & Pröve, 1997, S. 194) – schützt kaum vor Regen, Wind und Kälte, und Unterstehmöglichkeiten bieten höchstens dichte Baumkronen oder Felsüberhänge. Nicht nur Fußreisende, auch die wohlhabenden Kutschreisenden haben mit solchen Problemen zu kämpfen, denn isolierte oder gar beheizte Kutschen stehen nur sehr selten zur Verfügung. Die Überquerung der Alpen stellt außerordentlich hohe Anforderungen an die physische und psychische Konstitution der Reisenden. Der Einsatz von Reit- und Lasttieren ist in der kaum erschlossenen alpinen und hochalpinen Landschaft in einer Höhe zwischen 1.900 und 2.500 Metern selten möglich, und die Insassen von Kutschen sind häufig zum Aussteigen und Weitergehen gezwungen (Franz, 1967, S. 183; Gräf & Pröve, 1997). Die Flusstäler sind von Geröllbrocken und Dickicht versperrt, so dass der Reisende sich zu Fuß „oberhalb der Talsohle auf kaum gebahnten, an den Hängen entlangführenden, meist sehr steilen, für Fahrzeuge ungeeigneten Pfaden" (Gräf & Pröve, 1997, S. 165) fortbewegen muss. Versuche, Wege auszubauen, werden Jahr für Jahr durch Lawinenabgänge, die auch die Reisenden jederzeit in Gefahr bringen können, zunichte gemacht (ebd.). Auch Wetterumschwünge und wilde Tiere machen Hochgebirgsüberquerungen gefährlich. Ein Österreicher, der die Reise Kaiser Friedrichs III zur Krönung in Aachen im Jahre 1440 beschreibt, nennt den Abschnitt des Oberinntals zwischen Stams und Zams „gar ain wildes Tal zwischen der Perg und auf dem vind man Murment und Lux und ander wilde Tier" (Stolz, 1927, S. 26). Kälteeinbrüche, Nebel, Hagel, Sturm und Schnee führen in Verbindung mit unzweckmäßiger Kleidung und unzureichendem Schuhwerk, das wenig Halt auf nassen Steinen und schlammigem Untergrund sowie kaum Schutz gegen Nässe und Kälte bietet, zu Stürzen, Unterkühlungs- und Erfrierungszuständen (Gräf & Pröve, 1997, S. 166; Franz, 1967, S. 183). Der Mangel an naturwissenschaftlicher Bildung dieser Zeit lässt solche hochgebirgstypischen Erscheinungsformen unerklärlich scheinen, und das Gebirge bietet zahlreichen abergläubischen Vorstellungen Nahrung (Franz, 1967, S. 183).[68] Bis ins ausgehende

---

[68]   1387 sperren die Luzerner Behörden den Mönch Niklaus Bruder und fünf Begleiter ein, die eine Besteigung des Pilatus versuchten (HLS, 2002c) und damit das religiös begründete Verbot missachteten, mit dem der Berg belegt war (ebd.; Schmidkunz, 1931, S. 324). Es heißt, der römische Landpfleger Pilatus hause in einem Bergsee, und keiner dürfe sich diesem lärmend nähern; wenn jemand einen Stein hineinwürfe, brausten Fluten fürchterlich auf und es entstünden schreckliche Unwetter selbst bei heiterstem Himmel. Deshalb überwachen die Behörden den Berg sorgsam und lassen nur ehrenhafte Personen hinauf, die ehrerbietiges Stillschweigen versprechen. Erst 1518 wird das Besteigen des Pilatus offiziell erlaubt (Ramsauen, 1902, S. 89).

Mittelalter werden die Alpengipfel deshalb von Menschen gemieden. In alpinen Regionen werden über steilen Felsabstürzen kleine Kapellen, Steinmandln, Bildstöcke oder Kreuze aufgestellt, die das Flehen des Menschen um himmlischen Schutz zeigen. Selbst für den Bergbauern ist mit dem Almzaun die Welt zu Ende. Das öde, unwirtliche Felsgelände meidet er strikt, da er davon nur Unheil erwartet. „Der Berg bleibt dem Bauern unheimlich, ein Gebiet der Unholde und Dämonen. Nicht umsonst grenzt auch er sein christliches Bauernland mit ... frommen Zeichen gegen dieses heidnisch gebliebene Umland ab" (Trenker, o. J., S. 20).

Zusammenfassend ist zu sagen, dass weder im Mittelalter noch in der Frühneuzeit Formen freiwilliger außerheimatlicher Bewegungsaktivität auszumachen sind. Wenn der mittelalterliche und frühneuzeitliche Mensch über die Alpen reist, dann nur deshalb, weil er unbedingt muss.

3.1.2   Humanismus und Renaissance und die „Entdeckung" der Alpen

„Die Entdeckung landschaftlicher Schönheit" (Metscher, 2001) ist in der Renaissance „humanistisches Programm" (ebd.).[69] Es enthält die ästhetische Erfindung der Alpenwelt in Literatur und Kunst sowie die praktische Erkundung der Natur: die Entdeckung, Besteigung und Erschließung der Berge.

Das Zeitalter von Humanismus und Renaissance ist ein emanzipatorisches (Christ, 2000). Allgemein wird nicht mehr das Traditionelle und Altbekannte geschätzt, sondern das Neue, Unbekannte; die Renaissance ist eine „Erneuerung Europas in allen Lebensbereichen, ein Ausbruch des Geistes aus der mittelalterlichen Gebundenheit, ein Wiederentdecken der Natur" (Ziak, 1956, S. 59). Die Wiederentdeckung der Natur weckt den Wunsch, „diese in allen ihren Erscheinungen zu erforschen" (ebd., S. 29-30). Hierzu zählt auch der menschliche Körper, den man nun wieder anzuschauen wagt und von dessen „Fähigkeiten man erst wieder überzeugt" (ebd., S. 30) werden muss. Beides – dass die Leistungsfähigkeit des Körpers wieder in Anspruch genommen wird und dass die Menschen in die Natur hinausgehen, um sie zu studieren – sind wesentliche Voraussetzungen für die Entdeckung der Alpen in Kunst und Literatur seit dem 14. Jahrhundert (Abschnitt 3.1.2.2) wie für die physische Eroberung der Bergwelt im 16. Jahrhundert (Abschnitt 3.1.2.3). Diesen Entwicklungen zugrunde liegen allgemeine gesellschaftsstrukturelle und kulturelle Wandlungsprozesse im Übergang vom Mittelalter in eine dynamische Gesellschaft (Abschnitt 3.1.2.1).

3.1.2.1   Grundlegung der Modernisierung: Gesellschaftsstrukturelle und kulturelle Wandlungsprozesse

„Wie ist es möglich", fragen van der Loo und van Reijen (1992, S. 47), dass im Spätmittelalter aus einer „auf Tradition, Unveränderlichkeit und Ordnung beruhenden Gesellschaft" der Stände die Grundlage für Modernisierung gelegt wird, dass aus der mittelal-

---

[69]   Humanismus und Renaissance gehören weder dem Mittelalter noch der Neuzeit alleine, sondern übergreifend beiden. Die Epoche ist neuzeitlich in der Lebensauffassung, in ihren Anfängen jedoch im Spätmittelalter verankert. Der Begriff *Humanismus* (lat. *humanitas*, menschliche Natur) umreißt die wissenschaftlich-geistige Haltung der Renaissance (ital. *rinascita*, Wiedergeburt), eine vom Italien des 14. Jahrhunderts ausgehende Kulturwende vom Mittelalter zur Neuzeit. Der Beginn der Neuzeit wird allgemein datiert auf Mitte des 15. und Mitte des 16. Jahrhunderts, im engeren Sinne auf und an den Zeitpunkt der Entdeckung Amerikas durch Christoph Kolumbus im Jahr 1492, oder auf den Tag des Thesenanschlags von Martin Luther im Jahr 1517 (Ohler, 1986, S. 375).

terlichen Welt unter der Vorherrschaft der Kirche der Aufbruch in eine dynamische Gesellschaft glückt? Der Kaufmann ist eine „wichtige, auf Veränderung drängende Kraft" (ebd.). Zusammen mit den Handwerkern forciert er wesentlich den Aufschwung der Städte (Katzschmann, 1995, S. 9) – der schwäbische Tuchhändler und Weber Johann Fugger beispielsweise gründet 1367 in Augsburg ein Handelshaus, das unter der Leitung seiner Söhne und Enkel im Laufe des 16. Jahrhunderts Weltgeltung erlangt – und die stetige Verstädterung trägt ihrerseits wieder zum Aufblühen des Handels bei. Die Zunahme der Stadtbevölkerung jenseits der Schlossmauern des Adels bringt eine höhere Nachfrage nach Gütern des täglichen Bedarfs mit sich, so dass der Agrarsektor über den Eigenbedarf hinaus zu produzieren beginnt. Geldwirtschaft, Handel und die Produktion von Waren gewinnen allgemein gegenüber der Naturaltauschwirtschaft an Bedeutung. Wachstums- und Gewinnstreben erhalten Auftrieb (van der Loo & van Reijen, 1992, S. 48). Das Stadtbürgertum ist nicht länger gewillt, sich den zahlreichen Einschränkungen des Feudalsystems zu unterwerfen, strebt politische und wirtschaftliche Selbständigkeit an und gewinnt mehr und mehr an wirtschaftlicher Stärke. Hinter einer Stadtmauer entstehen politisch weitgehend autonome Handelszentren mit eigener Regierung und eigenem Recht. „Die mittelalterlichen Städte Westeuropas [sind] .... moderne Inseln in einem von Tradition und Feudalität geprägtem Meer" (ebd.). Handwerker schließen sich in Zünften zusammen, Kaufleute gründen Kaufmannsgilden. Diese Zusammenschlüsse nehmen zwischen dem 12. und dem 15. Jahrhundert großen Einfluss auf die Wirtschaft. Handelshäuser wie die Augsburger Fugger oder die florentinische Bankiersfamilie der Medici stehen Pate dafür, dass Reichtum sich nun auf Besitz und auf das Vermehren von Geld gründet. Parallel dazu büßt der Adelsstand immer mehr an Einfluss und Macht ein. Neu erschlossene Handelswege fördern die Geschäfte unternehmungslustiger Kaufleute auch in fernen Ländern, so dass der Kaufmann zu Lande wie zu Wasser ständig unterwegs ist (Le Goff, 1975, S. 57).[70] Für die bürgerlichen Schichten und auch für die außer Haus tätigen Arbeiter bringt die Ausdifferenzierung des Wirtschaftssystems es mit sich, dass sich Familienleben und Erwerbsarbeit räumlich und zeitlich trennen (Luhmann, 1997, S. 730).

Auf geistigem Gebiet weht in etwa parallel zum Aufstreben des handelnden und produzierenden Bürgertums zuerst in Italien und dann in ganz Europa ein frischer Wind. „Die wichtigsten innovatorischen Bewegungen des 16. Jahrhunderts, die protestantische Reform und der politische Humanismus", so Luhmann (ebd., S. 732), werden „durch bürgerliche Kreise und nicht durch den Adel initiiert und getragen" (ebd.), was damit zusammenhängen könnte, „daß hier der Buchdruck die entscheidende Rolle spielt und es, zunächst jedenfalls, im Verhaltenscode des Adels nicht vorgesehen war, Bücher zu schreiben und drucken zu lassen" (ebd.). Die geistige Einstellung der Periode unterschei-

---

[70]   Schon seit der Frühen Neuzeit verfügt der Kaufmann über umfangreiches Schrifttum, das ihm das Reisen auf Messen und Jahrmärkte erleichtert. Dieses hat in der Frühen Neuzeit einen besonderen Stellenwert. Vor allem die Messen von Frankfurt am Main und Leipzig werden häufig besucht (Glass, 1991, S. 76). Patriziersöhne stellen zum persönlichen Gebrauch Routenbücher zusammen, die ab dem späten 16. Jahrhundert auch in gedruckter Form erscheinen. Der Handlungsreisende kann auf spezielle Kaufmannshandbücher, Apodemiken und Reisehandbücher zurückgreifen, die teilweise explizit für Kaufmannsreisen erstellt wurden. Die darin enthaltenen „Reiseklugheitsregeln" (ebd., S. 75-76) vermitteln ein recht genaues Bild darüber, wie die Orientierung in der Fremde nach den Regeln einer ständischen Gesellschaft erfolgen soll. Aus dem Bemühen um eine detaillierte Beobachtung wirtschaftlicher Phänomene erwächst im 18. Jahrhundert die wirtschafts- und landeskundliche Studienreise, die *Ökonomie-Reise* (ebd., S. 80).

det sich in vielen wesentlichen Punkten von der mittelalterlichen, vor allem hinsichtlich der schwindenden Autorität der Kirche und des zunehmenden Ansehens der Wissenschaft (Russell, 2001, S. 499). Überall in Europa wird das Bedürfnis nach einer nicht länger theologisch überformten, sondern rein weltlichen Bildung gefördert (Blankertz, 1982, S. 19). Die Erfindung und massive Förderung des Buchdrucks begünstigt, da er die Verbreitung der Technik des Lesens forciert, die allgemeine Verbreitung neuer Gedanken und trägt dazu bei, dass die Wissenschaft Distanz zur Religion gewinnen kann (Luhmann, 1997, S. 713; 729). Die Lehre des Reformators Martin Luther, nach der jeder Mensch selbst Gottes Wort lesen können sollte, ist ein erster Schritt hin zu der Einführung einer allgemeinen Schulpflicht. In den Städten werden nichtreligiöse Schulen für eine kleine Elite eröffnet, deren Lehrstoff sich an den kommerziellen Zwecken des gewerbetreibenden Bürgertums ausrichtet (van der Loo & van Reijen, 1992, S. 56). Das Menschsein wird als unbedingter und unveräußerlicher Eigenwert angesehen. Ziel ist eine möglichst freie, umfassende Entfaltung der Individualität. Ein durch humanistische Einflüsse gesteigertes Interesse an der Darstellung des Selbst ist die Ursache für diesen Wandel hin zum Individualismus. „Das Ich dient nicht mehr allein der Gemeinschaft, sondern es beginnt, sich der Gemeinschaft zu bedienen, um sich selbst entfalten zu können" (Rieger, 1982, S. 28). Der Schweizer Historiker Jacob Burckhardt beschreibt in seinem Werk *Die Kultur der Renaissance in Italien* (1928) die „Entwicklung des Individuums" (ebd., S. 121-157) eindrucksvoll so: Der mittelalterliche Mensch habe Welt und Geschichte durch einen „Schleier ... aus Glauben, Kindesbefangenheit und Wahn" erblickt. Welt und Geschichte seien deshalb „wundersam gefärbt" erschienen: Der Mensch habe sich „nur als Rasse, Volk, Partei, Korporation, Familie oder sonst in irgendeiner Form des Allgemeinen" erkannt. In der Renaissance aber erwacht „eine *objektive* Betrachtung und Behandlung des Staates und der sämtlichen Dinge dieser Welt überhaupt; daneben aber erhebt sich mit voller Macht das *Subjektive*, der Mensch wird geistiges *Individuum* ... und erkennt sich als solches". Und als aus dem namenlosen Menschen des Mittelalters ein Ich wird, erhalten auch die Alpengipfel einen Namen (Ziak, 1956, S. 38-40). Die mittelalterlich-religiösen Reisemotive werden mit der Reformation, mit den Glaubenskriegen und der politisch-wirtschaftlichen Entwicklung der Frühen Neuzeit (Berktold-Fackler & Krumbholz, 1997, S. 15; Krempien, 2000, S. 78) zunehmend von weltlichen verdrängt (Herbers, 1991, S. 29).

3.1.2.2   Zeitgenössische Alpenwahrnehmung in Kunst und Literatur

Die Wende vom Mittelalter zur Neuzeit ist auch insofern eine Übergangszeit, als dass in Kunst und Literatur einerseits noch die traditionelle kirchliche Symbolik enthalten ist, auf der anderen Seite aber bereits die Hinwendung zum Irdischen, zur Landschaft,[71] sichtbar wird. Allgemein blickt der Mensch über seine landwirtschaftliche Tätigkeit hinaus und steht dann der Natur als Fremder gegenüber (Amstädter, 1996, S. 24). „Die Natur wird Bild und der Mensch zum Betrachter" (Christ, 2000) – er beginnt, über die fruchtbaren

---

[71] Der Begriff *Landschaft* im heutigen Sinne von franz. *paysage* oder auch engl. *scenery* ist, so Hard (1983, S. 144), ein relativ junger Wortinhalt. Im Mittelalter ist Landschaft gleichbedeutend mit Region oder Territorium, entspricht also dem englischen *region* und nicht dem *landscape*. Landschaft als „angeschauter Naturausschnitt" (ebd.) ist eine relativ junge Bedeutung. Sie stammt aus einer Sondersprache, nämlich aus der der Subkultur der Maler im Sinne eines gemalten Abbildes einer Region. Das Landschaftsbild der Künstler wird schließlich nach und nach in unser aller Augen transplantiert.

Böden hinaus das Gebirge an sich wahrzunehmen, in der Wirklichkeit wie auch in der Darstellungsweise (HLS, 2002a).

3.1.2.2.1   Francesco Petrarcas Entdeckung der Landschaft

Am 26. April 1336 besteigt Francesco Petrarca zusammen mit seinem Bruder Gherardo den 1.909 Meter hohen Mont Ventoux[72] in der südfranzösischen Provence. Seine Erlebnisse am und auf dem Berg dokumentiert Petrarca (1336/1980, S. 88) in einem berühmten Brief an seinen Beichtvater:

> Den höchsten Berg dieser Gegend, den man nicht unverdientermaßen Ventosus, den Windigen, nennt, habe ich am heutigen Tage bestiegen. Dabei trieb mich einzig die Begierde, die ungewöhnliche Höhe dieses Flecks Erde durch Augenschein kennenzulernen. Viele Jahre lang hatte dieses Unternehmen mir im Sinn gelegen.

In den Augen seiner Zeitgenossen ist die Bergbesteigung „etwas Unerhörtes" (Burckhardt, 1928, S. 279). Petrarca weiß, dass er Verbotenes tut. Doch angesichts der Warnung eines alten Hirten, der vor fünfzig Jahren das selbe versucht und „nichts von da heimgebracht" (Petrarca, 1336/1980, S. 89) habe „als Reue und Mühe und von Felskanten und spitzem Dorngestrüpp zerrissenen Leib und Rock" (ebd.), wächst ihm „am Verbote das Verlangen" (ebd., S. 88), und er begibt sich auf den Weg zum Gipfel. Petrarcas Ziel ist es nicht, den Blick vom Gipfel auf die umliegende Landschaft zu genießen, sondern die unzugängliche Höhe kennenzulernen. Eine Beschreibung der Qualität der Aussicht vom Gipfel erwartet man daher vergebens (Burckhardt, 1928, S. 279).

> Zuerst stand ich, durch einen ungewohnten Hauch der Luft und durch einen ganz freien Rundblick bewegt, einem Betäubten gleich. Ich schaute zurück nach unten: Wolken lagerten zu meinen Füßen ... Ich wende nunmehr meine Augen nach der Seite, wo Italien liegt ... Die Alpen selber – eisstarrend und schneebedeckt ... sie erschienen mir greifbar nahe. .... ich blickte zurück gen Westen. Der Grenzwall der gallischen Lande und Hispaniens, der Grat des Pyrenäengebirges, ist vorn dort nicht zu sehen. ... Hingegen sah ich sehr klar zur Rechten die Gebirge der Provinz von Lyon, zur Linken sogar den Golf von Marseille (Petrarca, 1336/1980, S. 91-92).

In Anbetracht seines irdischen Blicks schlägt er haltsuchend das Büchlein mit den Bekenntnissen des Heiligen Augustin (354-430) aus dem Jahre 397 auf. Sein Auge fällt „zufällig" (Petrarca, 1336/1980, S. 96) auf eine Stelle, „die das Bestaunen großartiger Natur als Übertretung des Gebots christlicher Selbsteinkehr erscheinen läßt" (Groh & Groh, 1989 S. 65): „Und es gehen die Menschen, zu bestaunen die Gipfel der Berge und die ungeheuren Fluten des Meeres und die weit dahinfließenden Ströme und den Saum des Ozeans und die Kreisbahnen der Gestirne, und haben nicht acht ihrer selbst" (Augustin, 397, zit. n. Petrarca, 1336/1980, S. 89) [i. Orig. hervorgeh.]. Petrarca schließt daraufhin das Buch und schweigt. Wieder ist er erschrocken, nun über die mahnenden Worte des Augustin.

> Ich war wie betäubt, ich gestehe es, ... und schloß das Buch im Zorne mit mir selbst darüber, daß ich noch jetzt Irdisches bewunderte. Hätte ich doch schon zuvor – selbst von den Philosophen der Heiden – lernen müssen, daß nichts bewundernswert ist außer der Seele: Neben ihrer Größe ist nichts groß. Da beschied ich mich, genug von dem Berge gesehen zu haben, und wandte das innere Auge auf mich selbst (Petrarca, 1336/1980, S. 98).

---

[72]   Franz. *der Windige*. Heute ist der Berg im provençalischen Voralpenland vor allem als Bergankunft einer Etappe der Frankreich-Radrundfahrt *Tour de France* berühmt-berüchtigt.

Das Gipfelerlebnis wird zum Erlebnis der Bekehrung; das eigentlich Vermessene an Petrarcas Unternehmung ist nicht die Bergbesteigung an sich, sondern die Tatsache, dass er einen Blick von oben auf die Erde wirft, denn in christlich-mittelalterlicher Perspektive ist der Blick nach unten das Privileg Gottes, das dem Menschen nicht zukommt (Heiland, 1992, S. 45). Petrarca beginnt sofort zu bereuen und kehrt sich dem eigenen Inneren zu. Seine Moral ist noch stark religiös geprägt; das Mittelalter hat noch einmal einen Sieg errungen. Die äußere Natur, die Berge, erscheinen ihm rückblickend klein und nichtig im Vergleich zur bewunderungswürdigen Seele. So erscheint der Brief Petrarcas als moralphilosophische Abhandlung zutiefst mittelalterlicher Art (Groh & Groh, 1989, S. 65-66). Dennoch bezeugt Petrarca „vollständig und mit größter Entschiedenheit ... die Bedeutung der Landschaft für die erregbare Seele" (Burckhardt, 1928, S. 277), lässt im Unterschied zu Augustinus das Ich zu Wort kommen[73] und dokumentiert damit die Heraufkunft eines neuen Welt- und Menschenbildes im Übergang vom Mittelalter zur Renaissance.

Einerseits sucht Petrarca als erster Mensch in ländlicher Abgeschiedenheit „die Weisheit der erleuchteten Heiden" (Kinder & Hilgemann, 1986, S. 212) zur Bildung von Geist und Seele. Andererseits macht er „die Klänge einer Dichtersehnsucht nach den Bergen" (E. Enzensperger, 1924, S. 14) der Allgemeinheit zugänglich, indem er sie niederschreibt. Der Text hat nichts Geringeres zum Inhalt als die Entdeckung der Landschaft, in der sich Jahrhunderte später Sporttouristen tummeln werden. Petrarcas Abhandlung ist ein Schritt in Richtung einer neuen Art von Naturbetrachtung: realistisch, individuell und rational (Gebser, 1995).

3.1.2.2.2   Das eigenständige Landschaftsbild in der Kunst

Petrarcas Schilderung markiert den Anfang einer neuen, ästhetischen Erfahrung der Landschaft (Stierle, 1989, S. 40) auch in der Kunst. Es ist

> klar, daß wir gar nicht eher eine eigentliche Berglandschaft von den Malern des Mittelalters erwarten dürfen, bevor die Berge und ihre jungfräuliche Welt wenigstens Einigen sich genähert und als etwas Herrliches sich erschlossen hatten. Erst mußte es Bergfreunde geben, ehe Maler sich Berge und Raum für die Fläche erobern konnten (Bredt, 1906, S. 62).

In systemtheoretischer Sicht ist Kunst eine Beobachtungsform zweiter Ordnung. Sie beobachtet in ihren Werken eine sonst nicht beobachtbare Welt und zeigt unter anderem auf, wie Natur in der jeweiligen historischen Epoche wahrgenommen wird. „Naturerleben wird zum Derivat von Kunst" (Luhmann, 1995b, S. 16); vor allem die Maler tragen wesentlich zum Wandel des Natur- und Landschaftsverständnisses bei.

Eine von symbolhaften Bedeutungen losgelöste künstlerische Darstellung von Bergen war im Mittelalter nicht möglich, weil sich das künstlerische Schaffen seinem alleinigen Auftraggeber, der Kirche nämlich, zu beugen hatte (Oppenheim, 1974, S. 24). Im 15. und 16. Jahrhundert aber bleibt auch die Kunst nicht von den allgemeinen Umwälzungen unberührt. Sie wird zunehmend eine irdische. Allerdings dauert es recht lange, bis die Entwicklung des malerischen Sehens und Darstellens so weit fortgeschritten ist, dass auch für den Berg ein „künstlerisches Stenogramm", eine Form gefunden ist. Bis in das 15. Jahrhundert hinein fehlt den Künstlern außerdem das Verständnis für das Größenverhältnis

---

[73]   Während Augustin (o. J., zit. n. Petrarca, 1336/1980, S. 89) im vierten Jahrhundert noch schreibt: „und da gehen die Menschen hin", spricht Petrarca im 14. Jahrhundert von sich selbst: „Ich war wie betäubt, ich gestehe es" (Petrarca, 1336/1980, S. 98).

von Mensch und Berg (Bredt, 1906, S. 59). Zuerst sind die Alpen nur Hintergrundku-lisse.[74] Bald aber ist die Bergnatur alleiniger Gegenstand von Kunstwerken.

Der italienische Humanist, Baumeister und Universalgelehrte Leon Battista Alberti (1404-1472) ist der Ansicht, dass der Maler alles, was er malen möchte, „aus der Natur beziehen" (Zirnstein, 1998, S. 154) müsse – „er müsse dadurch zum Meister werden, daß er das Leben in seiner prägnanten, reichen und vielfältigen Natürlichkeit abbilde" (ebd.). Diesen Rat befolgt Albrecht Dürer (1471-1528). Dürer „ist der erste, der die Alpenwelt für wert erachtet, ganz getreu, auf Grund eines eingehenden Naturstudiums wieder-zugeben" (Steinitzer, 1924, S. 10). Er erfasst als erster Maler „ganz meisterlich den wahr-haft alpinen Charakter der Berge" (Bredt, 1906, S. 72). Dürer gilt damit nicht nur als der Begründer des eigenständigen Landschaftsbildes, sondern auch als Schöpfer der künstle-rischen Alpenlandschaft (Ziak, 1956, S. 26). Insgesamt symbolisieren die Werke Dürers ebenso wie der o. a. Brief Petrarcas den Übergang vom Mittelalter zur Renaissance, den Beginn der Neuzeit. Dürer setzt sich unter dem Eindruck dieser Wandlungsprozesse das Ziel, die Gesetze der Schönheit der Natur durch Messen, Beobachten und Zeichnen zu entschlüsseln, denn „das Leben in der Natur gibt zu erkennen die Wahrheit dieser Ding. Darum sieh sie fleißig an, richt dich darnach und geh nit ab von der Natur in dein Gut-dünken .... Dann wahrhafftig stecket die Kunst inn der natur, wer sie herauß kann reys-senn, der hat sie" (Dürer, 1528, zit. n. Schellewald, 2001, S. 5).[75]

Da dem in Franken lebenden Dürer die Alpen fremd sind, werden seine Reisen ins Hoch-gebirge ein „um so stärkeres Erlebnis" (Ziak, 1956, S. 26). Seine erste Italienreise 1494 bis 1495 führt ihn von Nürnberg, Augsburg über Mittenwald nach Innsbruck, über den Brenner nach Bozen, Trient, Verona und Padua bis Venedig. Er reist nicht mit der Eilpost des Geschäftsverkehrs, sondern zu Fuß und zu Pferd in der Absicht, jederzeit anhalten zu können, „um ein Motiv im Aquarell festzuhalten" (Camusso, 1990, S. 154). Sein dabei entstandenes Gemälde *Ansicht von Arco* (1495) befasst sich als erstes Kunstwerk über-haupt ausschließlich mit der sinnlich wahrnehmbaren Welt (Oppenheim, 1974, S. 28). „Erstmals finden wir hier eine genaue und liebevolle Schilderung eines Gebirgsmotivs. .... Die Ansicht steht für die Zuwendung des Menschen zum Diesseits und damit zur Land-schaft" (ebd., S. 29). Ähnliches gilt für Dürers Darstellung der *Beweinung des Leichnams Christi für die Familie Holzschuher* (1498), welche knorrige Bäume vor der Kulisse hochalpiner Berglandschaft zeigt (Camusso, 1990, S. 159). Auch die *Lombardische Al-penlandschaft*, eine Bleistiftzeichnung von Leonardo da Vinci, um das Jahr 1510 entstan-den, ist eine der ersten künstlerischen Darstellungen von Gebirgszügen, die sich auf kei-nerlei religiöse Inhalte bezieht (Oppenheim, 1974, S. 31). Ebenso trifft dies auf da Vincis *Große alpine Landschaft bei Sturm und Wetter* von 1515 zu (Ziak, 1956, S. 27).

---

[74] Wie bspw. bei dem Gemälde *Der wunderbare Fischzug* des Baseler Malers Konrad Witz (ca. 1400-1445) aus dem Jahre 1444, auf dem die topographisch exakt wiedergegebene Landschaft des Genfer Sees den Hintergrund der biblischen Szene, Jesus und den fischenden Aposteln, bildet (Franz, 1967, S. 185; Ziak, 1956, S. 26; Zirnstein, 1998, S. 64). Witz bildet das Gelände vor den Bergen sowie die Bergsilhouetten deutlich ab, doch „von einer scharfen Charakterzeichnung der Formen des Hochge-birgs ist nicht zu sprechen", konstatiert Bredt (1906, S. 69). Da Vinci (1452-1519) lässt seine *Mona Lisa* (1503-1506) ihr geheimnisvolles Lächeln vor dem Hintergrund von Berggipfeln lächeln (Franco, 1973, S. 209), und auf *Anna Selbdritt* erscheint im Hintergrund Felsgebirge ähnlich der Dolomiten (Franz, 1967, S. 186).

[75] *Reyssenn* ist zu Dürers Zeit ungefähr gleichbedeutend mit dem heutigen *Zeichnen* (Stadtmuseum Am-berg, 1998).

Schließlich treten in der Renaissance zahlreiche Maler das Erbe Dürers und da Vincis an und malen und zeichnen die Alpenwelt.[76] Jedoch zeigen fast alle Bilder die Landschaft, die Berge, *„von unten, aus der Talsohle also"* (ebd., S. 29); „noch dringt der Mensch nicht in die Welt der Gletscher und Schründe der Gebirge vor" (ebd.).[77] Diesem den Weg zu bereiten ist den Pionieren der Alpenforschung vorbehalten. Der Beginn der wissenschaftlichen Erforschung der Berge geht vor allem zurück auf die Wissbegier der Schweizer Humanisten.

3.1.2.3   Die Wissenschaft entdeckt die Alpen: Pioniere der Alpenforschung

Die Zeit der wissenschaftlichen Erforschung der Berge beginnt 1515, als der St. Gallener Reformator Vadianus in Begleitung dreier Gelehrter mit Sondererlaubnis den Westgipfel des Pilatus besteigt (Seitz, 1987, S. 102; Ziak, 1956, S. 35). Einem Unternehmen, das noch rund 130 Jahre zuvor sanktioniert worden war, wird jetzt die offizielle Erlaubnis erteilt. Ziel ist es, das Gespenst des Pontius Pilatus zum Erscheinen zu bringen und damit die Legende zu bestätigen. Der Versuch endet damit, dass die Herren von Entsetzen ergriffen absteigen und ihr Ziel aus den Augen verlieren. Die Angst ist noch lange Zeit stärker als der Wunsch, Licht in das Dunkel der Legende zu bringen (Lehner, 1924, S. 49). Dass es im 16. und 17. Jahrhundert fast ausschließlich Schweizer Humanisten sind, die die Gebirgswelt ihrer Heimat erforschen,[78] ist keineswegs zufällig, sondern auf die Einflüsse der protestantischen Glaubensreformation zurückzuführen, welche die durch den Humanismus wiederum stark beeinflussten Huldrych Zwingli und Johannes Calvin in der Schweiz vorantreiben. Während Franzosen, Italiener und Deutsche sogar noch zu Beginn des 18. Jahrhunderts des Mittelalters würdige Werke veröffentlichen (Lehner, 1924, S. 60), trägt der Calvinismus wesentlich dazu bei, dass das systematische Erforschen und Beherrschen der Natur in der Schweiz bald allgemein in Mode kommt. Ein Aufenthalt in alpiner Natur wird nicht mehr sanktioniert, sondern stimuliert.

Der Beginn der wissenschaftlichen Erforschung der Berge geht zurück auf Aegidius Tschudi, Historiker und Politiker aus dem schweizerischen Glarus (Opaschowski, 1996, S. 76). Dieser (1505-1572) begnügt sich nicht mehr, wie noch im Mittelalter allgemein üblich, mit Abschriften von Werken anderer Schriftsteller, sondern er unternimmt selbst Reisen durch die Schweizer Alpenwelt und überschreitet die zur damaligen Zeit wichtigsten Alpenpässe (Oppenheim, 1974, S. 31; Ziak, 1956, S. 37). Seine persönlichen Eindrücke fasst er 1538 in seinem Werk *Die uralt warhafftig Alpisch Rhetia* zusammen und

---

[76] So zum Beispiel der Italiener Andrea Mantegna (1431-1506), Albrecht Altdorfer (um 1480-1538) und Wolf Huber im Jahre 1510/11, der italienische Künstler Tiziano Vecellio, (um 1488 bis 1576) alias Tizian, oder der niederländische Landschaftsmaler Pieter Bruegel der Ältere (um 1525 bis 1569) (Bredt, 1906; Ziak, 1956, S. 27-28).

[77] Eine Ausnahme bildet Leonardo da Vinci. Er zeichnet die Welt der Hochalpen, die er aus eigener Anschauung kennt. Er ist als Künstler von den Bergen fasziniert, aber es ist ebenso sein Forschergeist, der ihn in die Höhe steigen lässt. Er besteigt unter anderem 1511 den „Monboso" auch deshalb, da er Höhenmessungen und Beobachtungen über optische und physikalische Phänomene anstellen sowie Einblicke in Aufbau und Bodengestaltung der Alpen gewinnen will (Lehner, 1924, S. 47). Es ist bis heute nicht endgültig geklärt, welchen Berg da Vinci mit dieser Bezeichnung gemeint hat. Lehner (ebd.) und Schmidkunz (1931, S. 326) zum Beispiel führen den 2.556 Meter hohen Monte Bô im Monte Rosa-Stock.

[78] Ausnahmen bestätigen auch hier die Regel. Katharina Botsch und Regina von Brandis aus Tirol erklimmen 1552 die Laugenspitze (2.433 m). Die näheren Umstände der Tour dieser ersten überlieferten Damenseilschaft sind allerdings unbekannt (Schmidkunz, 1931, S. 328).

schreibt damit die erste topographische Arbeit über die Bündner Alpen (Lehner, 1924, S. 49), auch wenn er mit dem Glärnisch nur einen einzigen neuen Berggipfel darin erwähnt und, wie andere Topographen seiner Zeit,[79] das Gebirge nur nebenbei abhandelt (ebd.; Ziak, 1956, S. 37). Überhaupt wagt sich in dieser Zeit niemand in die eigentlichen Hochalpen hinein.

Der erste Gelehrte, der sich den Alpen als Ganzes zuwendet, ist der evangelisch-reformatorische Professor der Theologie am Züricher Carolinum, Josias Simler (1530–1576). Er veröffentlicht in *De Alpibus Commentarius*[80] (1574) die ersten technischen Anleitungen für die Überwindung der Schwierigkeiten und Gefahren alpiner Reiserouten. Zwar ist der unter Gicht leidende und deshalb körperbehinderte Simler nie aus seiner Heimatstadt Zürich hinausgekommen, und doch verfasst er die erste enzyklopädische Zusammenfassung der Kenntnisse über das Thema Alpen dieser Zeit (Wozniakowski, 1987, S. 129). Das Werk gilt als das „erste ‚Handbuch für Hochtouristen'" (Steinitzer, 1924, S. 11) [im Orig. hervorgeh.]. Simler schreibt dem Alpen-Begriff Bedeutungen zu, die im 17. Jahrhundert von einer breiten Öffentlichkeit rezipiert werden und teilweise auch heute noch Gültigkeit besitzen; so sieht er die Alpen als Sperr-Riegel, der Italien vom übrigen Europa trennt, als Begriff für die Passübergänge durch das Gebirge und auch als Gebiet mit nutzbaren Weiden (HLS, 2002a). Außerdem ist er der erste Schriftsteller, der die für Hochgebirgsfahrten jenseits der Schneegrenze erforderliche Ausrüstung – Steigeisen, Gletscherbrillen, Seile, Alpenstöcke und Schneereifen – beschreibt und Regeln wie die der Notwendigkeit des Anseilens auf Gletschern aufstellt (Oppenheim, 1974, S. 34; Seitz, 1987, S. 103; Ziak, 1956, S. 37). Also müssen Einheimische über umfangreiche theoretische Kenntnisse und praktische Erfahrungen verfügen; doch die Jäger, Hirten, Bergleute oder Bergkristallsucher steigen fast ausschließlich aus beruflichen Gründen die Berge hinauf (Purtscheller, 1894, S. 103).[81] Sie erklimmen sie keinesfalls entgegen ihrer abergläubischen Vorstellungen um ihrer selbst willen.

Größte Bedeutung „für die Entwicklung des Naturempfindens gegenüber der Gebirgswelt und die Verbreitung des Verständnisses hierfür" (Lehner, 1924, S. 51) hat der Züricher Universitätsprofessor, Humanist, Naturforscher und Arzt Conrad Gesner (1516-1565). Er gewinnt seine Erkenntnisse neben der Arbeit in der Studierstube „durch die unmittelbare Beobachtung auf Reisen und Alpenwanderungen ... . Gespräche mit naturkundlichen Fachleuten wie ... Bergleuten" treiben ihn in seinen Studien voran (Freudenberg, 1999). Im September 1537 wird Gesner als Professor an die neu errichtete Akademie in Lausanne berufen, an der er drei Jahre verbringt und die er unter anderem auch zu Exkursionen in die Savoyer Alpen nutzt. Er ist der erste Enthusiast, der die Alpen systematisch

---

[79] Dies sind nach Lehner (1924, S. 49) Sebastian Münster, der 1544 die *Cosmographey* veröffentlicht, mit der er nichts wesentlich Neues über die Alpen hervorbringt, und Johann Stumpff, der mit seinem Werk *Große Chronik oder vielmehr die Beschreibung und Geschichte der Schweiz* (1548) großes Aufsehen erregt.

[80] lat. *Beschreibung der Alpen*; Teil der historischen, geographischen und volkskundlichen Abhandlungen über das Wallis und über die Alpen, den *Vallesiae descriptio, libri duo*. Dieses erzählt die mitreißende Geschichte vom Aufstand der drei Kantone gegen die Habsburger im 14. Jahrhundert und beschreibt die direkte Demokratie, die auf den jährlich im Freien abgehaltenen Versammlungen in Appenzell und Glarus praktiziert wird. Das Werk ist in ganz Europa in allen humanistischen Bibliotheken zu finden (Schama, 1996, S. 514).

[81] Hirten treiben ihr Vieh auf die sommerlichen Bergwiesen zu wirtschaftlichen Zwecken seit über 1.000 Jahren, Kaiser Maximilian I berichtet in *Gejaidt Puech* (1500) über „Hirschen- oder Gambsten-Gejaid", und in den Hohen Tauern wird seit dem 2. Jh. v. Chr. Gold abgebaut, in Salzburg seit dem 15. Jh. (Purtscheller, 1894, S. 103).

durchforscht (Wozniakowski, 1987, S. 129). 1541 schreibt er einen Brief an seinen Glarner Freund Jakob Vogel alias Avienus:[82]

> Ich habe mir vorgenommen ... fortan ... jährlich mehrere, oder wenigstens *einen* Berg zu besteigen, wenn die Pflanzen in Blüte sind, teils um diese kennenzulernen, teils um den Körper auf eine ehrenwerte Weise zu üben und den Geist zu ergötzen. Denn welche Lust ist es, und, nicht wahr, welches Vergnügen für den ergriffenen Geist, die gewaltige Masse der Gebirge wie ein Schauspiel zu bewundern und das Haupt gleichsam in die Wolken zu erheben! Die Philosophen werden stets das leibliche und geistige Auge an den Schöpfungen des irdischen Paradieses weiden, und nicht die letzten Herrlichkeiten sind die schroffen Gipfel, die pfadlosen Abstürze, die himmelstrebenden Wände (Gesner, 1541, zit. n. Steinitzer, 1924, S. 10).

Dies ist das „erste Zeugnis einer ‚Bergfahrt', in deren Mittelpunkt die Freude an der Alpenwelt steht", konstatiert Seitz (1987, S. 102). Gesner ist seiner Zeit, in der Furcht, Grauen, Verachtung und Aberglaube die Einstellung den Bergen gegenüber bestimmen, weit voraus – seine „Freude an den bislang so gefürchteten Bergen und ihrem regelmäßigen Besuch" (E. Enzensperger, 1924, S. 15) [im Orig. hervorgeh.] ist ebenso neu wie die Lust an körperlicher Betätigung, die neben das ästhetische Vergnügen und das Forscherinteresse an der Natur tritt; jedoch ist die Stärkung des Körpers durch das Bergsteigen nicht Selbstzweck, sondern Begleitprodukt wissenschaftlicher Neugierde. Zwar werden Gesners Erfahrungsberichte nur in Gelehrtenkreisen bekannt, und es sind nur einige wenige, die Gesner zustimmen – so nennt zum Beispiel Gesners Freund Benedikt Marti alle Menschen, die keinen Spaß am Bergsteigen haben, „Pilze, Dummköpfe, Tölpel, Frösche und träge Schildkröten" (Marti, 1566, zit. n. Weiss, 1934, S. 13). Trotzdem gilt Gesner als Pionier und Vorkämpfer „einer neuen Epoche, in der sich Empfinden und Verhältnis zur Natur und Bergwelt einer langsamen Wandlung" (Opaschowski, 1996, S. 76) unterziehen. Im August 1555 besteigt Gesner mit Erlaubnis der Behörden den Gipfel des Pilatus, um sich Kenntnis zu verschaffen „nicht nur über diesen Berg, sondern auch über andere Gipfel, vor allem über die unsere ganz besonders gebirgige Schweiz, so daß früher oder später ein ganzes Buch über die Berge und ihre Wunder verfasst werden kann" (Gesner, 1555, zit. n. Steinitzer, 1924, S. 10). Das Buch trägt den Titel *Descriptio Montis Fracti, sive Montis Pilati* (1555). Darin spricht sich Gesner vehement gegen die Mythen, die den Berg von jeher umrankt haben, aus: „Ich für mich glaube, daß Pilatus niemals an diesen Orten war und, wenn er dahin gekommen sein würde, daß ihm niemals irgendeine Möglichkeit, den Menschen nach seinem Tode Gutes oder Böses anzutun, gewährt worden sein würde" (Gesner, 1555, zit. n. Lehner, 1924, S. 51). Damit macht er den Weg frei für eine nüchterne Betrachtungsweise der Berge jenseits mittelalterlichen Aberglaubens.
Hippolyt Guarinoni (1571-1654), Arzt aus Hall in Tirol, erkennt „so tief und umfassend wie kein anderer vorher den Wert des Gebirges und des Bergsteigens um ihrer selbst willen" (Stolz, 1928, S. 44) und stellt dies „in eindringlicher, ja begeisterter Form schriftstellerisch" (ebd.) dar. In seiner Gesundheitslehre namens *Greuel der Verwüstung des menschlichen Geschlechts* von 1610 beschreibt er einen mehrtägigen Ausflug zum 2.200 Meter hoch gelegenen Mölsersee in der Nähe des Tiroler Wattentals (Franz, 1967, S. 187). Seine Darlegungen sind „die geschichtlich erstmalige Erfassung des Bergsteigens als einer selbständigen ‚Übung' (heute würde man sagen Sport) von einem einheimischen

---

82   Der Brief *Cum epistola ad Jacobum Avienum de montium admiratione* ist in Gesners Werk *Libellus de lacte, et operibus lactariis, philologus pariter ac medicus* (Zürich, 1541) zur Beschreibung von Milchwirtschaft und Käseherstellung enthalten (Freudenberg, 1999).

Tiroler" (Stolz, 1928, S. 45). Guarinoni (1610, zit. n. Lehner, 1924, S. 58) weist auf die gesundheitsfördernden Aspekte der Bergbesteigung hin. Bergsteigen sei eine „rechte Lauff= und Springschul" zur Ertüchtigung des Leibes und Born körperlicher und geistiger Erholung.

> Das Bürg ist das allerherrlichste Ort der Übung ... Erstlich, das sich durch das Bürgsteigen der Leib auff manigfaltige Weiß übet, sintemal die Weg nicht einerley, sonder allezeit anderst und anderster ... Zum andern, das über die manigfaltige Übung sich auch das Gemüht in sollicher verwunderlicher Varietet und Manigfaltigkeit des Gebürgs, auß angeborener Natur weit mehrers als ob der Ebene erfreut .... (Guarinoni, 1610, zit. n. Stolz, 1928, S. 45).

Doch die Empfehlungen Guarinonis bleiben, ebenso wie Gesners Mahnungen zur Betrachtung der Natur und zum Genuss der Schönheit der Alpen, so gut wie ungehört und finden lediglich ein klein wenig Widerhall in gelehrten Kreisen, jedoch nicht darüber hinaus (Lehner, 1924, S. 57-58). So sind bis 1600 nicht einmal ein Dutzend Alpengipfel erstiegen. Für das 17. Jahrhundert sind nur wenige Erstbesteigungen überliefert,[83] und auch Anfang des 18. Jahrhunderts sind es nur deren drei[84] (Schmidkunz, 1931, S. 332-343). Die wissenschaftlichen Werke Tschudis, Simlers und Gesners können keine Breitenwirkung erzielen, da sie in lateinischer Sprache abgefasst und daher nur einem sehr kleinen gelehrten Leserkreis zugänglich sind. Auch das Vermächtnis Guarinonis „hat unmittelbar nach ihm keine verständnisbereiten Erben gefunden, für das weitere 17. und 18. Jahrhundert vermelden uns die Schriften aus dem Lande Tirol weniger an bewußter Würdigung des Hochgebirges und an Reisen ins Hochgebirge und bergsteigerischen Unternehmungen als vorher" (Stolz, 1928, S. 46).

Erst in der zweiten Hälfte des 18. Jahrhunderts findet das Bergsteigen um des Bergsteigens willen mehr Anhänger, nachdem Naturforscher wie Haller, Scheuchzer, Gruner, Bourrit oder die Gebrüder de Luc im Anschluss an die „wissenschaftliche Revolution" den Weg bereitet haben.

3.1.3   Zwischenergebnisse: Alpenbild und Alpenreisen in der traditionalen Gesellschaft

Für die meisten Menschen der traditionalen Gesellschaft ist geographische Mobilität ein „notwendiges Übel". Sie überwinden Gebirgszüge nur, wenn es zwingend notwendig ist. Begeben sie sich auf Reisen, wollen sie ankommen. Reisen ist eine „Notwendigkeit zum Erreichen eines übergeordneten Ziels" (Berktold-Fackler & Krumholz, 1997, S. 17). Die Freude an der (Fort-)Bewegung selbst ist ihnen fremd, weil sie gezwungen sind, zum Reisen den eigenen Körper einzusetzen, und sie suchen Wege *durch* und nicht *in* die Alpennatur. Das mittelalterliche Reisen hat keine besonderen Qualitäten. Für Nassehi (1998, S. 163) ist dies der Beleg für traditionale und nicht für moderne Mobilitätsphänomene in der Ständegesellschaft. Das Unterwegssein ist „eine Art von *Bewegung ohne Beweglichkeit*" (Bonß, o. J.), was dem Leitbild einer „stationären" Gesellschaft der Tradition entspricht. Mobilität ist nicht vom Einzelnen bewusst erwählt oder systematisch verfolgt, sondern

---

[83]   Unter anderemersteigt der Botaniker und kurfürstliche Leibarzt Dr. Chr. Mentzel aus Berlin im Mai die 2.385 Meter hohe Westliche Karwendelspitze von Mittenwald aus (Schmidkunz, 1931, S. 331).

[84]   1707 Piz Beverin (3.000 m) durch Rudolf von Rosenroll, Scesaplana (2.972 m) durch Nicolaus Sererhart, 1744 Titlis (3.239 m) durch Mönche des Klosters Engelberg (Schmidkunz, 1931, S. 333; 335).

wird ihm „von außen" auferlegt. Insgesamt gehen die Menschen im Mittelalter kaum aus innerer Motivation auf die Reise, sondern vielmehr
- auf der Basis *religiöser* Mussmotive im Sinne des „gottgegebenen Umstands". Man pilgert, um seine Sünden abzubüßen oder um Gelübde zu erfüllen. Reisende Kleriker sind wegen der ihnen auferlegten Pflicht zur Predigt, zur Firmung, zum Besuch der Kirchweih, von Gemeinden, Klöstern und Klerikern sowie zur Anfertigung von Abschriften einer alten Schrift unterwegs;
- auf der Basis *ökonomischer* Mussmotive. Die Notwendigkeit des Eigenhandels treibt den Kaufmann zur Reise. Er begleitet seine Waren persönlich in die Fremde, erst später übernehmen dies seine Angestellten (Neutsch & Witthöft, 1991, S. 75). Handwerker sind gezwungen, ihr handwerkliches Können in der Fremde zu erweitern;
- auf der Basis *politisch-hegemonialer* Beweggründe. Herzoge, Könige und Kaiser sind aus machtpolitischen Erwägungen, zum Beweis von Präsenz und Stärke, im ganzen Reich unterwegs;
- auf der Basis *sozialer* Mussmotive. Angehörige unterer Schichten müssen sich aus Gründen des Wohnsitzlosseins, des Krankseins oder auch der Ausübung „unehrlicher" Berufe wegen auf die Reise begeben; Kriege, Heimatverlust oder Armut dominieren das aus der Not entstandene Reisen (Ringeling & Svilar, 1982, S. 16) und zwingen die Menschen zum Weggang „vom heimatlichen, vertrauten und in seinen sozialen Bezügen und Routinen verlässlichen Ort" (Bonß, o. J.);
- aus Gründen der *Bildung*, denn vor der Erfindung des Buchdrucks ist Reisen die einzige Möglichkeit zur Horizonterweiterung.

Die ästhetische Wahrnehmung des Diesseits und damit auch der Landschaft wird erstmals am Übergang vom Mittelalter zur Neuzeit erkennbar. Francesco Petrarcas Schilderung der Besteigung des Mont Ventoux im Jahre 1336 ist einerseits noch durchzogen von jenseitsbezogenen, religiösen Motiven, aber andererseits wendet er sich dem Diesseits zu, auch wenn er dies schnell zu bereuen beginnt. Petrarca lässt außerdem das Ich zu Wort kommen – dies kennzeichnet den Wandel vom *Wir* zum *Ich* aufs Deutlichste, denn der mittelalterliche Mensch nimmt sich nur in der Form des Allgemeinen wahr – und drückt *seine* Sehnsucht nach den Bergen aus. Diese macht er, indem er sie niederschreibt, der Allgemeinheit zugänglich. Über 150 Jahre später porträtiert mit Albrecht Dürer erstmals in der Geschichte ein Maler exakt und auf liebevolle Art ein Gebirgsmotiv. Sein Gemälde *Ansicht von Arco* (1495) macht die Hinwendung des Menschen zur Landschaft jenseits aller religiösen Determinierungen deutlich, aber es zeigt die Berge von unten, aus der Talperspektive. Der Mensch dringt noch nicht in die Welt der Gletscher und Felsregionen der Gebirge vor (Oppenheim, 1974, S. 29). Dies ist einer kleinen Anzahl Schweizer Humanisten vorbehalten. Die Pioniere der Alpenforschung entstammen gehobenen Gesellschaftsschichten. Lehrer, Bürgermeister, Ärzte, Pfarrer oder Magister wagen sich als erste in die unbekannten Regionen der Alpen, jedoch noch nicht in hochalpine Gebiete, vor. Bevorzugte Ziele sind einfache Berge, leicht und relativ mühelos zu erreichende Gipfel. Die bedeutendsten Pioniere sind der Historiker und Politiker Tschudi, der Theologieprofessor Simler sowie insbesondere der Universitätsprofessor und Naturforscher Gesner, der als erster die Alpen zu Forschungszwecken systematisch durchreist. Doch die Bergbesteigungen sind nicht Selbstzweck, sondern lediglich Mittel zum (Forschungs-)Zweck. Der Tiroler Arzt H. Guarinoni erfasst zwar als erster das Bergsteigen als sportliche Übung, bezieht sich in seinen Ausführungen aber lediglich auf den gesundheitlichen Nutzen des Bergsteigens.

Zusammenfassend ist festzuhalten, dass eine Ausgrenzung von Formen freiwilliger außerheimatlicher Bewegungsaktivität aus anderen Sinnbereichen der Gesellschaft nicht auszumachen ist. Das Reisen erfolgt fast ausschließlich aufgrund von außen auferlegten Mussmotiven, und es ist fest eingebunden in andere Sinnbezüge der Gesellschaft. Außerdem ist Reisen untrennbar verbunden mit körperlicher Aktivität. Bei der Fußreise als alltägliche Form der Fortbewegung ist körperliche Aktivität das Mittel zur Überwindung des Raums. Ähnliches gilt für das Reiten. Auch wenn nun Menschen Neues hervorbringen, sei es die Besteigung eines Berges nur, um die Höhe kennen zu lernen, wie der italienische Dichter Petrarca, oder wie Conrad Gesner, der „Freude an den bislang so gefürchteten Bergen und ihrem regelmäßigen Besuch" (E. Enzensperger, 1924, S. 15) [im Orig. gesperrt] empfindet und auf diese Weise gewiss entscheidend mit zur Grundlegung des Bergsteigens um des Bergsteigens willen beiträgt – es kann trotzdem nicht von einem eigenständigen System des Sporttourismus gesprochen werden, da wesentliche Merkmale fehlen: Es sind keine *Exklusionsbemühungen* eines neuen Systems auszumachen; der Problembereich „Formen freiwilliger außerheimatlicher Bewegungsaktivität" ist noch mit Überdeterminierungen behaftet und wurde noch nicht von einem sich herausbildenden Teilsystem Sporttourismus übernommen; Conrad Gesner durchstreift ausschließlich aus Gründen der Forschung die Berge, und die Stärkung des Körpers durch das Bergsteigen ist keinesfalls Selbstzweck, sondern allenfalls ein Begleitprodukt seiner wissenschaftlichen Neugierde. Insgesamt sind es nur wenige Angehörige höherer Schichten, die auf Berge steigen, und ihre wissenschaftlichen Abhandlungen bleiben im Kreis der Gelehrten verhaftet, da sie in lateinischer Sprache geschrieben sind. Also fehlt auch das Merkmal der *Inklusion*. Die Besteigung von Bergen ist nur ganz wenigen auserlesenen Geistern vorbehalten (E. Enzensperger, 1924, S. 15).

3.2   Die „Entzauberung" der Alpen – Alpenbild und Alpenreisen in der ersten Moderne

Erst im 18. Jahrhundert findet die in Humanismus und Renaissance aufgekommene Betrachtungsweise von Landschaft im allgemeinen und der Alpenregion im besonderen weitere Verbreitung. Zwar ließen die Ansätze in Wissenschaft und Kunst zur Zeit der Renaissance eine mächtige Blüte des Bergsteigens erwarten, doch diese bleibt vorerst aus. Das Verständnis und Interesse der Gebildeten für das Hochgebirge geht immer mehr zurück, und mittelalterliche Anschauungen über die Alpenwelt erleben eine Renaissance. Lehner (1924, S. 61) führt dies zurück auf den allgemeinen Rückschlag, den die Kultur im deutschsprachigen Raum im Zuge sozialer, religiöser und dynastischer Kriege[85] erlitt, auf die Ausbreitung der Infektionskrankheit Pest, und eventuell auch darauf, dass die Alpen unwirtlicher wurden, weil sich die Gletscher während der Kleinen Eiszeit seit Mitte des 16. Jahrhunderts ausbreiteten und altbekannte Alpenpässe nun unpassierbar sind, wie es Ramsauen (1902, S. 81) und Schultze (1889, S. 117-121) diskutieren.[86]

---

[85] Bspw. der Dreißigjährige Krieg, die Bauernaufstände und Bürgerkriege.

[86] Ramsauen (1902, S. 81-82) und Schultze (1889, S. 118) schildern die Auswirkungen des Klimawandels auf das Reisen in und über die Alpen am Beispiel des Monte Moro, der einst als kürzester Übergang vom Wallis nach Italien größere Bedeutung für den Verkehr nach Italien hatte wie der Simplonpass und der nun (seit ca. 1900), vergletschert ist. Wo früher ein gepflasterter Weg war, ist heute ein Firnfeld. „Selbst geübte Touristen" können „ihn nur mit Anstrengung überschreiten" (Ramsauen, 1902, S. 81). Auch Sagen aus Grindelwald zeigen, dass ehemals fruchtbare Alpentäler um 1900 mit Eis bedeckt sind. Schultze (ebd., S. 120) belegt diesen Sachverhalt anhand der Sage von der *Übergos-*

Erst an der Wende vom 17. zum 18. Jahrhundert wird aus den schrecklichen Alpen eine erhabene und dem Menschen nutzbringende Gebirgslandschaft, wie Abschnitt 3.2.1 zeigt. Unter dem Einfluss der Physiko-Theologie nimmt die Natur eine neue Rolle im Denken und im Dichten ein, welche einen deutlichen Kontrast zur jenseitsgewandten Weltbetrachtung der Tradition bildet. Dieser Paradigmenwechsel ist der Ausgangspunkt einer Entwicklung, die schließlich die „sportliche Eroberung" der Alpen auf den Weg bringt. Auch das Reisen erfährt eine Neuinterpretation und profitiert davon, dass das Wegenetz vor allem ab der Mitte des 17. Jahrhunderts erheblich verbessert und ausgeweitet wurde. Strecken wurden beschildert, Meilensteine aufgestellt und Kies und Steine für die Befestigung der Decke verwendet (Gräf & Pröve, 1997, S. 13-14; 82). Wie in Abschnitt 3.2.2 deutlich wird, ist die Zukunftsorientierung der funktional differenzierten Gesellschaft die Voraussetzung für den take off der ersten Moderne. Als Gegenbewegung zur Aufklärung kombiniert die Romantik die ästhetische Entdeckung der Alpennatur mit der Entdeckung der Berge als Gegenraum zur menschlichen Gesellschaft. Medizinischer Erkenntnisfortschritt bewirkt einen Aufschwung des Gesundheitstourismus in den Alpen; körperliche Bewegung in freier Alpennatur wird eingesetzt als präventives und kuratives Mittel.

3.2.1   An der Schwelle zur Ersten Moderne: Entwicklungsprozesse und Anschlussofferten von Wissenschafts und Religionssystem[87]

Als Symbol des menschlichen Sündenfalls und Gegensatz zur Kulturlandschaft des Garten Eden wird wilde Natur lange Zeit abgelehnt. Gegen Ende des 17. Jahrhunderts aber wird sie auf theologischem Gebiet neu bewertet. Die „Umpolung von einer tendenziell negativen zu einer tendenziell positiven Bewertung" (Dirlinger, 2001) verändert die Wahrnehmung von und die Einstellung zu wilder Natur und begründet die ästhetische Bewertung und die romantische Entdeckung des Hochgebirges im 18. Jahrhundert. Doch was hat diesen Paradigmenwechsel, diese „Positivierung des Negativen", wie Groh und Groh (1989, S. 56) es formulieren, auf den Weg gebracht? Was steckt hinter der Neubewertung der Wildnis? Ernest Renan, ein französischer Historiker des 19. Jahrhunderts, charakterisiert den Wandel im 18. Jahrhundert als eine Veränderung vom *Sein* zum *Werden* (Miles, 1991). Frühere Jahrhunderte waren von einer statischen Weltsicht dominiert. Dieses Weltbild ins Wanken bringt ein Prozess, den die Reformation in ihrer sittenstrengen Ausprägung des Calvinismus im 16. und 17. Jahrhundert forciert, indem sie dazu beiträgt, dass die systematische Erforschung und Beherrschung der Natur nicht mehr sanktioniert, sondern stimuliert wird. Die daraus resultierende Flut neuer wissenschaftlicher Ideen, Konzepte und Entdeckungen verursacht einen Konflikt zwischen dem alten theologischen und dem neuen naturwissenschaftlichem Weltsystem.
Im folgenden Abschnitt 3.2.1.1 wird gezeigt, wie die „wissenschaftliche Revolution" die Theologie dazu zwingt, einen Kompromiss zu finden zwischen der neuen Weltsicht und

---

senen *Alp*, einer ehemals blühenden Alp, die wegen des Übermuts ihrer Bewohner im Eis vergraben worden sei.

[87] Der Beginn der Ausdifferenzierung von Subsystemen wird im allgemeinen erst auf die Mitte des 18. Jahrhunderts datiert (Luhmann, 1980b, S. 81-82; ebd., 1997, S. 229; S. 702-709). Die folgenden Ausführungen umfassen aber einen Zeitraum, dessen Anfangszeitpunkt weit vor dem 18. Jahrhundert liegt. Zu dieser Zeit dominiert noch die traditionale Gesellschaftsform oder funktionale Differenzierung steht ganz am Anfang. Trotzdem werden aus Gründen der Praktikabilität die Ausführungen unter der Überschrift *Entwicklungen in Wissenschafts- und Religionssystem*, die Anschlussofferten für die Entwicklung des Sporttourismussystems bereithalten, zusammengefasst. Die Entwicklungsprozesse sind außerdem Teil der (Entstehungs-)Geschichte des Religions- und des Wissenschaftssystems.

der Überlieferung des christlichen Glaubens, was der Physiko-Theologie mit Hilfe ihres „Harmonieprogramms" gelingt. Sie vermittelt damit eine neue, positive Sicht der Natur und verändert das Verhältnis des Menschen zu seiner natürlichen Umwelt, was in der Entdeckung der Bergwelt als Landschaft mündet (Abschnitt 3.2.1.2). Ebenfalls im Zuge der wissenschaftlichen Revolution wird das jahrhundertelang verpönte Reisen uminterpretiert. Wie das neue Weltbild ist die Welterfahrung durch das Reisen jetzt legitim (Abschnitt 3.2.1.3).

3.2.1.1   Die wissenschaftliche Revolution: Von der mythischen zur wissenschaftlichen Weltbetrachtung

Das 18. Jahrhundert ist das goldene Zeitalter der Wissenschaft (Miles, 1991). Als in der Renaissance Wissenschaftler und Künstler ein Bündnis aus Mathematik, Technik und Handwerk eingehen, wird der Grundstein für die Entstehung der neuzeitlichen Physik gelegt (Mainzer, 1989, S. 18). „Vier große Männer – Kopernikus, Kepler, Galilei und Newton – müssen als die eigentlichen Begründer der Naturwissenschaft gelten" (Russell, 2001, S. 534).

Das alte kosmologisch-religiöse Weltbild nach Aristoteles und Ptolemaios wird abgelöst durch ein neues Kosmos- und Naturbild mit einem ganz neuen Raumgefühl (Bollnow, 1963, S. 82-87). Der neue Wissenschaftsbegriff gründet in einem naturwissenschaftlichen Methodenbewusstsein: der Ausrichtung auf das Quantitative. Von der revolutionierenden Wirkung auf die Vorstellungen vom Kosmos einmal abgesehen, hat die neue Naturwissenschaft vor allem ein Verdienst: Sie führt zu der Erkenntnis, dass das, was man von alters her geglaubt hat, auch falsch sein kann (Russell, 2001, S. 537).

3.2.1.1.1   Vom geozentrischen Weltbild und der christlichen Naturauffassung im Mittelalter...

Das alte kosmologisch-religiöse Weltbild geht auf die griechischen Philosophen Aristoteles (384-322 v. Chr.) und Ptolemaios (ca. 100-178) zurück. Nach Aristoteles bewegen sich Sonne, Mond und Sterne in kreisförmigen Umlaufbahnen um die Erde, die im Mittelpunkt des Weltalls verharrt, und der Himmel ist die Wohnstatt Gottes (Göbel, 1998, S. 88-97). Dieses Weltbild gestaltet Ptolemaios zu einem vollständigen kosmologischen Modell aus. In ihm bildet die ruhende Erde den Mittelpunkt. Sie ist umgeben von der Fixsternsphäre, die den Raum als äußerste der kreisenden Sphären begrenzt (Bollnow, 1963, S. 82).[88] Der Mensch nimmt als das „Bilde Gottes" (1 Moses, 1,27) eine Sonderstellung in der Welt ein. Aus der Natur herausgehoben, soll er gestaltend in die Natur eingreifen und sie für seine Lebensbedürfnisse nutzen. Der Natur wird jegliche Göttlichkeit abgesprochen. Der Mensch ist das Gute, die profane Natur das Böse. Das Beobachten, Analysieren und Verstehen der natürlichen Welt ist damit bedeutungslos (Tarnas, 1997, S. 206).

Dass der Söldnerführer Antoine de Ville zusammen mit acht Begleitern im Jahr der Amerika-Entdeckung 1492 als erster Mensch den 2.086 Meter hohen Mont Aiguille in der

---

[88]   Die christliche Kirche akzeptiert diese Sichtweise uneingeschränkt. Obwohl sich Ptolemäus mit diesem Weltbild völlig verschätzt hatte, hat es über 1.000 Jahre Bestand, denn es lässt sich völlig problemlos in die Lehren der christlichen Kirche einpassen. Mit ihm kann plausibel begründet werden, dass Gott die Menschheit von oben beschützt (Mayer, 2001), und es lässt sich in Einklang bringen mit der Heiligen Schrift: Jenseits der Sphäre der Fixsterne ist noch genügend Platz für Himmel und Hölle (Hawking, 1988, S. 46). Kleinere Einwände gegen das Weltsystem des Ptolemaios werden abgeschmettert und für nichtig erklärt.

Dauphiné südlich von Grenoble erklettert, bezeichnen einige Autoren rückblickend als die Geburtsstunde des Felskletterns. Das Protokoll über die Unternehmung wird gar als „Magna Charta des Alpinismus" (Lehner, 1924, S. 43; Schmidkunz, 1931, S. 325) gepriesen. Doch diese erste schwierige, mit künstlichen Hilfsmitteln unterstützte Kletterei (E. Enzensperger, 1924, S. 14) hat mit dem modernen Felsklettern nur sehr wenig gemein, denn die Motivation de Villes ist eine völlig andere. Der Aiguille gilt zu dieser Zeit als *Mons Inascensibilis*, als ein unbesteigbarer Berg. Reinhold Messner (1992) erörtert auf der Folie der christlichen Naturauffassung die Motive de Villes:

> Warum beauftragte König Karl VIII. ... seine Männer, ausgerechnet diesen unmöglichen Felsklotz zu versuchen? Aus einer Laune heraus? Sicher nicht. Aus Neugierde? Dann wäre er selbst hinaufgestiegen. Aus Eroberungslust? Vielleicht. ... Der Mensch wollte sich die Erde endgültig untertan machen. Diese Lebenshaltung verstanden die Europäer als religiösen Auftrag. In de Villes Bericht finde ich keine Spur jener Freude, die Petrarca beim Aufstieg auf den Mont Ventoux beseelt haben mag. Da war ein Eroberer, ein Tabubrecher, ein Söldnerführer an sein Ziel gekommen. Ein Held. ... Trotz der Anstrengungen, der für die damalige Zeit extremen Kletterschwierigkeiten, ... er überwand alle Hindernisse und erreichte sein Ziel. Es war ihm dabei nicht um eine Entdeckung gegangen, auch nicht um die Erforschung des Berges oder seine Erschließung. Nein, er warnte sogar alle potentiellen Nachahmer vor einer Besteigung. Die Eroberung an sich war wichtig gewesen und sonst nichts, der Aufstieg als geheiligte Tat wie die Schlacht. .... Antoine de Ville muß sich erhaben vorgekommen sein: Als erster hier oben und herausgehoben aus dem Tiefland. Erhaben ist in seinem Bericht der Mensch und nicht die Natur. Als Helden fühlten sich die Erstbesteiger wohl auch, weil sie ein Stück der unzugänglichsten Welt dem Menschen untertan gemacht hatten, wie es die Bibel befahl. Ein Feind war besiegt.

De Villes Motive stehen ganz in der Tradition des christlichen Naturbilds der Zeit, das einerseits von Gottes Schöpfung spricht, andererseits den Herrschaftsanspruch des Menschen über die profane Natur erhebt: „Macht euch die Erde untertan" (Gen. 1,27-28). So zählt de Ville in seinem Protokoll zwar diverse Schwierigkeiten der Besteigung im Stile eines Abenteuerberichtes auf, aber es ist darin keine Spur von Freude an körperlicher Ertüchtigung oder an den Bergen selbst zu finden.

3.2.1.1.2   ... zum Calvinismus und dessen Bedeutung für die Entstehung der modernen (Natur-)Wissenschaften...

Der Calvinismus trägt entscheidend zur Entstehung der modernen Weltsicht bei. Im Anschluss an die Lehre des französisch-schweizerischen Kirchenreformers und Humanisten Johannes Calvin (1509-1564)[89] ist das systematische Beobachten, Analysieren und Verstehen der profanen Natur nicht mehr sanktioniert, sondern wird im Gegensatz dazu noch stimuliert (Tarnas, 1997, S. 206). Calvins Lehre von der doppelten Prädestination postuliert eine absolute Vorsehung der Gläubigen zur Seligkeit, der Ungläubigen dagegen zur Verdammnis (Meyers Konversations-Lexikon, 1886, S. 745). Der gläubige Mensch soll sich aber nicht auf seinen Lorbeeren ausruhen und seine Auserwähltheit in klösterli-

---

[89]   Der Calvinismus ist nicht einfach gleichzusetzen mit einer Lehre oder Kirchenordnung, die sich direkt von Leben und Werk Calvins ableiten lassen, sondern umfasst Geschichte, Gedankengut, Kultur und Einfluss der reformatorischen Kirchen. Auch wenn sich der Calvinismus nicht einzig auf Calvin, sondern genauso sehr auf Martin Bucer, Heinrich Bullinger (1504-1575) oder Philipp Melanchthon beruft, so gibt doch Calvin den Namen, weil er sich als die herausragende Persönlichkeit dieser Form des Protestantismus erweist (HLS, 2002b).

cher Abgeschiedenheit beweisen, sondern durch Erfolg in der irdischen Welt.[90] Dadurch verursacht der Calvinismus eine „Verschiebung vom seligmachenden *Glauben* an Gott zur Kraft des *Handelns*" (Kurz, 1997). Nutzbringendes Tätigsein passt in dieses Konzept, und damit auch das wissenschaftliche Erforschen der Natur, so dass die Naturwissenschaft im Laufe des 18. Jahrhunderts eine wachsende Flut von Ergebnissen hervorbringt und dazu beiträgt, dass das neue Weltbild mehr und mehr aus seiner religiösen Verankerung gehoben wird (Romano & Tenenti, 1975, S. 125).

3.2.1.1.3   ... und zum Einfluss der neuen Naturwissenschaften: Erkenntnisse von Astronomie und Philosophie ...

Seit dem 16. und 17. Jahrhundert ersetzt ein neues, am Quantitativen ausgerichtetes Paradigma das antike Bild des Universums. Entwicklungen in Astronomie und Physik, vorangetrieben durch Kopernikus, Kepler und Galilei, bringen eine Richtung in der Wissenschaft hervor, die sich ausschließlich auf quantifizierbare Eigenschaften der Natur konzentriert. Der seither durch die Fixsternsphäre begrenzte Raum wird durch die Weite eines unendlichen Raumes ersetzt. Auch die Philosophie Descartes' steht unter dem Eindruck der neuen Naturwissenschaften. Der englische Physiker Newton fügt die Erkenntnisse Kopernikus', Keplers, Galileis und Descartes' zusammen, und es gelingt ihm der mathematische Beweis des neuen Weltsystems. Damit leitet er die Wende in der Geschichte der Wissenschaften ein. Newtons Entdeckungen und Theorien bilden das Fundament für ein neues, mathematisch-naturwissenschaftliches Weltbild.

Der Streit um den Mittelpunkt des Weltalls: Entdeckungen und Erkenntnisse der Astronomie

Der polnische Astronom Nikolaus Kopernikus (1473-1543) ist die Symbolfigur der neuzeitlichen Wende (Burkard, Kunzmann & Wiedmann, 2000, S. 95). Er widerlegt das geozentrische Weltbild und ersetzt es durch ein heliozentrisches. Die spektakuläre Theorie (Luhmann, 1997, S. 713), dass sich die Sonne nahe des Weltall-Mittelpunkts in Ruhe befinde, während sich die Erde einmal am Tag um ihre eigene Achse drehe und jährlich um die Sonne kreise, führt Kopernikus in seinem Lebenswerk *De revolutionibus orbium coelestium*[91] (1543) aus. Die neue Theorie stellt zum einen die „gesamte biblische Überlieferung" (Romano & Tenenti, 1975, S. 181) in Frage; schließlich, so steht es in der Heiligen Schrift geschrieben, ließ Josua die Sonne stillstehen und nicht die Erde (Jesaia, XXXVIII, 8; Josua, X, 12-14). Zum anderen sprengt sie den begrenzten Raum des alten Weltsystems; mit der Eröffnung des unendlichen Raumes tun sich neue und unermessliche Weiten auf (Bollnow, 1963, S. 85).

---

[90]   Max Weber stellt in seinem Werk *Die protestantische Ethik und der Geist des Kapitalismus* (1905) den Zusammenhang zwischen einer calvinistisch geprägten Lebensführung und der kapitalistischen Wirtschaftsweise heraus. Die Arbeitsethik Calvins sieht Weber zwar nicht als einzigen, aber als wichtigsten Grund für die Entwicklung des Kapitalismus.

[91]   Lat. *Über die Umdrehungen der Himmelskugeln*; ein in der Tat revolutionäres Buch, das „wie eine Bombe mit Zeitzünder" (Romano & Tenenti, 1975, S. 181) wirkt. Sofort nach Erscheinen leisten die Protestanten heftigen Widerstand; die katholische Kirche setzt es 1616 auf den Index, wo es bis 1822 bleibt, denn: Kopernikus nimmt mit seinem Werk der Erde ihre geometrische Vorherrschaft, so dass es auf Dauer problematisch wird, dem Menschen die kosmische Bedeutung zuzugestehen, die ihm die christliche Theologie einräumt (ebd.). Wenn die Erde ein gewöhnlicher Himmelskörper ist, könnte es sein, dass der Mensch keine außergewöhnliche und von Gott eingesetzte Spezies ist (Mayer, 2001).

Zusammen mit Johannes Kepler (1571-1630) entwickelt Galileo Galilei (1564-1642) das heliozentrische Weltsystem weiter. Kepler ist der erste bedeutende Vertreter der koperni-kanischen Theorie und leitet die Abkehr von Aristoteles ein. Planeten sieht er nicht länger als himmlische Wesen, sondern als Klumpen toter Materie, die durch die Kräfte der Sonne in ihre Bahn gezwungen werden. Er glaubt wie Galilei an die mathematische Ord-nung und Harmonie der Natur, in der sich Gott offenbart. Die Natur als Gottes Schöpfung, so gesehen neben der Bibel das zweite Buch der Offenbarung, kann der enträtseln, der die Sprache der Mathematik versteht (Mainzer, 1989, S. 21).

Die neue Methode: Erkenntnisse der Philosophie

Ein neues, geometrisches Naturbild verdrängt das antike auch in der Philosophie. Zum ei-nen wird der Blick auf systematische Beobachtung von Naturvorgängen und ihre Fassung in Gesetze gelenkt, und zum anderen gibt die Einführung der Mathematik in die Natur-wissenschaft derselben endgültige Sicherung (Holzamer, 1961, S. 225). Zwei Namen ge-ben der neuen Methode Weltgeltung: Francis Bacon (1561-1626) und René Descartes (1596-1650).

Francis Bacon ist Wegbereiter des klassischen Empirismus. 1620 verkündet der englische Lordkanzler in *Novum Organum*, dass der Mensch als Diener und Interpret der Natur nur so viel wirke und verstehe, wie er von der Ordnung der Natur entweder durch Versuche oder Beobachtung bemerkt habe (Bacon, 1793, S. 51, zit. n. Holzamer, 1961, S. 194); Be-obachtung der Wirklichkeit ist also Voraussetzung von Naturerkenntnis. Nur durch sys-tematisches Beobachten der Natur selbst sind menschliche Irrtümer aufgrund von Vorur-teilen und vorgefassten Meinungen auszuschließen. René Descartes entwickelt seine Phi-losophie in Konfrontation mit der mittelalterlichen Philosophie und der Scholastik. Der französische Philosoph versucht, die rationalistischen und induktiven Methoden der Na-turwissenschaft auf die Philosophie zu übertragen und begründet eine neue Forschungs-methode, die auf der mathematischen Beschreibung aller Naturerscheinungen und auf dem Postulat der Gewissheit wissenschaftlicher Erkenntnis basiert. Seine Angst, dass die menschlichen Sinne lediglich subjektive Empfindungen von objektiv völlig anders be-schaffenen Gegebenheiten vermitteln könnten, veranlasst ihn, davon auszugehen, dass die Nicht-Natur der subjektiven Welt des Geistes (*res cogitans*) unvereinbar ist mit mechani-schen Gesetzen folgenden Vorgängen mathematisch objektiv messbaren Natur (*res ex-tensa*). So ist die *res extensa* von jetzt an wichtigster Ausnutzungs-, Bearbeitungs- und Erkenntnisgegenstand (Oldemeyer, 1983, S. 31). Descartes kehrt der antiken Naturbe-trachtung endgültig den Rücken. Seine Philosophie beschreibt die Natur als ein rationales System, dessen reibungsloser Ablauf mit Hilfe von mathematisch exakten Gesetzen si-chergestellt und mit erfahrungsbezogenen und anwendungsorientierten Forschungsme-thoden analysiert werden muss (Burkard, Kunzmann & Wiedmann, 2000, S. 107).[92]

---

[92]   Es ist sicher kein Zufall, dass massive Hexenverfolgungen und -vernichtungen an der Tagesordnung sind. Die Kirche fürchtet um Macht und Einfluss und versucht alles von der offiziellen Kirchenlehre Abweichende schon im Keim zu ersticken. So bringt die „Sprache der Mathematik" Galilei in große Schwierigkeiten. Mit dem Fernrohr zählt er insgesamt elf Himmelskörper, aber man hatte immer nur sieben gekannt, denn die Sieben ist eine Heilige Zahl: Der Sabbath ist der siebente Tag, es gibt sie-benarmige Leuchter und die sieben Kirchen Asiens – also *muss* es sieben Himmelskörper geben. Die Kirchenmänner sehen Galileis Bemühungen, sich der Wahrheit durch den Blick durch das Fernrohr zu nähern, als „magische Beschwörungen" an und wollen „die neuen Planeten vom Himmel gewalt-sam abreißen und hinwegreden" (Galilei, o. J., zit. n. Blumenberg, 1980, S. 10). Galilei wird 1633 von der römischen Inquisition angeklagt und zu lebenslanger Haft verurteilt. Er muss versprechen, nie

3.2.1.1.4   ... bis hin zur Wende in der Wissenschaftsgeschichte: Der mathematische Beweis des neuen Weltsystems

Im Zuge der „wissenschaftlichen Revolution" werden physikalische Beobachtungen von unmittelbaren sinnlichen Wahrnehmungen abgekoppelt. Das heliozentrische Weltbild mit der Vorstellung von der Unendlichkeit des Raumes wird von den Wissenschaftlern jetzt allgemein anerkannt. Mit Sir Isaac Newton (1643-1727) ist die alte durch die neue experimentelle Naturphilosophie endgültig abgelöst, denn Newtons Hauptwerk von 1687, *Philosophiae Naturalis Principia Mathematica*, enthält mit dem Gravitationsgesetz den entscheidenden Grundgedanken. Die Mechanik Newtons reduziert alle physikalischen Erscheinungen auf Bewegungen materieller Teilchen im Raum; die Bewegung erfolgt nach festen Gesetzmäßigkeiten, was die Existenz Gottes als Takt- und Gesetzgeber bekräftigt: „The watch must have a Watch Maker" (Miles, 1991). Etwas, das so offensichtlich irgendwelchen Gesetzen gehorcht, muss von einer übergeordneten „gesetzgebenden" Instanz erschaffen worden sein. Die Auswirkungen dieser mechanistischen Weltsicht sind tiefgreifend, denn sie postulieren die Passivität der Materie. Wie andere Mechanisten des 17. Jahrhunderts beharrt Newton darauf, dass die Bewegung der Materie, ob Planeten oder Atomteilchen, nicht auf irgendeiner dem Gegenstand innewohnenden Kraft, sondern vielmehr auf einer durch Gott veranlassten Bewegung beruht (ebd.).

3.2.1.1.5   Ist Gott überflüssig? Naturgesetze versus die übernatürliche göttliche Aktivität

Eine Zeit lang passt die mechanistische Weltsicht gut in das Konzept der christlichen Theologie, denn je mehr die Wissenschaft die Wunder der Schöpfung aufdeckt, um so mehr wird deutlich, dass ein fürsorglicher und allmächtiger Gott für die Entstehung und Aufrechterhaltung aller Existenz verantwortlich ist.
Ab Mitte des 17. Jahrhunderts jedoch bekommt die These immer mehr Gewicht, dass die Bewegung der Materie *ausschließlich* durch Naturgesetze – und keineswegs durch eine übernatürliche göttliche Aktivität – bestimmt wird. Die philosophische Lehre des Materialismus führt alles Geistige, ja die gesamte Existenz auf Materiebewegungen zurück. Die theologische Weltdeutung allgemein und die Hypothese Gott im besonderen drohen damit überflüssig zu werden. Vor allem die Gruppe französischer Aufklärungsphilosophen um Denis Diderot (1713-1784), Jean le Rond d'Alembert (1717-1783) und Paul-Henri Thiry d'Holbach (1723-1789) gibt Gott, die Offenbarung der Heiligen Schrift und andere Bereiche des traditionellen Christentums der Verachtung preis (Miles, 1991). Bei Diderot (1769/1943) wird der scharfe Bruch zwischen Wissenschaft und Religion besonders gut sichtbar, als er im Dialog mit D'Alembert konstatiert: „There is only one substance in the universe, in man and in the animal". Alle Theologien und Philosophien, die Gott voraussetzen, weist er strikt zurück und führt die Vermutung irgendwelchen Seins außerhalb des materiellen Universums ad absurdum.

> Do you see this egg? With this you can overthrow all the schools of theology, all the churches of the earth. What is this egg? An unperceiving mass, before the germ is introduced into it; and after the germ is introduced, ... still only an unperceiving mass .... How will this mass develop ... to life? By means of heat. And what will produce the heat? Motion. .... What will

---

wieder zu behaupten, dass die Erde sich um sich selbst oder um die Sonne drehe. Die „Inquisition ... [hat] es verstanden, der Wissenschaft in Italien so nachdrücklich ein Ende zu machen, daß sie dort jahrhundertelang nicht wieder aufleben konnte" (Russell, 2001, S. 543). Erst im Oktober 1992 gibt die katholische Kirche ihren Irrtum zu und rehabilitiert Galilei durch Papst Joh. Paul II.

be the successive effects of this motion? First there's a dot that quivers, a little thread that grows longer and takes on colour; tissue is formed; a beak, tiny wings, eyes, feet appear; a yellowish material unwinds and produces intestines; it is an animal (ebd.).

3.2.1.2   Zum Wandel der Wahrnehmung wilder Natur: Das Harmonieprogramm der Physiko-Theologie

Für die Theologie aller Konfessionen stellt diese Entwicklung eine gewaltige Herausforderung dar, deren Bewältigung in einer veränderten Natursicht resultiert. Die neuen Wissenschaften stellen dem alten aristotelischen Kosmos ein mathematisch berechenbares Universum gegenüber, das ohne Gott auskommt; die „Mechanisierung des Weltbilds" (Dijksterhuis, 1956) erfordert ein generelles Überdenken aller überlieferten religiösen Konzepte (Dirlinger, 1997), denn die vertrauten Traditionen des biblisch-christlichen Weltbilds werden mit wachsendem Erkenntnisstand der „new sciences" immer unglaubwürdiger, das Orientierungsbedürfnis der Menschen deshalb stetig größer. Obwohl sich die Kirche konsequent jeder Neuerung, die darauf abzielt, das Wissen auf Erden zu mehren, widersetzt (Russell, 2001, S. 537), gelingt es der Physiko-Theologie[93] mit ihrem „Harmonie-Programm" (Groh & Groh, 1989, S. 68) schließlich doch, eine Brücke zu schlagen über die Kluft zwischen Vernunft und Glauben, zwischen Empirie und christlicher Weltsicht; so kann der Glaube an einen allmächtigen Gott trotz des mechanistischen Weltbilds aufrecht erhalten werden.

Der Begriff der Physiko-Theologie geht zurück auf das Werk *Tentamina Physico-Theologica* des englischen Bischofs Samuel Parker (1640-1688) von 1665. Immanuel Kant (1790/1996, § 85) definiert den Begriff so: „Die Physikotheologie ist der Versuch der Vernunft, aus den *Zwecken* der Natur (die nur empirisch erkannt werden können) auf die oberste Ursache der Natur und ihre Eigenschaften zu schließen"; das Wissen über den Schöpfer kann mit Hilfe des Erforschens der Natur vermehrt werden. Dieckmann (1963, S. 352-353) fasst zusammen: Es ist „das teleologische und physikotheologische Argument, das es möglich macht ..., sich von dem ‚kopernikanischen Schock' zu befreien und eine Brücke zu schlagen über den Abgrund, der aufgegangen war zwischen dem Schöpfer und einer durch immanente unabänderliche Gesetze beherrschten Welt."

Die Physiko-Theologie verändert das Verhältnis von Mensch und Natur weit über die religiöse Ebene hinaus. Innerhalb weniger Jahrzehnte wandelt sich im 17. Jahrhundert die

---

[93]   Zwischen 1680 und 1730 erlebt die Physiko-Theologie vor allem im Umkreis der *Cambridge Platonists* ihre Blütezeit und weitet sich aus zu einem europäischen Massenphänomen. Englische Wissenschaftler setzen sich intensiv mit Samuel Parkers Ausführungen auseinander (Dirlinger, 1997; van Helden, 1995; Miles, 1991): der Naturforscher John Ray (1627-1705) mit seinem Werk *Wisdom of God Manifested in the Works of the Creation* (1691), der Botaniker Nehemiah Grew (1641-1712) in *Cosmologia sacra* (1701) sowie der Naturphilosoph, Meteorologe und Geistliche William Derham (1657-1735) mit *Physico-Theology or, A Demonstration of the Being and Attributes of God, from the Works of Creation* (1713). Am Kontinent wird die einflussreiche Strömung innerhalb des anglikanischen Protestantismus vor allem im protestantischen Raum rezipiert. Johann Albert Fabricius übersetzt Derhams *Physico-Theology* ins Deutsche. Gelehrte wie der Lyriker Barthold Hinrich Brockes (1680-1747), der Philosoph und Mathematiker Christian Freiherr von Wolff (1679-1754) sowie Immanuel Kant (1724-1804) bilden den Mittelpunkt der Physiko-Theologie in Deutschland (Dirlinger, 1997; Steinmayr, 1998). Schwerpunkt der Physiko-Theologie ist das populärwissenschaftliche Aufbereiten naturwissenschaftlicher Themen. Deshalb ist die Physiko-Theologie inhaltlich wie personell eng verbunden mit der Naturwissenschaft. Naturforschende Theologen und theologisierende Naturforscher beschäftigen sich mit den Wundern des Universums (Dirlinger, 1997, S. 159).

betont ablehnende Haltung gegenüber der nicht domestizierten Natur in eine positive Sicht der Wildnis und damit auch der Alpen.

3.2.1.2.1   Die Wildnis: Vom *locus terribilis* zum *locus amoenus*

Die Wildnis, einst *locus terribilis*, Ort des Schreckens, wird unter dem Einfluss der Physiko-Theologie zum *locus amoenus*, einem nützlichen und angenehmen Fleckchen Erde. Ausgangspunkt des Umwertungsprozesses ist die Haltung der Protestanten, die in der wilden Natur ein Symptom des Verfalls und in den Bergen die Ruinen einer zerbrochenen Welt sehen. Diese Thesen werden heftig und kontrovers diskutiert und schließlich durch die Physiko-Theologie widerlegt, so dass wilde Natur insgesamt als ein nützliches und ästhetisches Werk Gottes anerkannt wird.

3.2.1.2.1.1 Wilde Natur als Symptom des Verfalls – Wildnis aus Sicht der Protestanten

Die pessimistische Sichtweise der Natur als Sinnbild des menschlichen Sündenfalls wird im Zuge der Reformation intensiviert. Im Anschluss an die Annahme der völligen Sündhaftigkeit und Verderbtheit der menschlichen Natur Martin Luthers (1483-1546) glaubt man, die Natur sei durch den Sündenfall mit ins Verderben gestürzt worden; die Welt in ihrer gegenwärtigen Gestalt sei eine Stätte der Verwüstung und das Produkt menschlicher Sündenhaftigkeit (Dirlinger, 2001). Berge gelten als Symptome dieses Verfalls; ihre Gestalt halte der Menschheit den Sündenfall vor Augen, wie Godfrey Goodman 1616 in seinem Buch *The Fall of Man, or the Corruption of Nature* ausführt (Schulz, 2000). Doch nicht allein die Mutmaßungen der Protestanten sind schuld daran, dass die in wilder Unregelmäßigkeit geformten Alpen auf wenig Gegenliebe stoßen. In der „Architektur des Geistes" (Holzamer, 1961, S. 227) finden cartesianische Philosophie und Rationalismus bildhaft Ausdruck. Natur wird nicht dem Zufall überlassen. Sie ist nur dann schön, wenn sie gezähmt und an den Kult der Form und Harmonie angepasst ist (Seitz, 1987, S. 128). Die Wildnis ist der vom Menschen gestalteten Kulturlandschaft unterlegen. Ist Natur nicht vom Menschen nutzbar, ist sie nutzlos (Dirlinger, 1997, S. 168). Die französischen Gartenanlagen der Barockarchitektur sind, ebenso wie die Anlagen von Schlössern und Städten vieler Territorialfürsten Europas, in der selben, symmetrischen Form angelegt, gleichsam mit Lineal und Zirkel auf dem Reißbrett entworfen (Holzamer, 1961, S. 227; Kepser, 2001).[94] Die Wildheit, Unregelmäßigkeit und Vielfältigkeit der freien Alpennatur ist der Extremgegensatz zur geplanten, geordneten, geebneten und streng geometrischen architektonischen Ordnung und hat in der „Ästhetik des Maßes, der Proportion und der Symmetrie ... keinen Platz" (Groh & Groh, 1989, S. 68). Diese ästhetischen Widerstände und die Verwüstungsthese der Protestanten verstärken sich gegenseitig. Thomas Burnet (ca. 1657-1735), Kaplan Königs William III. von England, definiert in *Sacred Theory of the Earth* (1684) das Hochgebirge als Strafe Gottes, als „Ruinen einer zerbrochenen Welt" (Groh & Groh, 1989, S. 68). Seine empirischen Beob-

---

[94] Der Meister der geometrischen Gartenanlage, Landschaftsarchitekt André Le Nôtre (1613-1700), konzipiert den französischen Garten in strengster Symmetrie. Vor allem der des Schlosses von Versailles zieht die Blicke Europas auf sich. Und noch heute existieren derartige Gartenanlagen, so zum Beispiel das „Blühende Barock" um das Schloss Ludwigsburg (Barockschloss, das im 18. Jahrhundert als Sitz der Herzöge von Württemberg nach dem Vorbild des Versailler Schlosses errichtet worden ist) in Baden-Württemberg.

achtungen und Erfahrungen – Burnet hatte die Alpen auf seiner *Grand Tour* 1671 durchreist (Schama, 1996, S. 485) – scheint ihm nur sehr schwer vereinbar mit Genesis (6, 9), in der die Gestaltung der Erde als ein göttlicher Akt erscheint. Die Lösung müsse, so Burnet, in der vernichtenden Kraft der Sintflut liegen, die Gott in den Anfängen der Geschichte aus Ärger über die Boshaftigkeit und Schlechtigkeit der Menschen geschickt hat (Dirlinger, 1997, S. 170). Davor müsse die Erde eine glatte, merkmalslose, perfekt proportionierte Kugel gewesen sein (Schama, 1996, S. 486). Gott selbst komme niemals als Schöpfer dieses wilden Steinhaufens in Frage, sondern die Erde sei die Ruine eines einstigen Paradieses (Dirlinger, 1997, S. 171-172; 180).

> ... there appearing nothing of Order, or any regular Design in its Parts, it seems reasonable to believe that it was not the Work of Nature, according to her first Intention, or according to the first Model that was drawn in Measure and Proportion by the Line and by the Plummet, but a secondary Work, and the best that could be made of broken Materials .... [Both earth and moon are] in my Judgment the Image or Picture of a great Ruin, and have the true aspect of a World lying in its Rubbish (Burnet, 1684, zit. n. Landow, o. J.).

Burnets negatives Naturbild[95] provoziert eine Kontroverse in Literatur, Theologie und Wissenschaft, die von einer heftigen Ablehnung seiner Thesen dominiert ist. Das schlagkräftigste Argument gegen Burnets Ansicht gründet auf der Tatsache, dass in den Bergen Fossilien zu finden sind, die eindeutig aus den Meeren stammen. Burnet aber ist der Meinung, die Erdkruste sei bereits geformt gewesen, als die Sintflut hereingebrochen ist (Cox, 1997).[96]

Die Debatte mündet schließlich in eine Haltung, die in der gesamten Schöpfung ein nützliches und schönes Geschenk eines gütigen Gottes sieht.

3.2.1.2.1.2 *Wilde Natur als nützliches Werk Gottes – die physiko-theologische Rechtfertigung der Wildnis*

Die Kritiker der Theorie Burnets kommen vor allem aus den Reihen der Physiko-Theologen. Sie werben für eine positive Einstellung zur wilden Natur. Ihrer Ansicht nach ist die Welt keine Ruine, sondern sie beweist mit ihren sinnvoll aufeinander abgestimmten Vorgängen Gottes aktive Umsicht (Dirlinger, 1997, S. 173). Die Schöpfung Gottes ist grundsätzlich ein positives Werk (ebd., 2001). Das gesamte Programm der Physiko-Theologie offenbart sich in zahlreichen Versuchen, neue naturwissenschaftliche Erkenntnisse in Einklang zu bringen mit dem überlieferten Weltbild der christlichen Theologie. Unermüdlich wird der Beweis erbracht, dass die Prädikate Gottes – Weisheit, Güte und All-

---

[95] Burnet wird in diesem widerspruchsvollen Zeitalter zu dieser widersprüchlichen Haltung gleichsam gezwungen, wie Hatch (2002) bemerkt: „Thomas Burnet's ... *Sacred Theory of the Earth* treats the changing character of the earth's surface while following the basic lines of biblical chronology." Alle Geologen seiner Zeit sehen sich mit diesem Problem konfrontiert – wie schreibe ich eine Erdgeschichte, die vereinbar ist mit der Entstehungsgeschichte der Genesis? (Xrefer, 2002).

[96] Burnet geht davon aus, dass Gott die äußere Erdkruste durch Sonneneinstrahlung zerbrochen und damit den Prozess ausgelöst hat, dessen Resultat die heutige Gestalt der Erde ist; herabstürzende Trümmer der Erdkruste haben die Gebirge gebildet (Dirlinger, 1997, S. 171-172). Das Herausschießen von Fontänen aus dem tiefsten Innern der Erde ist die Ursache der Sintflut, wie sie in Genesis 7:11 beschrieben ist; Burnet (1684) präsentiert ein Modell der Erdstruktur mit zahlreichen Wasservorräten in unterirdischen Räumen, die die Sintflut ausgelöst hätten, denn das Wasser der vorhandenen Ozeane reichten nicht aus, um eine solche Sintflut auszulösen (Cox, 1997).

macht – abzulesen sind aus jedem Ding der Natur (Groh & Groh, 1989, S. 70). Im Gegensatz zur pessimistischen Naturwahrnehmung des 17. Jahrhunderts vermittelt die Physiko-Theologie eine generell optimistische. Auch das Gebirge wird als ein integraler Teil der Schöpfung betrachtet und akzeptiert und nicht länger als negative Abweichung abgelehnt (Dirlinger, 2001). Doch wie kommt es dazu? Wie sind die Übel der Welt – die wilde Natur, die schroffen, eisbedeckten, schreckenerregenden Berge – mit der Idee eines barmherzigen und allmächtigen Gottes zu vereinbaren?

Der Gottesbeweis der Physiko-Theologie

Gottfried Wilhelm Leibniz' (1646-1716) physiko-theologischer Gottesbeweis besagt, dass, wenn alle Uhren miteinander richtig gehen, ohne dass ein Kausalzusammenhang zwischen ihnen besteht, es eine außerhalb ihrer liegende Ursache geben muss, die sie sämtlich reguliert (Russell, 2001, S. 594; 597).[97] Bei der Erforschung der Welt mit Hilfe neuer naturwissenschaftlicher Methoden finden sich Dinge, die auch die Kirche nicht mehr ignorieren oder unterschlagen kann, und die nicht dadurch hinreichend erklärt werden können, dass man sie als das Produkt blinder Naturkräfte bezeichnet. „Es ist vielmehr weit vernünftiger, sie als Beweise für eine gütige Vorsehung anzusehen" (ebd., S. 598). Wesentlicher Mittelsmann zwischen Theologie und Naturwissenschaften ist Isaac Newton. Seine Naturphilosophie bietet die Möglichkeit, Gott als eingreifende Macht beizubehalten, denn nach Newtons Trägheitsgesetz von 1687 ändern alle Körper, die eine Masse besitzen, ihren Bewegungszustand nur durch äußere Einwirkungen. Und die Quelle dieser Kraft ist Gott. Er ist Ursprung aller Bewegung im Universum (Dirlinger, 1997, S. 162).

Die Erklärung dafür, wie sich die Übel der Welt mit dem Postulat eines barmherzigen und allmächtigen Gottes vertragen, ist in der zirkulären Argumentation des physiko-theologischen Gottesbeweises zu finden. Aus der Offenbarung Gottes im Buch der Natur kann der Leser nur das als „Lehre" herauslesen, was er zuvor hineininterpretiert hat. Daraus ergibt sich eine Wenn-dann-Beziehung: Wenn wir aus der Zielgerichtetheit der Naturdinge auf eine diese Zielgerichtetheit einrichtende Ursache schließen, dann ergibt der Schluss das, was die Prämisse besagt (Groh & Groh, 1989, S. 71). Mit Steinmayr (1998) gesprochen unternimmt die Physiko-Theologie den „auf einem entsprechenden Gottesbeweis beruhenden Versuch, Gott aus der zweckmäßigen und vollkommenen Einrichtung seiner Werke zu erweisen." Wird die Empirie in den Dienst dieses Zirkels gestellt, dann ergibt sich automatisch eine paradigmatische Wende im Aneignungsprozess äußerer Natur, weil sich göttliches Wirken in der Natur zeigt. So kann durch das genaue Beobachten der Natur die Existenz Gottes bewiesen und Gottes Wesen erforscht werden.

---

[97]   Leibniz zeigt darüber hinaus mit seinem kosmologischen Gottesbeweis, dass jedes Einzelding der Welt zufällig ist. Es ist logisch möglich, dass es nicht existiert, was auf das gesamte Universum zutrifft. Auch wenn anzunehmen ist, dass das Universum von jeher existiert, kann nichts in der Welt beweisen, warum es existiert. Alles in der Philosophie Leibniz' muss deshalb einen hinreichenden Grund haben, der außerhalb des Universums angesiedelt sein muss; „dieser zureichende Grund ist Gott" (Russell, 1997, S. 595). Die Leibniz-Philosophie vermittelt zwischen Gott und Natur: Die Welt besteht aus unendlich vielen, von Gott in *prästabilierter Harmonie* aufeinander abgestimmten *Monaden* (Einheiten). Gott ist *Zentralmonade* (Kinder & Hilgemann, 1986, S. 256).

Die Argumentationslinien der Physiko-Theologie

Da wilde Natur nun einen Sinn im Ganzen der göttlichen Schöpfung hat, ist sie in physiko-theologischer Sicht kein wirkliches Übel.[98] Dass die Schöpfung durchaus auch negative Auswirkungen auf den Menschen haben kann, ist eine Tatsache, die mit dem physiko-theologischen Postulat, jedes Element der Schöpfung sei an sich gut, kaum vereinbar zu sein scheint. Doch die Physiko-Theologie rechtfertigt dieses Dilemma mit dem Argument des begrenzten menschlichen Wissensstandes. Manche Wirkungen der Natur erscheinen nur deshalb negativ, weil die Menschheit es (noch) nicht besser weiß. Ziel muss es deshalb sein, Gottes Schöpfung mit Hilfe naturwissenschaftlicher Methoden zu analysieren und zu enträtseln. Dies gilt auch und vor allem für die bisher wenig erforschte wilde Natur.

Der Verweis auf *Nützlichkeit* als Beweis der aktiven Rolle Gottes ist zentrales Argument der Physiko-Theologie (Dirlinger, 1997, S. 175), und die Natur als Gottes Schöpfung zeigt in ihrer Omnipotenz die Ordnung des Schöpfers. William Derham führt in seinem äußerst populären Werk *Physico-Theology* (1742) – zwischen 1713 und 1754 erscheinen zwölf Auflagen, und es wird übersetzt in mehrere Sprachen (Pyle, 2000) – zwei Thesen an; erstens: Jedes lebendige Wesen ist um seiner selbst willen erschaffen worden und trägt einen gottgegebenen Bauplan für seine Vervollkommnung in sich. Zweitens: Alle Dinge dieser Welt stehen in einer allumfassenden Wechselwirkung, die Gott als himmlischer Architekt konstruierte. Das Wirken eines göttlichen Schöpfers und Ordners bestimmt das harmonische Ineinandergreifen der einzelnen Teile, aus denen die Welt besteht.[99] Im Unterschied zu Burnet sieht Derham (1742) keinen Zusammenhang zwischen der Entstehung der Berge und der Sintflut und damit mit der Sündhaftigkeit der Menschheit. Vielmehr betrachtet er die Berge als Teil der göttlichen Ordnung, als Resultat Gottes weiser Bedachtsamkeit (Dirlinger, 1997, S. 175), da sie vielseitige Aufgaben zum Nutzen der Menschheit erfüllten. Die Nützlichkeit wiederum ist der zentrale Ansatzpunkt für die physiko-theologische Rechtfertigung der Wildnis. Diese setzt dort an, wo der Schwerpunkt traditioneller Ablehnung von Wildnis liegt: an der feindseligen Unwirtlichkeit wilder Natur.

Ein weiterer Bestandteil physiko-theologischer Argumentation ist der Verweis auf die *Ästhetik* wilder Natur. Zwar ist er dem Nützlichkeitsverweis untergeordnet und wird „als Appendix am Schluß der Auflistung aller natürlichen Vorzüge" (ebd., S. 176) angeführt, doch er bereitet wesentlich den „Boden für den Kult der Wildnis im ausgehenden 18. Jahrhundert (ebd., S. 177). Die ambivalente Haltung Thomas Burnets hatte den Wandel in der Haltung zur wilden Natur angebahnt. Obwohl Burnet wegen der herrschenden christlichen Naturauffassung Gebirge und Meere der Erde verdammen muss, war er auf seiner

---

[98] Diese Annahme dient zugleich als Waffe gegen die Argumentation der Atheisten und der Vertreter des Atomismus, die davon ausgehen, dass die Übel der Welt Beweise dafür sind, dass das Weltall aus Zufall und nicht nach Plan entstanden ist (Groh & Groh, 1989, S. 72). Am deutlichsten wird die jetzt positive Sichtweise wilder Natur an der schwindenden Beliebtheit französischer Gärten in England an der Wende vom 17. zum 18. Jahrhundert, die als Symbole der autokratischen Herrschaft Ludwig XIV gelten und denen nun das physiko-theologisch inspirierte Ideal des englischen Landschaftsgartens, welches das Natürliche dem Gekünstelt-Symmetrischen vorzieht, entgegengesetzt wird. Gerade Linien werden durch Krümmungen ersetzt, der Beschnitt von Bäumen und Sträuchern ist verpönt. Im Gegensatz zu den formalen Gärten werden die Besonderheiten der ländlichen Gegend bevorzugt, der Blick auf hügelige Wiesen und Felder, sich schlängelnde Bäche und ferne Wälder.

[99] Den philosophischen Hintergrund liefert Gottfried Wilhelm Leibniz mit seiner These von der *praestabilierten Harmonie*; vgl. dazu Anm. 99.

81

Schweizreise im Jahre 1671 vom mächtigen, majestätischen Anblick der Alpen verzaubert. Deshalb bezeichnet Burnet (1684, p. 95, zit. n. Landow, o. J.) Gebirgslandschaften auf der einen Seite als „Picture of a great Ruin", andererseits schreibt er jedoch: „The greatest Objects of Nature are ... the most pleasing to behold; and next to the Great Concave of the Heavens, ... there is nothing that I look upon with more Pleasure than ... the Mountains of the Earth" (ebd.). In Anbetracht der gewaltigen Größe verbindet Burnet sein Ehrfurchtempfinden mit Gott. Aber er versteht seine Emotionen nicht, da er sich bewusst ist, dass seine Reaktion sich nicht auf die „Schönheit" des Gesehenen beziehen kann. Stets differenziert er scharf zwischen der Reaktion auf Schönes und seinen neuen Emotionen beim Anblick mächtiger, asymmetrischer Berge. Dies sind nicht „schön"; jedoch empfindet Burnet bei keiner anderen Betrachtung eine solche Ehrfurcht, und sein Verstand kommt bei keinem anderen Anblick auf den Gedanken an Gott und Unendlichkeit wie beim Anblick von Bergen (Landow, o. J.). Diese Emotionen, die Burnet beschreibt und nicht versteht, weisen dem modernen Landschaftsempfinden den Weg. Seine Zuneigung zum groß Dimensionierten, Asymmetrischen verweist auf die Ästhetik des Erhabenen, die nicht einmal ein Jahrhundert nach Burnet in Mode kommen wird.

Burnets Widersprüchlichkeit dient seinen Kritikern als Ansatzpunkt. Sie werfen ihm Inkonsequenz vor und definieren im nächsten Schritt die Wildnis endgültig als einen ästhetischen Teil der Schöpfung. Die Unregelmäßigkeit wilder Natur ist fortan nichts Abstoßendes mehr, sondern es bietet Abwechslung. *Variety* ist der zentrale Begriff, der mit dem Nützlichen eine Verbindung eingeht: „Schön ist, was Abwechslung bietet und den Menschen nützt" (Dirlinger, 1997, S. 178). Auch der englische Schriftsteller und Politiker Joseph Addison (1672-1719) zeigt sich angetan von der Ungeordnetheit und Regellosigkeit unberührter Alpennatur, in der er eine besondere Schönheit erkennt. Von seinem Fenster des Kartäuserklosters in Ripaille am Genfersee blickt er auf die Savoyer Alpen, die er zwar als "most irregular mis-shapen Scenes" (Addison, 1753, S. 261) bezeichnet, die ihn aber "with an agreeable kind of Horror" (ebd., S. 261) erfüllen.

Aus den physiko-theologischen Argumentationslinien der Nützlichkeit der wilden Natur sowie deren ästhetische Bewertung gehen zahlreiche physiko-theologische Darstellungen des Gebirges und Abhandlungen zu dessen Rechtfertigung hervor. Sie werden von der gebildeten Öffentlichkeit mit Begeisterung gelesen.[100] Über den Wert der Natur für die Menschen entflammt eine Diskussion, in die alle großen Theologen, Philosophen, Wissenschaftler, Astronomen, Künstler und Dichter dieser Zeit eingebunden sind. Sie alle tragen zur Schließung der Lücke zwischen Naturwissenschaft und Theologie bei. Gelehrte begeben sich mit Mikroskop und Teleskop, Botanisiertrommel und Seziermesser, Thermo- und Barometer aus ihrer Studierstube hinaus in die Welt, um im Buch der Natur zu lesen. Ihr Ziel ist es, den Schöpfungsplan nachzuzeichnen, um damit den wissenschaftlichen Beweis für dessen Weisheit und Zweckmäßigkeit zu erbringen (Groh & Groh, 1989, S. 70).

Im folgenden wird gezeigt, in welcher Weise physiko-theologisch inspirierte Forscher und Dichter die Alpen unter die Lupe nehmen. In einem nächsten Schritt werden die Topoi der Nützlichkeit und der Ästhetik der Alpennatur an ausgewählten Beispielen vorgestellt.

---

[100] Viele Leser – vor allem Kleriker, aber auch Frauen aus der Mittelschicht – beginnen jetzt selbst naturwissenschaftliche Studien durchzuführen, sammeln Pflanzen, Mineralien oder Muscheln und korrespondieren mit den Koryphäen der Naturwissenschaft (Dirlinger, 1997, S. 159).

3.2.1.2.2   Die Alpen in der Perspektive physiko-theologischer Forscher und Dichter

3.2.1.2.2.1 Die Alpen unter dem physiko-theologischen Forscherblick: „Es gibt sich Gott auch im kleinsten Stäublein zu erkennen"[101]

Schweizer Humanisten wie Tschudi, Simler und Gesner brachen in der Renaissance den Bann, der den Zugang zu den Bergen über lange Zeit verschlossen hatte. Nun sind es abermals die geistigen Eliten von Zürich und Bern, die die endgültige Entmythisierung der Alpen einleiten. Sie lüften zur Zeit der Aufklärung den über den Alpen und deren Erscheinungen liegenden Schleier (Lehner, 1924, S. 65), indem sie die Natur selbst, ihre Berge und Täler in Augenschein nehmen. Mit physiko-theologischem Forscherblick betrachten sie das Gebirge rational und stellen es in den Mittelpunkt ihrer wissenschaftlichen Erforschung der göttlichen Schöpfung. Physiker, Geologen, Glaziologen und Geographen, nicht selten gekleidet in einen „geistlichen Rock" (Ziak, 1956, S. 59), begeben sich in bisher unerforschte Höhen. Trotz der ausschließlich wissenschaftlichen Ziele, die ihren Arbeiten zugrunde liegen, ist ihr Wirken wegen des Bestrebens, „die Erkenntnis der Alpen in ihrer Tatsächlichkeit zu fördern" (Lehner, 1924, S. 65), auf lange Sicht auch in alpintouristischer Hinsicht von Bedeutung.

Bahnbrechend wirkt der „unermüdliche Berggänger"[102] (HLS, 2002c) Johann Jakob Scheuchzer (1672-1733), neben Conrad Gesner und Albrecht von Haller (1708-1777) der bedeutendste Universalgelehrte der Schweiz (Dt. Museum, o. J.). Als sich ganz Frankreich dem Pomp des Sonnenkönigs hingibt, herrscht in der Schweiz „eine engherzige und kleinliche Strenggläubigkeit" (Lehner, 1924, S. 65),[103] und hier wie dort wendet man sich von der Natur ab, geistig wie körperlich (ebd., S. 66). Da packt Scheuchzer den Versuch an, den Naturwissenschaften mehr Ansehen und Geltung zu verschaffen, und zwar auf dem Umweg über die Bibel in religiös geprägten Kreisen. Sein Ziel ist es, das „Buch der Natur" zu einem der Bibel ebenbürtigen Mittel der Gotteserkenntnis zu machen. Scheuchzer verfasst zwischen 1700 und 1723 zahlreiche Schriften über seine Reisen durch Schweizer Alpenwelt nach dem Vorbild Gesners – seine zahllosen Gebirgsreisen zwischen 1694 und 1714 sind wie die von Gesner Vorstöße in unbekannte Alpenregionen, aber keine Hochtouren, sondern seine Wanderungen bleiben auf Straßenzüge, Saumpfade und Alpenpässe beschränkt (Steinitzer, 1924, S. 11) –, die er 1723 unter dem Sammeltitel *Itinera per Helvetiae alpinas regiones*[104] veröffentlicht (Dt. Museum, o. J.; Lehner, 1924, S. 66). Scheuchzer unternimmt lange Bergwanderungen zu Zwecken des geographischen, meteorologischen, barometrischen, Pflanzen-, Mineralien- und Fossilien-Studiums, und in seinem monumentalen Werk *Physica sacra* (1731-35)[105] erläutert er mit Hilfe des so gewonnenen Wissens ausführlich alle in der Bibel angesprochenen naturkundlichen Rea-

---

[101] Johann Jakob Scheuchzer (o. J., zit. n. Oppenheim, 1974, S. 78).

[102] *Ouresiphoítés*, Berggänger: So lautet der Titel seiner Sammlung von Reiseberichten über die Schweizer Alpen (HLS, 2002a).

[103] Seit der Zeit der Reformatoren Zwingli und später Bullinger nimmt die Kirche eine dominierende Stellung im Schweizer Staatswesen ein (dtv-Atlas zur Weltgeschichte, 1964, S. 231).

[104] Lat. *Reisen durch die Schweizer Alpenregionen*.

[105] Die *Physica sacra* ist ein Koloss von 4 Foliobänden, umfasst 2098 Seiten und enthält 750 Kupfern. Der vollständige Titel lautet: *Kupfer-Bibel, In welcher Die Physica Sacra Oder Geheiligte Natur-Wissenschafft Derer In Heil. Schrifft vorkommenden Natürlichen Sachen, Deutlich erklärt und bewährt von Joh. Jacob Scheuchzer ... ; in künstlichen Kupfer-Tafeln ausgegeben und verlegt bei Andreas Pfeffel.* Abth. 1-4. Augspurg und Ulm: gedruckt bey Christian Ulrich Wagner, 1731-1735 (ETH-bibliophil, o. J.).

lien. Und er empfindet, wie einst sein Vorbild Gesner, Freude an den Bergen, an welcher er den Leser teilhaben lässt:

> Ich habe in diesen wilden und einsamen Gegenden mehr Vergnügen gefunden als zu den Füßen des großen Aristoteles, Epikur und Cartesius. ‚Etiam hic die sunt' (hier sind noch die Götter), sagt ein alter Weiser, und er hat recht, denn auf den Bergen begreift man die unendliche Macht, die vollkommene Güte und die Weisheit Gottes (Scheuchzer, 1731-35, zit. n. Ziak, 1956, S. 59-60).

Scheuchzers wissenschaftliche Ausführungen sind noch mit mittelalterlichem Aberglauben vermischt (Lehner, 1924, S. 66);[106] wie Burnet ist er der Ansicht, dass das Gebirge ein Beweis für die biblische Sintflut darstellt, und er gilt deshalb als „Figur des Übergangs" (Michel, 1999, S. 16).[107] „Die eigentliche Zeit, in welcher unsere jetzigen schweizerischen und alle andern Gebirge entstanden, ist die Sündflut" (Scheuchzer, 1731-35, zit. n. Oppenheim, 1974, S. 74). Um diese als faktisches Ereignis zu belegen, benutzt er in *Physica sacra* zahlreiche Abbildungen fossiler Tier- und Pflanzenreste (ETH-bibliophil, o. J.). Mit seinem Engagement verschafft er zwar der „Bergtouristik ... nicht die geringste Förderung" (Lehner, 1924, S. 67), aber er legt mit seiner alpinwissenschaftlichen Forschertätigkeit den Grundstock für die Physiko-Theologie in der Dichtung (Dt. Museum, o. J.; Rohmer & Witting, 2002).

3.2.1.2.2.2 Nützlichkeit: „Rechtfertigung der Berge aus der Darlegung ihres Nutzens"[108]

Schon Mitte des 16. Jahrhunderts rühmte Conrad Gesner den Reichtum der Berge an Wasser, Wäldern, gesunden Weiden und Heilkräutern. Eine der ersten allgemeinen Abhandlungen über Berge in physiko-theologischer Perspektive veröffentlicht der Waadtländer Pastor Elie Bertrand (1713-1797). In *Essai sur les usages des montagnes* (1754) entdeckt er hinter der scheinbar chaotischen Topographie eine göttliche Ordnung zum Nutzen de Menschheit (HLS, 2002a) und widerspricht Burnet, indem er sich gegen die Gefährlichkeit und die Nachteile der schweizerischen „Eisgebirge" ausspricht (Groh & Groh, 1987, S. 72).

Dass Gott die Alpen erschuf, hat nach Albrecht von Hallers (1707-1777) Lehrgedicht *Die Alpen* (1729)[109] einen triftigen Grund: Als Teil der göttlichen Ordnung erfüllen die Berge vielseitige Aufgaben, die den dort lebenden Menschen wie den Tieren *praktischen Nutzen*

---

[106] So glaubt Scheuchzer u. a., Berge seien von Drachen bewohnt, gibt eine genaue Einteilung von Bergungeheuern in geflügelte, flügellose, fußlose und vielfüßige Drachen und stellt sie in Abbildungen dar (Oppenheim, 1974, S. 78-79).

[107] Er „lässt ein modernes, auf Descartes fussendes mechanistisches Weltbild und die Offenbarungswahrheit der Bibel nebeneinander gelten. Die Naturgesetze sind Anlass, ‚die preisswürdige Weissheit und Güte' Gottes zu bemerken; ebenso deren auf seiner Allmacht beruhende Durchbrechung. Die Naturwissenschaft dient dazu, abzuklären, wann welches Wunder am Werk ist" (Michel, 1999, S. 16).

[108] G. S. Gruner (1775, zit. n. Seitz, 1987, S. 94).

[109] Albrecht von Haller unternimmt als Student der Universität Basel eine botanische Studienreise in die Alpen. Er befreundet sich mit dem Züricher Johannes Gessner, einem Schüler J. J. Scheuchzers, mit dem er im Sommer 1728 eine botanische Exkursion ins innerschweizerische Hochgebirge unternimmt. Aus dieser Reise geht das Alexandrinergedicht *Die Alpen* (1729) hervor (Universität Bern, 2002). Noch zu Lebzeiten Hallers wird es elf Mal aufgelegt und erscheint in deutscher, französischer, englischer, italienischer und lateinischer Sprache. *Die Alpen* gilt als „Schlüsseltext der literarischen Entdeckung der Alpen" (Profus, 2001) oder auch als „Gründungstext des helvetischen Freiheitsmythos" (Schama, 1996, S. 514), denn vor dem Hintergrund der zunehmend imperialen dynastischen Staaten findet die hartnäckige Bescheidenheit der republikanischen Kantone bei den nach Freiheit Strebenden großen Anklang.

bringen: „Allein der Himmel hat dies Land noch mehr geliebet, wo nichts, was nöthig, fehlt, und nur was nutzet, blüht" (von Haller, 1795, Verse 317-317). Heilende Kräuter wachsen in der Bergnatur, wie Haller mit seiner berühmten Enzianstrophe betont: „Dort ragt das hohe Haupt am edlen Enziane weit übern niedern Chor der Pöbelkräuter hin" (ebd., Verse 381-382). Doch nicht nur „der Kräuter Wunderkraft" (ebd., Vers 303) ist heilsam, auch des Wasserfalles „heilsam Eisensalz vergüldet ... [dessen] Lauf" (ebd., Vers 416). Als „Europens Wasserschatz" (ebd., Vers 431) sind die Alpen Wasserspender und -speicher Europas. Die in den Bergen lebenden Menschen „sättigt die Natur mit ungesuchten Gütern" (ebd., Vers 473). Den Tieren dienen die Alpen als Weidelandschaft: „Nicht fern vom Eise streckt, voll Futterreicher Weide, ein fruchtbares Gebürg den breiten Rücken her" (ebd., Verse 345-348). Größere Bedeutung als dem praktischen Nutzen allerdings spricht der Schweizer Arzt, Botaniker und Dichter dem *moralischen Nutzen* der Gebirgslandschaft zu: Die Natur „warf die Alpen auf, dich von der Welt zu zäunen, weil sich die Menschen selbst die größten Plagen sind" (ebd., Vers 6). Zwar fest im Gedankengut der Aufklärung verankert, zeigt das Gedicht bereits Anklänge an eine Kulturkritik, die es als eine dichterische Vorwegnahme der sich gegen die Aufklärung richtenden Position Jean Jacques Rousseaus erscheinen lassen (Hoffmann & Rösch, 1984, S. 95). Albrecht von Haller würdigt die Bergwelt der Alpen und deren Nutzen „mit kultur- und zivilisationskritischem Tenor" (Faessler, 1991, S. 244). Das Gedicht ist geprägt von der „ideologischen Opposition ‚Natur' gegen ‚Zivilisation'" (Zelle, 1987, S. 252).

> Verblendte Sterbliche! die, bis zum nahen Grabe Geiz, Ehr' und Wollust stets an eitlen Hamen hält. Die ihr der kurzen Zeit genau gezählte Gabe mit immer neuer Sorg' und leerer Müh' vergällt .... O glaubt's! kein Stern macht froh, kein Schmuck von Perlen reich! Seht ein verachtet Volk zur Müh' und Armuth lachen, die mäßige Natur allein kann glücklich machen (von Haller, 1795, Verse 441-450).

Das beschauliche Landleben arbeitsamer und unverdorbener Alpenbewohner, ihre lauteren Sitten und ihre ehrenwerte Einfalt kennzeichnen die in einer idealisierten Naturwelt lebende ursprüngliche Menschheit, die der Dekadenz der Fürstenhöfe und der sittenlosen städtischen Zivilisation entgegensteht.

Barthold Hinrich Brockes (1680-1747), physiko-theologisch inspirierter Naturdichter der Frühaufklärung (Groh & Groh, 1989, S. 73), versucht in seinem neunbändigen Gedichtwerk *Irdischen Vergnügens in Gott, bestehend in Physicalisch- und Moralischen Gedichten* (1721-48/1999a) stetig den Beweis zu erbringen, dass die irdische die beste und nutzbringendste aller möglichen Welten ist. Auch bei Brockes offenbart sich Gott in den Erscheinungen wilder Natur: „Daß der Schoepfer aller Sachen durch die wirkende Natur nichts vergeblich wollen machen, zeiget jede Creatur; kann daher vom Grund der Erden festiglich bewiesen werden, daß sie, wie die Oberwelt tausend Wunder in sich haelt" (Brockes, 1721-48/1999b, S. 140). Brockes thematisiert außer dem Nutzenargument etwas, das bei Albrecht von Hallers *Die Alpen* (1729) nicht zur Sprache kommt: Die *ästhetische* Herausforderung des Betrachters durch wilde Natur.

3.2.1.2.2.3 Der ästhetische Gottesbeweis oder: Wilde Alpennatur als schöner Ort

Noch 1671 hatten die Unregelmäßigkeiten schroffer Felszacken oder vielmehr deren Mangel an Symmetrie Thomas Burnets Sinn für Proportion und Regelmaß beleidigt. Nicht einmal ein Jahrhundert später bahnt sich die Wende an und die Wildheit der Alpennatur wird als schön beschrieben, als angenehm, als erhaben.

An Brockes Gedicht *Die Berge* (1724/1999c) ist, so Zelle (1987, S. 239), „der Prozeß ab-zulesen, wie die wissenschaftlich-physikotheologische Literatur der dichterischen Bear-beitung des erhabenen Hochgebirgssujets den Weg bereitet." Der Aufbau des Gedichts folgt dem Schema der physiko-theologischen Wendung (ebd., S. 240). Die ersten 13 Stro-phen beschreiben die Schrecken der Bergwelt: „Wenn man jemand, dessen Augen nie-mals ein Gebürg gesehn, sollt im Schlaf zu bringen taugen auf der Alpen rauhe Höh'n, und ihn dort erwachen lassen; würd' er nicht vor Furcht erblassen? Glaubend, daß er nun nicht mehr lebens und auf Erden wär" (Brockes, 1724/1999c, Verse 50-57). Ab Strophe 14 relativiert Brockes die Ungestalt und den Schrecken der Bergwelt und wechselt den Standpunkt. Jetzt stellt er die Schönheit der Bergwelt heraus und begründet diese: „Ob nun gleich der Berge Spitzen oed und grausam anzusehn; sind sie doch, indem sie nützen, und in ihrer Größe, schön. Wer wird jeden Vortheil nennen, zählen und beschreiben kön-nen, den, zur Lust und Nutz der Welt, der Gebürge Raum enthält!" (ebd., Verse 84-89). Zwar beschreibt Brockes eine Bergwelt, die er selbst be- und durchreist hat – er unter-nimmt 1702 bis 1704 Bildungsreisen unter anderem nach Italien und in die Schweiz (ebd., 1999a, S. 239) –, aber trotzdem ist die Vorlage zu *Die Berge* nicht im Buch der Natur zu finden, sondern in physiko-theologischen Abhandlungen wie der *Physica sacra* Scheuch-zer (1731-35). *Die Berge* ist nicht Ausdruck persönlicher Anschauung, sondern erscheint „als Resultat des frühaufklärerisch motivierten Versuchs, das naturwissenschaftlich-phy-sikotheologische Schrifttum zum Lobe des Herrn und im Kampf gegen atheistische Ten-denzen in dichterische Form umzusetzen und dadurch zu popularisieren" (Zelle, 1987, S. 246).[110] Bei Albrecht von Hallers *Die Alpen* (1795) ist es vor allem die zivilisationskriti-sche Idee, welche die Wildheit der Alpenlandschaft angenehm erscheinen lässt.[111] Bei Haller wie bei Brockes, resümiert Zelle (1987, S. 255), wird das beunruhigende Schre-ckensbild, das die Berge bieten, auf eine Ganzheit bezogen, die ihm Nutzen und Sinn zu-spricht, und damit relativiert. Durch diese physiko-theologische Wendung verliert der Schrecken seinen Schrecken und wird angenehm.

Auch der Dichter Salomon Gessner (1730-1788) zeigt sich von der „harmonischen Un-ordnung" wilder Natur entzückt und zieht diese einer nach dem Vorbild des französischen Gartens kultivierten Landschaft vor. In der empfindsamen Idylle *Der Wunsch* (1756) schreibt er:

> Denn, was entzüket mehr als die schöne Natur, wenn sie in harmonischer Unordnung ihre un-endlich manigfaltigen Schönheiten verwindet? Zukühner Mensch! was unterwindest du dich die Natur durch weither nachahmende Künste zu schmüken? .... mir gefällt die ländliche Wiese und der verwilderte Hain, ihre Manigfaltigkeit und Verwirrung hat die Natur nach ge-

---

[110] Zelle (1987, S. 244) beweist dies anhand einer Übersetzung von Burnets *Theoria sacra telluris* von 1698 (S. 71-84), die in der Tat Übereinstimmungen mit den oben zitierten Versen 50-57 des Brockes-Gedichts (Brockes, 1724/1999c) aufweist: „Wir wollen setzen es sey jemanden welcher auff der Ebene erbohren und erzogen ist von Wein und Schlaff befallen einmals dahin gebracht und mitten in solchem Gebürge und alten Erd=Fällen der Alpen gelassen worden. Wann nun derselbe erwachte und nichts anderes vor sich hätte als diese neue und schröckliche Natur=Gestalt diese grosse Felsen Steine und gähe Schrofen Unrath und Ungeheur; Derselbe sollte meynen er wäre ausser den Grentzen deß bewohnbaren Erd=Kreises verworffen; oder in einen solchen Welt=Winckel verstossen da die Natur nach Vollendung deß übrigen Werckes alle untaugliche Materi zusammen gehäuffet hätte."

[111] Jedoch bleiben von Hallers Schilderungen des „schönen Schrecken" im Vergleich zu jenen von Bro-ckes recht blass. Von Haller spricht lediglich von einem „sanften Schwindel", der den Betrachter dort, „wo Gotthards Haupt die Wolken übersteiget", beim Anblick der „erhabnern Welt" ereilt (von Haller, 1795, Verse 311-314; 325-330).

heimern Regeln der Harmonie und der Schönheit geordnet, die unsere Seele voll sanften Entzükens empfindt.

Der physiko-theologische Diskurs des Ästhetischen und des Nützlichen der Alpenlandschaft zieht praktische Konsequenzen nach sich: Die Berge, Teil der göttlichen Ordnung, will man jetzt mit eigenen Augen anschauen und angesichts der Schönheit, Zweckmäßigkeit und Nützlichkeit der alpinen Natur in das Lob des Schöpfers einstimmen. Der Besuch wilder Alpennatur ist also von nun an nicht mehr ver-, sondern erwünscht. Im Zuge allgemeiner Wandlungsprozesse erfährt auch das Reisen, das vor der „wissenschaftlichen Revolution" mit Blick auf das biblische Gleichnis vom verlorenen Sohn (Luk. 15, 11-32) abgelehnt worden war, eine Neuinterpretation.

3.2.1.3   Zur Neuinterpretation des Reisens: Das Gleichnis vom verlorenen Sohn

Im Zuge der „wissenschaftlichen Revolution" wird das Gleichnis vom verlorenen Sohn (Luk. 15, 11-32) uminterpretiert. Die biblische Auslegung des Gleichnisses definierte das Reisen als ein „Zeichen moralischer Verderbnis" (Laermann, 1976, S. 57). Zu Beginn des 18. Jahrhunderts deutet der Aufklärungsphilosoph François-Marie Voltaire (1694-1778) das Gleichnis im Drama *L'enfant prodigue* (1738) neu. Er greift jede Art absoluter Autorität an, vor allem aber die katholische Kirche. In der Religion sieht Voltaire die Wurzel aller Intoleranz, der Unfreiheit, der Verfolgung und der Ungerechtigkeit (Biermeier, o. J.), und er verfasst deshalb eine weltzugewandte Neuinterpretation des Gleichnisses (Ohnesorg, 1996, S. 86). Voltaire begründet den moralischen Verfall und den ökonomischen Ruin seines verlorenen Sohnes, der zwar auch reumütig aus der Fremde zurückkehrt, nicht mehr religiös, also nach dem traditionell-christlichen Interpretationsmuster, sondern moralisch; jetzt ist es der schlechte Einfluss falscher Freunde, der ihn zum Scheitern brachte (Laermann, 1976, S. 58). Voltaires verlorener Sohn erkennt dies und entschließt sich daraufhin heimzukehren. Das Reisen selbst ist bei Voltaire aber noch kein Thema. Erst der englische Schriftsteller Laurence Sterne (1713-1768) deutet die Parabel, die jahrhundertelang das Reisen verteufelt hatte, als Legitimationsgrundlage des Aufbruchs in die Fremde. Das Gleichnis ist jetzt eine Anleitung *für* das Reisen, was, so Ohnesorg (1996, S. 86), den Wandel des Weltbilds „aufs Deutlichste" unterstreicht. In seiner Predigt *Gleichnis vom verlorenen Sohn* (1760/1950) plädiert Sterne für die Freude an der Abwechslung und für die Neugierde auf die Entdeckung von Neuem:

> The love of variety, or curiosity of seeing new things, which is the same, or at least as sister passion to it, – seems wove into the frame of every son and daughter of Adam; we usually speak of it as one of nature's levities, tho' planted within us for the solid purposes of carrying forwards the mind to fresh enquiry and knowledge: strip us of it, the mind (I fear) would doze for ever over the present page; and we should all of us rest at ease with such objects as presented themselves in the parish or province where we first drew our breath (ebd., S. 380).

Die Rechtfertigung Sternes zeigt das Bedürfnis, das neue Weltbild – und in diesem Zusammenhang auch die Welterfahrung durch Reisen – religiös zu untermauern, selbst wenn dies über eine Neuinterpretation einer jahrhundertealten biblischen Geschichte geschehen muss. „Die Parabel vom verlorenen Sohn ist ... überflüssig geworden. .... Ihre neue, die Tradition ins Gegenteil verkehrende Nutzanwendung, die das zuvor als gefährlich denunzierte Reisen als Voraussetzung jeder Welt- und Menschenkenntnis empfiehlt, kann fortan ohne sie bestehen" (Laermann, 1976, S. 60).

In der zweiten Hälfte des 18. Jahrhunderts bricht eine neue Epoche des Reisens an, ungefähr zeitgleich mit der Heraufkunft der ersten Moderne, dem Modell der westlichen Industriegesellschaften.

3.2.2   Die erste Moderne: Entwicklungsprozesse und Anschlussofferten von Politik- und Gesundheitssystem

„Was jetzt Fortschritt oder Aufklärung heißt", schreibt Luhmann (1997, S. 733-734) mit Blick auf das 18. Jahrhundert, „löst die alten Ordnungen auf. Die Französische Revolution hat dieses Faktum nicht mehr zu bewirken, sie hat es nur noch zu registrieren und in der Selbstbeschreibung der Gesellschaft zur Anerkennung zu bringen." Die auf der Produktion von Reichtum basierende Industriemoderne und der Nationalstaat bilden sich an der Schwelle von der mittelalterlich-frühneuzeitlichen zur modernen Gesellschaft heraus, als Politik und Wirtschaft, Geld und Macht auseinanderdriften.

Die Zukunftsorientierung der funktional differenzierten Gesellschaftsform ist die Voraussetzung dafür, dass Aufklärung und Industrialisierungsprozess das Zeitalter der ersten Moderne einleiten können (Abschnitt 3.2.2.1). Gesellschaftliche Umwälzungen in Aufklärung und Romantik als eine Art „Gegenaufklärung" werden als Anschlussofferten des politischen Systems für das System des Sporttourismus in Abschnitt 3.2.2.2 vorgestellt. Neue medizinische Erkenntnisse sind, wie Abschnitt 3.2.2.3 zeigt, die Ursache für den Aufschwung des alpinen Gesundheitstourismus. In Abschnitt 3.2.2.4 werden die Entwicklungsprozesse und Anschlussofferten in Politik- und Gesundheitssystem nochmals zusammengefasst.

3.2.2.1   Ausdifferenzierung funktionaler Teilsysteme

Das 18. Jahrhundert weist nach Luhmann und Schorr (1979) eine ganze Reihe von Prozessen auf, die die Ausdifferenzierung von sozialen Teilsystemen forcieren. Reformation und europäische Religionskriege führen dazu, dass sich religiöse von politischen Handlungsmustern entfernen und Politik zur Herausbildung einer eigenständigen Operationssphäre gleichsam gezwungen wird. Dies gilt bald auch für andere Bereiche der Gesellschaft: Erziehung und Pädagogik lösen sich vom Modell stratifikatorischer Ordnung und bilden eine eigene Semantik. Ein eigener wissenschaftlicher Code differenziert sich aus, und ökonomische Beziehungen werden vollständig monetarisiert. Parallel dazu bildet sich die familiäre Privatsphäre heraus (Luhmann, 1997, S. 730-731; Aries & Duby, 1989; 1990; 1991; 1992).

Immer stärker gerät die Gesamtgesellschaft in den Inklusionssog ihrer Funktionssysteme (Luhmann, 1997, S. 738). Der Fortschrittsgedanke ist in die funktionale Differenzierung gleichsam eingebaut: Die verschiedenen Teilsysteme sind hoch sensibel für bestimmte Sachfragen und zeigen Indifferenz für alles Übrige, was die wesentliche Voraussetzung für die Leistungspotenzierung der Systeme darstellt. Die Teilsysteme operieren nach der Maßgabe ihrer eigenen Rationalitätskriterien und haben keine Stoppregeln, das heißt, sie halten eine immer weiter gehende Perfektionierung ihrer teilsystemischen Leistungen für wünschenswert. Dadurch ist „die Zukunft ... offen für die Aufnahme von Fortschritt" (Luhmann & Schorr, 1979, S. 60), und Vorhandenes ist „als steigerungsfähig oder auch eliminierbar zu denken" (ebd.). Funktional differenzierte Sozialsysteme neigen, so Luhmann (1983, S. 33), zur „Selbsthypostasierung". Es werden Ansprüche nur deshalb erzeugt, damit sie erfüllt werden können. Die Folge ist eine „Anspruchsinflation" (ebd.) in der Umwelt des betreffenden Systems.

Die Zukunftsorientierung der funktional differenzierten Gesellschaft spiegelt sich in den beiden Revolutionen, in der industriellen wie in der politischen, im Weltbild der Aufklärung und später auch im Prozess der Industrialisierung wider. „Es ist heute zur Gewohnheit geworden, die Einheit der industriellen und politischen Revolution zu betonen", konstatieren Bergeron, Fuet und Koselleck (1975, S. 230) und geben zu bedenken, dass das Zusammenwirken oder ein Parallelismus beider Revolutionen stark überschätzt wird. Zwar ist die Wechselwirkung beider Bewegungen unverkennbar, doch sie vollziehen sich mit Phasenverschiebungen und können deshalb nur auf einem „vergleichsweise hohen Grade der Abstraktion" (ebd.) gemeinsam dargestellt werden. Die Industrielle Revolution beginnt in England bereits Mitte des 18. Jahrhunderts, in Deutschland aber erst im 19. Jahrhundert, wo der Industrialisierungsprozess allerdings wesentlich schneller voranschreitet (Tames, 1995, S. 6).[112]

3.2.2.2   Entwicklungsprozesse und Anschlussofferten des Politiksystems

3.2.2.2.1   Aufklärung und Romantik als Protestbewegung gegen die Aufklärung

Die Aufklärung zeigt sich in Deutschland zwar auf eine andere Weise als in Frankreich; hier wird sie vor allem auf religiös-kulturellem Gebiet vorangetrieben, dort dagegen ist sie primär eine politische Auseinandersetzung. Trotzdem nehmen die Ideen der Französischen Revolution mehr oder weniger bedeutenden Einfluss auf die politische Situation in Deutschland, und zwar über den „Umweg der Einmischung" durch Literaten wie F. v. Schiller (1759-1805) oder durch anti-aufklärerisch denkende deutsche Staatstheoretiker wie G. W. F. Hegel (1770-1831) und F. J. Stahl (1802-1861). Die deutsche Romantik als primär literarisch-philosophische Bewegung der zweiten Hälfte des 18. Jahrhunderts ist damit keine politische Bewegung im engen Sinne, aber sie ist Ausdruck einer sozialen Bewegung, einer gesellschaftlichen Transformation. Sie ist eine Protestreaktion[113] auf bestimmte Missverhältnisse im politischen System im allgemeinen und richtet sich im besonderen gegen die Mittel, nicht aber gegen die Ziele der Aufklärung (van der Loo & van Reijen, 1992, S. 76). Im katholischen Österreich gelingt es der deutschen Romantik weder literarisch, noch kulturell oder gesellschaftspolitisch, sich nachhaltig zu etablieren, obwohl Österreich zugleich eine Projektionsfläche der Romantik ist (Müller-Funk, Saurer & Schmidt-Dengler, o. J.).

Die Aufklärung forciert die Beherrschung, Machbarkeit und Eindeutigkeit von Natur, bringt neue Vorstellungen von Raum und Zeit im Stile der mechanistischen Weltauffassung fernab von natürlichen Bindungen hervor und lässt die Distanz des Menschen zur Natur stetig wachsen. Als „Anti-Aufklärung" (Bergeron, Furet & Koselleck, 1975, S. 109) bezieht die Romantik Position gegen Rationalismus und Universalismus. Mit den Prämissen der Empfindsamkeit, mit der Sehnsucht nach harmonischer Einheit nehmen die

---

[112]   Im folgenden wird auf das Herausarbeiten von Wechselwirkungen beider Revolutionen weitgehend verzichtet, da sie für das Ziel der Arbeit weniger relevant sind als jene Auswirkungen, die die politische Revolution einerseits und die industrielle andererseits in bezug auf das Erkenntnisinteresse gehabt haben. So werden beide Bewegungen zeitlich voneinander getrennt dargestellt und analysiert.

[113]   „Proteste sind Kommunikationen, die an *andere* adressiert sind und *deren* Verantwortung anmahnen" (Luhmann, 1991, S. 135). Damit werden Situationen abgelehnt, „in denen man das Opfer des riskanten Verhaltens anderer werden könnte" (ebd., S. 146). Protestbewegungen schließen sich zwar autopoietisch gegen ihre Umwelt und von externen Ursachen ab (ebd., 1996c, S. 182-183), weisen aber keine binäre Codierung im eigentlichen Sinne auf, da der Negativwert sich nicht dazu eignet, den Positivwert zu reflektieren (ebd., S. 176).

Romantiker eine Gegenposition zur Ideologie von Aufklärung und Französischer Revolution ein (ebd.). Zwar sind die Weltsichten von Aufklärung und Romantik vollkommen gegensätzlich, doch sie haben im grundlegenden Wandel des Welt- und Menschenbilds die selbe Wurzel. War der Mensch in der traditionalen Gesellschaft noch in einem statischen, eng begrenzten Weltbild gefangen, hat der moderne Mensch als freies Wesen nun auch die Möglichkeit, die unendliche Weite der Welt durch die Erforschung der Natur zu erschließen. Einerseits bringt die Entwicklung eine Forcierung der Naturbeherrschung in der Epoche der Aufklärung mit sich, andererseits aber führt sie, wie Abbildung 4 zeigt, zur weiteren Aufwertung wilder Natur und Landschaft durch die Romantik (van der Loo & van Reijen, 1992, S. 203-204).

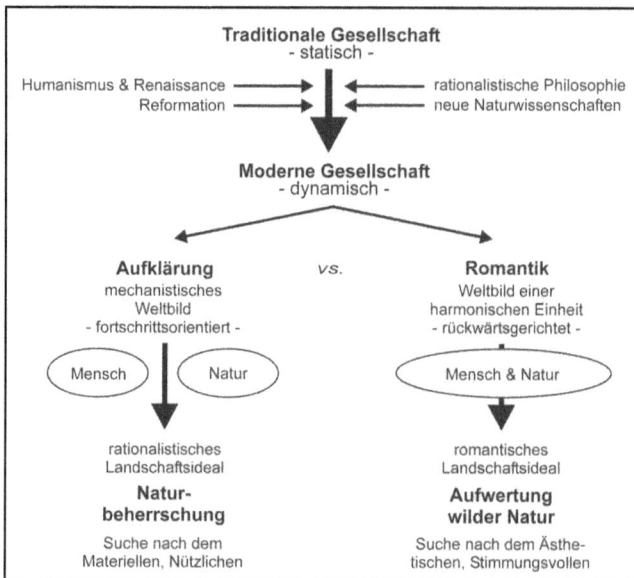

Abb. 4   Naturbeherrschung und Aufwertung wilder Natur als Resultate von Entwicklungsprozessen im Politiksystem.

3.2.2.2.1.1 Aufklärung und der Aufstieg des Bürgertums

Das 18. Jahrhundert ist, so Wenger (o. J.), das Zeitalter des Rationalismus, das in das Blutbad der Französischen Revolution mündet. Es ist das Zeitalter der allmählichen Befreiung bürgerlicher Schichten aus ständischer Sklaverei, des Bewusstwerdens und Infragestellens der aristokratischen Willkürherrschaft sowie eine Epoche, in der „die Kraft des menschlichen Verstandes dem Glauben um jeden Preis" (ebd.) die Stirn zu bieten beginnt. Der Mensch will sich aus traditionalen Abhängigkeiten befreien und drückt seine neu gewonnene Mündigkeit darin aus, dass er qua seiner Vernunft seine Ziele, Verhaltensweisen und Lebensformen selbst bestimmen und umsetzen will und kann (von Felden, 1996). Unter der Maßgabe der Herrschaft der Vernunft gehen in der Aufklärung weit reichende philosophische, soziale und politische Veränderungen vor sich.

Hintergrund ist die Formierung sowie wirtschaftlicher und sozialer Aufstieg des Bürgertums, dessen Emanzipationsbestrebungen von der Aufklärung wiederum wichtige Impulse erhalten. Die ideengeschichtlichen Wurzeln der Aufklärung liegen unter anderem im Humanismus, in der Reformation, in der rationalistischen Philosophie Descartes' im 16. und 17. Jahrhundert sowie im mechanistischen Weltbild der neuen Naturwissenschaften im 17. und 18. Jahrhundert (Mickel & Mutschler, 1987, S. 14). Insgesamt in Frage gestellt wird die Position des Königtums „von Gottes Gnaden", ebenso der Anspruch der Kirchen, die höchste Entscheidungsinstanz in Moralfragen, in Wissenschaft, Literatur, Kunst und im Erziehungswesen zu sein. Eine Bezugnahme auf das Allmächtige wird als nicht mehr notwendig abgelehnt.

Der in Deutschland im Preußen Friedrichs II (1740-1786) sowie in Österreich unter Kaiser Joseph II (1765-1790) einsetzende aufgeklärte Absolutismus markiert die Anfänge der bürgerlichen Gesellschaft in modernem Sinne. Um die Mitte des 18. Jahrhunderts wird das traditionale Konzept der ständischen Gesellschaft aufgebrochen zugunsten einer Gesellschaft, in der jedes Individuum seine Stellung in der Gesellschaft durch Leistung beeinflussen kann. „Das historisch Neue besteht darin, dass das, was früher wenigen zugemutet wurde – ein eigenes Leben zu führen –, nun mehr und mehr Menschen ... abverlangt wird" (Beck & Beck-Gernsheim, 1994, S. 21). Nach dem Sturz der Feudalsysteme im Jahre 1789 übernimmt das gehobene Bürgertum die gesellschaftliche Führung (Rieger, 1982, S. 28) und entwickelt sich mit wachsender ökonomischer Einflußmöglichkeit und Macht, die auf den Gewinnen aus nationalen und internationalen Handelsgeschäften sowie auf dem Eigentum an Fabriken basiert, zu einer neuen wirtschaftlichen Elite (Kulinat, 1984, S. 43). Die städtisch-bürgerliche Kultur zeichnet sich aus durch Tugenden wie Streben nach Selbständigkeit, durch Aufstiegswillen und Forschrittsoptimismus, durch neue Leitwerte wie Arbeit, autonome Vernunft, rationales Denken oder „Nützlichkeit" zur Mehrung des eigenen und allgemeinen Glücks (Opaschowski, 1996, S. 70).

Der Glaube an die Veränder- und Gestaltbarkeit der Welt, an Fortschritt und Dynamik löst das mittelalterliche Motto von Fortsetzung und Stabilität endgültig ab. Es entstehen völlig neue Bezugspunkte bei der Definition von Nah und Fern. Mobilität ist nicht mehr unmittelbar vom Körper des Menschen abhängig, denn zumindest der Wohlhabende reist nun auf der Ordinari-Post.[114] „Das Reisen ‚auf der Post' ist konstitutives Element der Entwicklungsgeschichte des bürgerlichen Deutschlands" (Brune, 1991, S. 123), denn die „für das 18. Jahrhundert entscheidende Revolutionierung des Verkehrswesens" (Laermann,

---

[114] *Ordinari-Post* (von franz. *ordinaire*, alltäglich) deshalb, weil die Wagen täglich zu bestimmten Zeiten ankommen und wieder abfahren. Die oberitalienische Familie Taxis setzt erstmals im Jahre 1490 bei der Nachrichtenübermittlung zwischen den Höfen des späteren Kaisers Maximilian I zwischen Innsbruck und den Niederlanden die Organisationstechnik mit „Posten" ein: In Abständen von 7,5 km (entspricht einer Postmeile) stehen Stationen an der Strecke, an denen erst Pferde und Reiter, später dann, im Laufe des 16. und 17. Jahrhunderts, auch Wagen, Kutscher und Kondukteure gewechselt werden. Das Ziel ist die Beförderung von Menschen, Briefen und Paketen mit der selben Geschwindigkeit am Tag und in der Nacht (Brune, 1991, S. 123; Laermann, 1976, S. 72-73). Teurer als die Ordinari- ist die Extra-Post. „Dem eigenen oder geliehenen Wagen lassen sich Adel und begütertes Bürgertum an den Stationen zu festgesetzten Taxen Postpferde samt ‚Postillion' unterlegen" (Brune, 1991, S. 124). Wer oder was macht diesen für damalige Verhältnisse sehr schnellen Postreiseservice erforderlich? Es ist einerseits das Bildungsinteresse und die Neugier der an der Herstellung einer aufgeklärten Öffentlichkeit arbeitenden Bürger. Andererseits benötigt die Geschäftswelt des vorindustriellen Deutschlands im Prozess der Entregionalisierung eine Vervielfältigung der Wirtschaftsinformationen und der Geschäftskorrespondenz. Es wächst das Verlangen, Neuerungen in der Produktionstechnik „mit eigenen Augen" anzuschauen (ebd., S. 126).

1976, S. 73) bringt die Erschließung eines gesicherten Reiseraums mit sich. Die Linien der Ordinari-Post überfahren Ländergrenzen, die Verkehrslinien sind an ihren Kreuzungspunkten zu einem Netz verknotet, und die Anschlusszeiten sind aufeinander abgestimmt.[115] Die Vorzüge des Postsystems liegen auf der Hand. Das System läuft unabhängig von der Tagesnachfrage, und das Reisen ist planbar, die Reisezeiten sind kalkulierbar. So erfordert und fördert es „neue Vorstellungen von Raum und Zeit im Sinne einer mechanischen Weltauffassung jenseits natürlicher Bindungen und Zufälligkeiten. Die Post erweist sich als Wegbereiterin eines maschinellen und industriellen Verkehrs, probt Emanzipation und Entfremdung des Menschen von der Natur" (Brune, 1991, S. 123) ganz im Sinne der Aufklärung und ihrem Ideal der vernunftbestimmten Emanzipation von Naturzwängen.

Der Mensch entfernt sich von der Natur in dem Maße, in dem er seine technologische Natur-Beherrschungsapparat erweitert und den Fortschritt vorantreibt (van der Loo & van Reijen, 1992, S. 203). Mit dem wissenschaftlichen „Kalkül" kann, so der französische Philosoph Marie Marquis de Condorcet (1743-1794), die Herrschaft über die Natur intensiviert werden. Pierre Simon Marquis de Laplace (1749-1827) bringt mit dem *Laplaceschen Dämon* endgültig ein deterministisches Weltbild zum Ausdruck: die Vorstellung von der Welt als ein großes Uhrwerk, das durchschaut und mit diesem Wissen uneingeschränkt beherrscht werden kann (Meinecke, 2001, S. 4). So soll auch Landschaft in dieser Zeit nur soweit Natur sein, als das Ursprüngliche mit Hilfe menschlicher Vernunft geordnet, gestaltet und geregelt ist.

Die fortschreitende Domestizierung der Natur (van der Loo & van Reijen, 1992, S. 196-235) löst eine Gegenbewegung aus, die ein völlig anderes Verhältnis zur Natur propagiert und die „nicht die Domestizierung, sondern die Entdeckung der Landschaft als einer sichtbaren Wirklichkeit" (ebd., S. 203) ins Zentrum rückt: die Romantik. Je stärker der Mensch der Aufklärung gestaltend und regulierend in die Natur eingreift, um so mehr bekommt bei den Romantikern der nichtdomestizierte Raum ästhetisches Gewicht (Dirlinger, 2000, S. 96). Domestizierung von Natur und die Idealisierung ländlicher Räume sind zwei Seiten einer Medaille (van der Loo & van Reijen, 1992, S. 196-235; Stremlow, 1998, S. 79).

3.2.2.2.1.2 *Gegenaufklärung: Die Protestbewegung der europäischen Romantik*

Die Sehnsucht nach einer besseren Vergangenheit im sich emanzipierenden und von Unsicherheit geplagten Bürgertum bringt im 18. Jahrhundert den romantischen Geist hervor, welcher die Begeisterung für die wilde, unberührte Naturlandschaft physiko-theologischer Provenienz mit der Sehnsucht nach Einsamkeit und dem Wunsch nach Individualität kombiniert und dies zu seinem Ideal erhebt.[116] Die Befreiung des Individuums aus dem

---

[115] Das Berliner Postverzeichnis von 1708 enthält bereits stundengenaue Angaben bei der An- und Abfahrt (Brune, 1991, S. 124)! Das Bemühen um die Einhaltung genauer Fahrpläne kommt für die Reisenden angesichts des Straßenzustands dieser Zeit einer Tortour gleich. Briggs et al. (1996, S. 222) zitieren einen deutschen Reisenden im England des 18. Jahrhunderts, der um sein Leben fürchtet, als seine Kutsche mit großer Geschwindigkeit dahinrollt er ab und zu in die Luft geworfen wird. Auch sind Unfälle und Bedrohung durch Straßenräuber an der Tagesordnung. So wird verständlich, dass Briggs et al. (1996, S. 222) konstatieren: „Eisenbahnen waren mehr als nur Erfolge der Technik."

[116] Vor allem die Philosophie Rousseaus hat darauf gewaltigen Einfluss: Rousseaus Kritik der Zivilisation wie auch seine Naturphilosophie legen zusammen mit der Empfindsamkeit (1730-1800) sowie dem Sturm und Drang (ca. 1765-1790) den Grundstein, ehe Immanuel Kants Revolution des Denkens in der *Kritik der reinen Vernunft* (1781) sowie die Revolutionen in Frankreich (1789-99) die von ca.

rigiden feudalen Gefüge und die damit verbundene Umstrukturierung löst Traditionen und schichtspezifische Strukturen auf. Erfahrungen der Zersplitterung und Fragmentierung im Zuge der Herausbildung der modernen Gesellschaft verstärken zusammen mit dem Chaos zu Zeiten der Französischen Revolution die Sehnsucht nach harmonischer Einheit vor allem bei den Angehörigen des Bürgertums. Dieser Wunschtraum wird schließlich auf das idealisierte Bild der traditionalen Gesellschaft des Mittelalters projiziert (van der Loo & van Reijen, 1992, S. 78).

Die Philosophie der Romantik nimmt eine Gegenposition zum mechanistisch-rationalistischen Welt- und Menschenbild der Aufklärung ein, welches den Menschen wie das Leben mit einer Maschine vergleicht.[117] Unter Vorbehalt, denn man akzeptiert die Ziele, nicht aber die Mittel der Aufklärung (ebd., S. 76), bezeichnen van der Loo und van Reijen (ebd.) die Romantik als „Gegenaufklärung". Wo Aufklärung sich lediglich auf den Verstand des Menschen konzentriert, bezieht romantische Empfindsamkeit Herz und Sinne in die Betrachtung mit ein (Piesche, o. J.). Der romantische Mensch zeigt sich dabei ambivalent. Einerseits strebt er sehnsuchtsvoll in die im paradiesischen Urzustand gedachte unendliche Natur, andererseits wendet er sich seinem Inneren zu. „Die Sehnsucht, der Trieb nach etwas völlig Unbekanntem" (Tress, 2000, S. 210) aber ist sein bezeichnendstes Merkmal.

Der französisch-schweizerische Aufklärungsphilosoph und Schriftsteller Jean Jacques Rousseau (1712-1778) ist einer der bedeutendsten Vorkämpfer der Romantik. Er markiert einen historisch bedeutsamen Bruch mit der Denkwelt der Aufklärung, als er die Sichtweise der Aufklärung, die Wahrheit sei durch den Verstand zu erschließen, da der öffentliche Raum das Verhalten der Menschen bestimme und sie sich selbst entfremde, verwirft. Statt dessen sei die Freiheit des unabhängigen Individuums die Bedingung des Zugangs zur Wahrheit, und der Weg zur Wahrheit führe nur über gesellschaftliche und moralische Askese (Goulemot, 1991, S. 396-397). Der neue Individualismus richtet sich allgemein gegen die manierierten, rationalen Formen in Staat, Gesellschaft, Literatur und Kunst der Aufklärung, indem er das Natürliche und Empfindsame hervorhebt. Wie niemals zuvor schüttet man „in Briefen so sein seliges, übervolles und tränenreiches Herz aus. Seelenvolles Schwärmen, Tränen der Freude, Sehnsucht, Verzärtelung und Aufmerksamkeit auf alle zarteren Gemütsregungen" (Hoffmann & Rösch, 1984, S. 109) finden ihren Niederschlag im Briefroman.[118]

Rousseaus Briefroman *Julie oder Die neue Héloïse* bereitet einer Betätigungsform den Weg, die heute als „Outdoor-Sportart" zunehmend populärer wird (Brämer, 1999; 2000): dem Wandern.[119] Wandern als Ausdruck von Lebensfreude, von Naturverbundenheit oder zu Zwecken der Erkundung der Heimat oder der Fremde war vor der Zeit der Romantik

---

1790 bis ins erste Drittel des 19. Jahrhunderts (ca. 1835) andauernden romantischen Unruhen im Sinne einer Protestbewegung gegen die Aufklärung auslösen (Hofmann & Rösch, 1984, S. 87-124).

[117] Vgl. z. B. Julien Offroy de la Mettries Schrift *L'homme machine* (1748).

[118] Seine Blütezeit erlebt der Briefroman, ein aus fiktiven Briefen komponierter Roman, im 18. Jahrhundert. Die Briefe werden Brief-Autoren zugeschrieben, die sich Subjektives mitteilen, und oft von einem fiktiven Herausgeber eingeleitet. Der Briefroman eignet sich sehr gut zur Darstellung von Hoffnungen und Ängsten, zur detaillierten Analyse zarter Gefühle. Die fingierten Briefe verkürzen die Distanz zum Leser und vermitteln ihm die Illusion einer unmittelbaren Nähe zum Erzählgeschehen (Hoffmann & Rösch, 1984, S. 109-110).

[119] R. Brämer (2000) stellt in der Profilstudie Wandern 2000 fest, dass Wandern vor allem bei jüngeren Besserverdienenden immer beliebter wird. Er konstatiert: „Der neue Wanderer ist die ideale Zielfigur des Deutschlandtourismus – die Touristiker haben es bloß noch nicht gemerkt."

unbekannt, bis die geistigen Strömungen der Literatur, der Kunst und der Musik den romantischen Menschen per pedes in die Welt hinausschicken. Das Reisen erfährt abermals einen Wertewandel.

> Das Interesse der Touristen an der Landschaft wurde geweckt. ‚Emphasis was placed on the intensity of emotion and sensation, on poetic mystery rather than intellectual clarity, and on individual hedonistic expression' (URRY 1990, S. 20). Die Ideale des Barocks und der Renaissance [*sic!*], die geometrischen Gartenanlagen, Ausdruck der deutlichen Kultivierung der Natur, fanden ihren Gegenpart in den Idealen der Romantik, der unberührten Natur. Es war gerade die unkultivierte Landschaft, die Stimmung, die Einsamkeit und das wilde, unbeherrschte Element, welches die Landschaft attraktiv machte. Die wilde und unberührte Natur wurde mit der Romantik nicht weiter als Bedrohung und mit Unbehagen gesehen. Sie wandelte sich zu etwas Erhabnem. Die Ideale der Romantik waren für viele Stadtbewohner mit einem Ortswechsel verbunden. Wilde und unberührte Natur konnte nicht in der Stadt erlebt ..., sie mußte aufgesucht werden (Tress, 2000, S. 211).

Die zunehmende Entfremdung des Menschen von der Natur im Zuge des aufklärerischen Rationalismus und des Industrialisierungsprozesses trägt ihren Teil dazu bei, dass die Forderung Jean-Jacques Rousseaus, *Zurück zur Natur!* (1755/2001),[120] auf ein großes Echo zuerst bei den Gebildeten stößt. Sie löst die „eigentliche Revolution gegen die Aufklärung" (Oppenheim, 1974, S. 42) aus. Das neue romantische Landschaftsbild wird zum Inbegriff der Romantik: „Man liebte die grandiose Szenerie, die ‚unfrisierte Landschaft'. Der Reisende kletterte auf Bergspitzen, lagerte sich an Abgründen und kampierte an Berghängen – halbwegs zwischen Himmel und Erde, zwischen dem sonnenbeschienenen Gipfel und dem lieblichen Tal" (Perrot, 1992b, S. 475).

3.2.2.2.1.3 Das Ideal der romantischen Landschaft bei Jean-Jacques Rousseau und Friedrich von Schiller

Während die Aufklärer eine Landschaft, in der alles Menschliche fehlt, als unwürdig und wüst bezeichnen, bevorzugen die Romantiker Naturräume ohne jede Spur menschlichen Lebens und damit eine Gegenwelt zur Kultursphäre und Zivilisation. Natur, so Söring (1999, S. 12), ist des Romantikers „Asyl für sublime Freuden", sein Zufluchtsraum vor den Heimtücken der Welt. Die in der Natur unmittelbar erlebbaren „kurzen Augenblicke des Taumels und der Leidenschaft" (Rousseau, 1768/1978b, S. 700) sind zeitweilige Wiederbelebungen eines „anderen Zustandes" (Söring, 1999, S. 13). Den sozialphilosophischen Hintergrund des romantischen Strebens zurück zur Natur schafft Rousseau (1755/2001) in seiner *Abhandlung über den Ursprung und die Grundlagen der Ungleichheit unter den Menschen*. Schuld an der Ungleichheit zwischen den Menschen, so Rousseau (ebd., S. 59; 91), hat der Prozess der Intellektualisierung und Zivilisierung, der wenigen Menschen Vorrechte zum Nachteil vieler anderer einräumt. Im Naturzustand dagegen sind alle Menschen gleich.[121] Der Mensch im Naturzustand ist abgehärtet und zeigt

---

[120] Die „Epochalisierung" ist problematisch. Zwar liegt Rousseaus Schaffensperiode (ca. 1750 bis 1770) tatsächlich deutlich vor der Zeit der Romantik (ca. 1798-1835). Trotzdem wird Rousseaus Wirken hier der Epoche der Romantik zugerechnet, da Rousseau viele Bestrebungen der Romantik vorweggenommen hat, bspw. die Verbindung von Vernunft und Gefühl oder das naturhafte Lebensideal.

[121] Von der angeborenen und damit natürlichen, physischen Ungleichheit einmal abgesehen (Rousseau, 2001, S. 59). Auch in A. von Hallers physio-theologischem Lehrgedicht *Die Alpen* (1795) von 1729 ziehen Luxus und Kapitalismus eine Verwilderung der Sitten und eine Verrohung nach sich, während die harte Arbeit und der kärgliche Ertrag ein vorbildliches moralisches Leben sowie politische Freiheit der Alpenbewohner ermöglichen. Da Rousseau aber ein Philosoph der Aufklärung ist und gleich-

eine feste und fast unverwüstliche Körperbeschaffenheit (ebd., S. 64), weil der mühselige tägliche Kampf ums Dasein ihn nötigt, „sich der Übung seines Leibes zu widmen" (ebd., S. 94). Sowie der Mensch aber in Gesellschaft lebt, wird er schwach und ängstlich, seine weichliche und verzärtelte Lebensweise entnervt seinen Mut und seine Kraft (ebd., S. 68). Doch Rousseau preist nicht nur den Naturzustand des Menschen, sondern auch den Aufenthalt in der Stille unberührter Natur, den er dem lärmenden Stadtleben gegenüberstellt. Damit setzt er die über ein Vierteljahrhundert zuvor von Albrecht von Haller begonnene Tradition fort. Haller war „gerade mit seiner ... Idealisierung der ländlichen Einfalt ... [der] Wegbereiter der sentimentalen Naturverehrung Rousseauscher Observanz" (von Wilpert, 1993, S. 37). Im Gegensatz zu Haller aber, der die Gemeinsamkeit als Ideal hervorhob, propagiert Rousseau die Einsamkeit des Individuums in wilder Natur. 1761 veröffentlicht Rousseau nach einer Bildungsreise durch die Schweiz den Briefroman *Julie oder Die neue Héloïse*, in dem er mit großer Begeisterung die Schönheit der alpinen Landschaft, Klima, Luft und Alpenbevölkerung rühmt. Im Anschluss an die physiko-theologische Debatte gibt er den „geistigen Bewegungen hinreißend Ausdruck ..., in einer völlig freien und hemmungslosen Art" (Oppenheim, 1974, S. 42). Rousseaus Begeisterung wirkt in zweifacher Hinsicht ansteckend: Zum einen ist das Buch der größte Verkaufsschlager des 18. Jahrhunderts (Wellmann, 2000, S. 271), und andererseits verbreitet sich der Ruf der Schweiz, wie ihn Rousseau begründet, rasch in ganz Europa. Aufgemuntert durch die *Neue Héloïse* begeben sich die Reisenden im 18. Jahrhundert auf die Spuren sagenumwobener Schweizer Ursprünglichkeit (Siegrist, 1994/96, S. 69). Rousseau ist zwar nicht der „Erfinder" des Naturerlebnisses; es ist in erster Linie der physiko-theologischen Bewegung zu verdanken, dass so etwas wie ein „neues Naturerlebnis" entstehen konnte. Rousseau kann auch kaum als der Entdecker der Alpen in der Literatur bezeichnet werden. Zwar besteigt er 1765 den 1.609 Meter hohen Chasseral im Jura (Schmidkunz, 1931, S. 336), erwähnt aber in seinen Werken keinen einzigen Alpengipfel, und nur einmal lässt Rousseau (1761/1978a, S. 77-78) in *Julie oder Die neue Héloïse* seinen Helden Saint-Preux über hohe Berge philosophieren.[122]

Dass Rousseau trotzdem zum Wandel vom „rationalistischen zum neuen romantischen Landschaftsideal" (Raymond, 1993, S. 17) im allgemeinen und zur Verbreitung der Begeisterung für die Alpenwelt im besonderen mehr beitragen kann als seine Zeitgenossen, mag daran liegen, dass er sein *Zurück zur Natur!* vor dem Hintergrund der Aufklärungsideologie laut werden lässt, und dass er seine Gedanken zur Alpenwelt in Roman- und nicht in Gedichtform, wie beispielsweise Haller und Brockes, niederschreibt. Weil sich vor allem der in Ich-Form verfasste Briefroman direkt an seinen Leser wendet, kann sich das lesende Individuum im schreibenden wiedererkennen und das geschilderte Schicksal als wahr empfinden (Goulemot, 1991, S. 392). Außerdem gibt Rousseau seine Lehren nicht, wie noch Gesner, in lateinischer Sprache an die Leser weiter, sondern in der jeweiligen Nationalsprache, und er spricht damit, anders auch als seine Zeitgenossen Scheuchzer und Gruner (Lehner, 1924, S. 69-70; 72), ein großes Publikum an.

---

zeitig Kritik an ihr übt, ist seine Kritik an der Aufklärung eine „Kritik aus großer Nähe, eine Kritik von innen" (van der Loo & van Reijen, 1992, S. 76).

[122] „In der Tat ist es ein allgemeiner Eindruck, ... daß man auf hohen Bergen, wo die Luft rein und dünn ist, mehr Freiheit zu atmen, mehr Leichtigkeit im Körper, mehr Heiterkeit im Geiste an sich spürt; .... Es scheint, als schwänge man sich über der Menschen Aufenthalt hinauf und ließe darin alle niedrigen und irdischen Gesinnungen zurück, als nähme die Seele, je mehr man sich den ätherischen Gegenden nähert, etwas von ihrer unveränderlichen Reinheit an. Man ist da ernsthaft ohne Schwermut ... zufrieden, daß man ist und denkt ..." (Rousseau, 1761/1978a, S. 77-78).

Eng verbunden mit den sozialphilosophischen Ideen von Freiheit Rousseaus (Hoffmann & Rösch, 1984, S. 158) und Albrecht von Hallers sind jene des Dichters Friedrich von Schiller. Dem einfachen, ursprünglichen Leben in den Alpen, das es im napoleonischen Europa offensichtlich nicht mehr gibt (Horn, 1999), stellt Schiller in *Wilhelm Tell* (1804/1955) das Dasein im Flachland gegenüber.[123] Natur erscheint im Gebirge urtümlich und groß und ist in diesem Sinne Metapher für die rechte, unverkümmerte, unverbildete Existenz. Als Walter Tell seinen Vater Wilhelm danach fragt, ob es denn auch Länder ohne Berge gäbe, antwortet ihm der mit der Schilderung einer idyllischen Landschaft, wo die Menschen jedoch nicht frei seien und die Fruchtbarkeit der Ebene nicht genießen könnten. Alles gehöre dem König, von dem das Volk abhängig sei. Da gesteht Walter: „Vater, es wird mir eng im weiten Land; da wohn ich lieber unter den Lawinen." Und Wilhelm antwortet: „Ja, wohl ists besser, Kind, die Gletscherberge im Rücken haben, als die bösen Menschen" (Schiller, 1804/1955, S. 949-950). Die Landschaft um die Gletscherberge stellt Schiller (ebd., S. 903) in der Ersten Szene des Ersten Aufzugs bühnenbildlich so dar:

> Hohes Felsenufer des Vierwaldstätter Sees, Schwyz gegenüber. .... Über den See hinweg sieht man die grünen Matten, Dörfer und Höfe von Schwyz im hellen Sonnenschein liegen. Zur Linken des Zuschauers zeigen sich die Spitzen des Haken, mit Wolken umgeben; zur Rechten im fernen Hintergrund sieht man die Eisgebirge.

Mit *Wilhelm Tell* gelingt es Schiller, nach Rousseau das Interesse an einer Schweizreise noch einmal zu intensivieren.[124] Mit Friedrich Engels (1972, S. 392) ist resümierend festzuhalten: „Von Ägidius Tschudi bis ... Schiller ist die Herrlichkeit der urschweizerischen Tapferkeit, Freiheit, Tüchtigkeit und Kraft in Versen und in Prosa ohne Ende gepriesen worden."

3.2.2.2.2   Man reist nicht mehr, um anzukommen[125] – Fußreisen in den Alpen im späten 18. und frühen 19. Jahrhundert

Die erste Hälfte des 19. Jahrhunderts erlebt eine „Revolution des Reisens" (Perrot, 1992b, S. 475). Das klassische Modell der gemächlichen *Grand-Tour*-Reise,[126] die für Aufenthalte in größeren Städten zur Besichtigung von Baudenkmälern und Kunstwerken unter-

---

[123] Das Drama des *Tell* ist, so Friedrich Engels (1972, S. 393), „der Kampf störrischer Hirten gegen den Andrang der geschichtlichen Entwicklung, der Kampf der hartnäckigen, stabilen Lokalinteressen gegen die Interessen der ganzen Nation, der Kampf der Roheit gegen die Bildung, der Barbarei gegen die Zivilisation. Sie haben gegen die damalige Zivilisation gesiegt." Die Geschichte ist historisch nicht gesichert.

[124] Schiller war im Unterschied zu Rousseau nie selbst im Gebirge. Es ist Goethe, der Schiller auf die Geschichte von Tell hinweist, wie sie Aegidius Tschudi in seiner Chronik aus dem 16. Jahrhundert erzählte. Außerdem vermittelt Goethe seinem Freund Schiller als Kenner der Landschaft am Vierwaldstätter See Anschauung und Stimmung (Deutsche Schillergesellschaft, 1955, S. 898).

[125] Frei nach dem geflügelten Reisemotto von Goethe: „Man reist ja nicht, um anzukommen" (Goethe, zit. n. Kaschuba, 1991, S. 170).

[126] Die *Grand Tour* ist eine politisch-gesellschaftlich motivierte Reise junger Aristokraten und dient im 17. und 18. Jahrhundert der Erweiterung der Bildung und der Vervollständigung der Erziehung (Berktold-Fackler & Krumbholz, 1997, S. 18; Krempien, 2000, S. 90). Die Adligen reisen in Begleitung von Hofmeistern, Lehrern oder Mentoren, werden in die Gesellschaft eingeführt und lernen die Sitten fremder Höfe kennen. Im Gegensatz zu anderen Reiseformen dieser Zeit ist das Reisen außerhalb der Grenzen der eigenen Kultur für die *Grand Touristen* nicht angstbesetzt. Von London bis Neapel, von Paris bis Prag gibt es ein homogenes kulturelles Bezugssystem (Richter, 1991, S. 103).

brochen wurde, weicht allmählich einer neuen Reisepraxis. Die Intention des Reisens ist nun die Steigerung des subjektiven Lebensgefühls. Der Reisende sucht neue und bereichernde Erfahrungen mit fremden Räumen und Menschen jenseits des gewohnten Rahmens. Das Forschermotiv und das Naturmotiv bekommen eine zunehmend selbständige Bedeutung im Bereich des Reisens (Rieger, 1982, S. 29).

„Der Morgen, das ist meine Freude! Da steig' ich in stiller Stund' auf den höchsten Berg in die Weite, Grüß' dich, Deutschland, aus Herzensgrund!" (Eichendorff, 1826, S. 54). Eine Strophe wie diese in der deutschen Literatur des 19. Jahrhunderts zu finden, ist nicht schwierig. Jede Seite eines (fast) jeden Werkes dieser Zeit, beliebig aufgeschlagen, führt den Leser mitten in die freie Natur, oder wie in Eichendorffs *Taugenichts*, „auf einen Berg mit gut gemeinter patriotischer Fernsicht" (Pavlovic, 2002, S. 27) – und zwar zu Fuß. Vor der Zeit der europäischen Romantik war die Lust des wandernden Müllers, wie uns das gleichnamige Volkslied Glauben schenken will, eine Chimäre. Wandern war kein Freizeitvergnügen, sondern ein fester Bestandteil des täglichen Lebens fast aller Menschen.[127] Während man zuvor aus Lebensnotwendigkeit zu Fuß ging, um anzukommen, tritt in der Romantik das Muss des Zufußgehens zurück, und die Fußreise wird frei für eine historisch neue Bewertung. Das Wandern ist jetzt ein Synonym für Fortschritt, Sesshaftigkeit eines für die nun verpönte Stagnation (Bonß, o. J.).

Bei dieser Entwicklung spielt wieder Jean-Jacques Rousseau eine entscheidende Rolle. Wie kein anderer im europäischen 18. Jahrhundert wertet Rousseau das Reisen zu Fuß auf (Schneider, 1999, S. 140), als er um 1750 „vielleicht als erster überzeugter Fusswanderer die Schweiz" (Temme, o. J. a) erwandert und seine Eindrücke und Erfahrungen von, in und mit der Alpennatur 1761 in *Julie oder Die neue Héloïse* und in den *Bekenntnissen* (1770) niederschreibt: „Ein Wanderleben ist das, was ich brauche. Zu Fuß meinen Weg machen, bei schönem Wetter, in schöner Landschaft, ohne Eile, ... diese Lebensweise ist am meisten von allen nach meinem Geschmack" (Rousseau, 1768/1978c, S. 172). In der Folge der Rousseauschen Schilderungen wird die Schweiz, einst lediglich Durchreiseland, Ziel der Fußreisenden.

Zwar hat das Reisen in dieser Zeit stark fragmentarischen Charakter; je nach Bedarf, Möglichkeit und Gutdünken gehen die Menschen zu Fuß oder benutzen während einer Reise Fuhrwerk, Dampfschiff und Boot in Kombination.[128] Trotzdem sind schon seit Mitte des 18. Jahrhunderts „Schweizerreisen ... in Deutschland, England und Frankreich Mode" (Steinitzer, 1924, S. 12). Allen voran sind es die im Vergleich zum restlichen Europa dank ihres Industrialisierungsvorsprungs recht wohlhabenden Engländer, die herbeieilen, um die Schweizer Alpenlandschaft zu Fuß zu erwandern, ganz so, wie es Rousseau ihnen beschrieben und vorgemacht hat. Sie betreten die Bergnatur nun selbst, wenn auch zumeist nur die der Tallagen (Lehner, 1924, S. 72). In Deutschland sind es die Dichter und Denker, die den Fußmarsch an der frischen Bergluft zum „Nationalsport ersten Ranges" (Pavlovic, 2002, S. 27) erheben – Johann Gottfried Seume beispielsweise unternimmt 1802 einen *Spaziergang nach Syrakus/Sizilien* (1803), J. W. v. Goethe begibt sich

---

[127] Wandern war Last und Pflicht der fahrenden Handwerksgesellen, der Kaufleute, der Vaganten, der Scholaren, der Boten, der Pilger und vor allem der in Armut lebenden Menschen.

[128] Dies wohl hauptsächlich deshalb, da die Straße zu dieser Zeit ein „Teilstück in einer mehr oder weniger kunstvoll improvisiert geschaffenen ‚Gesamt-Straße'" ist (Scharfe, 1991, S. 17). Die Phase der Verbesserung der allgemeinen äußeren Reisebedingungen beginnt erst um das Jahr 1800. Unter anderem beginnt dann Napoléon Bonaparte mit dem Ausbau von sieben Heer- und Fahrstraßen über die Alpen nach Italien (Großklaus, 1983, S. 178).

1786-88 auf eine *Italienische Reise* (1816/17), und Theodor Fontane unternimmt *Wanderungen durch die Mark Brandenburg* (1862-82) – bevor andere Angehörige der bürgerlichen Intelligenzschicht Gefallen an dieser „Körper- und Seelenhygiene" (ebd.) finden. Ihre Touren sind jedoch in den wenigsten Fällen echte Hochgebirgstouren mit Gipfelersteigungen.[129]

3.2.2.2.2.1 Die Motive romantischen Fußreisens

Die Lust des Romantikers am Entsetzen

Der romantische Mensch sucht die Erhabenheit wilder Alpennatur zu Fuß auf, um Furcht zu empfinden (Zimmermann, 1997, S. 169). Rousseau (1761/1978a, S. 77) lässt in *Julie oder Die neue Héloïse* seinen Helden Saint-Preux anmerken, dass „der Berge senkrechte Ansicht ... die Augen auf einmal und weit stärker [rührt] als Aussicht auf Ebenen". Und als der französische Schriftsteller Honoré de Balzac (1799-1850) im Mai 1837 über den Gotthard reist, berichtet er:

> Indessen hatte ich eine schrecklich schöne Reise gemacht; es ist gut, daß ich sie hinter mir habe. Aber es war wie unser Rückzug aus Russland: wohl dem, der die Beresina gesehen hat und noch heil auf seinen Füßen steht! .... Die Teufelsbrücke erfüllte mich mit Schaudern (de Balzac, 1911, S. 431, zit. n. Seitz, 1987, S. 53-54).

Die „intellektuellen Vorarbeiten für eine emotionale Umpolung der Wertigkeiten in bezug auf die Betrachtung von Wildnis" (Dirlinger, 1997, S. 183) lieferte die Physiko-Theologie. Endergebnis dieser Umpolung ist eine bestimmte Sichtweise von wilder Natur. Das Grauen beim Betrachten von Erhabenem wird jetzt als solches empfunden und genossen. Das Erhabene und das Schöne sind zwei erschöpfende Modi des Ästhetischen (Böhme, o. J.).[130] Das *Schöne* löst Wohlwollen aus (Zelle, 1987, S. 188), es ist das, was „allgemein gefällt" (Kant, 1790/1996, § 9).[131] Das *Erhabene* dagegen erregt ein diskrepantes Gefühl, weil „das Gemüth von dem Gegenstande nicht bloß angezogen, sondern wechselsweise auch immer wieder abgestoßen wird" (ebd., § 23). „Kühne überhangende gleichsam drohende Felsen" (ebd., § 28) oder „ein hoher Wasserfall eines mächtigen Flusses" (ebd.) sind Beispiele für das Dynamisch-Erhabene der Natur, das auf den Selbsterhaltungstrieb

---

[129] Insgesamt wurden in dieser Zeit kaum Gipfeltouren durchgeführt. Zwischen 1716 und 1742 ersteigt Pfarrer N. Sererhard aus Seewis die Scesaplana (2.967 m) und beschreibt die Tour in der *Einfalten Delineation von 3 Bündten* (1742, erst 1782 gedruckt). Sie ist die älteste reine Bergfahrtenschilderung der Ostalpen. Die erste bekannte touristische Ersteigung eines Eisgipfels folgt 1744, als die Herren Heß und Waaser den 3.229 Meter hohen Titlis bezwingen. 1779 ersteigt Prior Josef Laurenth Murrith vom St. Bernhard-Hospiz den Mont Vélan in den Westalpen (3.765 m), 1784 bezwingt Abbé M. J. M Clément von Chambéry den 3.260 Meter hohen Dent du Midi (Schmidkunz, 1931; Steinitzer, 1924).

[130] Die Modi werden diskutiert von Edmund Burke (1729-1797) bis Georg Wilhelm Friedrich Hegel (1770-1831). Vor allem Burkes Frühschrift *A Philosophical Enquiry into the Origin of Our Ideas of the Sublime and Beautiful* (1757/1990; dt. *Philosophische Untersuchung über den Ursprung unserer Ideen vom Erhabenen und Schönen*, 1773) leistet als Markstein für die Entwicklung des neuen Naturgefühls (Seitz, 1987, S. 131) einen wesentlichen Beitrag zur Popularisierung des Konzepts der Erhabenheit in der Mitte des 18. Jahrhunderts, und auch Immanuel Kant, lange Zeit von der Lehre des deutschen Physiko-Theologen Christian Wolff geistig gefangen gehalten (Holzamer, 1961), befasst sich in *Kritik der Urteilskraft* (1790) damit.

[131] „*Schönheit* ist Form der *Zweckmäßigkeit* eines Gegenstandes, sofern sie, *ohne Vorstellung eines Zwecks*, an ihm wahrgenommen wird" (Kant, 1790, § 17). Beurteilt der Betrachter einen Gegenstand mit „Wohlgefallen, oder Mißfallen, *ohne alles Interesse*", dann heißt der „Gegenstand eines solchen Wohlgefallens ... *schön*" (ebd., § 5).

des Menschen rekurriert und ein zwiespältiges Gefühl eines mit Schrecken vermischten Erstaunens auslöst (Zelle, 1987, S. 188). „Das Schöne ist das Harmonische, das Erhabene ist die Grenzbestimmung des Ästhetischen, wo es in nackte Angst und baren Schrecken umzuschlagen droht" (Böhme, o. J.).

Die Lust an der Angst ist ein ambivalentes Gefühl, das den Sentimentalen in die Täler der Hochgebirge führt, doch er setzt sich keinesfalls wirklichen Angsterlebnissen aus, sondern er betrachtet die Erhabenheit wilder Alpennatur aus sicherer Entfernung: Der Anblick von Erhabenem „wird nur um desto anziehender, je furchtbarer er ist, wenn wir uns nur in Sicherheit befinden" (Kant, 1790/1996, § 28). So bekennt beispielsweise Rousseau (1768/1978c, S. 173): „...denn das Lustige an meiner Vorliebe für abschüssige Stellen ist eben, daß ich schwindlig davon werde und daß mir dieser Schwindel sehr angenehm ist, wenn ich nur dabei in Sicherheit bin" – er ist kein Bergsteiger und weit davon entfernt, ein Vorkämpfer des modernen Bergsports zu sein, denn er versucht nicht, in Höhen vorzudringen, die noch nie ein Mensch betreten hat (Lehner, 1924, S. 73). So gesehen ist er ein Kind seiner Zeit. Nur dann, wenn der Betrachter sich keiner direkten Bedrohung ausgesetzt fühlt, kann er Gefahr und Schmerz als Genuss und das Erhabene als eine ästhetische Kategorie erfahren. Nur dann ist es möglich, wilde Natur ästhetisch zu akzeptieren (Dirlinger, 2001). Solange der Schrecken keine echte Bedrohung darstellt, erzeugt er Genuss, der sich vom reinen Vergnügen dadurch unterscheidet, dass er ein Element des Horrors beinhaltet (ebd., 2000, S. 73).

Der Kult des Erhabenen erreicht ab der zweiten Hälfte des 18. Jahrhunderts seinen Höhepunkt. Alle Phänomene, die die Dimensionen menschlicher Wahrnehmung sprengen, wie das mächtige Gebirge der Alpen, werden – vom Tale aus betrachtet – mit dem Begriff des Erhabenen bezeichnet. Dirlinger (ebd., S. 96) definiert als Unterscheidungskriterium der beiden Pole *Schönheit* und *Erhabenheit* den Grad der Beherrschtheit. Beherrschte Emotionen sind schön, extreme Gefühle wie Verzweiflung, Angst und Raserei sind erhaben. Domestizierte Natur zählt zum Schönen, doch zum Erhabenen zählt Landschaft um so mehr, je weniger darin menschliche Eingriffe sichtbar sind.

Wandern in wilder Bergnatur als Symbol der Emanzipation des Bürgertums von den Strukturen des Feudalismus

Die romantische Suche nach Einsamkeit in freier Natur ist die Antwort der bürgerlich-mittelständischen Intelligenz auf die Abschottung des Adels. Adel und Bürgertum sind zu dieser Zeit gesellschaftlich besonders stark voneinander getrennt (Elias, 1993, S. 20-24). Gegenüber dem Volk nehmen die Bürgerlichen einen elitären Status ein, aber in den Augen der Aristokratie sind sie „Menschen zweiten Ranges. .... Die Adelsgesellschaft fühlt sich beleidigt, einen Bürgerlichen unter sich zu sehen" (ebd., S. 21-22).
Im Zuge allgemeiner gesellschaftlicher Modernisierung fordert der Mittelstand nun ein größeres Mitspracherecht in politischer, sozialer und wirtschaftlicher Sicht. Der Bürger strebt nach Emanzipation[132] und symbolisiert mit dem Überschreiten der Stadtgrenze hinaus in die freie Natur das Aufbrechen und Hinaustreten aus den überkommenen religiösen

---

[132] Der Zusammenhang zwischen der Situation der Bürger und den „Idealen, von denen sie reden, der Natur- und Freiheitsliebe, dem einsamen Schwärmen ..., ungehindert durch die ‚kalte Vernunft', wird immer wieder in ihren Werken sichtbar" (Elias, 1993, S. 19). Gotthold Ephraim Lessing (1729-1781), einer der führenden Vertreter der Aufklärung innerhalb der deutschen Literatur, schreibt „bürgerliche Dramen, weil die höfischen Menschen nicht allein das Vorrecht haben, groß zu sein" (zit. n. Elias, 1993, S. 19).

und ständischen Strukturen. Er zeigt sich von der vermeintlichen Urkraft und Naturnähe des „einfachen Volkes" angetan, übernimmt dessen körperliche Bewegungsformen und nähert sich im Wanderhabitus seiner Erfahrungswelt an. Damit wenden sich die Bürgerlichen von der gerade erst entwickelten Reiseform „auf der Post" ab: Gesellschaftserfahrung und -beobachtung soll nicht von oben herab aus dem Kutschenabteil, sondern von Angesicht zu Angesicht, also von gleich zu gleich geschehen (Kaschuba, 1991, S. 171). Die Wanderungen der Mittelständischen sind also nicht einfach nur schick, sondern sie sind eine feinsinnige Ablehnung der Mobilitätsformen des Adels (Pavlovic, 2002, S. 27). Der Schriftsteller und Wanderer Johann Gottfried Seume (1763-1810) konstatiert:

> Ich halte den Gang für das Ehrenvollste und Selbständigste in dem Manne und bin der Meinung, daß alles besser gehen würde, wenn man mehr ginge. ... Wer zuviel in dem Wagen sitzt, mit dem kann es nicht ordentlich gehen ... Wo alles zuviel fährt, geht alles sehr schlecht, man sehe sich nur um! .... Fahren zeigt Ohnmacht, Gehen Kraft (Seume, 1974, S. 638-639).

Der Blick wird quasi „vom Geist auf den Körper, von oben nach unten, vom sozialen Überbau zum Unterbau" (Schneider, 1999, S. 134) gelenkt – man „stellt wortwörtlich den Kopf auf die Füße" (ebd.).

Insgesamt sind Fußreisen ein „Affront gegen ständische Überzeugungen" (AGIR, 1996), die rote Wangen als bäuerisch abtun, weiße Haut als Zeichen besseren Standes deuten, bei denen frische Luft als schädlich und körperliche Betätigung als unschicklich gilt (ebd.). Die Fortbewegungsweise des romantischen Wanderers ist das entgegengesetzte Extrem jener des adligen Reisenden: Das Ziel dieses Wanderns ist das Entdecken von Neuem, nämlich der wilden Natur, und nicht, wie bei der *Grand Tour* junger Aristokraten, das Besuchen von bereits Bekanntem. Das Wandern durch menschenleere Gebirge und Waldgebiete auf praktisch nicht vorhandenen Wegen und Pfaden ist eine Expedition in eine geographische und kulturelle Fremde. Hunger- und Dursterfahrungen sowie gefährliche Begegnungen sind an der Tagesordnung.[133] Der Bürger verlässt mit den sicheren, bequemen Kutschen und festen Straßen bewusst die sichernde soziale Rolle des Wohlsituierten. Er ist zu Fuß unterwegs und kann so nicht mit „standesgemäßer" Behandlung rechnen. Er zieht sich von den großen Verkehrsrouten zurück und wählt ganz bewusst ein anderes Verhältnis zu Raum und Zeit; im Gegensatz zur Straße erreicht der Wanderweg sein Ziel nicht auf dem kürzesten Weg, sondern windet sich durch die Landschaft und passt sich deren Relief an. Der auf ihm Wandernde muss sich diesen Gegebenheiten anpassen und kann nicht gleichmütig darüber hinwegschreiten wie auf einer künstlich angelegten Chaussee. Der Wanderer muss sich der Landschaft fügen und wird ein Teil von ihr (Bollnow, 1963, S. 110-113).

Rousseau (1768/1978c, S. 172) äußert sich in seiner Autobiographie *Die Bekenntnisse* so: „Man weiß ja, was ich unter einer schönen Landschaft verstehe. Niemals erschien mir ebenes Land so, mochte es an sich noch so schön sein. Ich brauche Gießbäche, Felsen, Tannen, dunkle Wälder, Berge, bergauf und bergab holpernde Wege, Abgründe neben mir, daß ich Angst bekomme." Der früher als abscheulich bezeichnete und daher gemiedene, vermeintlich unzivilisierte Gebirgsraum der Alpen ist der *symbolische Raum*

---

[133]   Sehr anschaulich beschreibt dies Joseph Freiherr von Eichendorff (1788-1857) in seiner Novelle *Aus dem Leben eines Taugenichts* von 1826.

(Schneider, 1999, S. 138) der Freiheit des fußreisenden Bürgers und gleichzeitig auch *moralischer Gegenraum* zur Standesgesellschaft.[134]
Poeten machen die Fußreise durch die Bergnatur vollends zum Topos. Johann Wolfgang von Goethe (1749-1832) zeigt sich schon auf seiner ersten Reise in die Schweiz 1775 von den Bergen derart beeindruckt, dass er sie „als großen Gedanken der Schöpfung" (Franz, 1967, S. 188) preist. Über die Landschaft zwischen dem bayerischen Mittenwald und Scharnitz in Tirol schreibt Goethe (zit. n. ebd., S. 188-189): „Die dunklen, von Fichten bewachsenen Vordergründe, die grauen Kalkfelsen, die höchsten weißen Gipfel auf dem schönen Himmelsblau machen köstliche, ewig abwechselnde Bilder". Friedrich von Schiller lässt Berengar, Bohemund und Manfred in *Die Braut von Messina* (1803/1955, S. 892) verkünden: „Auf den Bergen ist Freiheit!", und Joseph Freiherr von Eichendorff stellt das *Leben eines Taugenichts* (1826) in eine fast greifbare österreichisch-italienische Naturlandschaft.

Im Anschluss an die prominenten Reisenden und ihren Erzählungen wird es bei einer zahlenmäßig recht kleinen Gruppe sozial Privilegierter allgemein Mode, sich auf die Spuren der Dichter und Denker zu begeben. Lord Byron durchwandert „das ganze Land [der Schweiz, d. Verf.] mit der Heloïse in der Hand" (Byron, 1895, zit. n. Wozniakowski, 1987, S. 255), und Karl Gottlob Küttner (1753-1805), Hauslehrer in der Schweiz, berichtet in einem Brief an seinen Freund davon, wie er mit Rousseaus *Julie* in der Hand die Region um den Genfer See zu bereisen plant, und schildert begeistert die Schönheit der Landschaft:

> Daß die Gegend umher unendlich schön ist, haben Sie oft gelesen, gehört, wissen Sie aus Rousseaus Heloise. O, lieber Freund, wie freu ich mich, dieses Werk aufs Frühjahr zu lesen, mit dem Buche in der Hand alle die Scenen zu durchwandern, durch welche Julie ging! .... da seh ich ... gegenüber die hohen Gebirge Savoyens; jezt alle mit Schnee bedeckt ... hinter diesen ... kommen ... Gebirge der Cantone Bern und Freyburg .... Welch ein Anblick! (Küttner, 1785, S. 277-278).

Aus dem Unternehmen Byrons und dem Wunsch Küttners, sich mit dem Buch in der Hand auf die Spuren der Erlebnisse Julies zu begeben, lässt sich ablesen, dass gesteigerte Selbstbeobachtung und -reflexion den Sinn für die Bedeutung des individuellen Erlebens und Erfahrens geschärft haben (Hoffmann & Rösch, 1984, S. 109). Wandern ist auch eine Reise ins Ich.

Wandern als Wallfahrt ins Ich

Romantische Empfindsamkeit geht einher mit einem extremen Individualismus (Zimmermann, 1997, S. 167); das Innere des Menschen zu ergründen, sich in sich selbst zurückzuziehen, ist Teil des romantischen Programms. In der Begegnung mit der äußeren Natur soll sich die innere, menschliche Natur wiederfinden. Novalis (1772-1801), Dichter der Frühromantik, fasst die Bedeutung des Innern in seinem 16. Blütenstaubfragment zusammen:

> Wir träumen von Reisen durch das Weltall: ist denn das Weltall nicht in uns? Die Tiefen unseres Geistes kennen wir nicht. – Nach innen geht der geheimnisvolle Weg. In uns, oder nir-

---

[134] „Gerade am Bild der Alpen", fasst Stremlow (1998, S. 86) zusammen, kann „über die Metapher ,Natur' hinaus gruppenspezifische Selbstverwirklichung betont werden. .... Die Herausarbeitung und positive Bewertung der Natürlichkeit und der Freiheit in der als ursprünglich wahrgenommenen Alpennatur entpuppt sich als Emanzipationsreflex bürgerlicher Teilgruppen im Übergang zu einer modernen Gesellschaftsordnung."

gends ist die Ewigkeit mit ihren Welten, die Vergangenheit und Zukunft. Die Außenwelt ist die Schattenwelt (Novalis, 1798/1965, S. 417).

Auch Rousseaus Weltsicht zeigt bedingungslosen Ich-Bezug. Während Albrecht von Haller in *Die Alpen* (1795) die Gemeinsamkeit in menschlicher Gesellschaft verherrlichte, löst sich der Mensch jetzt „aus dem System der allgemein gültigen Vernunft und aus der auf ihr gegründeten Gesellschaftsordnung und überläßt sich dem individuellen Gefühlstaumel" (Oppenheim, 1974, S. 42). Im ersten Buch seiner autobiographischen Schrift *Die Bekenntnisse* schreibt Rousseau (1768/1978c, S. 9):

> Ich beginne ein Unternehmen, das ohne Beispiel ist und das niemand nachahmen wird. Ich will meinesgleichen einen Menschen in der ganzen Naturwahrheit zeigen, und dieser Mensch werde ich sein. Ich allein. .... Ich bin nicht wie einer von denen geschaffen, die ich gesehen habe; ich wage sogar zu glauben, daß ich nicht wie einer der Lebenden gebildet bin. Wenn ich nicht besser bin, so bin ich wenigstens anders.

Das im Mittelpunkt stehende Ich stellt sich beim Wandern auf seine eigenen Füße; es „definiert sich geradezu als gehendes, als im Gehen zu sich selbst kommendes, seiner Identität gewiß werdendes Individuum" (Schneider, 1999, S. 140).[135] Innere Bilder treten zu den äußeren hinzu, ergänzen oder überdecken sie. Rousseau (1768/1978c, S. 162) bekennt:

> Nie habe ich so viel nachgedacht, nie war ich mir meines Daseins, meines Lebens so bewußt, nie war ich sozusagen mehr Ich als auf den Reisen, die ich allein und zu Fuß gemacht habe. Im Marschieren liegt etwas meine Gedanken Anfeuerndes und Belebendes, und ich kann kaum denken, wenn ich mich nicht vom Platze rühre.

Augustin kannte das Individuum noch nicht, als er im Jahre 397 in den *Confessiones* schrieb, „da gehen die Menschen hin" (Augustin, o. J., zit. n. Petrarca, 1336/1980, S. 89), und zehn Jahrhunderte später kam bei Petrarca das Ich auf der Suche nach einer neuen Erfahrung zu Wort. Jetzt äußert sich bei Rousseau das wandernde Ich, das die Verbindung von individueller Freiheit und körperlicher Bewegung in freier Bergnatur thematisiert. Rousseaus Held Saint-Preux beispielsweise berichtet in Ich-Form von seiner Wanderung durch die romantische Alpennatur, die ihn von seinem Trennungsschmerz ablenkt und der Selbstfindung dient. Er berichtet der ehemaligen Geliebten Julie d'Etange von der Berglufttherapie für sein gepeinigtes Herz (Wellmann, 2000, S. 40) in der Natur der Waadtländer Alpen:

> Langsam und zu Fuße kletterte ich auf ziemlich rauhen Pfaden .... Ich wollte meinen Gedanken nachhängen und stets wurde ich durch einen unerwarteten Anblick abgelenkt. .... [Oben auf dem Berge] entdeckte ich auf merkliche Art in der Reinheit der Luft , in der ich mich befand, die wahre Ursache der Veränderung meiner Gemütsverfassung und der Rückkehr jenes innern, so lange verloreneren Friedens (Rousseau, 1761/1978a, S. 76-77).

Der Wanderer wallfahrtet zu sich selbst. In jedem Schritt setzt sich soziale Ungebundenheit um in körperliche Bewegung, wird realisiert und zugleich bestätigt (Schneider, 1999, S. 141). Das wandernde Ich bekommt unmittelbaren Zugang zu sich und der Welt. Es erfährt sich als Herr der Natur (Rousseau, 1768/1978c, S. 162) und erlebt dort das Glück der Unabhängigkeit.

---

[135] Wie das Wandern verändert auch der Spaziergang sein Wesen. Der Spaziergänger wünscht eine Zuflucht aufzusuchen, um alleine zu sein, um die Natur zu genießen, nachzudenken, zu grübeln (Perrot, 1992b, S. 475-476).

3.2.2.2.2.2 Romantisches Fußreisen als schichtspezifisches Phänomen

Es ist nur eine sehr kleine Gruppe sozial Privilegierter, die zur Zeit der europäischen Romantik die Alpennatur zu Fuß erwandert, denn in Deutschland beispielsweise leben rund 80 Prozent der Menschen von der Landwirtschaft, preußische Bauern sind Erbuntertanen ihrer Herrschaft, und eine stetig steigende Zahl zieht aus Not auf den Landstraßen vagabundierend umher (Mickel & Wiegand, 1987, S. 58). So ist das „verträumte und romantische Ideal des Taugenichts, sein freies Sich-treiben-lassen eine Chimäre" (AGIR, 1996). Anfang bis Mitte des 19. Jahrhunderts entstammen die Besucher des Salzburger Naturparks Aigen z. B. fast ausschließlich dem Adel und dem Bürgertum (Stadler, 1975, S. 191-195).[136] Wie kann „das Gedankengut einer ... Elite" (Stremlow, 1998, S. 81) schließlich die „mentale Grundlage des alpinen Massentourismus im 20. Jahrhundert" (ebd.) werden?

Erstens bedarf „das Urteil über das Erhabene der Natur" (Kant, 1790/1996, § 29) einer kulturellen Vorbildung. Es muss sich ein Individuum ausgebildet haben, das die Wildnis aus der Distanz betrachten kann. Erst dann ist der Mensch in der Lage, bei einer Wanderung durch wilde Alpennatur Genuss zu empfinden. Weil die Natur den Alltag des (Berg-) Bauern bestimmt und dieser in unmittelbarer Abhängigkeit von ihr lebt, kann er den ästhetischen Wert der Natur nicht von ihrem Gebrauchswert trennen. Erst dann, wenn seine Existenz unabhängig von der landwirtschaftlichen Nutzung der Natur gesichert und Bergnatur nicht mehr unmittelbar alltäglich ist, ist die Chance einer Trennung gekommen. Stremlow (1998, S. 82) führt in diesem Zusammenhang zwei unterschiedliche Wahrnehmungsweisen an: „eine inneralpine Sicht der alltäglichen Umgebung und eine neue Landschaftsästhetik ausseralpiner Bildungseliten." Es beginnt „erst die städtisch geprägte Sichtweise das räumlich Gegebene als ein ästhetisches Schauspiel zu deuten" (ebd.), oder, mit Kant (1790/1996, § 29) gesprochen: Die „Stimmung des Gemüts zum Gefühl des Erhabenen erfordert eine Empfänglichkeit desselben für Ideen."

Zweitens bedarf es der Verfügbarkeit über Zeit sowie über finanzielle Ressourcen. Träger des neuen Alpenbilds ist daher, so Stremlow (1998, S. 84), die zahlenmäßig kleine Gruppe der europäischen Bildungselite, die sich aus oberen Schichten rekrutiert und deren Angehörige Zeit und Geld für eine Reise in die Alpen haben. Mit Blick auf die Angaben zu Kosten- und Zeitaufwand in Gottfried Ebels *Anleitung auf die nützlichste und genussvollste Art in der Schweitz zu reisen* (1809-1810) stellt Stremlow (1998, S. 83) fest, „dass es für die meisten Menschen jener Zeit unmöglich" sei, „selber eine Reise in die Schweiz zu unternehmen und die Alpen kennenzulernen" (ebd.).

Drittens ist die Beherrschung der Technik des Lesens unabdingbar. Wer nicht über genügend Zeit oder Geld für eine Reise verfügt oder sich vor Reiseantritt Anregungen holen möchte, kann sich der alpinen Fremde über das Lesen von Büchern zum Thema nähern. Seit Einführung der Buchdruck-Technik im 15. Jahrhundert nimmt die Verbreitung von Kommunikation unabhängig von der unmittelbaren Anwesenheit von Menschen zu und

---

[136] Aus Adelskreisen tragen sich in das Gästebuch ein: Fürst Ernst Schwarzenberg, Kronprinz Ludwig (der spätere König Ludwig I von Bayern), Kaiser Ferdinand von Österreich, Zar Alexander I, Kaiserin Carolina Augusta von Österreich, Marie Louise (Gattin Napoleons), Karoline (Königin von Bayern), Friderike (Königin von Schweden) Erzherzog Johann, Erzherzogin Maria Anna und Fürst Metternich, Erzherzog Franz Joseph (späterer Kaiser), Friedrich Wilhelm (Kronprinz von Preußen). Aus bürgerlichen Schichten kommen unter anderem Franz Grillparzer, Familie Willhelm von Humboldt, Friedrich und Dorothea Schlegel (Stadler, 1975, S. 193-194).

der Analphabetisierungsgrad der Bevölkerung ab (Chartier, 1991, S. 118).[137] Mit dem Lesen im privaten Raum kommt eine neue Lesegewohnheit auf – die „'Privatisierung' des Lesens gehört unbestreitbar zu den kulturellen Haupterrungenschaften der Neuzeit", konstatiert Chartier (ebd., S. 128) –, doch der Diffusionsprozess des Lesens und mit ihr die Verbreitung neuen Gedankenguts erreicht nicht alle Bevölkerungskreise gleichermaßen schnell. Die für die unteren Schichten zugängliche Lektüre bleibt auf religiöse Abhandlungen, praktische und handwerkliche Ratgeber beschränkt (Limmroth-Kranz, 1997), und insgesamt wird die mündliche Weitergabe sprachlicher Mitteilungen und kulturellen Wissens nur langsam von der literarischen Kultur der Gelehrten verdrängt. Das bedeutet, dass Kommunikation über die ästhetische Aneignung von Landschaft weiterhin abhängt von sozialer Interaktion, die zwischen Angehörigen verschiedener Schichten aber kaum stattfindet. Deshalb verbleibt Kommunikation über die Ästhetik alpiner Landschaft in den gehobenen Gesellschaftsschichten.

3.2.2.3   Entwicklungsprozesse und Anschlussofferten des Gesundheitssystems

3.2.2.3.1   Ausdifferenzierung des Gesundheitssystems und Medikalisierung der Gesellschaft

Zur Zeit der Entstehung der modernen bürgerlichen Gesellschaft werden die Grundlagen für die Ausdifferenzierung des Gesundheitssystems geschaffen (Bauch, 1996, S. 21). War Gesundheit zuvor in ganzheitlichen Lebenswelten multifunktionaler sinnstiftender Institutionen wie Stand und Religion eingebunden, wird sie nun im Gefolge der Entschränkung von Staat und Gesellschaft zum Bearbeitungsgegenstand eines funktional ausdifferenzierten Systems. Gesundheitstopoi werden aus lebensweltlich vermengten Themenstellungen herausgelöst und in gesundheitssystemische Bearbeitung überführt. Die systemische Thematisierung der Gesundheit der gesellschaftlichen „Außenstütze" Mensch (Bette, 1989, S. 26) ist im Zusammenhang mit der Umstellung von stratifikatorischer auf funktionale Primärdifferenzierung der Gesellschaft zu sehen. Die Gesellschaft als Ganzes muss medikalisiert werden, da die Gesundheit des Menschen die Grundvoraussetzung für die Realisation des Leistungsethos ist, welche wiederum für Rationalisierungsprozesse notwendig ist. Entsprechende Strukturen für eine funktionssystemtypische Arbeitsform des Gesundheitssystems und Strukturen der Zugriffssicherheit des Systems auf weite gesellschaftliche Bereiche müssen geschaffen werden, damit Gesundheit systemisch bearbeitet werden kann. Ziel ist es, alle Bürger in den Klientenstatus zu überführen: Die Gesellschaft als Ganzes wird medikalisiert (Bauch, 1996, S. 21-22). In der zweiten Hälfte des 18. und im beginnenden 19. Jahrhundert sensibilisieren Inklusionsbemühungen des sich ausdifferenzierenden Gesundheitssystems die Bevölkerung für medizinische Belange. Volksaufklärerische Schriften und Vortragsreihen sorgen dafür, dass medizinische Themen nicht nur in den obersten, sondern auch in den niedereren und untersten Schichten kommuniziert werden. „Gesundheit" wird Unterrichtsgegenstand an den Schulen, auch für das Landvolk (Cachay & Thiel, 2000, S. 64). Es werden Armenärzte vorwiegend in den Städten eingesetzt, die medizinalpolizeiliche Aufgaben[138] übernehmen (Bauch, 1996, S. 37; 41).

---

137 Chartier (1991, S. 115-119) belegt dies detailliert anhand von Serienuntersuchungen des Anwachsens der Unterschriftenrate zwischen dem 16. und dem 18. Jahrhundert.

138 Die theoretische Basis für die Maßnahmen des staatlichen Medizinalwesens erarbeitet die neue Wissenschaft des aufgeklärten Absolutismus, die *Medicinische Policey*. Sie ist zuständig für die „Be-

Der Wandel vom Stände- zum absolutistischen Flächenstaat kann nur gelingen, wenn der einzelne Bürger dem Staat unmittelbar als Einzelperson unterstellt ist (ebd., S. 24). Doch der absolutistische Staat gerät gegenüber der altständischen Gesellschaft in Legitimationszwang; er muss die Notwendigkeit seiner Existenz begründen. Die Formel zur Begründung ist das für Preußen begründete *Gemeinwohl*[139] im Anschluss an die Ausführungen des Aufklärungsphilosophen Christian Wolff (1679-1754).[140] Die Sorge für die Gesundheit eines jeden Bürgers ist vor dem Hintergrund des kameralistischen Arguments, der Wohlstand des Staates sei von Zahl und Gesundheit der Einwohner abhängig, jetzt Pflicht der Obrigkeit (Cachay, 1988, S. 83).[141] Öffentliche Gesundheitspflege wird allmählich ein Begriff (Sournia, 2000, S. 2099), der Arzt ein „medicus politicus" (Bauch, 1996, S. 33). Entscheidender aber ist, dass der Staat mit der Durchrationalisierung der Gesellschaft beginnt, die unter anderem mit Hilfe der Medikalisierung der Gesellschaft vorangetrieben wird (ebd., S. 25). Das Machtentfaltungsinteresse des absolutistischen Staates trifft jetzt zusammen mit den Emanzipationsbestrebungen des Bürgertums, das sich vom Adel abzugrenzen versucht; Gesundheit ist die Voraussetzung für die Leistungsfähigkeit der Arbeitskraft, denn nur der Gesunde kann das Leistungsethos der bürgerlichen Gesellschaft leben.

Gelehrte und Philosophen der Aufklärung sorgen dafür, dass die Vorstellung von „Volksgesundheit" Eingang in die empirischen Wissenschaften findet. Vor allem die medizinische Wissenschaft spielt bei der Förderung des Gemeinwohls eine herausragende Rolle (ebd., S. 33). J. K. Osterhausen (1798, zit. n. Schipperges, 1970, S. 262) konstatiert in Anlehnung an Kant: „Medizinische Aufklärung ist der Ausgang eines Menschen aus seiner Unmündigkeit in Sachen, welche sein physisches Wohl betreffen." Man gewinnt einen neuen Blick „für die verhängnisvolle Wirkung bestimmter menschlicher Tätigkeiten" (Sournia, 2000, S. 2101) und sozialer Strukturen auf die Gesundheit. Allgemeine Veränderungen im Lebens- und Arbeitsalltag wie Verstädterung und sitzende Lebensweise, werden als Hauptursachen für den schlechten Gesundheitszustand der Bevölkerung identifiziert, und da die Staatsgewalt dort eingreift, wo sie Gesundheitsgefährdungen für die Gemeinschaft vermutet, empfiehlt man zur generellen Verbesserung der gesundheitlichen Verhältnisse unter anderem körperliche Bewegung (Cachay, 1988, S. 65).[142] Diese wird auch in den medizinisch-philosophischen Systemen im 17. und 18. Jahrhundert als Mittel zur Vorbeugung und Heilung bestimmter Krankheiten gepriesen.

---

schreibung aller der Gesundheit der Gesamtbevölkerung betreffenden Gebiete" (Cachay & Thiel, 2000, S. 64). Sie ist eine Herrschaftsapparatur der frühbürgerlichen, spätabsolutistischen Gesellschaft, die sicherstellen soll, dass Krankheit identifiziert und behandelt wird (Bauch, 1996, S. 10).

[139] Mit der Formel des „gemeynen Wohls" werden die sakralen Glückseligkeitsvorstellungen säkularisiert (Bauch, 1996, S. 33).

[140] Der Staat hat die Aufgabe der Wohlfahrtsförderung des Einzelnen. In dieser Hinsicht ist der Absolutismus „aufgeklärt". Andererseits ist er „absolutistisch", da der Einzelne sein Bestes alleine gar nicht bestimmen kann, weil der Staat festlegt, was Wohlfahrt für den Einzelnen zu bedeuten hat (Bauch, 1996, S. 25).

[141] Das Ziel kameralistischer Politik ist die Erhöhung nationalen Reichtums, da ein stetiges Steueraufkommen zur Finanzierung des neu geschaffenen stehenden Heeres zwingend notwendig ist. So ist die Peuplierungspolitik Friedrichs II. eine Maßnahme, um an möglichst großes (kriegsdiensttaugliches) Menschenmaterial zu kommen und um ökonomischen Aufschwung zu erzielen (Bauch, 1996, S. 25).

[142] Außerdem werden staatliche Einrichtungen der Gesundheitspolitik geschaffen, Maßnahmen zur Nahrungsmittel- und zu allgemeiner öffentlicher Hygiene ergriffen, die Fürsorge für Frauen, Neugeborene und Kinder ins Leben gerufen, Gesetze über Impfungen und Arbeitsmedizin erlassen, u. a. m. (Cachay, 1988, S. 6).

3.2.2.3.2   Philosophische Systeme und medizinisch-philosophische Theorien im 17. und 18. Jahrhundert: Bewegung in freier Natur als Mittel zur Vorbeugung und Heilung von Krankheiten

Die Epoche der Aufklärung spielt eine positive Rolle in der Entwicklung des Gesundheitssystems (Schultheisz, 2000). Unter dem Eindruck des Rationalismus Descartes' und im Zuge der Bemühungen der Ärzte, von der antiken Humoralphysiologie und -pathologie,[143] welche die Mischung der Säfte als Ursache von Krankheit und Gesundheit betrachten, abzurücken, entstehen im 17. und 18. Jahrhundert medizinisch-philosophische Systeme wie die Iatrophysik, die Iatromechanik, die Iatrochemie und die Iatrodynamik. Ihnen zugrunde liegt das Streben, Resultate von Beobachtungen in medizinisch-philosophische Systeme zu zwingen und die Spekulation vor die wissenschaftliche Erfahrung zu stellen (Bouvenot & Delboy, 2000, S. 2798). Die Denkweise steht fest auf dem Boden des cartesianischen Dualismus (Bauer, 1997, S. 30); die Medizin konzentriert ihr Interesse auf die nach physikalischen Gesetzen arbeitende *res extensa*.

Der Hallenser Medizinprofessor Friedrich Hoffmann (1660-1742) geht als Iatromechaniker von einem mechanisch funktionierenden Körper aus (Bouvenot & Delboy, 2000, S. 2801; Hindermeyer, 2000, S. 2586). Die Abwesenheit von Gesundheit hat mechanische Ursachen.[144] In seinem Werk *Opera Omnia Physico-Media* (1748-1753, zit. n. Cachay & Thiel, 2000, S. 67-68) zählt Hoffmann als negative Einflüsse auf: das Einatmen schlechter Luft, unzureichende Ernährung, zu viel oder zu wenig Schlaf, zu viel Kälte oder Wärme und zu viel oder zu wenig Körperbewegung. Vor allem körperlicher Bewegung schreibt er große Bedeutung zu: „Der Einfluß der Bewegung ist so stark, daß man sie über die besten Medikamente zur Verhütung und Heilung von Krankheiten stellen muss" (Hoffmann, o. J., zit. n. Hindermeyer, 2000, S. 2586). Christian Wilhelm Hufeland (1762-1836), Medizinprofessor in Jena, entwickelt eine iatrodynamistische Theorie namens *Makrobiotik oder Die Kunst das menschliche Leben zu verlängern* (1795/1823). Hufeland ist davon überzeugt, dass das Leben an sich dem Menschen Lebenskraft entziehe und ihn krank mache. Mit der Stärkung der Lebenskraft können Krankheiten abgewehrt werden. Bei bereits vorhandenen Krankheiten haben die natürlichen Reize von Licht, Luft, Wärme und Wasser einen wohltuenden Einfluss auf die Lebenskraft (Löffler, 1977, S. 31). Außerdem empfiehlt Hufeland als lebensverlängernde Maßnahme regelmäßige Bewegung an frischer Luft, die „nie bis zum heftigen Schweiß oder bis zu gänzlicher Ermüdung fortgesetzt" (Hufeland, 1795/1823, S. 359) werden sollte. Dies betont auch Nicolas Andry (1658-1742), Dekan der Medizinischen Fakultät von Paris und Begründer der französischen Lehre der auf die Hygiene und die Therapie angewandten Bewegung (Hindermeyer, 2000, S. 2586). Er bezeichnet gemäßigte körperliche Übung als das beste Mittel, sich die Gesundheit zu bewahren (Andry, o. J., zit. n. ebd.). Der Schwede Per Henrik Ling (1776-

---

[143] Die sog. *Viersäftelehre* geht davon aus, dass der menschliche Körper aus einer Mischung von vier den Elementen der Physik analogen Säften, aus Blut, gelber Galle, schwarzer Galle und Schleim besteht. Diese Theorie bildet bis ins 17. Jahrhundert hinein das wissenschaftliche Rückgrat der abendländischen Medizin (Bauer, 1997, S. 22).

[144] Pathologische Erscheinungen basieren auf einer fehlerhaften Mischung der Partikel der Säfte oder auf eine Verlegung der Poren und Röhren, durch die die Flüssigkeiten hindurchfließen. Die Folgen davon sind erhöhte Spannungszustände der Fasern, die bis zu spasmischen Zuständen führen können. Die Aufgabe des Arztes ist es daher, diese Zustände durch beruhigende, lösende und ausleerende Mittel zu beseitigen oder, im umgekehrten Fall, durch anregende Mittel die in Folge von Erkrankungen verloren gegangenen Spannungszustände der Fasern wieder aufzubauen und den Säfteumlauf wieder in Gang zu bringen (Bouvenot & Delboy, 2000, S. 2801; Hindermeyer, 2000, S. 2586).

1839) gründet seine „Schwedische Gymnastik" auf der These, dass jede Muskelbewegung sich auf Gehirn, Rückenmark, Lunge, Herz und Blutgefäße auswirke, und er schreibt: „Wer seinen Körper und die inneren Organe gesund ... erhalten möchte, muß springen, schweben, balancieren, klettern, schlenkern, laufen, gehen, schwimmen" (Ling, o. J., zit. n. Löffler, 1977, S. 31). Über die Erziehung des Kindes schreibt Jean-Jacques Rousseau in *Émile* (1762/1979, S. 24): Weil die „Erfahrung lehrt, daß noch mehr verzärtelte Kinder sterben als andere", solle man sie üben „für die Schwierigkeiten, die sie dereinst werden auszustehen haben. Man härte ihren Körper ab gegen die Unbilden der Jahreszeiten, des Klimas, gegen ... Ermüdung" (ebd.). Körperliche Gesundheit ist ein wichtiger Aspekt in der Erziehung des *Émile*. Der englische Philosoph John Locke (1632-1704) und der französische Kardinal und Staatsmann André H. de Fleury (1653-1743) haben, so Rousseau (ebd., S. 136), eines gemeinsam – die Ansicht, dass man die Körper der Kinder viel üben solle. „Dies ist die klügste von ihren Vorschriften; es ist diejenige, welche stets am meisten vernachlässigt wird" (ebd.).[145] Rousseau verweist außerdem auf den unmittelbaren Zusammenhang von Körper und Geist und wendet sich damit entschieden gegen die Position Descartes:[146] „Die wahre Vernunft des Menschen bildet sich ... keineswegs ohne Hilfe des Körpers; vielmehr macht erst die gute körperliche Verfassung die Tätigkeit des Geistes leicht und sicher" (ebd., S. 135). „Man übe ... nicht allein die Kräfte, man übe auch alle die Sinne, die sie lenken", fordert Rousseau (ebd., S. 136) und schlägt dazu Bergwanderungen und Kletterübungen am Fels vor.

> Ich würde ... meinen Zögling ... an den Fuß eines Felsens führen. Daselbst würde ich ihm zeigen, was für eine Haltung er einnehmen, ... was für Bewegungen er machen, wie er bald den Fuß, bald die Hand einsetzen müsse, um geschwind dem steilen, schroffen und rauen Fußsteig zu folgen und sich sowohl im Hinauf- als auch im Herabsteigen von Felsspitze zu Felsspitze zu schwingen. Ich würde ... einen Nacheiferer der Gemsen ... aus ihm machen (ebd., S. 156).

Insgesamt verfolgen die medizinischen und philosophischen Theorien des 18. Jahrhunderts das Ziel, körperlicher Bewegung in freier Natur zu größerem Ansehen zu verhelfen. Zudem trägt die Naturheilbewegung mit Vinzenz Prießnitz und Sebastian Kneipp im 19. Jahrhundert entscheidend dazu bei, dass die These von der Möglichkeit der Erhaltung und Wiederherstellung von Gesundheit mit Hilfe von Bewegung in der Natur im allgemeinen und in alpinen Höhenlagen im speziellen immer mehr Gewicht bekommt.

3.2.2.3.3   Die moderne Naturheilbewegung

Auf dem Hintergrund der Weltsicht Descartes' begründet der Berliner Rudolf Virchow (1821-1902) die Zellularpathologie. Die mikroskopische Entdeckung der Körperzelle als Grundbestandteil des Organismus sowie die Kenntnis des Zellwachstums sind die Voraussetzungen dafür, dass es zur Entwicklung von stark spezialisierten Einzeldisziplinen in der Medizin kommt, die sich auf die Funktion einzelner Organe konzentrieren. Krankheit

---

[145] Im Mittelpunkt der Erziehung des *Émile* sollen Bewegungsformen wie Laufen, Spielen, Schwimmen, Werfen und Wandern stehen. „Übrigens lerne er alle Schritte tun, welche die Entwicklung des Körpers fördern; er lerne in allen Stellungen einen leichten und festen Stand behalten; er soll lernen, in die Weite, in die Höhe zu springen, auf einen Baum zu klettern, über eine Mauer zu steigen; er wahre stets sein Gleichgewicht; alle seine Bewegungen ... sollen den Gesetzen der Schwerkraft entsprechen" (Rousseau, 1762/1979, S. 155).

[146] Siehe auch die Widerlegung des Materialismus im *Glaubensbekenntnis des savoyischen Vikars* im Vierten Buch des *Émile* (Rousseau, 1762/1979, S. 335-465).

basiert in dieser Perspektive grundsätzlich auf einer örtlich eng eingrenzbaren Veränderung. Der Mensch als Ganzes gerät aus dem Blick. Neben diesen Fortschritten in der Schulmedizin aber halten sich die Lehren der „alten Zeit" hartnäckig. In ihnen steht die Gesamtnatur, welche die Einzelteile beherrscht, im Vordergrund, und nicht die Einzelteile selbst – die Naturheilkunde behandelt kranke Menschen, nicht kranke Organe (Fey, 1953, S. 12). Geistiger Vater der modernen Naturheilbewegung und Verfechter natürlicher Heilweisen, die sich nur auf den Reiztherapien mit Wasser, Licht, Luft und Erde begründen, ist der schlesische Bauernsohn Vinzenz Prießnitz (1799-1851).[147] Er entdeckt und entwickelt naturgemäße Anwendungen wie das Luft- und Sonnenbad, das Luftwasserbad, die Freiluft-Liegekur als Heilmittel bei Lungentuberkulose sowie körperliche Betätigung als allgemeinen Beitrag zur Gesunderhaltung. Auf 620 Metern Seehöhe, an den Hängen des Reichensteiner Gebirges gründet er 1822 die erste Wasserheilanstalt der Welt.[148] Der Wörishofener Pfarrer Sebastian Kneipp (1821-1897) ist ein weiterer Vertreter der Naturheil- und Ganzheitsmedizin. Er ist kein akademisch gebildeter Mediziner (Baumann, 1969, S. 7), entwickelt aber auf der Basis persönlicher Erfahrungen,[149] von Einzelverfahren und Einzelerkenntnissen der volkskundlich überlieferten Naturheilkunde, die er kritisch ordnet und zusammenfasst, ein ganzheitliches Naturheilverfahren, das auf fünf Wirkprinzipien basiert: auf der Hydrotherapie, der Bewegungstherapie, der Phytotherapie, der Ernährungstherapie und der Ordnungstherapie (Kloster Arenberg, o. J.). Der Schwerpunkt der Behandlung liegt auf der Hydrotherapie, aber auch die Bewegungstherapie ist ein wichtiges Element: „Sie bringt dem Körper mehrere Vorteile. Es werden lästige Gase ausgeleitet, das Blut kommt in größere Bewegungen und wird den äußersten Körperteilen zugeführt. Die einzelnen Muskeln des Körpers werden geübt und gestärkt" (Kneipp, o. J., zit. n. ebd.). Jedoch spricht sich Kneipp (1897/1953, S. 52-53) gegen jene „Art von Spaziergängen, wie sie gewöhnlich gemacht werden", aus: „Viele glauben, wenn sie von Zeit zu Zeit oder auch ganz regelmäßig ihren *Spaziergang* machen, dann hätten sie für die Erhaltung und Vermehrung der Körperkräfte ihre Schuldigkeit getan; aber ich behaupte: Es reicht dieses durchaus nicht hin." Er empfiehlt solche, bei denen „man ziemlich rasch geht und dabei ... noch einen Weg hat, der

---

[147] Der eigentliche Vater der Naturheilkunde aber ist Hippokrates (460-377 v. Chr.), der die Kräfte des Körpers durch Ordnung der Lebens- und Ernährungsweise zu erhalten und zu stärken versucht (Löffler, 1977, S. 25).

[148] Als 14-Jähriger entdeckte Prießnitz die Heilwirkung des kalten Quellwassers, als er ein wundgeschossenes Reh beobachtete, das täglich an einer Quelle Linderung suchte und schließlich wieder ganz gesund wurde (Löffler, 1977, S. 32). Von der Schulmedizin wird der Autodidakt, der fortan an seinen Heilmethoden feilt, heftig angegriffen und wegen Hexerei verhaftet. Er wird vor Gericht aufgefordert, seinen Zauberschwamm herzuzeigen, mit dem er die Kranken abreibe. Bei näherer Untersuchung stellt sich heraus, dass es sich um einen normalen Badeschwamm handelt. Trotzdem verbietet das Gericht die weitere Verwendung des Schwamms. Seine Patienten aber sind von den neuartigen Methoden begeistert (ebd., S. 33).

[149] Als Kneipp in München studiert, leidet er an Lungentuberkulose. Die Ärzte haben ihn aufgegeben. Da entdeckt er im Dezember 1848 in der kgl. Hof- und Staatsbibliothek zufällig ein dünnes Büchlein mit dem Titel *Unterricht von Krafft und Würckung des frischen Wassers in die Leiber der Menschen* des Schweidnitzer Stadtarztes Dr. Joh. S. Hahn (1696-1773) und kauft es sich noch am selben Abend, bevor er nach Dillingen zurückfährt. Dort liest er die ganze Nacht in dem Büchlein und beginnt im Morgengrauen mit den Donaubädern. Er läuft eine Dreiviertelstunde zur Donau hin, steigt nackt in das eiskalte Donauwasser, taucht bis an den Hals ein, verharrt drei oder vier Sekunden und eilt dann im Sturmschritt nach Hause in sein warmes Bett. Seine Gesundheit festigt sich bald, und er fühlt sich so kräftig wie nie zuvor (Baumann, 1969, S. 11-13; Löffler, 1977, S. 21-24).

eine Anhöhe hinaufführt oder doch sonst mühsam ist" (ebd., S. 53). Zwar kann Kneipp seine Methoden nicht wissenschaftlich beweisen, und stets muss auch er um Anerkennung und gegen Anfeindungen seitens der Schulmedizin kämpfen. Doch die Praxis gibt ihm recht – seine Behandlungsweisen erobern einen festen Platz in der Therapie.[150] Von den Erfolgen letztlich doch beeindruckt, beginnt die Schulmedizin ab der zweiten Hälfte des 19. Jahrhunderts, die Naturheilkunde wissenschaftlich zu erforschen und zu rechtfertigen, und ihre Erkenntnisse in Balneologie[151] und Hydro-, Klima- und Heliotherapie lassen darauf schließen, dass die Gebirgsnatur alle Voraussetzungen für eine erfolgreiche Therapie in sich birgt.

3.2.2.3.4   Die Medizin entdeckt die gesundheitsfördernde Wirkung der Gebirgsnatur: Erkenntnisse in Balneologie, Hydro-, Helio- und Klimatherapie und die Anfänge des Kurtourismus in den Alpen

Ergebnisse medizinischer Forschungsarbeiten konkretisieren die Annahmen der gesundheitsfördernden Wirkung der Gebirgsnatur: des Wassers, des Lichts, der Luft in den Bergen. Johann Jakob Staffler schreibt 1839 bis 1841 ein mehrbändiges Werk über *Tirol und Vorarlberg, statistisch und topographisch*, in dem er im zweiten Teil des ersten Bandes von 1841 in der Einleitung notiert:

> Wegen des allgemein anerkannten Einflusses auf den öffentlichen Gesundheitszustand nehmen auch die Badeanstalten und die Gesundbrunnen die Aufmerksamkeit der Behörden in Anspruch. Sie dienen nicht blos, den Körper zu reinigen oder zu stärken, sondern auch öfter veraltete oder plötzlich enstandene körperliche Leiden zu entfernen. Mit vielen Heilquellen ist das Land gesegnet .... die Chemiker [geben] im allgemeinen an, dass dermal erdige und salinische Quellen über 50, eisenhaltige eben so viele, Schwefelwasser bei 40 und etwa 10 Säuerlinge gezählt werden. Die meisten bewähren im Gebrauche ihre heilenden Kräfte. Wohl ist hierbei nicht zu verkennen, dass immerhin auch die reine Luft im Gebirge, wo fast alle Heilquellen sprudeln, auf die Gesundheit sehr gedeihlich wirkt.

Badeheilanstalten sowie Licht- und Luftkurorte kommen allgemein in Mode. Die Heilwirkung der Quellen, die früher lediglich der einheimischen Bevölkerung bekannt war – der Sommerfrischler ist ein Vorläufer des Badegastes[152] –, werden immer populärer auch bei „Nicht-Älplern". Zuerst sind es Angehörige des Bürgertums, welche die Badekur als soziales Ereignis und Badeorte als Treffpunkte der Gesellschaft nutzen; Goethe bspw. verbringt während seines Lebens 1.114 Tage in Badeorten (Ebnöther, 2001, S. 676). Nach und nach aber zeigen die Bemühungen um öffentliche Gesundheitsbelehrung für alle Schichten (Cachay & Thiel, 2000, S. 64) Wirkung, war doch schon in alten Badeschriften

---

[150] Die Schulmedizin sieht Kneipps Therapien wohl auch deshalb nicht gern, da dieser immer wieder betont, er befasse sich mit Menschen, die entweder die Hilfe der Schulmedizin bereits erschöpft hätten oder die von den Ärzten aufgegeben worden seien (Baumann, 1969, S. 14).

[151] Die Bäderheilkunde oder Balneologie entwickelt sich als wissenschaftliche Disziplin in der zweiten Hälfte des 19. Jahrhunderts (Paracelsus-Gesellschaft Bad Hall, o. J.). „Balneologie (griech.), die Lehre von den Heilbädern, ihren Arten und Anwendungen" (Meyers Konversations-Lexikon, 1888).

[152] Die Sommerfrische (Anklang an *Frescura*, die von den romanischen Nachbarn während der Hundstage aufgesucht wird) hatte sehr großen Einfluss auf die Entwicklung des Badelebens. Die wohlhabenden Eisack- und Etschtäler suchten in ihren heißen Sommern kühlere Höhen auf. Die Bozener und Meraner wanderten aufwärts nach Brixen, die Brixner höher ins Pustertal, die Ötz- und Zillertaler auf Almen hinauf oder zu den Gletscherregionen, was mit klimatologischen Bedürfnissen wohl nicht mehr viel zu tun gehabt haben und eher im Sinne einer Suche nach Freiheit und Abwechslung zu fassen gewesen sein dürfte (Noë, 1889, S. 200-201; Haas, 2002, S. 54).

zu lesen: „Warum schliesslich die Patienten gehöret und vorgeschriebener Massen sich verhalten, werden sie (nächst Göttlicher Mitwürkung, in welchen allerhöchsten Namen solche Cur angefangen und beschlossen wird) ihre erwünschte Gesundheit ungezweifelt erlangen" (Noë, 1889, S. 198). Das Gefühl des Behagens trägt zur heilenden Wirkung eines Kuraufenthaltes in den Bergen bei. Noë (ebd., S. 199) führt dies darauf zurück, dass

> die Mehrzahl der Gäste seit der vergangenen Saison den grössten Theil ihres Körpers nicht mehr mit Wasser in Berührung gebracht haben. .... Das Wasser überhaupt ist schon gesund, dann wirkt der Luftwechsel und die Erlösung vom Einerlei des gewohnten Hauslebens ..., und dazu sind Nahrung und insbesondere der Trunk reichlicher als daheim.

In Tirol entwickelt sich in mehr als 30 Bädern auf einer Seehöhe von über 1.000 Metern ein blühendes Badeleben.[153] Auch das Gasteiner Tal im Salzburger Land hat Tradition. Bad Gastein mausert sich im Laufe des 19. Jahrhunderts zum Kurort der Prominenten des Wilhelminischen Reichs (Bachleitner & Penz, 2000, S. 40-44).[154] Vor allem in Österreich findet die Kneipp-Bewegung viele Anhänger, und es werden zahlreiche Kneipp-Anstalten gegründet. Im Südtiroler Meran-Obermais wird 1893 eine Wasserheilanstalt errichtet, in der die Kurgäste nach der Kneippschen Methode behandelt werden (Kurbad Meran, o. J.). Die Natur gleicht einer homöopathischen Apotheke (Noë, 1889, S. 193), denn die Quellwasser haben je eine ganz bestimmte Wirkung. In Forenburg bei Bludenz (Vorarlberg) wird schon 1830 über ein kalkhaltiges Eisenwasser berichtet, das gegen „Rheumatalgie, Gicht, Krätze und andere chronische Ausschläge, Frauenkrankheiten, Hypochondrie, Hysterie, Lähmungen" (Sohm, 1984, S. 51) helfen soll. In Andelsbuch-Fahl besteht ab 1841 ein Bad, dessen eisenhaltiges Wasser gegen Rheuma, Hysterie, chronische Diarrhöe usw. empfohlen wird (ebd.). Das 1890 eröffnete Franciscibad in Häring bei Kufstein hat ca. 30 Grad warmes Heilwasser, das Rheuma lindern soll (MDOeAV, 1890, S. 121). In Schattwald im Tannheimer Tal gibt es ein idyllisch gelegenes, kleines, aber gut besuchtes Schwefelbad (Kübler, 1898, S. 148). Die Bad Raumwalder Quelle im Pustertal auf 1.203 Metern Höhe bietet eine „Augenquelle" für besseres Sehen, eine Eisenquelle gegen Blutarmut, eine „Magenquelle" sowie eine Schwefelquelle gegen Rheuma und Hämorrhoidal-Leiden. Rings um die Quellen werden Badehäuser erbaut, wie in Hintertux, der wärmsten Quelle Tirols auf 1.500 Metern Höhe, oder wie in Wildbad Brenner, dessen Quelle in 1.400 Metern Höhe seit rund 500 Jahren bekannt ist. Das Fuscherbad St. Wolfgang am Weichselbach genießt schon vor 1800 großes Ansehen und erlebt im 19. Jahrhundert einen beispiellosen Aufschwung. Zwischen 1792 und 1800 hat das berühmteste und heilkräftigste Bad Salzburgs (Hinterhuber, 1855, S. 96) etwa 350 Besucher pro Jahr. An der Wende zum 20. Jahrhundert sind es schon durchschnittlich 1.500 Heilungssuchende (ebd., S. 97; LFS, 1902, S. 132-133). Der Kurtourismus in Meran-Obermais profitiert wie auch jener in Wildbad Brenner in hohem Maße vom Auf- und Ausbau des Eisenbahnnetzes. Seit ungefähr 1840 existiert in Meran die Kaltwasser-Heilanstalt. Zwischen 1860 und

---

[153] Noë (1889, S. 200) führt dies darauf zurück, dass Tirol schon immer ein – im Vergleich zu vielen Gegenden Deutschland und Österreichs – wohlhabendes Land war, das sich allerlei Luxus gönnen konnte. Dazu gehörte auch das Badewesen, das im Mittelalter allenfalls in den Städten Brauch war, in Tirol aber auch ein Brauch wohlhabender Bauern. Außerdem blieb das Bergland vom Dreißigjährigen Krieg verschont, so sich dass Wohlstand und behagliche Bräuche in Tirol anders als anderswo halten konnten. Das Badeleben Tirols ist so etwas wie ein Überrest des Spätmittelalters.

[154] Der erste urkundliche Nachweis eines Badebetriebs in Badgastein stammt von 1350; ab 1830 wird das Thermalwasser nach Hofgastein umgeleitet (Bachleitner & Penz, 2000, S. 40).

1875 verzeichnet sie durch die 1867 eröffnete Brennerbahn einen raschen Anstieg der Besucherzahlen (Abbildung 5).

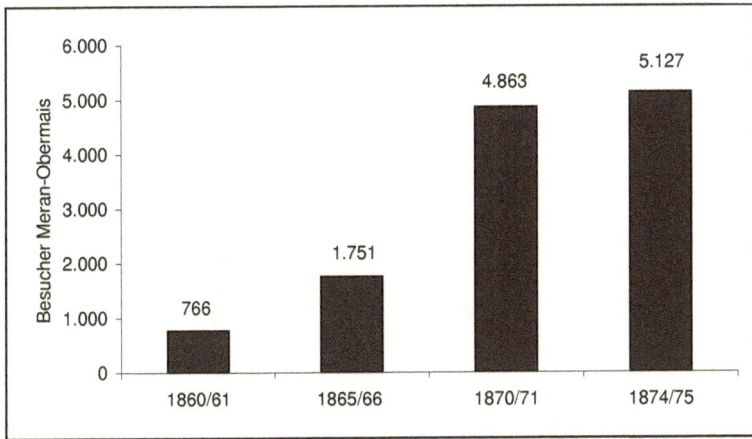

Abb. 5   Frequentierung des Kurortes Meran-Obermais (MDOeAV, 1876, S. 55).

Licht- und Luftkurorte entstehen speziell unter dem Eindruck der Tuberkulose, einer hoch ansteckenden Krankheit mit hohen Sterblichkeitsziffern, die vor allem im 19. und Anfang des 20. Jahrhunderts eine äußerst mörderische Wirkung besonders bei der großstädtischen Boheme mit ihrem offensichtlich ungesunden Lebenswandel zeigt. Mit einem Ortswechsel hin zu bäuerlich-ländlichen Gebieten und vor der Kulisse erhabener Berge sollen die in – oder auch an – der städtischen Zivilisation Erkrankten wieder zu ihrer Gesundheit finden. Die Erkrankten befreien sich auch symbolisch von zivilisatorischen Zwängen. Sie legen einengende Kleidung und Rituale ab und konzentrieren sich, leicht gekleidet, auf die Lichtkur (Aschenbeck, o. J., S. 2; Oury, 2000, S. 2755). Für Lungenkranke ist ein Aufenthalt im Hochgebirgsreizklima lange Zeit die einzige Therapieform, und auch bei Knochentuberkulose bringt die vermehrte UV-Strahlung im Gebirge Heilung oder zumindest Linderung (MHIZ, 2003). Menschen aus allen Schichten werden in die Bergsanatorien geschickt, um ihre Erkrankungen auszuheilen. Eine der berühmtesten Lungenheilstätten ist die im Schweizerischen Davoser Hochgebirgstal, über 1.560 Meter hoch gelegen. Dort stehen in der Blütezeit der Tuberkulose-Kurbehandlung Heilungssuchenden aus aller Welt 15.000 Betten zur Verfügung (Alexanderhausklinik Davos, o. J.).[155]

Auch in Österreich steigt Ende des 19. Jahrhunderts die Zahl der Kurtouristen kontinuierlich an. Ischl (Oberösterreich), Aussee (Steiermark) und Wildbach-Gastein (Salzburg) zählen zu den meist besuchtesten Kurorten in Österreich (Statistik Austria, 1987, S. 11). Zwischen 1879 und 1898 steigt die Zahl der Gäste in Ischl um 262 Prozent (von 6.067 auf 21.976). Aussee verzeichnet einen Anstieg von 71 Prozent (von 4.828 Gästen auf 8.237), Wildbach-Gastein von 76 Prozent (von 4.633 auf 8.170). Immer mehr Erholungsbedürftige reisen ins Hochgebirge und wandern während ihrer Kur auch in den Bergen umher;

---

[155] Leben, Tod und langsames Genesen der Patienten im Davoser *Waldsanatorium Dr. Jessen* (Schweiz) ist der Stoff, aus dem Thomas Mann im Anschluss an einen Besuch seiner lungenkranken Frau Katja 1912 den Roman *Der Zauberberg* (1924) verfasst.

Erzherzog Johann lässt 1820 auf dem von Badegästen häufig bestiegenen Gamskarkogel (2.465 m) bei Gastein eine allgemein zugängliche Unterkunftshütte erbauen und einen Weg bis zum Gipfel anlegen (Schmidkunz, 1931, S. 353). Den Anstieg der durchschnittlichen Gästezahl pro Kurort der Österreichischen Kronländer Oberösterreich, Salzburg, Steiermark, Kärnten, Tirol und Vorarlberg von 1875 bis 1899 zeigt Abbildung 6.

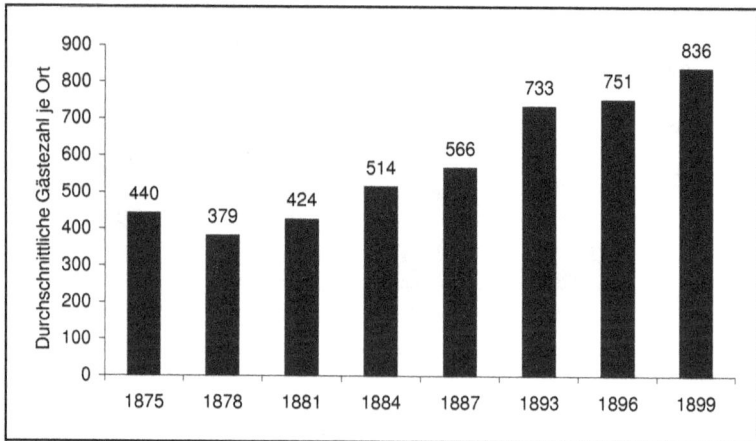

Abb. 6   Zunahme der durchschnittlichen Gästezahl je Ort zwischen 1875 und 1899 (mod. n. Statistik Austria, 1987, S. 25).7

3.2.3   Zwischenergebnisse: Alpenbild und Alpenreisen in der ersten Moderne

Im Zuge der „Wissenschaftlichen Revolution" wandelt sich die Betrachtung der Welt von der mythischen zu einer primär wissenschaftlichen. Der Glaube, dass Natur durch Naturgesetze und nicht durch göttliche Aktivität bestimmt wird, wird stärker, und die Hypothese Gott droht überflüssig zu werden. Die Traditionen des biblisch-christlichen Weltbilds sind zunehmend weniger glaubhaft. Deshalb versucht die Physiko-Theologie mit ihrem „Harmonieprogramm" einen Kompromiss zu finden zwischen alter und neuer Weltsicht und etabliert einen neuen Gottesbeweis mit dem Ziel, trotz des mechanistischen Weltbilds den Glauben an Gott aufrecht zu erhalten. Sie bewirkt damit ein allgemeines Umdenken im Verhältnis von Mensch und Natur: Weil durch genaues Beobachten der Natur jetzt die Existenz Gottes bewiesen werden kann, begeben sich zahlreiche Gelehrte auf den Weg in die Alpen, um die Schöpfung wissenschaftlich zu erforschen. Mit ihren Schriften tragen sie dazu bei, dass sich das Ansehen der wilden Alpennatur zu wandeln beginnt. Alpine Wildnis wird immer mehr als schön, nützlich und erhaben erachtet, als Terrain, das Abwechslung bietet. Und auch das Reisen verliert im Zuge des Weltbild-Wandels seine traditionell christliche Deutung. Das Erkunden der Welt durch Reisen ist fortan legitim.

An der Schwelle zur ersten Moderne ist der Imagewandel der Alpenwelt abgeschlossen. Von nun an ist eine Reise in die alpine Natur eine gesellschaftlich voll akzeptierte Beschäftigung einer Minderheit. Das wissenschaftliche Erforschen der göttlichen Schöpfung bleibt bis in die 1820er Jahre hinein ein oft zitiertes Motiv für eine Reise in die Alpen, denn es dient als Rechtfertigung für die Hinwendung zu den Bergen. Entwicklungen im politischen wie im Gesundheitssystem tragen dazu bei, dass körperliche Bewegung in freier Bergnatur immer mehr Zuspruch erhält. Reisen und körperliche Aktivität sind seit der Etablierung der Ordinari-Post nicht mehr aufs Engste miteinander verbunden; dies trifft zumindest auf das Reisen Wohlhabender zu. Ein kleiner Teil der Menschheit kann erstmals in der Geschichte seine Fortbewegungsweise – zu Fuß oder eben in den Kutschen der Post – auswählen. Dieser Teil reist ganz bewusst *in* die freie Alpennatur und nicht mehr gezwungenermaßen *durch* sie. Einerseits ist das Wandern in freier Bergnatur ein starker Kontrast zur fortschreitenden Zivilisation der Industriemoderne. Die Berge der Alpen fernab jeder Zivilisation sind die Orte eines neuen individualistischen Naturempfindens. Andererseits wird die These, ein Aufenthalt im Hochgebirge könne der Erhaltung und Wiederherstellung der Gesundheit dienen – Kneipp (1897/1953, S. 53) beispielsweise empfiehlt einen strammen Fußmarsch auf eine Anhöhe hinauf –, in der Praxis bestätigt und schließlich auch wissenschaftlich belegt. Körperliche Aktivität ist eine Therapiemöglichkeit unter anderen. Licht- und Luftkurorte sowie Badeheilanstalten entstehen im Alpenraum und kommen groß in Mode. Körperliche Bewegung in freier Bergnatur ist ein Mittel zum Zwecke der Gesundung, das im Rahmen einer solchen Kurmaßnahme angewendet wird.

Bilanzierend ist festzustellen, dass immer mehr Menschen ihre Verwunderung und Angst gegen den praktischen Umgang mit der Alpennatur und gegen das gezielte Bereisen der Alpen zu Zwecken wissenschaftlicher Forschung, der Emanzipation aus überkommenen Strukturen oder der Genesung tauschen. Damit sind die Voraussetzungen für die Ausdifferenzierung des Sporttourismussystems geschaffen.

3.3   Die Ausdifferenzierung des Sporttourismussystems: Handlungsorientierung, Binnenstrukturierung, Inklusion

Entwicklungsgänge und Merkmale, die für den Ausdifferenzierungsprozess des Sporttourismussystems charakteristisch sind, werden im folgenden herausgearbeitet und vorgestellt. Eine bestimmte Sphäre gesellschaftlichen Handelns ist in dem Maße als Teilsystem ausdifferenziert, wie sie eine unverwechselbar eigenständige Handlungslogik aufweist (Abschnitt 3.3.1). Auf sozialstruktureller Ebene wird das sporttouristische Handeln aus anderen Kontexten der Gesellschaft ausgegrenzt und von einer sich herausbildenden Sozialstruktur getragen (Abschnitt 3.3.2). Will das ausdifferenzierte System seinen Fortbestand sichern, muss es möglichst breite Bevölkerungskreise in seinen Wirkungskreis einbeziehen (Abschnitt 3.3.3).

3.3.1   Die Handlungsorientierung des Sporttourismussystems

Die Frage nach den Bedürfnissen, die das massenhafte Reisen in der modernen Gesellschaft befriedigt (Hennig, 1998, S. 54), ist ein Grundproblem der Tourismustheorie, denn: Tourismus ist eine Reaktion der modernen Gesellschaft, „die im Stadium einer beständigen Ausdifferenzierung ihrer funktionellen Bereiche bestimmte Bedürfnisse, die sie verspricht, nicht mehr befriedigen kann und sie deshalb verlagert" (Lutz, 1992, S. 244). In systemtheoretischer Argumentationslogik bedeutet dies: Im Zuge der Entwicklung des Tourismussystems wird das Problem des Bedürfnisses der personalen Umwelt des Gesellschaftssystems nach *nicht-alltäglicher Erfahrung* identifiziert (Hennig, 1998, S. 55), und das Tourismussystem stellt die Lösung dieses Problems bereit, indem es nicht-alltägliche

Erfahrungsräume konstituiert, welche einen Gegenentwurf zur alltäglichen Umgebung bilden. Deshalb lautet die binäre Codierung des Tourismus: *nicht-alltäglicher Erfahrungsraum/alltäglicher Erfahrungsraum.*[156]
Der Gegenentwurf zum Alltagsleben entfaltet sich in verschiedenen Dimensionen; der Charakter der nicht-alltäglichen Erfahrung drückt sich aus in der jeweiligen Subform oder Subcodierung, die im Unterschied zur Grunddifferenz kontingent ist.[157] Dass eine touristische Reise durchgeführt wird, steht fest, aber die Entscheidung, welcher Art diese ist, kann so, aber auch anders ausfallen. Es ist möglich, nach St. Anton am Arlberg zu reisen, um in der Sonne zu liegen und den Jetset zu beobachten, oder um die umliegenden Berge zu erklimmen. Der Raum bleibt derselbe. Nur das Handeln ist ein anderes. So gesehen stellt das Sporttourismussystem über die Konstitution *nicht-alltäglicher Erfahrungsräume* hinaus einen ganz bestimmten Weg bereit, auf dem Touristen in andere Wirklichkeiten gelangen können (ebd.). Da es im Bereich des Sports ausschließlich um körperliche Leistung geht, konkretisiert die Subcodierung *Leistung/Nicht-Leistung* die Handlungslogik des *Sport*tourismus.[158] Stichweh (1990, S. 378-379) führt dazu aus, dass erstens „jede sportliche Übung, jede in den Kontext des Sports gehörende Operation ... immer eine *Handlung des Körpers*" ist, und dass zweitens „jede Handlung des Körpers, sofern sie sich im Kontext des Sports vollzieht", eine Leistung ist, „die auf die Leistungsfähigkeit des an ihr beteiligten Körpers schließen" lässt. Zum Dritten sind diese mit dem Körper erbrachten Leistungen keine Leistungen im Sinne des Leistungsbegriffs Luhmanns (1981a, S. 81-83), denn sie haben keinen Sinn außerhalb ihrer selbst.[159]
Demzufolge setzt sich die binäre Codierung des Sporttourismussystems zusammen aus dem Code des Tourismussystems: *nicht-alltäglicher Erfahrungsraum/alltäglicher Erfahrungsraum,* und der Subcodierung, die den Charakter dieser Erfahrung bestimmt: *körperliche Leistung/körperliche Nicht-Leistung.* Sie lautet also: *körperliche Leistung im nicht-alltäglichen Erfahrungsraum/körperliche Nicht-Leistung im alltäglichen Erfahrungsraum.* Das System wählt stets den positiven Wert. Es sucht nach Möglichkeiten, *körperliche Leistung im nicht-alltäglichen Erfahrungsraum* bereitzustellen und verwendet dazu die andere Seite des Möglichen, nämlich die Idee der Möglichkeit der Bereitstellung *körperlicher Nicht-Leistung im alltäglichen Erfahrungsraum.*[160] Die Funktion des Sport-

---

[156] Die Urlaubsreise im Sinne eines Gegenentwurfs zum Alltagsleben ist nach diesem Verständnis kein „weg von" den Alltagsqualen („Eskapismus", bspw. Enzensberger, 1958), sondern ein positives „hin zu" Räumen, die nicht-alltägliche Erfahrungen vermitteln.

[157] Wohl deshalb überlegt Freyer (2000, S. 23), ob es eine oder mehrere (Teil-)Tourismuswissenschaft(en) gibt oder geben könnte. Auch Müllers (1996, S. 125) Aussage, dass es eine eigenständige Tourismuswissenschaft nicht geben könne, „weil eine Isolierung weder vom Begriff her noch vom systemtheoretischen Ansatz her sinnvoll erscheint", basiert darauf.

[158] Würde bei der Analyse des Sporttourismussystems nur vom Charakter der binären Codierung ausgegangen werden, könnte das System des Sporttourismus auch als Subsystem des Tourismussystems neben anderen wie Kulturtourismus erfasst werden.

[159] Leistung im Sinne Luhmanns (1981a, S. 81-83) ist eine besondere Form der Systembeziehung. Systeme stellen anderen Systemen Leistungen zur Verfügung: das Wirtschaftssystem Zahlungsfähigkeit, das Wissenschaftssystem Wissen, usw. Der Mountainbiker aber fährt nicht mit seinem Rad die Wege ab, um die Länge derselben zu bemessen, sondern einzig und allein um des Bergradfahrens wegen.

[160] Kritische Leser mögen an dieser Stelle einwenden, Luhmann habe seine Codes stets „kurz und knapp" formuliert. Natürlich wäre auch eine knapp gehaltene Codierung wie *sporttouristisch reisen/nicht sporttouristisch reisen* denkbar. Weil der Begriff des sporttouristischen Reisens aber (noch) nicht so geläufig ist wie der des Wirtschaftssystem-Codes *zahlen/nicht zahlen,* fällt die Wahl auf eine Codie-

tourismussystems ist damit die Ermöglichung körperlicher Leistung in einem nicht alltäglichen Erfahrungsraum, hier: in den Alpen.
Gegenstand von Abschnitt 3.3.1.1 ist eine Analyse der Rahmenbedingungen des modernen Lebens- und Arbeitsalltags, welche Aufschluss darüber geben soll, zur Lösung welcher Problembereiche der modernen Gesellschaft sich das Sporttourismussystem ausdifferenziert haben könnte. Das Herausarbeiten der Kennzeichen der Gegenwelt, wie sie das Sporttourismussystem im Sinne einer Problemlösung offerieren könnte, ist Gegenstand von Abschnitt 3.3.1.2.

3.3.1.1   Die Voraussetzungen der Realisierung von Inklusion in das Sporttourismussystem: Über den Alltag in der modernen Gesellschaft

Das Alltagsleben in der modernen Gesellschaft produziert Motive im Sinne von Handlungsantrieben, welche die Eintrittsentscheidung in das System des Sporttourismus bestimmen – wie Sehnsüchte nach zeitlich begrenztem Auszug in die Freiheit, in die Natur –, weil dem menschlichen Glücksstreben wie den Partizipations- und Gestaltungsbedürfnissen Grenzen gesetzt werden und der Aktionsradius des Einzelnen durch Leistungsnormen, Erfahrungsnormierung und Überreizung seiner Informationsverarbeitungskapazitäten stark eingeengt ist. Der Alltag stellt keine tatsächlichen Erlebnisqualitäten für das Individuum bereit, sondern er ist gekennzeichnet durch die Reduzierung des Möglichen (Lutz, 1992, S. 229). Unter dem Titel „Die Boomfaktoren des Tourismus" stellt Krippendorf (1986, S. 43) die Ursachen der Beschränkung des Möglichen sowie dessen Folgekosten graphisch dar. In Anlehnung an die Illustration Krippendorfs zeigt Abbildung 7 die „Boomfaktoren" des Sporttourismus, die gleichzeitig als vorausbestimmende Faktoren der Eintrittsentscheidung in das Sporttourismussystem zu sehen sind. Sie werden in den folgenden Abschnitten erläutert und diskutiert.

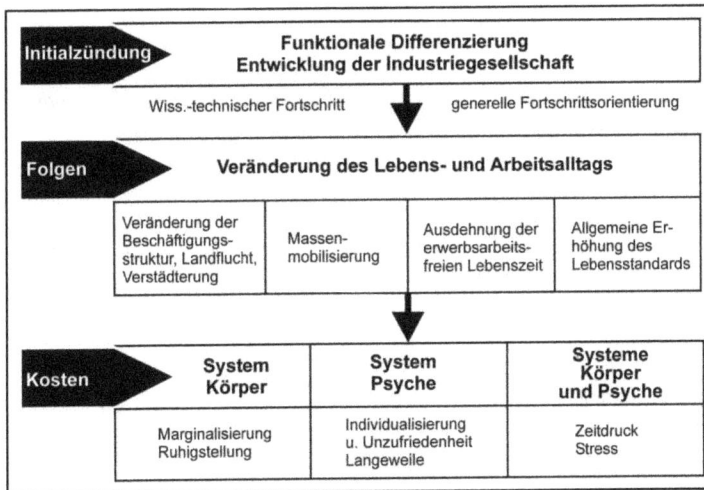

Initialzündung	Funktionale Differenzierung Entwicklung der Industriegesellschaft		
	Wiss.-technischer Fortschritt	generelle Fortschrittsorientierung	
Folgen	Veränderung des Lebens- und Arbeitsalltags		
	Veränderung der Beschäftigungsstruktur, Landflucht, Verstädterung	Massenmobilisierung	Ausdehnung der erwerbsarbeitsfreien Lebenszeit	Allgemeine Erhöhung des Lebensstandards
Kosten	System Körper	System Psyche	Systeme Körper und Psyche
	Marginalisierung Ruhigstellung	Individualisierung u. Unzufriedenheit Langeweile	Zeitdruck Stress

Abb. 7   Die Boomfaktoren des Sporttourismus (mod. n. Krippendorf, 1986, S. 43).

rung, die auch dem unkundigen Leser deutlich macht, woran genau sich das soziale Handeln im Sporttourismussystem orientiert.

3.3.1.1.1   Zum Wandel der Rahmenbedingungen von Lebens- und Arbeitsalltag

Die „Industrielle Revolution"[161] schafft die Grundlagen für die moderne Lebensweise in der westlichen Welt, ein Leben, das sich vor allem in Städten oder in deren Umgebung abspielt, und in dem Menschen zur Deckung des täglichen Bedarfs nicht mehr auf Eigenproduktion von Gütern angewiesen sind (Tames, 1995, S. 6). Nur durch rationale Beherrschung von Gesellschaft, Mensch und Natur kann Fortschritt – philosophisch und politisch gesehen das große Ziel der Aufklärung – verwirklicht werden (van der Loo & van Reijen, 1992, S. 75). Deshalb sehen die Fortschrittsdenker die technologische Entwicklung im Verlauf der Industrialisierung nicht als Bedrohung, sondern positiv als Befreiung. Sie vertrauen darauf, dass technischer Fortschritt alle bestehenden sozialen Probleme auf Dauer lösen kann (ebd., S. 203).

Eine der Folgen des technischen Fortschritts ist die in der Geschichte beispiellose Anhebung des Lebensstandards, welche neben vielen anderen auch die Voraussetzungen der Realisierung von Inklusion in das Sporttourismussystem schafft. Die Veränderungen der Rahmenbedingungen des alltäglichen Lebens und Arbeitens ermöglichen immer mehr Menschen den Konsum von sporttouristischen Angeboten, denn Sporttourismus wird als Teilbereich des Freizeitkonsums wesentlich vom Umfang der freien Zeit sowie der Höhe der verfügbaren Einkommen determiniert (Opaschowski, 1993, S. 36). Als Indikatoren für die Entwicklung dieser Einflussgrößen werden vor allem die tarifvertraglich fixierte Urlaubsdauer und die durchschnittliche Wochenarbeitszeit herangezogen (Schoder, 1999, S. 29). Steigende Realeinkommen in Verbindung mit der Zunahme frei verfügbarer Zeit versetzen immer mehr Menschen in die Lage, Güter wie Sporturlaube zu konsumieren, die nicht der unmittelbaren Befriedigung der Grundbedürfnisse[162] dienen. Die Wohnsituation wirkt sich ebenfalls auf das Freizeitverhalten aus. Landflucht geht einher mit Urbanisation. Die Siedlungsdichte der Wohnstätten nimmt stetig zu, und mit ihr die Sehnsucht nach einer anderen Umgebung. Auch die Entwicklung der Transportsysteme des Personenverkehrssystems trägt zur Entwicklung des Sporttourismussystems bei. Sie ermöglichen das Überwinden immer größerer Distanzen in zunehmend kürzerer Zeit.

3.3.1.1.1.1   Industrialisierung: Veränderung der Beschäftigungsstruktur, Landflucht und Verstädterung

Mit der Industrialisierung wandeln sich Agrarländer langsam, aber stetig zu Industrieländern mit „eigenen visuellen Zeichen: Rauchende Schlote, graue Fabrikgebäude und aufflackernde Feuer von Gießereien" (van der Loo & van Reijen, 1992, S. 72). Die Europäer werden von der Industriellen Revolution vor allen Dingen als Arbeitskräfte betroffen (Palmade, 1974, S. 32). Menschliche und tierische Arbeitskraft wird ersetzt durch von fossilen Brennstoffen angetriebene Maschinen, und mit der Fabrikarbeit entsteht eine völlig neue Produktionsform. Vor allem seit der zweiten Hälfte des 18. Jahrhunderts beginnt

---

[161] Industrialisierung bedeutet vor allem eine „*Mechanisierung* der Produktion" (van der Loo & van Reijen, 1992, S. 72); wirtschaftliche, gesellschaftliche und technische Neuerungen folgen vor allem ab der zweiten Hälfte des 18. Jahrhunderts in England und ab ca. 1820 auf dem Kontinent in solch schnellem Tempo aufeinander, dass zurecht von einer *Industriellen Revolution* die Rede ist (Lüdtke, 1972, S. 53). Der Begriff wird 1845 von F. Engels eingeführt (Kinder & Hilgemann, 1986, S. 43). Die Entwicklung zur Industriegesellschaft läuft nicht in allen Industriestaaten im gleichen Zeitraum mit derselben Geschwindigkeit ab.

[162] Diese sind nach Maslow (1943; Hahn & Kagelmann, 1993, S. 209) aufsteigend physiologische, Sicherheits-, soziale Bindungs-, Selbstachtungs- und Selbstverwirklichungsbedürfnisse.

zuerst in England, mit einiger zeitlicher Verzögerung auch in anderen Teilen Europas, mit dem Ansturm von Arbeitskräften auf die Industriestandorte eine Verstädterung von bis dahin ungekanntem Ausmaß. Ein großer Teil der ländlichen Bevölkerung zieht wegen der besseren Lebens- und Arbeitsbedingungen die stetig wachsenden städtischen Ballungszentren dem Landleben vor. Noch in der Mitte des 19. Jahrhunderts ist Europa im wesentlichen agrarisch geprägt, doch der Anteil der Haupterwerbslandwirte an der Gesamtbevölkerung geht stetig zurück. Die enge Bindung an Ackerbau und Viehzucht, die jahrtausendelang das Leben der Menschen bestimmte, verliert an Bedeutung, und der Anteil der in der Stadt lebenden und arbeitenden Bevölkerung steigt stetig an. Allein zwischen 1885 und 1890 verlassen in Deutschland 840.000 Menschen die Dörfer und ziehen in die schnell wachsenden Städte.[163] Landflucht ist eine kontinuierliche Bewegung, die einhergeht mit einer steigenden Bedeutung des Industrie- und Dienstleistungssektors: Der prozentuale Anteil der im sekundären und tertiären Sektor Beschäftigten nimmt zu, die Bedeutung der Agrararbeit auf dem Lande dagegen stetig ab.[164] Das Wachstum der Städte vollzieht sich nicht ohne tiefgreifende Wandlungsprozesse der natürlichen Umwelt und der Funktion der Stadt, und genauso wenig ohne eine Veränderung des Lebens- und Arbeitsalltags ihrer Bewohner. Es entsteht ein neuer, städtisch geprägter Lebensstil (Palmade, 1974, S. 80). Eine Landflucht solchen Ausmaßes ist möglich, weil das Transportwesen wesentlich verbessert wurde. Die Erfindung und Entwicklung der Eisenbahn löst das Dorf endgültig aus seiner jahrhundertealten Isolation (ebd., S. 79) und transportiert Arbeitskräfte aus produktionsschwachen Gegenden hin zu den urbanen Zentren der Industrie.

3.3.1.1.1.2 Massenmobilisierung

„Eines der bedeutendsten Kennzeichen unserer westlichen industrialisierten Kultur ist die Mobilität oder besser die totale Mobilmachung, die zumindest scheinbar vollständige Verfügung über Raum und Zeit" (Luger, o. J.). Wesentlichen Anteil daran hat die Entwicklung soziotechnischer Systeme der Infrastruktur,[165] denn das Subsystem Personenverkehr[166] dient hauptsächlich der Ermöglichung physischer Raumüberwindung (Mayntz, 1988b, S. 233).

---

[163] Der Trend zur Landflucht wird stärker, wenn die Agrarpreise sehr rasch fallen, wie bspw. 1873 bis 1890, oder wenn die Grundstückswerte sinken oder in der Landwirtschaft zunehmend mechanische Geräte eingesetzt werden (Palmade, 1974, S. 77-79).

[164] Veränderungen der Beschäftigungsstruktur in Deutschland (mod. n. Henning, 1984, S. 20):

Sektoren in Prozent aller Beschäftigten

	primärer	sekundärer	tertiärer
1780	65 %	19 %	16 %
1900	38 %	37 %	25 %

[165] Obwohl soziotechnische Systeme des Infrastrukturbereichs überragende Bedeutung sowohl im positiven wie im negativen Sinne für die Entwicklung, Funktionsweise und Dynamik moderner Gesellschaften besitzen, obwohl sie alle Elemente fortgeschrittener Ausdifferenzierung aufweisen und auf spezifischen Funktionen basieren (Mayntz, 1988b, S. 234), wurden sie bisher in den Sozialwissenschaften „besonders wenig" beachtet, beklagt Mayntz (1988a, S. 27). Das selbe gilt für die Bedeutung der Entwicklung der soziotechnischen Systeme für die Ausbildung eines neuen Funktionssystems. Rammler (2001, S. 14) fasst zusammen: „Der Verkehr der Gesellschaft ist ein wenig geliebtes Kind der Soziologie."

[166] Die Verkehrswissenschaft unterscheidet allgemein in Personen-, Güter- und Nachrichtenverkehr. Mit Mayntz (1988) wird der Personenverkehr hier als soziotechnisches Teilsystem der Infrastruktur ver-

Die „Verkehrsrevolution" beginnt im 19. Jahrhundert mit der allgemeinen Nutzung der Dampfkraft, der Erfindung der Eisenbahn und dem Ausbau des Schienennetzes in Europa zwischen 1830 und dem Ende des 19. Jahrhunderts.[167] Innerhalb weniger Jahre löst die Eisenbahn das Reisen „auf der Post" (Brune, 1991, S. 123) ab, schafft Arbeitsplätze und leistet der Bildung neuer Märkte Vorschub (Palmade, 1974, S. 34; 104-105).[168] Als Symbol des Fortschritts entzieht sich die Bahn allen bisherigen naturalen Vorgegebenheiten (Bergeron, Furet & Koselleck, 1975, S. 303). Sie bietet „Reisegeschwindigkeiten von 30-60 und mehr Stundenkilometern bei gleichzeitiger Verminderung der Beförderungskosten auf ein Fünftel bis ein Zehntel" (Ritter, 1966, S. 28). Sie lässt das Reisen, das zur Kutschenzeit noch geprägt war von einer „maßvollen, den Raum in Etappen durchziehenden Wegstrecke" (Vorsteher, 1991, S. 306) und das abhängig war von der Leistungsfähigkeit des eigenen Körpers oder der Pferde und des Wagens, zu einem „Geschwindigkeitserlebnis" (ebd.) werden. Der Raum schrumpft für den mit der Bahn Reisenden zusammen; er durchfliegt die Landschaft und durchschreitet sie nicht mehr. Der Mensch des Eisenbahnzeitalters hat die Möglichkeit der Überwindung großer Entfernungen in vergleichsweise kurzer Zeit;

> Reisende können für den dritten Theil der bisherigen Kosten viermal so schnell und noch viel schneller weiter kommen, als mit den jetzigen Schnellposten, ja die engl. Eisenbahnbaumeister halten es für sehr gut ausführbar, die Schnelligkeit bis auf 100 engl. oder etwa 22 deutsche Meilen in der Stunde zu steigern (Brockhaus, 1837).

Mit dem technologischen Fortschritt im Transportwesen verändert sich auch das Leben und Denken der Menschen nachhaltig (Briggs, Hall, Hawkes, Healey, Heritage, Kiener u. a., 1996, S. 222). Zwischen 1850 und 1900 werden die Fahrpreise gesenkt, so dass das Verkehrsmittel Eisenbahn für jedermann zugänglich wird (Palmade, 1974, S. 88). Die Eisenbahn trägt ein Moment der Demokratisierung in sich. Trotz ihrer in vier Klassen getrennten Wagenabteile durchbricht sie die Abkapselung und mindert die Berührungsängste der Angehörigen verschiedener Sozialschichten, indem sie zwischen diesen Begegnungen und Gespräche erlaubt. Außerdem kann jetzt „jeder ... mit gleicher ‚Post' gleich schnell fahren" (Bergeron, Furet & Koselleck, 1975, S. 303), kurz: Die Bahn erweitert den Horizont, vervielfältigt die Kontakte und steigert die Beweglichkeit (Palmade, 1974, S. 34) der Menschen in dem Maße, in dem das Schienennetz ausgedehnt wird. Individuelle Mobilität expandiert von nun an kontinuierlich, in zeitlicher wie in räumlicher Hinsicht. Ab dem Beginn des 20. Jahrhunderts tritt an die Seite der Eisenbahn der Kraftwagen- und Postautoverkehr. Er spielt vor allem im Überlandverkehr in Gebieten mit geringer Erschließung und in gebirgigem Terrain eine wichtige Rolle (Cochrane, 1996, p. 20).

---

standen, das sich auf Grundlage einer jeweils spezifischen Technik herausgebildet hat (ebd., S. 237). Zu dem System zählen Schienen-, Luft-, See- und Straßenverkehr (Kaspar, 1991, S. 35).

[167] Die Eisenbahn markiert den Beginn der Entwicklung einer ganzen Reihe großmaschiger Netzwerke. Diese „Large Technical Systems" (Hughes, 1983) dienen der „Aufrechterhaltung der Grundfunktionen unseres Daseins – Wasser, Nahrung, Energie, Mobilität, Kommunikation – und zur Produktion von Gütern und Dienstleistungen" (Pfister, 1997). Von ihnen sind wir „in den letzten 150 Jahren vollständig abhängig geworden" (ebd.).

[168] Bau und Produktion von Gleisen und Wagenpark lösen eine merklich steigende Nachfrage nach Metallerzeugnissen aus. Des weiteren werden Stellen in Bauunternehmen, in der Metallindustrie, in Bergwerken sowie im Eisenbahnbau selbst geschaffen. In England wächst die Anzahl der Arbeitsplätze zwischen 1851 und 1891 von 29.000 auf 212.000 an, in Frankreich von 28.000 auf 240.000 (Palmade, 1974, S. 105).

3.3.1.1.1.3 Ausdehnung der erwerbsarbeitsfreien Lebenszeit

Die Industrialisierung revolutioniert das Verständnis von Arbeit und damit auch der mit ihr komplementär verbundenen Freizeit, denn sie macht eine völlige Umorganisation des bisherigen Arbeitsstils und der Arbeitstechniken, die bis dahin unbekannte Arbeitsteilung sowie die räumliche Trennung von Arbeitsplatz und Wohnstätte notwendig. So ist mit den Angehörigen gehobener Schichten zumindest ein Teil der Menschheit erstmals von materiellen Zwängen befreit und verfügt außerdem über freie Dispositionszeit, die der Einzelne für touristische Reisen nutzen kann.

Im Anschluss an die Industrielle Revolution nimmt die Wochenarbeitszeit stetig ab und die Urlaubsdauer zu; davon profitieren jedoch nicht alle Menschen in gleichem Maße.[169] Lüdtke (1972, S. 14) macht vier sich wechselseitig bedingende Faktoren aus, die diese Entwicklung auf den Weg bringen und vorantreiben. In politischer Hinsicht setzen sich die Gewerkschaften auf nationaler wie internationaler Ebene für die Forderungen des „Vierten Standes" nach Arbeitszeitverkürzung und mehr Freizeit ein.[170] So begleitet der Kampf um kürzere Arbeitszeiten und für die allgemeine Verbesserung der Lebens- und Arbeitsbedingungen der Arbeiter die Gewerkschaften seit Beginn des 19. Jahrhunderts. Revolutionäre Umwälzungen 1918/19 bringen den Arbeitern in Mitteleuropa soziale Gewinne wie wesentlich kürzere Arbeitszeiten – der Acht-Stunden Tag wird eingeführt, allerdings 1923 wieder aufgehoben –, höhere Löhne und ein drei- bis sechstägiger bezahlter Urlaub (Erdmann, 1991, S. 15; Ziak, 1956, S. 227). Technologische Errungenschaften ersetzen zunehmend menschliche Arbeitskraft und ermöglichen einen konstanten Zuwachs industrieller Produktivität bei steigenden Löhnen und immer kürzerer Arbeitszeit. Der normative Aspekt bezeichnet den relativen Bedeutungsverlust des protestantischen Arbeitsethos zugunsten des Wunsches nach der Ausgestaltung des privaten Lebensstils in der Freizeit. Schließlich macht Lüdtke (1972, S. 14) unter der Überschrift des ökonomischen Selbstregulativs einen allmählichen Wandel der Ökonomie von der Orientierung an der Bedarfsdeckung hin zur Weckung von Bedürfnissen und, damit einhergehend, zur Schaffung neuer Märkte des Massenkonsums aus.

---

[169] Ein demonstrativer Zeitverbrauch ist zur Zeit der Industriellen Revolution ein Privileg der „Mußeklasse" der Kaufleute und der Gelehrten (Lüdtke, 1972, S. 53), das einhergeht mit materieller und zeitlicher Verelendung der Industriearbeiter. Die eiserne Sparsamkeit der neuen „Wirtschaftsbürger" geht zu Lasten der Arbeiter, die mit der geringen Entlohnung kaum ihre Existenz sichern können (Bergeron, Furet & Koselleck, 1975, S. 309-310). Aufgrund steter Verlängerung der Arbeitszeit bis hin zur 108-Stunden-Woche – d. h. 18 Stunden Arbeit pro Tag (Klug, 1995, S. 15)! – verfügen Arbeiter nicht einmal über ein Minimum an freier Zeit, wie Karl Marx 1867 in *Das Kapital* (1962, S. 674-675) anprangert. Dagegen hat die „Mußeklasse" mit einer Arbeitszeit von etwa 9,5 Stunden pro Tag Mitte des 19. Jahrhunderts verhältnismäßig viel frei disponible Zeit. Die durchschnittliche effektive Arbeitszeit der Industriearbeiter aber beträgt noch immer 85 Stunden pro 6-Tage-Woche. 1890 sinkt sie auf 66 Stunden, in den 1930er Jahren auf 48 Stunden (Lüdtke, 1972, S. 13). Bezahlte Urlaubstage werden erst in den 1920er Jahren eingeführt.

[170] Gewerkschaften bilden sich auf dem Hintergrund der Situation der Industriearbeiter in der Frühphase der Industrialisierung heraus. „Das Arbeiten in den niedrigen Räumen, wo die Leute mehr Kohlendampf und Staub einatmen als Sauerstoff, und das meistens schon von ihrem sechsten Jahre an, ist grade dazu gemacht, ihnen alle Kraft und Lebenslust zu rauben. Die Weber, die einzelne Stühle in ihren Häusern haben, sitzen vom Morgen bis in die Nacht gebückt dabei und lassen sich vom heißen Ofen das Rückenmark ausdörren" (Marx & Engels, 1956, S. 417).

3.3.1.1.1.4 Allgemeine Erhöhung des Lebensstandards

Voraussetzung der Erhöhung des Lebensstandards ist die Steigerung der Arbeitsproduktivität, die Zunahme des Einkommens und der freien Zeit sowie die Entwicklung des tertiären Sektors als deren Folgen (Lüdtke, 1972, S. 15). Weiteres gewichtiges Moment in der Erhöhung des Lebensstandards ist die Einführung der Sozialgesetzgebung im Deutschen Reich durch Otto von Bismarck (1815-1898).[171]
Vor allem die Expansion des Dienstleistungssektors ist als ein Indikator für steigenden Lebensstandard zu sehen, denn im Sinne eines Rückkopplungseffekts umfasst dieser insbesondere Dienstleistungen für den Freizeitbereich. Der Anstieg des Lebensstandards erfolgt langsam und nicht kontinuierlich, denn das allgemeine Wirtschaftswachstum durchlebt Expansions- und Krisenphasen (bspw. Nefiodow, 1991), und nicht alle Schichten profitieren gleichermaßen und zur selben Zeit vom Wachstum. Dennoch postuliert Beck (1986, S. 116) eine enorme Steigerung des materiellen Lebensstandards für alle Teile der Bevölkerung; trotz abnehmender Wochenarbeitszeit und zunehmender Urlaubsdauer nimmt das durchschnittliche Einkommen stetig zu.[172] Der Anstieg des frei verfügbaren Einkommens geht einher mit steigenden Ausgaben für die Gestaltung der ebenfalls anwachsenden freien Dispositionszeit. In der westlichen Welt stehen zunehmend mehr Menschen Geldmittel zur Verfügung, die – über die Ausgaben zur Erfüllung der Grundbedürfnisse hinaus – für die Teilnahme an Bereichen des Freizeitsektors und damit für den Konsum sporttouristischer Angebote aufgewendet werden können.

3.3.1.1.2   Die Kosten des modernen Alltagslebens...

Veränderungen des Lebens- und Arbeitsalltags führen dazu, dass die Einzelnen über die Befriedigung ihrer Grundbedürfnisse hinaus Geld und Zeit in Bereiche jenseits der Existenzsicherung investieren können. Doch all diese Wandlungsprozesse sind ohne fundamentale Umgestaltungen auf gesellschaftsstruktureller Ebene undenkbar; erst das Strukturprinzip der funktionalen Differenzierung macht effektive gesellschaftliche Arbeitsteilung möglich. Jedes Subsystem operiert relativ autonom nach der Maßgabe seines binären Codes. Der Mensch – und damit sein somatisches und psychisches System – befindet sich dabei nicht innerhalb, sondern in der Umwelt der jeweiligen Systeme und auch des Systems Gesamtgesellschaft. Diese besondere Beziehung von Individuum und funktional differenzierter Gesellschaft sowie die Eigenheiten eines in viele verschiedene selbstlaufende Subsysteme zerfallenen Gesellschaftssystems bringen für die Einzelnen Probleme mit sich, die im folgenden vorgestellt werden.

---

[171] Während in der stratifikatorisch differenzierten Gesellschaft der Einzelne in Familiengemeinschaften eingebunden war, die ihm Fürsorge bei Krankheit und Alter gewährten, fällt in der funktional differenzierten Gesellschaft, in der der Mensch aus bisherigen Bindungen herausgelöst ist, die Aufgabe der sozialen Sicherung dem Staat zu. Die staatliche Sozialgesetzgebung hat sich in ihrer Grundstruktur bis heute erhalten.

[172] Das reale Pro-Kopf-Einkommen der Deutschen steigt von 1800 bis 1850 im Vergleich zu späteren Epochen nur geringfügig an, da Europa zu dieser Zeit im wesentlichen noch agrarisch geprägt ist. Der Anteil der Landwirte an der Gesamtbevölkerung beträgt 1851 in Frankreich noch 75 Prozent. In Deutschland liegt er noch 1875 bei 63,9 Prozent (Palmade, 1974, S. 77). England bildet hier die Ausnahme, denn es befindet sich 1815 bereits in der zweiten Phase der Industrialisierung. In der ersten Hälfte des 20. Jahrhunderts wächst das Realeinkommen pro Kopf um mehr als ein Drittel (Henning, 1984, S. 27-28).

Individualisierung und Unzufriedenheit

Individualisierung ist ein Folgeproblem funktionaler Differenzierung. Eine eindeutige soziale Positionierung von Individuen, eine Komplettintegration wie in der stratifizierten Gesellschaft ist in der funktional differenzierten Gesellschaft nicht mehr möglich (Luhmann, 1997, S. 618-634; 744), sondern alle Menschen „müssen an allen Funktionssystemen teilnehmen können, je nachdem, in welchen Funktionsbereich und unter welchem Code ihre Kommunikation eingebracht wird" (ebd., S. 625). Individuen werden aber nicht als „ganze Menschen" in die funktionalen Teilsysteme inkludiert, sondern lediglich rollenspezifische Teilaspekte der Einzelnen. Es interessiert also stets nur ein „*Teil* (Dividuum) des *Unteilbaren* (Individuum)" (Nassehi, 1997, S. 128). Die Gesamtpersönlichkeit des Menschen ist ausgeblendet, bleibt aber während der Übernahme all dieser Rollen immer die selbe (Werber, 1997, S. 18).

Der unteilbare Bereich individueller Selbstbeschreibung liegt damit im Exklusionsbereich der Funktionssysteme. „*Individualisierung ist Exklusion*" (Nassehi, 2000, S. 117), denn die Gesellschaft bietet dem Einzelnen keinen sozialen Status mehr, der das definiert, was er nach Herkunft und Qualität „ist". Dies „führt zu einer dramatischen Veränderung im Selbstverständnis der Individuen" (Luhmann, 1997, S. 626); Identität wird zum Problem, weil der Einzelne gezwungen ist, diese außerhalb der Systemgrenzen, dennoch am Gängelband funktionssystemischer Gepflogenheiten und abhängig von institutionellen Regelungen, in Eigenregie herzustellen und zu planen (Beck, 1986, S. 119; Beck & Beck-Gernsheim, 1994, S. 13). Das selbe gilt für den persönlichen Werdegang, der als „Drahtseilbiographie" schnell zur „Bruchbiographie" werden kann (Beck & Beck-Gernsheim, 1994, S. 13), denn wenn das Individuum als Drehbuchautor und Regisseur seines eigenen Lebens die „Chancen, an Inklusionen teilzunehmen, nicht nutzt, wird ihm das individuell zugerechnet" (Luhmann, 1997, S. 625). Dann heißt es: „Pech gehabt!" (Beck & Beck-Gernsheim, 1994, S. 13).

Die vielfältigen Ansprüche, welche die moderne Gesellschaft an ihre Mitglieder stellt – man hat „von *jedem* Menschen *alles* Verhalten zu erwarten" (Luhmann, 1987a, S. 428) –, werden als Zumutung erlebt, die Risiken persönlichen Scheiterns als Bedrohung wahrgenommen. Inklusion setzt die Menschen „immer mehr unter Druck, weil sie in jedem Moment ihres bewußten Daseins von mehreren Systemen ‚an den Haaren' gezogen werden ... und genau hierbei entstehen Probleme" (Bette, 1989, S. 45): Individualität und Unzufriedenheit gehören untrennbar zusammen (Luhmann, 1989, S. 243).

Körperdistanzierung

„Die Herausbildung der modernen Gesellschaft ... wäre nicht möglich gewesen ohne das Begleitphänomen einer zunehmenden Distanz zwischen Individuum und Gesellschaft, und das heißt auch: zwischen Körper und Gesellschaft", konstatiert Bette (1999, S. 114). Die Leistungssteigerung der modernen Gesellschaft ist nur dann möglich, wenn dem Körper nur noch eine marginale Bedeutung für den Vollzug gesellschaftlicher Kommunikation zugestanden wird, da physisch-organische Aufbauprozesse und personale Befindlichkeiten die Systemkommunikation stören würden.

Die Möglichkeit der physischen Abwesenheit von Kommunikationspartnern befreit vor allem in der Form des Verbreitungsmediums Schrift und seiner digitalen Speicherung von sozialen, sachlichen, zeitlichen wie räumlichen Kommunikationsbeschränkungen (Luhmann, 1997, S. 254). Symbolisch generalisierte Kommunikationsmedien wie Wahrheit, Liebe, Macht, Geld und Wissen erleichtern und steigern Kommunikation und Informationsverarbeitungsleistungen, indem sie die Ablehnungswahrscheinlichkeit von Kommunikation reduzieren (Luhmann, 1975b, S. 170-192; 1987a, S. 222-225).[173] Technische Errungenschaften wie Telefon, Radio, Fernsehen und Internet ermöglichen Kommunikation über weiteste Distanzen ohne physische Präsenz der Kommunikationspartner. Maschinen und künstliche Intelligenz verdrängen den Körper aus der Arbeitswelt. Der menschliche wird durch den mechanischen Körper, den Roboter, ersetzt (Bette, 1989, S. 22).

Damit sind einerseits komplexe Sozialbereiche von individuellen Motivlagen und Befindlichkeiten entlastet. Andererseits aber wird der Körper des Menschen „radikal marginalisiert und auf Distanz gesetzt" (ebd., 1989, S. 18). Er taucht nur noch in der Funktion eines symbiotischen Mechanismus hochselektiv in gesellschaftlichen Funktionsfeldern auf und darf nur noch unter dem jeweiligen Sonderaspekt relevant werden: in der Wissenschaft als wahrnehmender Körper, in der Wirtschaft als konsumierender und im Sport als ein sich aktiv bewegender Körper (ebd. S. 23-24).

Beschleunigungserfahrungen

Mit Beginn des 19. Jahrhunderts erhöht sich die „Taktfrequenz des Alltags" (Balogh, 2004, S. 11). Ursache ist die funktionale Differenzierung, die zu einer immer weiter fortschreitenden Entkoppelung und Verselbständigung der gesellschaftlichen Teilsysteme führt und welche die Zeitstrukturen oder „Zeitverhältnisse" moderner Gesellschaften differenzierter werden lässt (Berger, 1996, S. 53). Diese „Temporalisierung von Komplexität" (Luhmann, 1980b, S. 235-300) ist Begleiterscheinung fortgeschrittener gesellschaftlicher Ausdifferenzierung und Ursache dafür, dass menschliche Lebensverhältnisse einer Beschleunigung unterworfen sind: Es „findet sich kaum ein Lebensbereich, der nicht schneller geworden ist" (Balogh, 2004, S. 11). Die Erfahrung von Beschleunigung wird stark forciert mit Beginn der Industrialisierung und nimmt ein immer größeres Ausmaß an. In den Tagen der Industriellen Revolution sind es die häufigen Regimewechsel und das rasche Anwachsen der Städte, die dem Menschen die Rasanz des modernen Lebens vor Augen führen. Später sind es vor allem die Errungenschaften im Transport- und Kommunikationswesen, die in immer schnellerem Tempo aufeinander folgen[174] und die das Raum-Zeit-Verhältnis komplett verändern. Heinrich Heine (1997, S. 449) stellt anlässlich der Eröffnung der Bahn von Paris nach Orleans im Jahre 1843 fest: „Welche Veränderungen müssen jetzt eintreten in unserer Anschauungsweise und in unseren Vorstellungen! Sogar die Elementarbegriffe von Zeit und Raum sind schwankend geworden. Durch die Eisenbahn wird der Raum getötet, und es bleibt nur noch die Zeit übrig."

Im Raum, durch den der moderne Mensch mit hoher Geschwindigkeit bewegt wird, ist der Weg schon vorgezeichnet; der Reisende bewegt sich nicht mehr beliebig im Gelände. Am deutlichsten sichtbar wird die Bindung an bestimmte vorgezeichnete Routen an den

---

[173] Bspw. nehmen „alle Operationen, die wirtschaftlich relevant sind, und nur Operationen, die wirtschaftlich relevant sind, ... auf Geld Bezug" (Luhmann, 1987a, S. 625).

[174] Palmade (1974, S. 129-133) belegt diesen Prozess anhand des Wandels im Rhythmus der technischen Entwicklung: Anderthalb Jahrhunderte dauert es, ehe die Dampfmaschine so weit funktionsfähig ist, dass sie für die Lokomotive nutzbar gemacht werden kann, nämlich von Newcomens Erfindung 1712 bis in das klassische Lokomotivenzeitalter um 1850. Dagegen benötigt der Elektromotor weniger als 50 Jahre, um vom Stadium der Kenntnis seiner Grundprinzipien 1830 zur alltäglichen Verwendung ab den 1880er Jahren zu gelangen. Und seit der Gasmotor-Erfindung 1859 und der Erfindung des Viertaktmotors 1862 vergehen nicht einmal 30 Jahre, bis das durch den Verbrennungsmotor angetriebene Automobil industriell gefertigt wird (ca. 1890 bis 1900).

Schienensträngen der Eisenbahn. Die Landschaft verändert sich, die bestimmte Stelle verliert ihren Eigencharakter und es zählen nur noch Entfernungen. Das Sich-Fortbewegen ist im wahrsten Sinn des Wortes ein auswegloses, denn Schienen wie Straßen sind als technisch hergestellte Mittel zur Zielerreichung nur auf eine Richtung hin abgestellt: Man fährt ... nach vorn, auf dem kürzesten Weg und in kürzester Zeit zum Ziel. Vor allem im „Wesen der Straße ... ist diese Tendenz auf Hast und auf Eile notwendig angelegt und zwingt den Menschen unter ihren Bann: nur nicht zögern und stehen bleiben! Nur immer vorwärts und möglichst schnell vorwärts!" (Bollnow, 1963, S. 105-106). Die Breite des Raumes umfasst aus Sicht des Bewegten nur noch wenige Meter. Was jenseits von Straße und Schiene liegt, ist kein Raum im eigentlichen Sinne mehr. Landschaft wird zur vorbeiziehenden Bilderflut und ist faktisch unerreichbar. Der Raum verarmt (ebd., S. 96; 102-103).

Das alltägliche Leben wird mit fortschreitender Entwicklung des Verkehrswesens immer stärker durch „Bewegungsvernichter" bestimmt. Die „Schnelligkeit der Fortbewegung erlebt der Körper ... passiv" (Bette, 1989, S. 89). Der moderne Mensch sitzt nicht nur in der Eisenbahn oder im Omnibus, während er große Distanzen überwindet. Er sitzt auch, während er seinen Beruf ausübt, denn Technisierung und Automatisierung machen körperliche Arbeit zunehmend überflüssig. Vor dem Hintergrund fortgeschrittener Industrialisierung sieht L. Purtscheller (1886, S. 38) die Ursache von Nervenkrankheiten in den „vielfach überspannten Verhältnisse[n] unseres Culturlebens, der unausgesetzte[n] geistige[n] Arbeit, nervöse[n] Überreizung bei dem Mangel ausreichender körperlicher Bewegung."

Aus der rasanten Beschleunigung der menschlichen Lebensverhältnisse, der chronischen Zeitknappheit und Erwartungsüberlastung resultieren permanentes Stresserleben und somatische Reaktionen, weil die Stressreaktionen des Körpers nicht mehr durch Bewegung abgebaut werden können. Die enorme Steigerung der Umschlaggeschwindigkeit von Kapital, Waren, Ressourcen, Informationen und Personen (Berger, 1996, S. 53) stellt den Menschen unter permanenten Zeitdruck.[175] Um einigermaßen Schritt halten zu können, versucht er, Zeit herauszuholen, indem er mehrere Dinge auf einmal erledigt.[176] Die Informationsverarbeitungskapazitäten des Menschen sind ständig überreizt, und es fällt „dem einzelnen Akteur ... zunehmend schwerer, den Anschluß an die Operationen der verschiedenen Sozialbereiche aufrechtzuerhalten und nicht abgeschleudert zu werden" (Bette, 1989, S. 29).

---

[175] Durch die parallele Bearbeitung von Unterschiedlichem produzieren die Teilsysteme der funktional differenzierten Gesellschaft überschüssige Möglichkeiten, die untereinander heterogen sind, nicht zusammen realisiert werden können und deshalb vertagt und in die Zukunft verlegt werden. „Was soziale Systeme durch Differenzierung in der Sachdimension auslagern können, müssen psychische Systeme über eine Verarbeitung in der Zeitdimension leisten", konstatiert Nassehi (1999, S. 118); das menschliche Gehirn verarbeitet Informationen seriell, kann daher nicht wie die sozialen Systeme parallel sachlich Unterschiedliches zu gleicher Zeit verarbeiten (Krempl, 1999). Deshalb stehen die noch zu verarbeitenden Reize im Gehirn in der Warteschlange. Das Zukünftige ist dominante Bezugsgröße des modernen Menschen, und der Genuss der Jetzt-Zeit verkommt zum knappen Gut.

[176] Der Trend zum Simultan-Agieren wird als *Multitasking* bezeichnet, eigentlich ein Begriff aus der Computertechnik. Wer Zeit sparen will, frühstückt auf dem Weg zur Arbeit, isst zu Mittag, während er e-mails beantwortet, und telefoniert nachts beim Fernsehen.

Monotonie

Doch nicht nur die rasante Beschleunigung menschlicher Lebensverhältnisse ist charakteristisch für den Alltag in der Moderne. Norbert Elias führt in *Über den Prozeß der Zivilisation* (1983/1984) sozio- und psychogenetische Mechanismen und Wandlungsprozesse aus, welche in Europa am Ende des Mittelalters zur Herausbildung eines sesshaften, kontrollierten, disziplinierten und normgerechten Lebensalltags geführt haben. In vormoderner Zeit waren die Menschen persönlichen Risiken ausgesetzt (Beck, 1986, S. 28), wie auch die Ausführungen zu den Alpenreisen in der traditionalen Gesellschaft zeigten. Im Laufe des Modernisierungs- und Zivilisierungsprozesses aber wird das tägliche Leben stetig gefahrloser und die Erlebnisgehalte gleichzeitig immer dürftiger. Vorindustrielle Gefahren wurden dem Einzelnen schicksalhaft von außen zugewiesen. In der traditionalen Gesellschaft des Mittelalters und der Frühneuzeit konnte ein Bergbauer nie im Voraus wissen, wann eine Lawine seinen Hof zerstören oder wann große Trockenheit die Ernte beeinträchtigen würde. Moderne industrielle Risiken wie das Unfallrisiko am städtischen Arbeitsplatz dagegen sind entscheidungsbedingt, kalkulierbar und damit großteils vermeidbar. Der moderne Arbeitsalltag ist monoton, gehaltlos und langweilig, und er schränkt Empfinden und Erleben sowie Kreativität und Phantasie des Einzelnen in hohem Maße ein (Lutz, 1992, S. 239). Dies ist auch auf die äußerst wirksamen Mechanismen sozialer und emotionaler Kontrolle zurückzuführen. Ausbrüche starker Erregung sind im Alltag kaum oder gar nicht mehr möglich, da abweichendes Verhalten sanktioniert wird mit dem Ziel, alle Menschen zu möglichst rollenkonformem Verhalten anzuhalten (Elias & Dunning, 1970, p. 31; Reimann & Mühlfeld, 1991, S. 181), damit die komplexen sozialen Prozesse ohne Störung ablaufen können.

3.3.1.1.3   ... und die Folgen für die Interpenetrationsbeziehung Körper-Psyche-Sozialsystem

Zwar verortet das Strukturprinzip der funktional differenzierten Gesellschaft den Menschen außerhalb der Gesellschaft, aber kein Sozialbereich kann sich völlig von Körper und Psyche des Menschen ablösen, weil diese physiologischen Komponenten die „Grundbedingungen der Möglichkeit von Wahrnehmung und Kommunikation" (Bette, 1989, S. 25) sind. Die Psyche stellt ihr Bewusstsein für Kommunikation zur Verfügung, der Körper ist die „Außenstütze" (ebd., S. 26) der Gesellschaft. Dies trifft jedoch nur auf den gesunden Körper zu, denn nur er ist in der Lage, in der Vielzahl von Funktionssystemen fungibel zu sein. Körperliche und psychische Gesundheit der Menschen ist eine Funktionsvoraussetzung für gesellschaftliche Ordnung. Talcott Parsons (1951, S. 430) zeigt, inwieweit Krankheit und Gesundheit die Fähigkeiten zur Ausübung einer sozialen Rolle in einer Gesellschaft beeinflussen; „Gesundheit ist als ein Hauptbestandteil des Funktionierens jedes Mitglieds einer Gesellschaft enthalten, so daß ein niedriges Niveau der Gesundheit und ein zu häufiges Auftreten von Krankheiten dysfunktional im Hinblick auf das Funktionieren eines sozialen Systems ist." Insgesamt gilt: Wenn Körper und Psyche des Menschen überfordert werden oder zusammenbrechen, kann der Körper seine Funktion als „Außenstütze" (Bette, 1989, S. 26) der gesellschaftlichen Teilsysteme nicht zufriedenstellend oder gar nicht mehr ausüben, und die Psyche kann nicht länger ihr Bewusstsein für systemische Kommunikation zur Verfügung stellen. Vor diesem Hintergrund sind somatische und psychische Kosten des Modernisierungsprozesses wichtige Bedingungen der Möglichkeit für Herausbildung von Sozialbereichen, die „body-processing unter Sonderaspekten betreiben" (ebd., S. 27).

3.3.1.2   Zur Realisierung der Inklusion, oder: Im Sporturlaub ist alles anders

Die Funktion des Sporttourismussystems, spezifiziert über den handlungsinstruierenden binären Code des Systems, ist die Bereitstellung der Möglichkeit *körperlicher Leistung im nicht-alltäglichen Erfahrungsraum*. Anders formuliert: Das Sporttourismussystem bietet die Möglichkeit unmittelbar leistungs- und körperbezogener „time out-Situationen" an. Sporttourismus kann mit Bollnow (1963, S. 121) als „vorübergehende Entlassung aus dem Ernst des Berufslebens" charakterisiert werden; der Mensch soll „sich regenerieren, ... aber eben so sehr soll er dann auch verjüngt wieder zurückkehren in den Ernst seines Lebens, um dort seine Aufgaben zu erfüllen" (ebd.).

Was bewegt den modernen Menschen nun im einzelnen, vorübergehend aus dem Berufsleben entlassen werden zu wollen, eine Auszeit vom Alltagsleben zu nehmen und in ein zeitlich begrenztes anderes – sporttouristisches – Leben überzutreten? Was sind die Kennzeichen dieser Auszeit in Form einer Reise in den sporttouristischen Nicht-Alltag? Welche Merkmale muss eine sporttouristische Reise aufweisen, um als solche gelten zu können? John Urry (1990) beschreibt in *The Tourist Gaze: Leisure and Travel in Contemporary Societies* unter anderem den *romantic gaze*:[177] das Reiseverhalten orientiere sich am romantisch-sentimentalen Blick, der Tourist reise in eine von anderen Menschen noch unberührte Natur und Einsamkeit. In diesem Aufsuchen von Naturräumen sieht Köck (1990, S. 47) eine kollektive Gegenreaktion auf die moderne Lebenspraxis. Aus Sicht der umweltpsychologischen Forschung führt Kruse (1983, S. 126-127) aus, dass die wenig sinnvolle Trennung von Natur und Kultur durchweg aufrecht erhalten werde, da sie die Differenzierung widerspiegele, dass der Mensch aus der grauen Stadt ins Grüne hinausgehe, um in der „unberührten" Natur das zu suchen, was er in der Zivilisation nicht finden könne. Dabei, so Kruse (ebd.) weiter, sei in der Literatur die urbane Welt als die unnatürliche, die Naturumwelt als die natürliche Umwelt dargestellt. Die durch Kultur und Technik geformte Umwelt im Sinne einer „zweiten" Natur aber stelle für den modernen Menschen die alltägliche, unmittelbare und damit „natürliche" Selbstverständlichkeit dar, während die Naturumwelt für sie eher das „Unnatürliche", weil Außergewöhnliche und Unerwartete offenbare. Die Konsequenz dieser Wendung ist, dass Menschen dann Abstand vom Alltag finden, wenn sie die räumliche Gegenwelt des zivilisierten Alltags aufsuchen. Ein Artikel der *Bergsteiger*-Ausgabe des DOeAV von 1931/32 (S. 241) handelt „Vom Dreck, den unsere Großstadtlungen schlucken müssen, und von der gegensätzlichen Reinheit der Bergluft".[178] Pommer (1896, S. 89) zitiert mit Blick auf das „älplerische Volkslied"[179] aus der Abhandlung Wakernells von 1890:

---

[177] Die gegenteilige Sichtweise des *romantic gaze* ist der *collective gaze*, ein erlebnisorienierter, geselliger Blick, der „Action" und die Gesellschaft anderer Menschen sucht. Bsp.: Mallorcas „Ballermann" und Freizeitparks. „It is other people that make such places .... Other people give atmosphere or a sense of carnival to a place" (Urry, 1990, p. 45-46).

[178] Die Aussage ist untermauert durch harte Fakten: Der Staubgehalt normaler städtischer Regenluft betrage ca. 32.000 Staubteilchen, bei Schönwetter schon 130.000 pro Kubikzentimeter, inklusive Bazillen und Fäulnisprodukten. Im Zimmer seien es gar um die 5.420.000 Partikel. Dagegen zähle man am Rigi auf 1.800 Metern Seehöhe nur 210 Partikel pro Kubikzentimeter Luft (DOeAV, 1931/32, S. 241).

[179] Das Volk definiert Richard Wagner (zit. n. Pommer, 1896, S. 91) so: „Wer ist also das Volk ...? Es ist, kurz gesagt, derjenige Theil der Gesammtheit, der der sogenannten höheren Bildung bar, in diesem Sinne ungebildet, aber auch noch nicht verbildet ist. Je weiter weg von den Stätten moderner Überkultur diese Menschen leben, desto besser. Je weniger sie nachgedacht haben über den Gegensatz zwischen hoch und nieder, zwischen arm und reich, zwischen den einzelnen Klassen und Stän-

> Dass man sich gegenwärtig wieder mehr und mehr der Pflege des Volksliedes zuwendet, ist nicht bloss Modesache, sondern ein tieferer Grund liegt dahinter: Es ist ein elementarer Zug, der unsere überbildete Zeit zur Volksdichtung lockt. Es ist derselbe Zug, der uns im Sommer hinausdrängt aus der Schwüle und dem betäubenden Lärm der Stadt auf das stille, frischgrüne Land, damit wir dort im Schosse der Natur an Geist und Körper neue Kraft, neues Leben gewinnen. Es ist jene unstillbare Sehnsucht des Kulturmenschen ... nach Natur.

Es ist also die Faszination des Unbekannten, das den Kulturmenschen zum Reisen in die wilde Natur verführt. Das Ziel ist zugleich anziehend und abstoßend, bedeutet Verlockung, aber auch Gefahr (Kruse, 1983, S. 133); das Unbekannte bereitet ganz in der Tradition des Kults der Erhabenheit physiko-theologischer und romantischer Provenienz Angst, weil es fremd und geheimnisvoll ist.

Erlebnisorientierung ist ein allgemeiner Trend in modernen Gesellschaften (Schulze, 2000). Elias und Dunning (1970) weisen in ihrem Aufsatz *The Quest for Excitement in Unexciting Societies* auf den engen Zusammenhang zwischen dem wenig spannenden Leben in zivilisierten Gesellschaften und der Sehnsucht des modernen Menschen nach der Gegenwelt, nach dem Undisziplinierten und Zwanglosen hin. Die Prozesse zunehmender sozialer und emotionaler Kontrolle gehen einher mit Gegenbewegungen, die gekennzeichnet sind durch relativ starke Lockerung der Einschränkungen (ebd., p. 32). Phasen der Regelaufhebung sind in allen Gesellschaften verbreitet (Köck, 1990, S. 23-35), in tribalen, in mittelalterlichen und auch in modernen Gesellschaften, wie an der alljährlich wiederkehrenden Faschingszeit oder am Beispiel zeitgenössischer Formen des Tanzes und der Musik junger Menschen zu sehen ist (Elias & Dunning, 1970, p. 32). Im Vergleich zu früheren aber sind die modernen kollektiven Brüche sozialer Regeln wesentlich moderaterer Natur, denn „kollektive, zyklische Rituale wirken ... dysfunktional, weil sie die hochdifferenzierten, komplexen gesellschaftlichen Prozesse nachhaltig ‚stören'" (Hennig, 1988, S. 65), und sie werden vom Alltag in die Freizeit der modernen Menschen hinein verlagert. Die Sehnsucht nach individuellen Erlebnissen in der Freizeit ist das Komplement der sozialen und emotionalen Kontrolle im alltäglichen Leben. Das eine ist ohne das andere nicht denkbar (Elias & Dunning, 1970, p. 32).

Sporttourismus kann als „funktionale[s] Äquivalent der Feste in vor-modernen Gesellschaften" (Hennig, 1988, S. 65) [im Orig. hervorgeh.] betrachtet werden, denn erstens offeriert das Sporttourismussystem das individuelle Erlebnis als kalkulierbare und dosierte Risikosituation – es haben sich jedoch auch Extremformen entwickelt, welche die Steuerungsmöglichkeiten des Risikos zugunsten von Zufall und Schicksal in den Hintergrund treten lassen (Michels, 1998, S. 54) –, in dem zweitens die im Alltagsleben üblichen sozialen Rollen und Normen verändert oder ganz aufgehoben sind. Jenseits der Differenzierung in unterschiedliche Rollen, jenseits multipler Ansprüche an das Ich, jenseits der Komplexität des modernen Alltagslebens bietet das Sporttourismussystem Erlebnisse der Ganzheit und Unkompliziertheit. Der Sporttourist spielt, um es mit Goffman (1996) auszudrücken, außerhalb des modernen Alltagstheaters in einem einfachen Stück nur eine einzige Rolle.[180]

---

den, desto unbefangener sind sie gelblieben, ... desto einfacher ist ihr Sinn. .... Zufrieden mit dem Lose, das ihnen beschieden ist, freuen sie sich ihres Daseins, und was sie in dem engen Kreise, in dem sie leben, äusserlich und innerlich erfahren, ... es wurde zum Lied und wird zum Lied."

[180] Dies schließt aber nicht aus, dass der Sporttourist während seines Urlaubsaufenthaltes nicht auch an anderen Systemen teilnimmt. Bezahlt er bspw. seine Restaurantrechnung, schlüpft er in die Rolle des Käufers im Wirtschaftssystem. Hier könnte eine weiterführende Analyse des Rollenverhaltens von Sporttouristen zur Klärung beitragen, inwieweit der Sporttourist tatsächlich nur Sporttourist ist, oder

Allgemein ist eine touristische Reise ein Spiel mit anderen Identitäten und Wirklichkeiten und bietet Ganzheitserfahrungen in der Rolle des Touristen. Die touristische Erfahrung zeigt als Phase der Anti-Struktur egalisierende Züge und wirkt entdifferenzierend (Hennig, 1998, S. 65). Der Sporttourist entkommt der Erfahrung der Ambivalenz in der Moderne für die Zeit seiner sporttouristischen Reise und ist eins mit sich selbst in einer immergleich wirkenden Alpennatur. Diese suggeriert mit ihren Rhythmen eine Verlässlichkeit, welche die „vereinzelten Einzelnen" in Zeiten sozialen Wandels immer weniger vorfinden: Die Berge scheinen den atemberaubenden Veränderungen der modernen Zeit zu trotzen.[181] Hogenauer (1900, S. 95) fasst zusammen:

> Der Mensch sieht sich nur der in ihrer Einfachheit grossen Natur und seinem nackten Ich gegenüber. Statt der verwirrenden Unzahl von Ursachen und Wirkungen steht vor ihm die Hochgebirgswelt mit ihren einfachen, ewig gleichwirkenden Naturkräften, mit der leicht übersehbaren Gesetzmässigkeit ihrer Erscheinungen.

Das System des Sporttourismus bietet die Möglichkeit, den nicht-alltäglichen Naturraum unter Einsatz des Körpers zu erobern; es dient der „Verteidigung des Körpers" (Großklaus, 1983, S. 175) gegen Prozesse seiner Verdrängung. Allgemein ist der Bedeutungsverlust des menschlichen Körpers eine wichtige Bedingung der Möglichkeit einer zunehmenden Körperaufwertung in funktional differenzierten Gesellschaften. Schon Max Horkheimer und Theodor W. Adorno schreiben in ihrer *Dialektik der Aufklärung* (1947/1971, S. 208-209): „Die Haßliebe gegen den Körper färbt alle neuere Kultur. Der Körper wird als Unterlegenes, Versklavtes noch einmal verhöhnt und gestoßen und zugleich als das Verbotene, Verdinglichte, Entfremdete begehrt." Körperdistanzierung und die Aufwertung des Körpers ist ein simultaner Prozess (Bette, 1989, S. 15-16). Hogenauer (1900, S. 84) ist der Ansicht, dass der wesentliche Bestandteil des modernen Alpenreisens der sei, dass eine „anstrengende Thätigkeit des Körpers gesucht" würde, und dies um so mehr, „je weniger sonst die Bethätigung des Einzelnen mit körperlicher Arbeit verknüpft" sei. Das moderne Alpenreisen ist, so Hogenauer (ebd.) weiter, eine naturgemäße Reaktion auf die Misshandlung des Körpers in der Moderne, der überwiegend still sitzt oder still sitzend fortbewegt wird; Langsamkeit in der Fortbewegung wird in der Moderne zunehmend durch Schnelligkeit ersetzt, und der zu überwindende Raum zwischen Abfahrts- und Ankunftszeit verschwindet. Der Reisende erlebt nicht mehr Landschaft und Natur, sondern nur eine vorüberjagende Flut an Bildern, die seine Wahrnehmung nicht einfangen kann und die ihn überfordert. Die Evolution hat nicht vorgesehen, dass der Mensch in schienengebundenen Blechgehäusen in hohem Tempo von A nach B bewegt wird, denn „der Mensch ist zur Langsamkeit geboren" (Balogh, 2004, S. 11). Erst wenn die Fortbewegungsgeschwindigkeit des Menschen drastisch reduziert wird, wenn entsprechende Fortbewegungsmittel eingesetzt und alternative Verkehrswege aufgesucht werden, wenn der eigene Körper zur Erkundung des Raumes eingesetzt und Langsamkeit kultiviert wird, gewinnt der Raum für den Sich-Fortbewegenden an Quantität und Qualität zurück, denn es ist das zeitintensive „Privileg der langsamen Fortbewegung, Differenzen in der Nähe auszumachen und ästhetisch festzuhalten" (Bette, 1989, S. 92). Der im Alltag ruhig gestellte, schnell fortbewegte Körper wird im System des Sporttourismus aktiv ein-

---

ob und vor allem in welchem Ausmaß sich die Rollendifferenzierung des Alltags auch im Sporttourismussystem wiederspiegelt.

181   Natürlich bleibt die Gestalt der Berge nicht jahrtausendelang exakt die selbe. Die Berge stehen nur scheinbar still. Sie sind zahlreichen Veränderungsprozessen z. B. durch Erosion unterworfen, die aber dem flüchtigen Blick des Touristen verborgen bleiben.

gesetzt für die (Wieder-)Entdeckung der Langsamkeit.[182] Mit Fortbewegungsformen wie Wandern, Bergsteigen oder Klettern, die nicht von Eile getrieben und nicht durch einen äußeren Zwang veranlasst sind, zieht sich der Sporttourist von den Verkehrsrouten des Alltags zurück. Sein Verhältnis zum Weg, zur Landschaft und damit zum Raum ist ein völlig anderes. Er will nicht auf kürzestem Weg und in kürzester Zeit ein Ziel erreichen. Er will wandern, bergsteigen oder klettern, nicht aber irgendwohin gelangen. Deshalb nutzt er Wege und Routen, die ihm das Relief des Terrains vorgibt. Nicht das Ankommen ist wichtig, sondern das Unterwegssein. Das Ziel dient lediglich dazu, dem Unternehmen einen Inhalt zu geben (Bollnow, 1963, S. 112-116).

Abbildung 8 fasst die Charakteristika einer Reise in den sporttouristischen Nicht-Alltag noch einmal zusammen und stellt sie jenen des Alltags gegenüber.

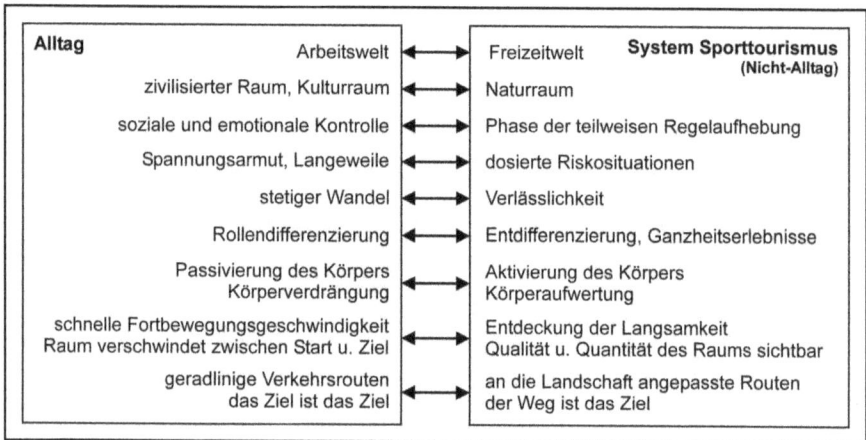

Alltag			**System Sporttourismus** (Nicht-Alltag)
	Arbeitswelt	←→	Freizeitwelt
	zivilisierter Raum, Kulturraum	←→	Naturraum
	soziale und emotionale Kontrolle	←→	Phase der teilweisen Regelaufhebung
	Spannungsarmut, Langeweile	←→	dosierte Riskosituationen
	stetiger Wandel	←→	Verlässlichkeit
	Rollendifferenzierung	←→	Entdifferenzierung, Ganzheitserlebnisse
	Passivierung des Körpers Körperverdrängung	←→	Aktivierung des Körpers Körperaufwertung
schnelle Fortbewegungsgeschwindigkeit Raum verschwindet zwischen Start u. Ziel		←→	Entdeckung der Langsamkeit Qualität u. Quantität des Raums sichtbar
geradlinige Verkehrsrouten das Ziel ist das Ziel		←→	an die Landschaft angepasste Routen der Weg ist das Ziel

Abb. 8   Die Merkmale des Alltags und des Nicht-Alltäglichen im System des Sporttourismus im Überblick.

3.3.2   Sozialstruktur und Prozesse der Binnenstrukturierung: Ausgrenzung der *Formen freiwilliger außerheimatlicher Bewegungsaktivität* aus systemfremden Kontexten...

Neben der Ebene der Handlungsorientierungen bildet sich bei der Ausdifferenzierung eines Systems eine immer komplexer werdende Systemstruktur heraus, welche dem System seine Stabilität verleiht, indem sie nur „ein begrenztes Repertoire von Wahlmöglichkeiten" (Luhmann, 1987a, S. 73) offen hält. Erst, wenn der Komplex der Handlungsorientierung sozialstrukturell gesichert ist, kann sich das Teilsystem dauerhaft etablieren.

Im folgenden wird gefragt nach den im System sozial Handelnden sowie nach individuellen und kollektiven Akteuren, die das System „sind", denn es ist, so Mayntz (1988a, S. 24), sinnvoll, „Strukturen als Akteurskonfigurationen zu beschreiben. Die Art der Innendifferenzierung eines Teilsystems konditioniert zwar strukturelle Dynamiken, doch im Rahmen des so abgesteckten Möglichkeitsraums folgt die Selektion von Handlungen (und

---

[182] In Anlehnung an Sten Nadolnys Roman *Die Entdeckung der Langsamkeit* (1983) über den Polarforscher John Franklin.

damit von Handlungseffekten) erst aus den jeweiligen Akteurkonstellationen." Von Interesse ist der Prozess der Ausgrenzung der Formen freiwilliger außerheimatlicher Bewegungsaktivität aus systemfremden Kontexten in zeitlicher Hinsicht (Abschnitt 3.3.2.1), sowie Ausgrenzungsprozesse in organisatorisch-formaler (Abschnitt 3.3.2.2), in räumlicher (Abschnitt 3.3.2.3) und in sozialer Hinsicht (Abschnitt 3.3.2.4).

3.3.2.1   ... in zeitlicher Hinsicht: Ausübung als Auszeit vom Alltag

Gegenstand der folgenden Ausführungen ist der Prozess der Ausgrenzung der *Formen freiwilliger außerheimatlicher Bewegungsaktivität* aus systemfremden Kontexten in zeitlicher Hinsicht; konkreter: der Prozess, der die Ausübung des Bergbesteigens um seiner selbst willen als Auszeit vom Alltag auf den Weg bringt. Die Analyse dieser Entwicklung erfolgt entlang der Epochen *Frühalpinismus* (um 1786 bis 1857), der *ersten Periode des klassischen (Führer-)Alpinismus* (1857 bis 1900) und der *zweiten klassischen Periode* sowie der Ära des *modernen Alpinismus* mit der *Zeit der Alleingänger* (ab Mitte der 1860er Jahre).[183] Die Epochen sind jedoch nicht scharf voneinander abgrenzbar; die Einteilung hat lediglich heuristischen Charakter. In jedem Zeitabschnitt sind Zeichen anderer Phasen erkennbar, und die Phasen überschneiden sich.

3.3.2.1.1   Frühalpinismus: Die Entstehungszeit 1786 bis 1857

3.3.2.1.1.1 Forscherdrang als Wegbereiter für die sporttouristische Eroberung der Alpen

Forscherdrang und Entdeckerlust bringen bis gegen Ende des 18. Jahrhunderts den modernen Sporttourismus, wie wir ihn heute kennen, auf den Weg; die erste Besteigung des Mont Blanc, die am Beginn des eigentlichen Alpintourismus steht, bedarf jedoch der öffentlichen Akzeptanz wegen noch des wissenschaftlichen Vorwands, mit dem die Alpinisten ihre Unternehmungen mehr oder minder bewusst vor der kopfschüttelnden restlichen Welt begründen; Max Haushofer (1870/71, S. 8) berichtet, dass die „wirklich wissenschaftlichen Beweggründe" weit seltener gewesen wären als „die Freude an ... Wildheit und Grösse" (ebd.) oder „die Freude an der Gefahr, am verwegenen Kampfe mit der wilden Natur" (ebd., S. 9). Nur „vereinzelte Erscheinungen" (E. Enzensperger, 1924, S. 15) sind an der Grundlegung des Bergsports beteiligt. Es sind stets Gebildete, die vorangehen, denn gebildet ist, wer die Naturbegeisterung teilt (Stadler, 1975, S. 198); in den österreichischen Berggegenden sind es Adlige, Wissenschaftler und Theologen (Amstädter, 1996, S. 33). Doch deren

> Spuren verwehen; die Zeit ständiger kriegerischer Wirren bringt zwar nach wie vor die Überschreitung wichtiger Hochpässe, läßt aber den Menschen weder Zeit noch Sammlung, die zarten Fäden weiter zu spinnen, die auserlesene Geister immer wieder mit der geheimnisvollen Welt des Hochgebirges verbinden (E. Enzensperger, 1924, S. 15).

Trotzdem bereiten diese Menschen „den Boden für alle Bestrebungen der Freude, des Wissens und des Ringens mit der Natur" (ebd.). Wie bereits ausgeführt, sind es fast ausschließlich Schweizer Humanisten, die die Gebirgswelt ihrer Heimat erforschen, was auf die Einflüsse der Reformation um Zwingli und Calvin zurückzuführen ist. Insgesamt sind

---

[183] Die Begriffe *Alpinismus, Bergsporttourismus, Alpinsporttourismus, (Hoch-)Touristik, Sporttourismus* u. ä.. sowie *Sporttouristen, Berg(be)steiger, Alpenwanderer, Alpintouristen, Hochtouristen* u. ä. werden im folgenden nicht einheitlich durch den *Sporttourismus-* und *Sporttouristen*-Begriff ersetzt, sondern – aus Rücksicht auf eine weitgehend authentische Wiedergabe und Zitation von Quellen, auf denen die Analyse basiert – synonym verwendet.

die Westalpen im Gegensatz zu den Ostalpen schon früh „alpinisiert" (Günther, 1998, S. 12).[184] Das Zentrum der Alpenforschung in der zweiten Hälfte des 18. Jahrhunderts ist Genf, zugleich Wirkungsstätte von Calvin sowie Heimat von Saussure und Rousseau. Vor allem Jean-Jacques Rousseau war es, der im Anschluss an die physiko-theologische Rechtfertigung wilder Natur die europäische Kulturwelt für ein neues Naturempfinden sensibilisierte und die allgemeine Aufmerksamkeit auf die wildromantische Schönheit der Alpennatur lenkte. Damit bereitete er jene Atmosphäre vor, aus der die erste alpinistische Großtat erwachsen kann: die Erstersteigung des Mont Blanc in den Westalpen, im franzö-sischen Departement Haute-Savoie, mit seinen 4.808 Metern höchster Berg Europas. In-szeniert wird die Erstersteigung durch den Genfer Botaniker, Physiker, Philosophen und Geologen Horace Bénédict de Saussure (1740-1799), Neffe Albrecht von Hallers.

Die Ersteigung der Berge um Chamonix leiten die Genfer Brüder Jean André (1727-1817) und Guillaume Antoine de Luc (1729-1812) sowie Marc Théodore Bourrit (1739-1819) ein. Die Brüder de Luc, Geologen und Naturforscher,[185] sehen die Alpen als weitläufiges Laboratorium an (HLS, 2002a). Bourrit ist Miniaturenmaler, malt und zeichnet die Berg-welt[186] und gilt als „leidenschaftlicher Bergsteiger" (Oppenheim, 1974, S. 138), der „vom höchsten Alpengipfel aus das ,gewaltige Schauspiel der Alpen' genießen" (ebd., S. 139) will. Er verfasst unter anderem zwei Bücher über Gletschergebiete,[187] in denen es haupt-sächlich um die Beschreibung der Landschaft geht, aber die große Liebe, die er den Alpen und den Wundern der Natur entgegenbringt, schimmert immer wieder durch, wenn er von seiner „Leidenschaft für die freie Luft der Höhen und Herrlichkeit des ewigen Schnees" (Steinitzer, 1924, S. 41) berichtet. Bourrit erlangt Weltruhm und trägt mit seinen Werken dazu bei, dass das Besichtigen des Gletschers von Chamonix mehr und mehr in Mode kommt (Seitz, 1987, S. 86-87).

Der Naturforscher Horace Bénédict de Saussure besucht das Tal von Chamonix erstmals im Jahre 1760 und bemerkt, dass in der Alpenwelt Eindrücke zu gewinnen seien, „die mit allem, was man auf der übrigen Erde sieht, nichts gemein haben" (Saussure, o. J., zit. n. Steinitzer, 1924, S. 41). Er fasst den Entschluss, den Mont Blanc zu ersteigen. Dazu setzt er als Mitglied der reichen Genfer Aristokratie eine große Summe demjenigen aus, der von dort aus eine gangbare Route zum Gipfel des Mont Blanc findet (Schmidkunz, 1931, S. 336). Am 8. August 1786 erreichen der Arzt Gabriel Paccard und der Kristallschneider Jacques Balmat erstmals den Gipfel. Fast ein Jahr danach, am 3. August 1787, steht Saus-sure selbst auf dem Berg. Zusammen mit einem Diener und 18 Expeditionsmitgliedern er-forscht er Höhe, Temperatur, Luftdruck, Farbe des Himmels, Pulsfrequenz sowie den Ein-fluss der Höhe auf den Knall einer Pistole (Franco, 1973, S. 210; Ziak, 1956, S. 65-66).

---

[184] Die Alpen werden orographisch-geologisch in Ostalpen und Westalpen gegliedert; die Trennungslinie verläuft wie folgt: Bodensee – Rheintal (Nordschweiz) – Splügenpass – Comer See (Norditalien). Eine detaillierte Geschichtsschreibung der Unterschiede in der Entwicklung des Alpinismus in den West- und Ostalpen nimmt bspw. Enzensperger (1924, S. 16-18; 20-26) vor.

[185] Jean André de Luc führt wissenschaftliche Exkursionen in die Alpen durch, in deren Naturgeschichte er eine Kapazität ist. Ungefähr 40 Jahre lang arbeitet er an einer komplizierten Theorie der Erdentste-hung; er versucht, die geologische Geschichte der Erde in Einklang zu bringen mit den sieben Tagen ihrer Entstehung, allerdings ohne Erfolg (HLS, 2002a; Roux, o. J.).

[186] Unter anderem illustriert Bourrit die ersten Ausgaben von Saussures *Voyages dans les Alpes* (DHS, 2001).

[187] Ein viel gelesenes und übersetztes Werk von Bourrit ist *Description des glacieres du Duché de Sa-voye* von 1773. Außerdem: *Description des Alpes pennines et rhétiennes* (2 vols., 1781), *Descriptions des cols ou passages des Alpes* (2 vols., 1803), *Itinéraire de Genève, Lausanne et Chamouni* (1791).

Der Stil seines Werkes *Voyages dans les Alpes* (1779-96), in welchem Saussures zahlreiche Exkursionen dokumentiert sind, ist naturwissenschaftlich (Dirlinger, 2000, S. 131), jedoch bricht in seinen Ausführungen immer wieder „der Enthusiasmus für sein Studienobjekt durch" (ebd.); Saussure ist ein „von den Bergen Besessener" (ebd.). Trotzdem betont er immer wieder, dass er all die Mühen ausschließlich um des wissenschaftlichen Erkenntnisgewinns willen auf sich nimmt. Im Unterschied zu seinen Vorgängern aber schildert er die positiven, nützlichen wie die negativen Seiten des Gebirges ohne jeden Bezug zu Gott. Es offenbart sich für ihn „in den Gebirgen nicht der Schöpfer, sondern er sucht die Spuren der Entstehung dieser Welt" (ebd., S. 132), indem er die Zusammenhänge der Einzelteile erforscht. Auch dies unterscheidet ihn von den Physiko-Theologen, die den Blick stets auf das Detail richteten.

Die Bedeutung der aufsehenerregenden Mont Blanc-Ersteigung Saussures – in den Zeitungen erscheint ein kurzer Bericht über die Besteigung, der weite Verbreitung in der Welt der Gelehrten findet (Ziak, 1956, S. 66) – liegt darin, dass sie dazu beiträgt, den Menschen die Scheu vor der hochalpinen Welt zu nehmen. Saussure beweist, dass alleine Ausdauer, Mut und Entschlossenheit scheinbar unbezwingbare Berge doch bezwingbar machen, und er regt so manchen Gelehrten zur Nachahmung an.

Was Saussure für die Westalpen, ist der französische Naturforscher Belsazar Hacquet de la Motte (1739-1815) für die Ostalpen. Der Arzt, Botaniker, Mineraloge und Geologe konzentriert sich, beeinflusst von Saussure, auf die Erforschung des höchsten Berges Österreichs, des 3.798 Meter hohen Großglockners in den Hohen Tauern. Hacquet ist „der erste bedeutende Tourist in Österreich" (Ziak, 1956, S. 70) und zählt zu den erfahrensten Bergsteigern des 18. Jahrhunderts (Steiner, 1995, S. 45). Seine Reisebeschreibungen sind bahnbrechende Arbeiten für die Geologie der Ostalpen (Jontes, 1999). Als Herausgeber des *Jahrbuchs der Berg- und Hüttenkunde* druckt Hacquet 1799 die von Saussure und ihm selbst stammenden Empfehlungen für den gebirgsreisenden Fußwanderer ab und versieht sie mit persönlichen Anmerkungen. In dieser Anleitung, wie das Gebirge am besten zu „bereisen" ist (Seitz, 1987, S. 103), fasst Hacquet seine alpinen Erfahrungen zusammen und vermittelt zugleich einen Einblick in das Volksleben seiner Zeit:

> Der physische Bau des reisenden Bergsteigers muss vollkommen wohlgebildet und ohne Leibesgebrechen sein. Von fünf bis fünfeinhalb Schuh ist die beste Größe, höhere Menschen taugen nicht so gut. Ein Bergsteiger muss in allen Fällen beherzt sein und keine Furcht vor jähen Abstürzen haben. Der sogenannte Schwindel entsteht aus Furcht. Ferner muss ein Bergsteiger nie beweibt sein. Denn erstens: Liebt er seine Gattin, so verliert er bei der Trennung viel von seinem Muthe. Zweitens wagt ein Verheirateter weniger, besonders ein Vater. Drittens: lange und öftere Abwesenheit vom schönen Geschlecht macht, dass dasselbe Gesinnungen aufnimmt, die dem Verheirateten nicht gleichgültig sein und die häusliche Glückseligkeit mindestens nicht befördern können (Hacquet, 1799, zit. n. Bergnews.com, o. J.).

Mit dieser Anleitung kommt Hacquet „den gewachsenen Bedürfnissen eines Publikums" (Steiner, 1995, S. 58) entgegen, „das nach den Kavaliersjahren des Reisens die Sturm- und Drangjahre des Wanderns und naturkundlichen Forschens entdeckt" (ebd.). Wie im Anschluss an die Erfolge Saussures in den Westalpen ist jetzt auch der Großglockner – nach der Eroberung des Gipfels durch den Döllacher Pfarrer Horrasch aus der Gesellschaft des Bischofs Salm-Reifferscheid von Gurk im Jahre 1800 – vielfach Ziel unternehmungslustiger Reisender (Ziak, 1956, S. 74). In Heiligenblut wie in Kals werden Hüttenbücher geführt, die dokumentieren, dass Pater Corbinian Steingerger 1854 als erster im Alleingang den Gipfel erreicht, dass 1869 mit Mrs. Whitehead die erste Frau auf dem Glocknergipfel steht, der im selben Jahr die Salzburgerin Anna von Frey folgt (Richter, 1894, S. 182).

Eine eigene Industrie etabliert sich, die den Wünschen und Nachfragen des nach Horizonterweiterung drängenden Zeitalters Rechnung trägt, denn: „Das *Alpenerlebnis* ist das große Schauspiel des 18. Jahrhunderts" (Oppenheim, 1974, S. 137) sowie der Wende zum 19. Jahrhundert; das von der Intelligenzschicht neu entdeckte Wandern hatte die Reiselustigen in der Romantik einst in und über die Alpen geführt. Philosophen und Dichter wie Rousseau, Schiller, Goethe und von Haller entdeckten das Alpenland, und was sie beschrieben, wollten ihre Leser ebenso erleben – das Arkadien der bizarren Landschaft, der unverdorbenen Natur, des einfachen Hirtenvolks. Die alpine Wanderbewegung ist nicht mehr aufzuhalten (Kaschuba, 1991, S. 171). Abenteurer und Wissenschaftler wie Saussure, Bourrit oder Hacquet, und damit vorerst nur Angehörige der gehobenen Gesellschaftsschicht, beginnen sich für die Alpen selbst zu interessieren, und sie betrachten sie nicht länger als kaum überwindbare Hindernisse einer Reise.

3.3.2.1.1.2 Die Eroberung der Alpen im Geiste: Zur Rolle der Reiseliteratur

Das vermehrte Erscheinen gedruckter Bücher forciert die Ausweitung der Bildung, die nicht mehr nur der Vorbereitung auf kommende Pflichten, sondern zudem der geistigen Auseinandersetzung des Individuums mit der Umwelt dient. Das hat unmittelbare Auswirkungen auf die Reisemotivation: Nun reist man nicht mehr um der Bildung willen, sondern es reist der Gebildete (Rieger, 1982, S. 19). Apodemiken[188] und reale wie fiktive Reisebeschreibungen, mit Hilfe derer man sich vor Reisebeginn über das zu bereisende Gebiet informieren kann, überfluten den Markt (Spode, 1993, S. 3). Somit ist Reisen nicht nur eine tatsächliche Überwindung geographischer Räume, sondern auch das Reisen „im Kopf" bietet die Möglichkeit, sich der Fremde anzunähern. In der Fremde dienen Reiseführer als Vermittler und sind zugleich Rezeptionsquelle. Sie regen zur „selektiven Wahrnehmung" (Gorsemann, 1995, S. 58) an.

Die Reiseliteratur trägt wesentlich zur allgemeinen Verbreitung der Alpenreiselust bei. So studiert beispielsweise der Habsburger Erzherzog Johann von Österreich (1782-1859) in seiner Jugendzeit „mit besonderer Vorliebe Bücher über die Schweiz, die Natur, die Geschichte, die Bewohner dieses Alpenlandes" (Ilwof, 1882, S. 5), und „das hohe Interesse, welches ihn dadurch für Land und Volk der Alpen" erfasst, überträgt er „auch auf die deutsch-österreichischen Alpen" (ebd., S. 5-6). Bald gilt er als „der beste Bergsteiger des Hauses Habsburg" (Ziak, 1956, S. 79). Weiterhin wird das „Dach Europas" durch die Schilderungen der Mont Blanc-Besteigung des Horace Bénédict de Saussure mit einem Schlag berühmt. Die Lektüre seines Werkes *Voyage dans les Alpes* (1779-96) dient der Vorbereitung der Schweizreisen, die in immer größerer Zahl durchgeführt werden. Als Goethe am 4. November 1779 zusammen mit Herzog Karl August von Weimar im Rahmen seiner zweiten Schweizreise einen Ausflug nach Chamonix unternimmt, findet er in Saussure einen kompetenten Reisebegleiter. Sie besuchen Obersteinberg bei Lauterbrunnen, den unteren Grindelwaldgletscher, die Große Scheidegg. Besteigen die Dôle im Jura bei Genf, begehen die Mer de Glace, erklimmen den Montanvert, gehen über den Col de Balme nach Martigny und im Tiefschnee über den Furkapass. Anschließend macht Goe-

---

[188] Reiseanleitungen, die sich eng an die Realität anlehnen, teilweise ausgeschmückt und gekennzeichnet sind durch persönlichen Schreibstil (Förderverein Bibliothek des Mariengymnasiums e. V Jever, o. J.).

the die breite Öffentlichkeit mit großer Wirkung darauf aufmerksam, dass es immer mehr Mode werde, die savoyischen Eisgebirge zu besuchen (Schmidkunz, 1931, S. 338). Allmählich bildet sich ein Kanon von Sehenswürdigkeiten einer Schweizreise heraus – dazu gehören die Kaskaden im Lauterbrunnental, die Gletscher und Berge von Grindelwald, der St. Gotthardpass, die Teufelsbrücke sowie die Rigi –, und das Reisen in die Schweizer Alpen nimmt massenhaften und epidemischen Charakter an. Dies zeigt sich auch in der Entwicklung der modernen Reiseführer, der neuen Gattung der Reiseliteratur. Es erscheinen Samuel Wyttenbachs *Reisen durch die merkwürdigsten Alpen des Schweizerlandes* (1783) und Robert Glutz-Blotzheims *Handbuch für Reisende in der Schweiz* (1789/90). Heinrich Heideggers *Über das Reisen durch die Schweiz Oder kurze Anleitung für Ausländer, welche ... einige der merkwürdigsten Alpengegenden bereisen wollen* (1792) gibt als erstes alpines Reisehandbuch allgemeine Tipps beispielsweise zur Ausrüstung und besondere alpine Reiseratschläge für das Berner Oberland. Johann Gottfried Ebels *Anleitung auf die nützlichste und genussvollste Art in der Schweitz zu reisen* (1809-1810) erscheint erstmals 1793 und avanciert zum großen Vorbild aller alpinen Reiseführer der Folgezeit, denn das Werk enthält Informationen über Reisearten, -zeiten, -routen, -geschwindigkeit, -ausrüstung, -kosten, über Fahrpläne, Devisen, Distanzen, Zollbestimmungen, Gesundheitsregeln, Unterkunftsmöglichkeiten sowie eine Beschreibung aller Örtlichkeiten mit historischen, kulturellen, naturkundlichen und anderen Tipps (Seitz, 1987, S. 150).

3.3.2.1.1.3 Die physische Eroberung der Berge

Im Gefolge der Taten Saussures und Hacquets entsteht die „Bergmanie", konstatiert Steinitzer (1924, S. 41). Zwar verhindern die napoleonischen Kriege Anfang des 19. Jahrhunderts zunächst, dass die Anregung Saussures die Erschließung der Alpen in dem Maße einleitet, wie es eigentlich zu erwarten gewesen wäre; lediglich fünf bedeutende Erstbesteigungen sind in den ersten 20 Jahren des Jahrhunderts zu verzeichnen.[189] Insgesamt aber sind die Kriege zwar „Hemmung, aber kein Halt" (E. Enzensperger, 1924, S. 16), und es „meldet sich, wenn auch nur schüchtern und vereinzelt, das sportliche Element an; die Schwierigkeiten und Gefahren eines hohen Berges reizen ... zum Kampfe mit dem Objekt" (ebd.) [im Orig. gesperrt].
Der erste, der ganz bewusst den *sportlichen*[190] Kampf mit dem Berg aufnimmt, ist der spätere Görzer Domherr Valentin Stanig (1774-1847), denn er wird allein von der Begeiste-

---

[189]   1804 ersteigt der Gemsjäger Josef Pichler aus dem Passeirer auf Veranlassung des Erzherzogs Johann von Österreich den Ortler (3.902 m). 1811 ersteigen Joh. Rudolf Meyer und Hieronymus Meyer aus Aarau mit zwei Walliser Gemsjägern, Alois Bolker und Josef Bortis, von der Walliser Seite her über den Rottalsattel den Gipfel der Jungfrau. 1812 erreichen beim zweiten Versuch Rudolf Meyers mit vier Führern auf das Finsteraarhon (4.275 m) drei der Führer, Alois Bolker, Josef Bortis und Arnold Abbühl den Gipfel. Der Goldbergwerkbesitzer Johann Niclaus Vincent, Josef Zumstein und Ingenieur Molinatti erreichen 1820 mit mehreren Begleitern die Zumsteinspitze (4.573 m). Im selben Jahr erreicht der Vermessungsoffizier Leutnant Karl Naus am 27.8. mit den Messgehilfen Maier und G. Deuschl aus Partenkirchen den 2.964 Meter hohen Westgipfel der Zugspitze (Schmidkunz, 1931, S. 345-349).

[190]   Der Begriff des Sports ist in Verbindung mit dem Bergsteigen in Alpenvereinskreisen wenig beliebt – er wird bspw. in den *Mitteilungen* von 1890 (S. 162) als „gefährliches und krankhaftes Element" in der Hochtouristik bezeichnet, welches bei allgemeiner Verbreitung „den Alpinismus der Auflösung entgegenführen" wird. Das dürfte daran liegen, dass der damalige Sportbegriff aus heutiger Sicht ein „harter", sehr eng gefasster ist. Sport ist Streben nach Maximalleistungen, nach Höher – Schneller – Weiter im Sinne des Leistungs- und Konkurrenzprinzips in der Tradition der englischen Sportbewe-

rung für das Gebirge und von der „Vorliebe für eine gesunde Kraftbetätigung geleitet" (Steinitzer, 1924, S. 41). Stanig besteigt regelmäßig die Berggipfel in der Nähe seines Wohnorts, unter anderem Watzmann und Hoher Göll, und betritt im Sommer des Jahres 1800 als „erster Tourist" (Schmidkunz, 1931, S. 343) den Gipfel des Großglockner. Dort führt er barometrische Messungen durch und deponiert Instrumente, denn noch immer hängt der Mantel wissenschaftlicher Forschertätigkeit über dem Bergsteigen. Von Stanig „führt die klare Linie der Entwicklung aufwärts zu dem Salzburger Professor Peter Carl Thurwieser", konstatiert E. Enzensperger (1924, S. 17). Diesem ist der Besuch der Berge förmlich Lebensaufgabe; „ein einziger Tag auf hohem Berge" (Ziak, 1956, S. 83) bringt ihm „eine frohe und nachhaltigere Abwechslung ... als die buntesten Vergnügungen im Tale" (ebd.). Thurwieser (1789-1865) ist der erste Repräsentant des aus Freude an kör-perlicher Leistung und zur Erholung betriebenen Bergsports und stellt den körperlichen Nutzen ausdrücklich vor jeden wissenschaftlichen Beweggrund (Richter, 1894, S. 110). Steiner (1995, S. 197) zitiert Thurwieser (o. J.) so: „Ich denke: Besser Eines recht als vieles schlecht. Deshalb habe ich bisher auf den Bergen weder botanische noch mineralo-gische Sammlungen gemacht; denn meine Absicht bei Bergreisen ist und wird sein ... mich gründlich aufzuheitern und zu erholen." Trotzdem führt auch er auf den Gipfeln von Hochkönig und Habicht barometrische Vermessungsarbeiten durch (E. Enzensberger, 1924, S. 17-18).[191]

Außerdem großen Einfluss auf die sporttouristische Erschließung der Alpen hat in der ersten Hälfte des 19. Jahrhunderts die Gletscherforschung. Die Glaziologen Franz Josef Hugi (1796-1855),[192] Louis J. R. Agassiz (1803-1873) und James D. Forbes (1809-1868) spezialisieren sich auf die Gletscher der Westalpen, Carl von Sonklar (1816-1885) auf die der Ostalpen. Auch die Topographen spielen eine wichtige Rolle. In der Schweiz sendet der eidgenössische Quartiermeister General Dufour seit 1836 seine Leute aus, um Materi-alien für seine nach ihm benannte Karte von 1864 zu sammeln, und in den italienischen und französischen Alpen sind es fast ausschließlich Vermessungsbeamte, die sich für die Berggipfel interessieren (Seitz, 1987, S. 109).

Zu den herausragendsten Männern dieser Epoche zählen ferner Johann Jakob Weilen-mann (1819-1896), ein begeisterter alpiner Pionier, und Adolf Schaubach (1800-1850), der zwar kein Hochtourist im engen Sinne, aber trotzdem ein leidenschaftlicher Alpenrei-sender ist (Ziak, 1956, S. 94). Auch Erzherzog Johann von Österreich (1782-1859) trägt in der Nachkriegszeit durch zahlreiche Alpenreisen und Erst- sowie Wiederbesteigungen zur Erschließung der österreichischen Alpen für Forschungsvorhaben und zur Popularisie-rung des Sporttourismus bei (ebd., S. 79). Es gibt „fast keine Alpengruppe vom Semme-ring bis an die Schweizer Grenze ..., welche er nicht besucht[e] .... Viele von diesen hatten vordem nie einen Touristen gesehen" (ebd., S. 33). Eine „insbesondere für die damalige

---

gung, welche sowohl in der deutschen Turnbewegung als auch im bürgerlichen Alpinismus erbitterte Gegner findet. Ein „weicher", weit gefasster Sportbegriff, wie ihn bspw. Dreyer (1995, S. 9) vor-schlägt und der alle freiwillig und bewusst gewählten Formen von Bewegung einschließt, die einem Selbstzweck dienen, ist noch unbekannt.

[191] Thurwieser und Stanig gehen, weil in ihren Mitteln beschränkt und aufgrund der primitiven Entwick-lungsstufe des ostalpinen Führerwesens, ohne Führer und zuweilen auch allein. Dies geschieht aber zufällig und unbewusst. Deshalb können sie nicht als Vorläufer des bewussten führerlosen Gehens gelten (Stadler, 1975, S. 18).

[192] Die Entdeckung eiszeitlicher Phänomene, die zur Aufstellung der sog. *Eiszeittheorie* Anlass gibt, geht unter anderem auf Hugi zurück (HLS, 2002a).

Zeit bemerkenswerthe touristische Leistung" (Ilwof, 1882, S. 20) vollbringt Johann, als er im Sommer 1817 in sechs Tagen die Niederen Tauern durchwandert.

> Die Genüsse, welche dem erlauchten Prinzen das Hochgebirge bot, wollte er auch Anderen zukommen lassen, die grossartigen Bilder, welche er dort sah, auch Anderen eröffnen; und so war von früh an sein Streben dahin gerichtet, den Besuch der Alpen, ihrer Thäler, Uebergänge und Spitzen zu erleichtern, sie zugänglich zu machen und dadurch zugleich die gründliche Erforschung derselben zu ermöglichen (ebd., S. 30).

Bis in die 1850er Jahre leisten Einzelne in den Alpen Beachtliches, jedoch in Alleinarbeit, und wissenschaftliche Zwecke stehen bei der Mehrzahl der Unternehmungen eindeutig im Vordergrund. Trotzdem legt die umfassende Ausdehnung der Liste der seit Saussure eroberten Alpengipfel Zeugnis ab vom tiefen Wurzelfassen der alpinistischen Bewegung (E. Enzensperger, 1924, S. 18).[193]
Ab der Mitte des 19. Jahrhunderts wird das Naturerlebnis als Reisegrund immer bedeutsamer. Die Alpen sind *das* Reiseziel Europas für die Kulturmenschen der Biedermeierzeit, deren Leben nicht genügend „Spielraum für die Betätigung ihrer physischen Kräfte" (Steinitzer, 1924, S. 41) lässt. Die Biederkeit der Älpler und die Schönheit der Natur lassen den Menschen aus der Donaumonarchie, „aus dem Staube ... [des] k. k." (Ziak, 1956, S. 84) entfliehen. Musiker und Dichter verlassen im Sommer Wien und ziehen in die Alpen (ebd.); der österreichische Theaterdichter Ferdinand Jakob Raimund (1790-1836) reist häufig nach Tirol und baut in seine Stücke wiederholt Gebirgsszenerien ein. Nikolaus Lenau (1802-1850), österreichischer Schriftsteller, besucht die steirischen Kalkalpen und das Salzkammergut mehrmals und spricht, wenn er über die Besteigung des Traunstein berichtet, von einem „der schönsten Tage meines Lebens" (ebd., S. 85).

3.3.2.1.2   Der Berg ist das Ziel. Die erste Periode des klassischen Alpinismus von 1857 bis 1900: Führeralpinismus

Zuerst sind es wenige Angehörige einer akademisch gebildeten und finanzkräftigen Oberschicht aus den alpenfernen urbanen Zentren Europas, und hier vor allen Dingen aus England, die in die Alpen reisen, um einen Gipfel nach dem anderen zu ersteigen. Bald entdecken auch die Angehörigen der Mittelschicht das Bergsteigen für sich (Ziak, 1956, S. 90; 93). Die Sporttouristen sind bei ihren Wanderungen durch die unwegsame Alpennatur auf die Dienste ortskundiger einheimischer Führer und Träger angewiesen. Diese sind zumeist Bergbauern, die sich als Strahler, Gemsjäger oder Hirten bereits ins unwegsame Gelände gewagt hatten (Kälin-Schönbächler, 1997, S. 4). Zusammen mit diesen ersten Bergführern dringen immer mehr ortsfremde Bergsteiger in einsame, noch unberührte Höhen vor.

> In ihnen zeigt sich immer reiner ein neuer Geist: nicht mehr der reine Forschertrieb der Wissenschaft, noch weniger der Haupttrieb der erdenschweren Menschheit, die Arbeit um Geld und Gut, leiten sie. Ein geheimnisvoller Schatz schein sie dorthin zu locken, eine Gewalt von nie gekannter Stärke, die wie ein starker Zauber den nicht mehr locker läßt, der einmal ihm verfallen – festhält in Tat und in Erinnerung bis zu den letzten Lebenstagen (E. Enzensperger, 1924, S. 18-19).

---

[193]   Dies gilt auch für die neue Generation der Reiseliteratur, die den Büchermarkt erobert. W. Brockedon rühmt in *Passes of the Alps* (1828) die Schönheit der Alpentäler und -pässe. 1829 erscheint J. Murrays *Glance at some of the Beauties and Sublimities of Switzerland: With excursive Remarks on the various Objects of Interest, presented during a tour through its picturesque Scenery*, 1839 Murrays *Handbook of Switzerland and the Alps of Savoy and Piedmont*.

Die Entwicklung der Eisenbahn, der stetige Ausbau des Eisenbahnnetzes, der Bau der ersten großen Alpenstraßen zu Beginn sowie die Errichtung der großen Gebirgsbahnen in der zweiten Hälfte des 19. Jahrhunderts führen dazu, dass Länder fernab der Heimat so leicht erreichbar sind wie niemals zuvor. Die Bedeutung, die der Sporttourismus im Zuge dieser transporttechnologischen Neuerungen für den Schweizer Kanton Bern bereits in den 1870er Jahren erlangt, zeigt das *Statistische Jahrbuch für den Kanton Bern* (zit. n. Junker, 1997) im Jahre 1872:

> Schliesslich müssen wir noch den Gasthofbetrieb des Oberlandes, die sog. Fremdenindustrie, erwähnen. Was unter diesem ziemlich unzarten, aber nicht wohl übersetzbaren und die Praxis sehr getreu ausdrückenden Wort verstanden ist, weiss Jeder, der einmal das Oberland bereist hat. Für das bern. Oberland ist diese ,Industrie' ein Erwerbszweig von erster Wichtigkeit und alle Interessen sind eng mit einer guten ,Saison' verbunden.

3.3.2.1.2.1 Die Briten und der Playground of Europe[194]

Angehörige der englischen Mittel- und Oberschicht gelten als die Begründer des modernen Alpenreisens Anfang bis Mitte des 19. Jahrhunderts. Zur Zeit der Industrialisierung, die in England viel weiter fortgeschritten ist als im Rest Europas – während England sich 1815 bereits in der zweiten Phase der Industrialisierung befindet, steckt diese auf dem agrarisch dominierten Kontinent noch in den Kinderschuhen – entdecken die Briten die Alpen als *Playground of Europe*, als einen übergroßen Sportplatz (Steinitzer, 1924, S. 42). Die Angehörigen der britischen Mittel- und Oberschicht sind wesentlich wohlhabender als ihre Pendants in Kontinentaleuropa und können sich eine Reise in die Alpen leisten; in diesen Kreisen gehört es zum guten Ton, einige Wochen am Fuß der Jungfrau im Berner Oberland zu verbringen (Seitz, 1987, S. 152). Außerdem übt die unberührte Gebirgsnatur auf die Briten schon zu dieser Zeit große Anziehungskraft aus, weil die Domestizierung der Natur weit fortgeschritten ist. Die Engländer nehmen Natur bereits als Landschaft wahr, während sie für die anderen Europäer noch Alltag ist.

Die Alpeneroberung durch die Engländer ist nach Seitz (ebd., S. 110) einerseits charakterisiert durch den traditionellen Forschertrieb der Briten mit ihrer renommierten *Royal Geographical Society*. Andererseits tritt die rein selbstzweckbezogene Orientierung der Bergbesteigungen immer stärker in den Vordergrund. Die Briten betreiben das Bergsteigen „aus bloßer Lust an Betätigung der Muskeln, aus Lust an Abenteuern und Gefahren ... und nicht zuletzt aus Ehrgeiz" (Ziak, 1956, S. 120) und sehen die wissenschaftliche Erforschung der Alpen als Nebensache an. Sport ist in England, anders als in Deutschland, kein moralischer Makel (Blanck, 1918, S. 58),[195] und die „unbeschäftigten Söhne der gehobenen englischen Gesellschaft", haben, so Taugwalder und Jäggi (1990, S. 32), im Hochalpinismus eine Gelegenheit erkannt, „der heuchlerischen Vornehmheit und lähmenden Langeweile ihres Standes zu entfliehen" (ebd.). Unter größter körperlicher Anstrengung durchstreifen sie die nahezu unerschlossene Hochgebirgswelt der Alpen. Als Vorbilder für das Freizeitverhalten der jungen Briten dienen die Verhaltensweisen des englischen Kapitalismus des 19. Jahrhunderts. Im Mittelpunkt stehen das Leistungsprinzip und der

---

[194] Leslie Stephen, Erstbezwinger des Bietschhorns im Jahre 1859, erklärt das Hochgebirge zum *Playground of Europe*. Diesen Titel trägt auch das von ihm 1871 herausgegebene Bergbuch.

[195] Vgl. dazu Anm. 192. Der englische Alpinist Douglas W. Freshfield (1845-1934) bezeichnet den Alpinismus als die edelste Art des Sports (Steinitzer, 1924, S. 42). In ihrer Sportbegeisterung gehen die Briten sogar so weit, dass sie eine Bergbesteigung wie einen Hürdenlauf mit der Uhr in der Hand abstoppen (Ziak, 1956, S. 200).

Konkurrenzkampf zwischen den Individuen sowie der Kampf des Individuums mit dem Hindernis Berg.

3.3.2.1.2.2 Das Goldene Zeitalter des Alpinismus

Das goldene Zeitalter der Alpenerschließung beginnt in den 1850er Jahren. Es führt zu einem beispiellosen Ansturm der Briten auf die großen Hochgipfel und endet im Jahre 1865 mit der Erstbesteigung des letzten noch unerstiegenen Hauptgipfels der Schweizer Alpen, des Matterhorns. Die große Bedeutung britischer Bergsteiger für die Weiterentwicklung des Sporttourismus in den Alpen zeigt die Entwicklung der Zahl der Erstbesteigungen. Die Geschwindigkeit der alpinistischen Entwicklung verdreißigfacht sich: In einem Zeitraum von mehr als 70 Jahren, von 1786 bis 1859, wurden lediglich 25 Viertausender bestiegen, aber in den sechs Jahren zwischen 1859 bis 1865 sind es deren 68 (Oppenheim, 1974, S. 171).

Am Beginn der großen Zeit der Engländer in den Alpen stehen die britischen Forscher James David Forbes und John Ball (Seitz, 1987, S. 110). Forbes, Geologe und Glaziologe, hält sich ab der Mitte der 1830er Jahre sehr oft in den Alpen auf (Schmidkunz, 1931, S. 356-369), und der Topograph und Botaniker John Ball durchforscht zwischen 1853 und 1866 die gesamten Hochregionen der Westalpen. Den größten Werbeeffekt für die Schweizer Alpen erzielt aber ein anderer. 1851 besteigt der englische Entertainer Albert Smith (1816-1860) mit drei Gefährten den Mont Blanc. Als er seine Erlebnisse ein Jahr später vor begeistertem Publikum in der *Egyptian Hall* in London schildert und sich damit brüstet, dass noch niemand vor ihm in so großer Höhe eine Mahlzeit eingenommen habe, wird der Mont Blanc in England sozusagen über Nacht populär (Lehner, 1924, S. 340; Seitz, 1987, S. 110). John Balls Großglockner-Besteigung im Jahre 1854 gibt den Impuls dafür, dass sich die ersten englischen Bergsteiger auch für den Ostalpenraum zu interessieren beginnen. Dabei machen sie sich stets in Begleitung von einheimischen Führern auf den Weg, was von entscheidender Bedeutung für die spätere Entwicklung des Berufsstandes „Bergführer" ist (E. Enzensperger, 1924, S. 20-22). Ein weiterer Markstein des Sporttourismus ist die erste touristische und gleichzeitig führerlose Ersteigung des Mont Blanc über die Aiguille im Jahre 1855 (Schmidkunz, 1931, S. 363). Hudson und Kennedy veröffentlichen darüber einen Bericht mit dem bezeichnenden Titel *Where there's a Will, there's a Way* (Seitz, 1987, S. 111).

Das Goldene Zeitalter endet mit der Erstbesteigung des Matterhorns am 14. Juli 1865. Edward Whympers Seilschaft gewinnt zwar den Wettlauf auf das Matterhorn von der Schweizer Seite über den Hörnligrat gegen die italienische Seilschaft, die über den Italienergrat nur als zweiter Sieger ankommt. Doch der Abstieg Whympers wird zur Katastrophe. Vermutlich durch einen Ausrutscher des nicht kletterfahrenen Bergneulings Hadow und durch den anschließenden Seilriss verunglücken Lord Douglas, Hudson, Hadow und Croz tödlich (Taugwalder & Jäggi, 1990).

3.3.2.1.3   Zeit der Alleingänger: Zweite klassische Periode und moderner Alpinismus ab Mitte der 1860er Jahre

Als der Schock der Matterhornkatastrophe überwunden ist, erschließt man die Alpengipfel über immer schwerere Routen. Zwar warten immer noch einige Gipfel darauf, erstmals bestiegen zu werden, doch die sich stetig weiterentwickelnde Klettertechnik lockt mit Aufgaben, die mit dem primitiven Können der vorhergehenden Epoche noch unlösbar waren (E. Enzensperger, 1924, S. 31). Das Ziel besteht nicht mehr nur darin, einen Gipfel zum ersten Mal zu erreichen, sondern ihn auf einem neuen, schwierigeren Weg über einen unerstiegenen Grat zu begehen, Verbindungsgrate von Bergen zu finden und Riesenwände wie die Watzmann-Ostwand, die als unbezwingbar gelten, doch zu bezwingen. Es folgen das Vordringen in den Bereich der höchsten Eisgipfel (ebd.) und das führerlose Gehen.

3.3.2.1.3.1 Das führerlose Gehen: Ideal des sportlichen Bergsteigens

Die Pioniere des führerlosen Gehens kommen aus Österreich und Deutschland (Schmidkunz, 1931). Blanck (1918, S. 59) führt dies darauf zurück, dass die wohlhabenden Engländer sich jederzeit geführte Touren leisten können, während der deutsche Mittelstand nicht genügend Kleingeld besitzt und deshalb gezwungen ist, auf die Dienste eines Führers zu verzichten. „Vater der Führerlosen" (Schmidkunz, 1931, S. 368) ist Johann Jakob Weilenmann (1819-1896). Ohne Begleitung ersteigt er verschiedene Gipfel der Ötztaler Alpen und macht sich in seinem Bericht über die Erstersteigung des Fluchthorns im Jahre 1861 Gedanken darüber,

> welche untergeordnete Rolle eigentlich mit tüchtigen Führern der Tourist spielt; wie jene fast alles für ihn tun – für ihn denken, spähen, rekognoszieren, auf die guten und bösen Tritte ihn aufmerksam machen, hinüber und hinauf ihm helfen ... – kurz: wie eine willen- und urteilslose Maschine ihn lenken. Wie ganz anders tritt er auf, ist er auf sich selber angewiesen! .... Ob dir Sieg oder Niederlage bevorsteht, du weißt es nicht. Aber gerade diese Ungewißheit ist mit ein Hauptreiz. .... Und hast du endlich den hohen Gebirgsthron errungen, wie stolz du alsdann bist, deiner Tatkraft allein den Sieg zu verdanken! (Weilenmann, 1861, zit. n. Ziak, 1956, S. 104).

Weilenmann macht aus der Not, aus Mangel an finanziellen Mitteln führerlos gehen zu müssen, eine Tugend und verhilft denjenigen, die ebenfalls ohne Führer unterwegs sind, zu größerem Selbstbewusstsein. Ein weiterer „Apostel der Führerlosen und der Alleingeher" (Lehner, 1924, S. 143) ist Hermann Freiherr von Barth zu Harmating (1845-1876). Dieser kann die Dienste eines Führers zwar bezahlen, macht sich aber bewusst von ihnen frei und erreicht auch ohne sie schwierigste Ziele (E. Enzensperger, 1924, S. 28). 1868 bis 1871 unternimmt er in den Berchtesgadener und Allgäuer Alpen sowie im Wettersteingebirge insgesamt 26 Er- und Besteigungen, darunter drei Alleingänge. Im Sommer 1870 erschließt er bewusst und zielgerichtet insgesamt 88 Karwendelgipfel (Schmidkunz, 1931, S. 377).[196] Triebfeder seiner Bergfahrten ist zwar die Wissenschaft, aber in der Durchführung kann er schon als moderner Sporttourist bezeichnet werden: „Auch *mich* fordert die schlanke Spitze, der plattengepanzerte Gipfelklotz, der zahnige Grat heraus, die letzte Höhe zu gewinnen, sei's auch mit tollem Wagen zu gewinnen, und zu *keinem* anderen Zweck als dem, *oben* gewesen zu sein", so Hermann von Barth (o. J., zit. n. Ziak, 1956, S. 107). Die erfolgreichsten Führerlosen ihrer Zeit sind Ludwig Purtscheller (1849-1900) sowie die Brüder Emil (1861-1885) und Otto (1859-1912) Zsigmondy (Lehner, 1924, S. 190). 1879 führen die beiden Zsigmondys mit ihrer Ersteigung des 3.085 Meter hohen, als unbezwingbar geltenden Feldkopfs in den Zillertaler Alpen – der seitdem auch Zsigmondyspitze genannt wird – das bis dahin bedeutendste führerlose Bergunternehmen in den Ostalpen durch (ebd., S. 191; Schmidkunz, 1931, S. 386). Purtscheller besteigt in einem Zeitraum vom 20 Jahren rund 1.700 unerstiegene Gipfel oder bereits eroberte Berge auf neuen Wegen, oft gemeinsam mit den Zsigmondy-Brüdern (Lehner, 1924, S. 195).

---

[196] Deshalb steht das Denkmal von Barths, ein Obelisk mit Bronzetafel, seit dem 28. Mai 1882 am Kleinen Ahornboden in der Eng (ZDOeAV, 1882, S. 476).

Das führerlose Gehen und Steigen im Hochgebirge, das bis in die Zeit der Zsigmondy-Brüder und Purtschellers als vermessen galt und nur von wenigen zaghaft verteidigt worden war, ist jetzt allgemein anerkannt und nimmt einen gewaltigen Aufschwung.

3.3.2.1.3.2 Bergsteigen als Selbstzweck: „Bergfexe" und „Erholungsreisende"

Bis über die Mitte des 19. Jahrhunderts war das Bergsteigen der Kampf weniger; mit Beginn der 1870er Jahre wird es die Freude vieler (Ziak, 1956, S. 143) – der moderne Sporttourismus schafft endgültig den Durchbruch;

> das Element der ... körperlichen Betätigung des Menschen im Hochgebirge tritt immer bedeutsamer in den Vordergrund. .... Damit sind wir beim Sport angelangt, durch dessen Hineintragen und Vorwiegen der geistigen Bewegung, die mit Rousseau begann, ihr letztes und bezeichnendstes Merkmal empfing; sie wird zu der Erscheinung, wie wir sie in der Gegenwart [im Jahre 1924, d. Verf.] sehen (Steinitzer, 1924, S. 3).

Gewissensbisse beim Bergsteigen, wie Petrarca sie einst hatte, sind Geschichte, und die Besteigung von Bergen bedarf nicht mehr zwingend eines wissenschaftlichen Vorwandes. Es ist möglich, zum persönlichen Vergnügen die größten Anstrengungen auf sich zu nehmen, ohne sich dafür rechtfertigen zu müssen. Gleichwohl ist das Forschermotiv nicht schlagartig Geschichte; die Entwicklung hin zur bergsportlichen Betätigung als Selbstzweck ist ein langwieriger Prozess, der lediglich Tendenzen zeigt. Neu ist auch, dass die Berge nicht trotz, sondern gerade wegen der Gefahr bestiegen werden. Man begnügt sich nicht mehr mit dem Furchtempfinden beim Anblick der Berge aus sicherer Entfernung, sondern „das Erlebnis, die Auseinandersetzung zwischen Berg und Mensch tritt in den Vordergrund" (E. Enzensperger, 1924, S. 40) [im Orig. gesperrt]. Dem Berg gegenüber steht das Individuum, für dessen stets nach gesteigerten Reizen suchenden Sinne die Gefahrenanhäufung mächtigster Berge eine Quelle höchster Lust darstellt. Der Wiener Professor Guido Eugen Lammer beispielsweise sucht im Alleingang nur die schwersten Gipfel auf (ebd., S. 37).

Immer mehr Sporttouristen tummeln sich in den Alpen, einerseits deshalb, da ihre Bereisung jetzt leicht und gefahrlos möglich ist, und zum anderen, da die modernen Menschen in dieser Art der körperlichen Bewegung eine Auszeit vom Alltag im Sinne des Ersatzes für die durch die Berufsarbeit verloren gegangenen gesundheitlichen Momente finden, schreibt Steinitzer (1924, S. 217) in Anlehnung an die Ausführungen Hogenauers (1900, S. 83). Der moderne Alpinismus ist, so Steinitzer (1924, S. 217), dadurch charakterisiert, dass das rein sportliche Element sich in immer größerem Maße geltend macht, und zwar nach zwei Richtungen: als Zwecksport und als Wettsport. Auch Blanck (1918, S. 71-86) und Rittner (2001) unterscheiden diese zwei Konzepte des Bergerlebens. Im Konzept der „Selbstvergewisserung durch Objektivation" (Rittner, 2001) sind „die Pathosformeln der abendländischen Geistes- und Kulturgeschichte" (ebd.) zu finden: (forschendes) Naturerleben, Schicksal, Heroismus, Ästhetik und Erhabenheit der Bergnatur, Bergerlebnis und Kulturkritik. Das Konzept der „Selbstvergewisserung durch Messung von sportlicher Leistung" (ebd.) dagegen ist gekennzeichnet durch Versportlichung, Wettkampforientierung, Vergleich und Rekordprinzip.

Je größer die Zahl der Bergsteiger wird, welche die „gewöhnlichen" Aufstiegsrouten wählen, desto mehr sondert sich eine Gruppe ab, der das Moment des Wettbewerbs immer wichtiger wird. Bei ihnen entwickelt sich „das gute alte Bergsteigen, das romantisch und abenteuerlich gewesen war" (Ziak, 1956, S. 195), jetzt zum Wettsport im Sinne eines engen, „harten" und leistungsorientierten Sportbegriffs. An die Stelle der Ehrfurcht vor dem

erhabenen Gipfel treten der Sportsgeist und die Suche nach immer größeren Schwierigkeiten und Gefahren. Nach J. Enzensberger (1905/1924, S. 101) handelt es sich dann um
die wettsportliche Richtung des Alpinismus, wenn man „nicht um des ästhetischen Genusses willen, sondern aus sportlichen Gründen, das heißt um Schwierigkeiten zu überwinden, das Hochgebirge besucht." Die junge Generation der verächtlich als „Bergfe-
xe"[197] bezeichneten Alpinisten findet auf der Suche nach neuen Aufgaben Varianten der
bisherigen Aufstiegslinien und neue Kamine. Die Entwicklung der alpinen Technik bringt
eine große Zahl neuer Routen hervor, die aus rein sportlicher Sicht reizvoll sind.

Die andere Richtung, nach der hin sich der Alpinismus orientiert, ist die des Zwecksports,
des Bergsteigens im Sinne eines weit gefassten, „weichen" Sportbegriffs. Die Berge sind
den modernen Menschen die Gegenwelt zum städtischen Leben. Sie unternehmen hauptsächlich aus finanziellen Gründen führerlose Besteigungen, weil sie Freude am Steigen
und Klettern an sich und an der Überwindung von Hindernissen haben; der Alpenwanderer steigt „bloß, weil's mi freut" (Norman-Nernda, 1895, S. 121). Der Massensporttourismus mit mangelhaft ausgerüsteten und schlecht ausgebildeten Bergsteigern beginnt.
Sporttourismus erscheint in diesem Licht als „vergnügungsorientierte, zeitweilige Mobilität, die mit dem ... Zweck des Erlebens und der Erholung verbunden ist" (Amstädter,
1996, S. 30). Das populäre Begleitmotiv der Erholung vom Alltag in den Alpen ist in engem Zusammenhang mit dem regen Interesse des aufgeklärten Bürgertums am Thema
Gesundheit im ausgehenden 19. Jahrhundert zu sehen (Cachay, 1988, S. S. 63-92; Stremlow, 1998, S. 157-164). Weiteres Begleitmotiv ist der subjektive Naturgenuss (Günther,
1996, S. 56). Der ästhetische Genuss von unberührter Naturschönheit, der panoramatische
Rundblick vom Gipfel aus, die Suche von Bergeinsamkeit, das Erleben des Schaurig-
Schönen, Erhabenen sind Motive ganz im Sinne des bürgerlichen Erbes der Romantik.

Doch so hoch der Einfluss der Bewegung auf die weitere sporttouristische Entwicklung
auch zu bewerten sein mag, „so kann man diese Leute doch nicht mehr Alpinisten nennen", klagt Steinitzer (1924, S. 217), denn:

> Es gibt eine Masse sehr tüchtiger Bergsteiger, welchen schon das Treppensteigen schwer fällt
> und auch diesen muß die erhabene Bergwelt zugänglich gemacht werden, sei es durch Erbau-
> ung von Eisenbahnen auf die Hochgipfel, sei es durch Anbringen von Geländern an schwin-
> delerregenden Stellen (Stimmen aus dem Nebel, 1894, S. 1, zit. n. Stremlow, 1998, S. 139).

Dem hält Blanck (1918, S. 73) entgegen, dass die zwecksportliche Richtung der Erholungssuchenden zwar durchaus zu trennen sei von der rein wettsportlichen „Bergfexerei",
dass sie jedoch genauso mit dem Begriff des Sports zu bezeichnen sei, weil das Aufsuchen von Gefahr jenen Motiven des rein sportlichen Bergsteigens ähnele. Es könne nach
Belieben stärker betont werden, und das In-Sich-Aufnehmen der Schönheit der alpinen
Natur sei bei dieser Form wesentlich erleichtert. Außerdem erdenklich sei die Entdeckung
von Neuem und Unbekanntem, denn wenn man es allein auf sportliche Leistung abgesehen habe und die Touren nur nach ihrer technischen Bedeutung aufsuche, sei ein genaues
Kennenlernen einer Bergregion nicht möglich.

---

[197] Zu dem Begriff der (Berg-)Fexerei führt H. Modlmayr (1893, S. 183) aus: „Leider klebt aber dem
Worte ‚Sport' nur zu sehr der Begriff des maasslos, des einseitig, ja des unsinnig gesteigerten Vergnügens an, verbunden mit der Anspannung der physischen und theilweise auch der moralischen
Kräfte in einer Art, dass ein harmonisches Verhältnis zwischen Einsatz und Gewinn nicht mehr möglich ist, was der Volksmund einfach drastisch mit ‚Fexerei' bezeichnet .... wenn auch zugegeben werden muss, dass mit dem höheren Bergsteigen immer etwas Sportliches Verbunden ist, ja dass es oft in
reinen Sport übergeht, so dass thatsächlich ein Alpensport existiert."

3.3.2.2   ... in organisatorisch-formaler Hinsicht: Die formale Organisierung des Sporttourismus

„Die Prämisse von Organisationen ist das Unbekanntsein der Zukunft, und der Erfolg von Organisationen liegt in der Behandlung dieser Ungewissheit" (Luhmann, 2000, S. 10). Die formale Organisierung des Sporttourismus sichert ab gegen Verhaltensunsicherheit (ebd., 1987a, S. 253; 268-269); der Sporttourist steht der fremden Umgebung nicht mehr unsicher gegenüber, weil ihn die Organisationen mit selbsterzeugten Sicherheiten von individueller Selektion entlasten.

Organisationssysteme sind eine besondere Form gesellschaftlicher Systembildung.[198] „Als organisiert können wir Sozialsysteme bezeichnen, die die Mitgliedschaft an bestimmte Bedingungen knüpfen, also Eintritt und Austritt von Bedingungen abhängig machen" (ebd., 1975b, S. 12). Ihre Mitglieder werden mit hochgradig formalisierten Verhaltenserwartungen konfrontiert, die sie zu erfüllen haben: „Jeder kann immer auch anders handeln und mag den Wünschen und Erwartungen entsprechen oder auch nicht – *aber nicht als Mitglied einer Organisation*" (ebd., 1997, S. 829). Über die Festlegung des Zwecks, zu welchem die Organisation gegründet wurde, und der Mitgliedschaftsbedingungen können – trotz freiwillig gewählter Mitgliedschaft – hochgradig künstliche Verhaltensweisen, die in der Umwelt des Organisationssystems nicht zu erwarten sind, relativ dauerhaft reproduziert werden (ebd., 1975b, S. 12; 1987c, S. 41; Nassehi, 1999, S. 140). Organisationen haben in der modernen Gesellschaft die Funktion, Individuen im sozialen Raum zu positionieren. Die Inklusion von Menschen in die Gesellschaft läuft in der ersten Moderne vor allem über die Mitgliedschaft in Organisationen (Nassehi, 1999, S. 141). Die Übernahme der Mitgliedschaftsrolle ist ein funktionales Äquivalent der traditionalen Zugehörigkeit zu Gruppen, aber es werden nicht mehr ganze Menschen eingebunden.[199] Inhabern von Mitgliedschaftsrollen wird eine Form von Zugehörigkeit simuliert, die es nicht mehr gibt; weil sie Kommunikationen mehrerer Funktionssysteme in sich vereinen, stehen Organisationen gewissermaßen „quer zur Differenz des Funktionscodes" (ebd., S. 144).[200]

In den Alpenländern, wie auch in anderen Ländern Europas, haben formale Organisationen in der Regel die Rechtsform eines eingetragenen Vereins. Allgemeinen Ausführungen zum Thema „Verein als organisatorische Grundlage des Sporttourismus" folgt die Darstellung von Struktur, Ziel und Zielverfolgung des *Deutschen und Österreichischen Alpenvereins* (DOeAV). Die Analyse der Bedeutung formaler Organisationen wie der Bergführervereinigungen, der Vereinigungen des Alpinen Rettungswesens sowie der Fremdenverkehrsbüros und der Verkehrsämter für den Sporttourismus ist ebenfalls Gegenstand der folgenden Darstellungen.[201]

---

[198]   Aber: Es ist in hochkomplexen Gesellschaften nicht möglich, die zentralen Funktionen des Gesellschaftssystems vollständig auf ein einheitliches Organisationssystem zu übertragen (Luhmann, 1975b, S. 15).

[199]   Organisationsmitglieder sind psychische Systeme, die ihr Bewusstsein für die Abwicklung von Kommunikation (hier: Entscheidungskommunikation; Luhmann, 2000, S. 61-62) im Organisationssystem zur Verfügung stellen, und nicht „ganze" Menschen.

[200]   Ein Mehrsparten-Sportverein vereint bspw. Kommunikationen des Wirtschaftssystems (*zahlen/nicht zahlen*), des Leistungssportsystems (*Sieg/Niederlage*) und des Gesundheitssportsystems (*gesundheitsförderlich/gesundheitshinderlich*).

[201]   In diesem Zusammenhang könnten weitere formale Organisationen angeführt und beschrieben werden: Pauschalreiseveranstalter oder sog. Reisebüros in der Tradition Thomas Cooks (1845), Dampfschifffahrtsgesellschaften wie *Hapag* (1847) und *Norddeutscher Lloyd* (1857) u. a. m. Diese sind

3.3.2.2.1   Der Verein als organisatorische Grundlage des Sporttourismus

„Ausser der rastlosen Thätigkeit der Bergsteiger verdankt der Alpinismus auch dem überraschenden Aufschwunge des Vereinswesens seine Entwicklung", konstatiert Richter (1894, S. 114). Vereine sind *die* Lebens- und Organisationsform des Bürgertums schlechthin (Nipperdey, 1990, S. 168) und bilden außerdem die organisatorische Grundlage für die Weiterentwicklung und Existenzsicherung des Sporttourismus. „Das bürgerliche Modell Verein", so Nipperdey (1990, S. 169), ist als Zentrum der freien Zeit „ein Instrument der Modernisierung". Die Gründung von Vereinen ist ein Symptom unter anderen, die Mitte des 19. Jahrhunderts einschneidende gesellschaftliche Veränderungen in den deutschen Bundesstaaten – dazu gehören auch das Königreich Bayern und die Donaumonarchie Österreich-Ungarn – erkennen lassen. Das politische System, das mit seiner Restaurationspolitik Vereinigungen Gleichgesinnter misstrauisch entgegenstand, ist Geschichte. Die Eisenbahn erlaubt „Reisen, an die man früher kaum zu denken gewagt hatte" (Richter, 1894, S. 1), und der wachsende Wohlstand eröffnet neu entstehenden gesellschaftlichen Schichten wie dem Bürgertum[202] die Möglichkeit des Bahnreisens. So schließen sich bergsportbegeisterte Bürger in Vereinen zusammen und etablieren die kulturelle Praktik Alpinismus; Arbeiter aber bleiben von einer Vereinsmitgliedschaft, auch wegen der für sie nicht bezahlbaren Mitgliedsbeiträge, ausgeschlossen (Erdmann, 1991, S. 11). Die jungen Alpenvereine beeinflussen mit ihrer Mitgliedermenge, der daraus resultierenden Bedeutung ihrer Vereinspolitik und ihrer elitären bildungs-, mittel- bis kleinbürgerlichen Ideologie (Amstädter, 1996, S. 13) die Entwicklung des Sporttourismus entscheidend, denn sie offerieren geregelte Bergerlebnisse für ein stetig größer werdendes Publikum (Stremlow, 1998, S. 135). Unterstützt wird die Entwicklung des Sporttourismus durch die Tätigkeit der ebenfalls neu gegründeten Verkehrs- und Verschönerungsvereine in den einzelnen Urlaubsorten und -regionen.

Am Anfang des organisierten bürgerlichen Alpinismus steht die Gründung des exklusiven *Alpine Club* in London 1857 durch Angehörige der englischen Oberschicht. Der *Alpine Club* ist der weltweit erste seiner Art und läutet eine wahre Gründungswelle vorrangig bürgerlicher Wander- und Alpenvereine ein. Weil eine ausführliche Vorstellung aller Organisationsgründungen dieser Zeit den Rahmen dieser Arbeit sprengen würde,[203] wird im folgenden stellvertretend für alle anderen alpinen Vereine der *Deutsche und Österreichische Alpenverein* hinsichtlich seiner Strukturen, seines Vereinsziels und seiner Art der Zielverfolgung vorgestellt und analysiert.

---

jedoch nicht ausschließlich dem Sporttourismussystem zuzurechnen und daher nicht Gegenstand der Betrachtung.

[202]   Insgesamt macht der Anteil des Bürgertums an der Gesamtbevölkerung im 19. Jahrhundert je nach Eingrenzung zwischen fünf und 15 Prozent aus (Amstädter, 1996, S. 45).

[203]   Neben dem *Österreichischen* (1862) und dem *Deutschen Alpenverein* (1869) wird 1863 der *Schweizer Alpenclub* (SAC) ins Leben gerufen, 1869 der *Steirische Gebirgsverein*. Italiener und Franzosen gründen ihre alpinen Vereine 1863 (*Club Alpino Italiano*) und 1874 (*Club Alpin Français*). 1869 wird der *Österreichische Touristenklub* in Wien als Konkurrenzverein des ÖAV gegründet, 1873 die *Società Alpin. Tridentini*, 1878 der *Alpenclub Österreich*, der später umgetauft wird in *Österreichischer Alpenklub*, und der alpine Verein *Wilde Bande* in Innsbruck. Es folgt 1890 die Gründung des *Österreichischen Gebirgsvereins*, 1893 die des *Akademischen Alpenklubs Innsbruck* (Schmidkunz, 1931, S. 368-404). Auf der Suche nach Gruppendynamik in neuen Gemeinschaften wird 1901 in Berlin die Jugendbewegung *Der Wandervogel* gegründet, die bald in ganz Deutschland populär ist.

3.3.2.2.2   Struktur, Vereinsziel und Zielverfolgung alpiner Vereine am Beispiel des *Deutschen und Österreichischen Alpenvereins*

1862 wird der *Österreichische Alpenverein* (OeAV) gegründet, der den Bergsport als Mittel zum Zwecke der Erweiterung und Verbreitung der Kenntnisse von den Alpen Österreichs sowie der Erleichterung ihrer Bereisung und der Förderung der Liebe zu den Bergen betrachtet. Ausgangspunkt der Vereinsgründung ist der auf einer Alpenfahrt gefasste Plan zweier junger Naturforscher, „den alpinen Gedanken zu pflegen und einen dauernden Zusammenschluß zu begründen" (Sueß, 1854, zit. n. Grienberger, 1919, S. 4). Der OeAV tritt am 1.1.1874 dem 1869 in München gegründeten *Deutschen Alpenverein* (DAV) bei und nimmt die Bezeichnung *Section Austria* an. Der Gesamtverein trägt fortan den den Namen *Deutscher und Österreichischer Alpenverein* (ZDOeAV, 1874, Abth. II, S. 31).

Der DOeAV setzt sich zusammen aus gleichberechtigten Sektionen, die sich nach Anmeldung beim Zentralausschuss[204] an jedem Ort konstituieren können. Jede Sektion hat eine eigene Verwaltung und ist Mitglied im Gesamtverein. Sie wählt Sektionsausschüsse, bestimmt die von ihren Mitgliedern für die Sektionszwecke zu leistenden Beiträge und organisiert sich nach freiem Ermessen auf der Grundlage der Vereinsstatuten vom 9. September 1876 (ZDOeAV, 1876, § 3). Der Sitz des Vereins ist am jeweiligen Vorort, der von der Generalversammlung auf die Dauer von drei Jahren gewählt wird. Jede Sektion kann Vorort und damit zum vorübergehenden Vereinssitz werden (ebd., § 10). Nach außen wird der DOeAV vom ersten Präsidenten vertreten (ebd., § 12). Die Verwaltung führt der Zentralausschuss, der sich aus den Mitgliedern der Vorort-Sektion zusammensetzt. Im Gegensatz zu exklusiven Vereinigungen wie dem *Österreichischen Alpenklub*, dem *Alpine Club* oder dem *Schweizer Alpenclub*[205] steht der DOeAV von Anfang an für alle offen, egal welchen Standes, für Gebirgler wie für Flachländler, für Männer wie für Frauen. Die einzige Voraussetzung für eine Mitgliedschaft ist, dass sie mithelfen, „die Kenntniss der Alpen Deutschlands und Österreichs zu erweitern und zu verbreiten, sowie ihre Bereisung zu erleichtern" (ZDOeAV, 1876, S. 343), wie es der DOeAV in Paragraph 1 seiner Statuten festlegt. Der Verein hat also zwei Aufgaben, eine ideelle: die wissenschaftliche Erforschung der Alpen, die hauptsächlich der Vereinsleitung obliegt, sowie eine praktische: das Erleichtern von Gebirgsreisen, welche Aufgabe der Sektionen ist (ebd., 1886, S. 197). Die Mittel zur Erfüllung dieser Aufgaben sind in Paragraph 2 aufgeführt: „Herausgabe von literarischen und artistischen Arbeiten, Herstellung und Verbesserung der Verkehrs- und Unterkunftsmittel, Organisirung des Führerwesens, gesellige Zusammenkünfte, Vorträge und Unterstützung von Unternehmungen, welche die Vereinszwecke fördern" (ebd., 1876, S. 343). Es werden *Zeitschrift*, *Mitteilungen*, Handbücher und Karten herausgegeben, Vorträge organisiert, Forschungsarbeiten unterstützt und ge-

---

[204]   Vereinsleitung, auch Zentral-Leitung.

[205]   Im *Alpine Club* kann nur der Mitglied werden, der einen Berg von mindestens 13.000 Fuß – etwa 4.000 Meter Höhe – bestiegen hat (Ziak, 1956, S. 124). Ziel des Clubs ist es, Erfahrungen auf und mit den Bergen auszutauschen. Nur ganz hervorragende Alpinisten werden aufgenommen, um das Vereinsleben vor „Verflachung" (Steinitzer, 1924, S. 45) zu bewahren. Seiner Exklusivität wegen zählt der *Alpine Club* noch 1924 nicht mehr als 650 Mitglieder, und er beteiligt sich nicht an der Erschließung von Wegen und an der Erbauung von Hütten, da diese ja den Zweck verfolgen, bergsteigerische Unternehmungen zu erleichtern. Der *Schweizer Alpen-Club* lehnt die Aufnahme von Frauen konsequent ab. Der *Österreichische Alpenklub* will eine reine Vereinigung von ausübenden Hochtouristen sein und verlangt von seinen Mitgliedern Nachweise erfolgreicher hochtouristischer Tätigkeiten (Lehner, 1924, S. 183).

fördert sowie meteorologische Beobachtungsstationen erbaut und unterhalten. Ein ganzes Netz von Berghütten, von ausgeschilderten, markierten und abgesicherten Wegen wird im Alpenraum erstellt und unterhalten, das Bergführerwesen wird organisiert und professionalisiert, Bergretter werden ausgebildet und alpine Meldeposten für Bergunfälle eingerichtet.

Damit die Vereinsziele und -aufgaben verwirklicht werden können, muss die neue Bewegung in möglichst großen Kreisen Fuß fassen. Deshalb ist das „eifrigste Bestreben des Central-Ausschusses" (ebd., 1877, S. 1-2) darauf gerichtet, „dem Verein die grösstmögliche Ausbreitung zu sichern ... um den eigentlichen Zweck des Vereins, die Verbreitung des Interesses an unsern Alpen, allerwärts zu fördern" (ebd.). „Vorzüglichstes Mittel hierzu" (ebd., S. 2) ist die Bildung neuer Sektionen vor allen Dingen dort, „wo sie nur spärlich existieren oder noch gar keinen Eingang gefunden haben" (ebd.).

3.3.2.2.3   Fremdenverkehrsvereine und -verbände

Ungefähr zeitgleich mit der Gründungswelle alpiner Vereine werden die ersten „Touristenvereine" ins Leben gerufen. Aus oder neben ihnen entstehen „Verschönerungs-", später „Verkehrs-" oder „Kurvereine", in großen Urlaubsorten auch „Verkehrsämter" (Sohm, 1984, S. 145). Während sich die alpinen Vereine mit ihren Sektionen vorrangig um die Erleichterung der Bereisung der Berge selbst kümmern, haben die neu gegründeten gemeinnützigen Verkehrsvereine das weit allgemeiner formulierte Ziel der „Hebung des Fremdenverkehrs" (Stadelmann, 1994, S. 261). Um die Öffentlichkeit auf die Möglichkeit des Reisens in eine bestimmte Destination[206] in den Alpen aufmerksam zu machen, werden Zeitungsartikel veröffentlicht und Reiseführer sowie Bildmaterial herausgegeben. Mit der Anlage von Spazier- und Wanderwegen in den Talregionen und der Errichtung von Ruhebänken tragen die Verkehrsvereine zum Aufbau der (sport-)touristischen Infrastruktur[207] bei (Sohm, 1984, S. 145; Stadler, 1975, S. 244). Vor allem die Schaffung eines größeren Beherbergungsangebotes im Talraum nimmt innerhalb der Vereinstätigkeit breiten Raum ein (Schulze, 1973, S. 76).

Der erste Verkehrsverein Vorarlbergs ist der 1871 in Bregenz gegründete *Verein für gemeinnützige Zwecke, erster Verkehrsverein der Monarchie* (Sohm, 1984, S. 146). Es folgen weitere Vereinsgründungen; bis 1935 entstehen in Vorarlberg 43 Verschönerungs- und Verkehrsvereine (ebd.; Stadelmann, 1994, S. 261). Sie alle tragen ihren Teil dazu bei, dass „die Besucherzahl in ganz Vorarlberg von 2 900 Besuchern im Jahre 1894 auf 88 000 Besucher im Jahre 1913" (Schulze, 1973, S. 76) ansteigt. Im bayerischen Allgäu nimmt 1872 der *Verschönerungsverein Oberstdorf* seine Arbeit auf. Der oberbayerische *Verschönerungs- und Verkehrsverein Oberammergau* wird 1884 ins Leben gerufen (HVO, o. J.). Ein vor allem für Mitglieder des *Deutschen und Österreichischen Alpenvereins* gedachter Service bietet das 1885 eingerichtete *Internationale Verkehrs-Bureau Innsbruck*, „welches Reisenden nach jeder Richtung gute Dienste zu leisten bemüht sein wird" (MDOeAV, 1885, S. 26). Das Büro gibt Auskünfte über Reisetouren und bietet für Touristen die Möglichkeit, sich das Gepäck befördern zu lassen, Geld zu wechseln und anderes mehr.

---

[206] Bewegungsraum des (Sport-)Touristen während seines Aufenthaltes (Foster, 1985, S. 301).

[207] *(Sport-)touristisch* deshalb, da die Infrastruktur von allen Touristen, und nicht nur von Sporttouristen genutzt werden kann und auch soll.

Auf die Gründungszeit der Verschönerungs- und Verkehrsvereine folgt die Zusammenfassung derselben in Landesverbänden.[208] Namhafte Industrielle aus Vorarlberg heben im Jahre 1893 den Dachverband für die bereits bestehenden örtlichen Verkehrs- und Verschönerungsvereine Bregenz, Schwarzenberg, Gaschurn, Mellau, Bludenz und Feldkirch aus der Taufe (LTV, 1993). Ziel des *Landesverbandes für Fremdenverkehr Vorarlberg* ist die „Hebung des Bekanntheitsgrades von Vorarlberg" sowie die „Schaffung der Voraussetzungen für einen erfolgreichen Tourismus" (ebd., S. 6). Vereinszweck und Mittel zur Zweckerreichung gehen aus den Statuten des Landesverbandes vom 9. Mai 1893 hervor. In Paragraph 1 ist mit der „Förderung des Fremdenverkehrs in Vorarlberg" (Sohm, 1984, S. 149) den Zweck des Vereins definiert, und das Mittel zur Zielerreichung ist die in Paragraph 2 formulierte

> Durchführung aller Maßregeln, welche eine Hebung und Förderung des Fremdenverkehrs in Vorarlberg herbeizuführen geeignet ist. Er hat insbesondere sein Augenmerk zu richten auf die Erhaltung, Verbesserung und Vermehrung der Communikationsmittel, auf die zweckentsprechende Personenbeförderung durch Verkehrsanstalten, sowie auf die Hebung und Vervollkommnung der Unterkunftsverhältnisse. Er sorgt ferner für eine möglichst ausgedehnte publizistische Thätigkeit in Wort und Bild und ist verpflichtet, den Fremden mit den von diesen gewünschten Aufklärungen und Nachweisungen tunlichst an die Hand zu gehen. Endlich obliegt es ihm, das Verständniß für den Fremdenverkehr in der Bevölkerung möglichst zu erweitern und dahin zu streben, daß dementsprechend geeignete Vorkehrungen und Einrichtungen getroffen werden (ebd., S. 149-150).

Der Verband beschäftigt sich mit Gästewerbung, Prospekt- und Plakatherstellung und -verteilung, dem Mitwirken an der Angebotsgestaltung, der Hilfestellung für örtliche Verkehrs- und Verschönerungsvereine sowie der Förderung einer positiven Haltung in der Bevölkerung den Gästen gegenüber. Eine für Gastwirte herausgegebene Broschüre soll diesen den korrekten Umgang mit dem Gast sowie die Gestaltung von Hausprospekten näher bringen. Außerdem kümmert sich der Verband um Fragen rund um den Eisenbahnfahrplan (LTV, 1993, S. 6). 1895 wagt sich der Verband an die Herausgabe eines neuen Werbemittels: an einen *Führer durch Vorarlberg* (Sohm, 1984, S. 165).
Ebenfalls in den 1890er Jahren wird der *Landesverband der vereinigten Kur- und Fremdenverkehrsvereine von Tirol* gegründet. Mitglieder sind im Fremdenverkehr führend engagierte Personen wie Hoteliers und Vertreter der Handelskammern. Ziele des Verbands sind die Hebung des Fremdenverkehrs sowie die Werbung und die Verbesserung der Verkehrsverhältnisse. 1910 folgt die Einsetzung des Landesverkehrsrates. Diese gesetzlich geregelte Form der verbandsmäßig organisierten Tiroler Fremdenverkehrsbranche hat das selbe Ziel wie die örtlichen Verkehrsvereine: die Hebung des Fremdenverkehrs (Meixner, 1994, S. 139-140).

---

[208]   Später schließen sich einzelne Vereine und Verbände auch regionalen sowie überregionalen Zusammenschlüssen an. So tritt bspw. der *Landesverband für Fremdenverkehr Vorarlberg* 1902 dem neu gegründeten *Internationalen Bodenseeverkehrsverein* bei, und 1904 entsteht der erste Gebietsverband Vorarlbergs, der *Bregenzerwaldverein* (Sohm, 1984, S. 166). Außerdem schließen sich die Fremdenverkehrsverbände nationenübergreifend zusammen, um gemeinsame Werbeaktionen durchzuführen, so zum Beispiel die Verbände Vorarlbergs, Tirols und Salzburgs, die im Jahre 1900 eine gemeinsame Werbebroschüre in englischer und französischer Sprache auflegen (ebd., S. 165-166).

3.3.2.2.4   Bergführervereinigungen

Als Berichte über Pioniertaten wohlhabende, vor allem britische Gäste in die Schweizer Alpen locken, beginnt die Karriere der Bergführer,[209] denn die bergunerfahrenen Flachländler sind bei ihren Gipfeltouren auf Führer- und Trägermannschaften angewiesen. Von den Diensten der Führer machen die Bergsteiger regen Gebrauch, erstens deshalb, „weil ein Führer es viel besser kann, und zweitens, weil er dafür bezahlt wird" (Stephen, o. J., zit. n. Ziak, 1956, S. 185). Die Entlohnung für die an ein äußerst einfaches Leben gewöhnten Bewohner alpiner Gegenden (Hoefler, 1884, S. 485-489) ist außerordentlich hoch. Die Chance, in kurzer Zeit – die Saison ist meist auf die zwei Sommermonate Juli und August beschränkt – so viel Geld zu verdienen, weckt das Interesse für die Nebentätigkeit als Bergführer, und der Berufsstand erfährt die entscheidende Förderung für seine Entwicklung (Kälin-Schönbächler, 1997, S. 4-5). An deren Ende steht der Bergführerberuf mit eigenem Recht (Bergführerordnungen), eigenen Organisationen (Bergführervereinen), mit eigenem Bildungswesen (Bergführerkurse), eigener wirtschaftlicher Gestaltung (Taxen) sowie mit einer spezifischen Alters- und Berufsunfähigkeitsversicherung (Hogenauer, 1900, S. 91). Kälin-Schönbächler (1997, S. 4) definiert den Beruf des Bergführers aus heutiger Sicht so:

> Der Bergführer ist *professioneller Leiter von Berg-, Kletter-, Trekking-, Ski- oder Snowboardtouren*. Er vermittelt seinen Gästen, Einzelpersonen oder Gruppen, intensive Berg- und Naturerlebnisse. Er ist verantwortlich für die professionelle Vorbereitung und Durchführung der Tour unter spezieller Beachtung des Sicherheitsaspekts. Er vermittelt theoretische und praktische Kenntnisse vom Bergsteigen. Er verfügt über eine grosse theoretische und praktische Kompetenz. Unerlässlich ist eine jahrelange Bergerfahrung. Der Bergführer ist eine kontaktfreudige, verantwortungsbewusste, physisch und psychisch belastbare Persönlichkeit.

Zuerst bildet sich das Führerwesen in den Westalpen heraus; in den Ostalpen setzt die Entwicklung erst sehr viel später ein. 1822 organisieren sich Bergführer in Chamonix in der *Société des Guides de Chamonix* (Ziak, 1956, S. 184), regeln die Zulassung und die Tarife (Kälin-Schönbächler, 1997, S. 5). 1856 schließen sich die Führer Grindelwalds in einem Verein zusammen. Zwei Jahre darauf gründen Zermatter Führer ihren Bergführerverein (Seitz, 1987, S. 111), und erst 1863 folgt die erste Bergführerverordnung Österreichs für das Land Salzburg (Schmidkunz, 1931, S. 369). Zwei Jahre später werden in Österreich die ersten behördlichen Maßnahmen zur Regelung des Führerwesens getroffen, während Sporttouristen in Interlaken nun bereits auf 120 konzessionierte Führer zurückgreifen können. Das Ostalpengebiet holt bei der Organisation des Führerwesens aber immer mehr auf. In Kals am Großglockner gründet Johann Stüdl 1869 den ersten ostalpinen Führerverein, im Tiroler Ötztal entsteht ein solcher auf Betreiben des Venter Kurats Franz Senn.

Nach heutigem Begriff sind die vor 1870 im Führerverzeichnis eingetragenen Führer lediglich Wegweiser oder Träger und außerdem überwiegend in Gegenden präsent, in denen eigentlich keine Führer benötigt werden: in den Voralpen (Emmer, 1864, S. 351). Die Zahl der wirklichen Hochgebirgsführer ist viel zu gering. So ist es erste Sorge des DOeAV, geeignete Führer für alpine Regionen zu finden, sie auszubilden, auszurüsten, zu organisieren und ihre Zukunft zu sichern. Auf der Hauptversammlung des DAV 1870 in

---

[209] Der Begriff *Bergführer* ist aber noch unbekannt. So werden bei der Erstbesteigung der Jungfrau 1811 die beiden Meier aus Aarau nicht von Bergführern, sondern von Walliser Gemsjägern begleitet (Kälin-Schönbächler, 1997, S. 5).

München wird die Einsetzung einer Kommission zur Organisierung des Führerwesens, fünf Jahre später auf jener des nun aus DAV und OeAV hervorgegangenen DOeAV die Schaffung eines Bergführerstatuts beschlossen. Bergführervereine werden gegründet unter anderem in Sulden, in Neustift (Stubaital), in Gastein und in Berchtesgaden (ebd., S. 353). 1880 beschließt die Hauptversammlung das Statut für Führerkurse (ebd., S. 372). Ziel ist die Sicherung einer sachgemäßen Berufsausbildung.

> Wie im Bereich der Wissenschaft gibt gründliche Schulung und gediegenes Können, erworben auf irgendeinem Gebiete, dem fähigen Mann, auch wenn er nicht in den Bergen aufgewachsen ist, das Vermögen, auf fremdem Boden sicher und rasch sich neuen und größeren Aufgaben bis zur Vollendung anzupassen (E. Enzensperger, 1924, S. 35-36).

In zwölf Lehrkursen[210] werden von 1881 bis 1884 mehr als 500 Führer ausgebildet, die zu Fortbildungszwecken in eigens eingerichtete Führerbibliotheken (unter anderem in Berchtesgaden, Neustift und Sulden) lernen können. 1882 wird ein allgemeines Führerabzeichen, ein Edelweiß mit eingraviertem Namen des Bergführers, eingeführt, da es häufig vorkommt, dass Personen, die keine autorisierten Bergführer sind und keine Kenntnisse und Eigenschaften für qualifizierte Bergführung besitzen, sich selbst als Bergführer vorstellen oder empfohlen werden (MDOeAV, 1882, S 129-130). Der Status des ausgebildeten Bergführers gilt nur während der Sommersaison. In der übrigen Zeit übt der Führer einen anderen Beruf aus; zumeist ist dies der Beruf des Landwirts. Das Bergführerdasein ist also nur eine Ergänzung zum Hauptberuf, und das alltägliche Leben ist weiterhin durch ländliche Sitten und Gebräuche geprägt (Kälin-Schönbächler, 1997, S. 5).
In den 1890er Jahren tritt eine Veränderung im Bedarf an Führern ein. Zuvor wurde das Bergsteigen fast ausnahmslos unter Führung betrieben. Doch nun ist der Gipfelbesuch und -übergang im Hochgebirge durch Wegbauten, Wegmarkierungen und Schutzhütten so erleichtert, dass halbwegs Geübte keine Führung mehr benötigen. Die starke Zunahme der eigentlichen Hochtouren, der Gletscher- und Klettertouren ist es, die den Bedarf an Führern weiter in die Höhe schnellen lässt. Nicht mehr die Wegkenntnis, sondern das klettertechnische Know-how zur Überwindung von Schwierigkeiten erfordert den Führer. Die Anforderungen an den Beruf des Bergführers steigen damit außerordentlich (Emmer, 1909, S. 350). Die Ausbildung muss jetzt noch sorgfältiger durchgeführt und der Führernachwuchs gewissenhafter ausgewählt werden. Ende der 1890er Jahre werden die Führerkurse neu eingerichtet. Es wird ein Lehrplan aufgestellt und die Bestimmung erlassen, dass regelmäßig jedes Jahr Kurse abzuhalten sind, die damit den Charakter förmlicher Lehranstalten erhalten (ebd., S. 323). Eine Ergänzung der Bergführerordnung dahingehend, dass die Autorisierung von dem Besuch eines Führerkurses abhängig gemacht wird, folgt in den Jahren 1901 bis 1906. Der Lehrplan wird gründlich durchgesehen, verbessert und schließlich von der staatlichen Schulbehörde anerkannt (ebd., S. 328). Die regelmäßige Abhaltung von Führertagen, ein bis zwei Mal pro Jahr, ist Pflicht der Aufsichtssektionen; es werden Ausrüstung und Gesundheitszustand der Führer untersucht, und die Führer werden an ihre Pflichten erinnert (ebd., S. 352).

---

[210] Ein solcher Bergführerkurs wird erstmals 1878 in Interlaken durchgeführt, dauert eine Woche und hat die folgenden Lehrinhalte: Verhaltensregeln für den Umgang mit Gästen aus der Oberschicht, Geographie der Alpen, Karten lesen, Erste Hilfe, Naturgeschichte, Glaziologie, Kenntnis der Reglemente, alpine Technik und das Führen einer Seilschaft. Die praktische Bergerfahrung des zukünftigen Führers wird also um theoretisches Wissen ergänzt (Kälin-Schönbächler, 1997, S. 5).

Seine Blütezeit hat das Bergführerwesen bis in die Zeit vor dem Ersten Weltkrieg. Zwischen den Weltkriegen wird der Bergführer, wenn überhaupt, nur für einzelne Tage verpflichtet. Seine Klientel wechselt häufig, und die Suche nach Arbeit und somit nach einem zuverlässigen Einkommen wird mit zunehmender Emanzipation der Sporttouristen am Berg immer schwieriger (Kälin-Schönbächler, 1997, S. 5).[211] So wird der letzte Schritt in der Entwicklung des Sporttourismus weitestgehend führerlos getan.

3.3.2.2.5   Organisation des Alpinen Rettungswesens

Angesichts niedriger Unfallzahlen reicht es in den ersten Jahren der Geschichte des *Deutschen und Österreichischen Alpenvereins* noch aus, die Zuständigkeit für Rettungsunternehmungen den ortsansässigen Sektionen, Bergführern, Gastwirten oder anderen Einheimischen zu übertragen und in den Schutzhütten einige Rettungsmittel – eine kleine Apotheke, Verbandszeug, Tragbahren, ein Rettungsseil und alpine Ausrüstungsgegenstände wie Pickel oder Steigeisen – zu hinterlegen (Nafe, 1919, S. 125). Anfang des letzten Drittels des 19. Jahrhunderts aber steigen die Unfallzahlen mit der Zunahme des führerlosen Gehens schlecht ausgerüsteter Ungeübter oder nur mäßig Erfahrener rapide an, und das dünnmaschige Netz der Rettungsstationen reicht nicht mehr aus: es dauert zu lange, bis ein Hilferuf in den bewohnten Talorten ankommt. Deshalb übernimmt der DOeAV, der sich aufgrund seines großen Mitgliederbestands, seiner Geldmittel und seines ausgedehnten Tätigkeitsgebiets in der Pflicht sieht, 1902 die Organisation des Rettungswesens. Vorausgegangen war die Tragödie von 1896, als drei Bergsteiger auf der Rax nur noch tot geborgen werden konnten, weil sich die Suchaktion mit ortskundigen Einheimischen stark verzögert hatte. Das Unglück erregte in alpinen Kreisen größtes Aufsehen. Vor allem die Dauer der Suchaktion weist auf das Fehlen einer ständigen Einrichtung zur Hilfeleistung hin. So beschließt die Sektion Reichenau die Gründung der lokalen *Alpinen Rettungsstelle Reichenau*, von der aus die Helfer bei Bergunfällen rasch einschreiten können (Bergrettung Salzburg, o. J.), und wendet sich an den Zentralausschuss Graz (1895-1897) mit der Bitte, die Frage zu erörtern, wie das Rettungswesen zweckmäßiger gestaltet werden könnte (Blab, 1931, S. 228-232). Die dort gefassten Beschlüsse bilden die Grundlage für den Aufbau des Rettungswesens.

Auf Anregung des *Österreichischen Alpenklubs* wird die Gründung des *Alpinen Rettungsausschusses Wien* (ARAW) zusammen mit den Wiener DOeAV-Sektionen, dem *Österreichischen Gebirgsverein*, den *Naturfreunden*, dem *Österreichischen Touristenklub*, den *Voistalern* und den *Ennstalern* beschlossen (ebd.). Der ARAW legt einen Hilfsfonds an, gründet Lokalstellen, organisiert eine freiwillige Hilfsmannschaft und gibt Anleitungen über die Durchführung von Bergrettungsaktionen. Es bilden sich weitere Rettungsgesellschaften in Innsbruck (1898) sowie in München und Salzburg (1901), die sich das Ziel setzen, ihre Tätigkeit auf das ganze Ostalpengebiet auszudehnen. Der Zentralausschuss des DOeAV nimmt sich der Angelegenheit an; die Organisation des Alpinen Ret-

---

[211] Ein weiteres Problem liegt im ständigen Zwiespalt, in dem der Berufsbergführer steckt. Einerseits ist er gezwungen, sich aus Sorge um seinen Lebensunterhalt in (Lebens-)Gefahr zu begeben. Andererseits wird er davon aber durch die Angst davor abgehalten, dass dann der Familie der Ernährer fehlt (Ziak, 1956, S. 184). Paulcke (1902, S. 178) bspw. berichtet von einem patentierten Führer „mit einem Namen von gutem Klang", der ihm auf seiner Berner-Oberland-Durchquerung auf Skiern mitteilt, dass er auf keinen Fall bis zur Hütte (zur Bétempshütte am Monte Rosa) kommen könne, denn „er habe es ‚auf der Lunge'". Paulcke (ebd.) dazu: „Es berührt immer eigentümlich, wenn solche Leiden so plötzlich als Entschuldigung vorgebracht werden, sobald der Ernst der Tour beginnt."

tungswesens in seinen Grundzügen ist das bedeutendste Werk des Zentralausschusses Innsbruck (1901-1906), so Emmer (1909, S. 329). Der Generalversammlung zu Wiesbaden 1902 wird ein umfassender Organisationsplan vorgelegt und genehmigt. Danach sollen am Sitz möglichst jeder Gebirgssektion eine Rettungsstelle und so viele Meldeposten wie möglich eingerichtet sowie neben bezahlten auch ehrenamtliche Helfer gewonnen werden (Blab, 1931, S. 234, Nafe, 1919, S. 129).[212]
Die ehemaligen Alpinen Rettungsstationen werden ab 1903 als Alpine Rettungsstellen nach der Maßgabe des DOeAV und dessen Sektionen weitgehend eigenverantwortlich geführt (Bergwacht Bad Reichenhall, o. J.). Damit ist das Rettungswesen innerhalb des gesamten Gebietes des DOeAV einheitlich geregelt. Das gesamte Ostalpengebiet wird mit einem Netz von Rettungsstellen und Meldeposten überzogen. Weil sich alpine Unfälle meist in der Region oberhalb von Schutzhütten ereignen, ist es wichtig, dass die Hütten mit Rettungsmitteln ordentlich ausgestattet und die Hüttenwirte mit den Grundregeln der Ersten Hilfe vertraut sind. So wird die Arbeit der Rettungsstellen im Tal wesentlich erleichtert. Die Einrichtung und Instandhaltung der Rettungsstellen obliegt den Sektionen, die aber nicht alle gleich sorgfältig ihrer Pflicht nachkommen (Nafe, 1919, S. 130). 1907 werden bei Besichtigungen teilweise große Mängel bei den Rettungsmitteln der einzelnen Rettungsstellen festgestellt. Deshalb wird das Rettungswesen reorganisiert. Fortan verwahren und überwachen Gendarmerie- und Finanzwachposten die Rettungsmittel, so dass der DOeAV jetzt über eine große Zahl verlässlicher Verwahrungsstellen verfügt. Die Rettungsstellen werden nach und nach mit neuem Material ausgestattet und stehen unter strengster Aufsicht durch die Sektionen und der Alpinen Rettungsausschüsse Wien und Graz. 1909 gibt es 184 Rettungsstellen, denen 697 Meldeposten angegliedert sind. Das Alpine Notsignal wird bei der Alpenbevölkerung sowie bei Militär und Gendarmerie bekannt gemacht; nur Sporttouristen besitzen noch kaum Kenntnis darüber, so dass die Gebrauchsanweisung auf die Rückseite des DOeAV-Mitgliedsausweises gedruckt wird (Emmer, 1909, S. 130-133). „Für Hilfeleistung bei Unfällen ist somit in ausreichender Weise gesorgt" (ebd., S. 329-330).
Im Ersten Weltkrieg 1914 bis 1918 wird das gesamte Rettungsmaterial für Kriegszwecke geopfert, so dass das Rettungswesen anschließend von Grund auf wieder eingerichtet werden muss. Unter Aufwendung erheblicher finanzieller Mittel sind schon 1919/20 die wichtigsten Rettungsstellen mit den nötigsten Geräten ausgestattet. Aufsicht über das Rettungswesen haben die vom DOeAV-Gesamtverein beauftragten Rettungsaufsichtssektionen. Hinzu kommen Vorortshilfsstellen für die Nachrichtenübermittlung, die 1925 in sogenannte *Landesstellen für alpines Rettungswesen* umgewandelt werden (Moriggl, 1929, S. 343-344). Das DOeAV-Zuständigkeitsgebiet ist abgedeckt durch ein neun Landesstellen – München, Bregenz, Innsbruck, Salzburg, Lienz, Villach, Graz, Linz und Wien – umfassendes Netz (Blab, 1931, S. 236-237). Ihre Aufgaben sind,

---

[212] „A. 1. An jedem Sitze einer Sektion des Alpengebietes ist ... eine Rettungsstelle zu errichten. 2. Nach Bedarf sind ... noch an weiteren Orten ... Rettungsstellen zu begründen. B. 1. Für jede Rettungsstelle wird [ein] ... Obmann bestimmt ..., damit jederzeit die erforderlichen Vorkehrungen getroffen werden können. 2. Im Gebiete jeder Rettungsstelle sind tunlichst viele Meldeposten zu errichten, welche die Aufgabe haben, ... so rasch als möglich die Rettungsstelle zu verständigen. C. 1. An jeder Rettungsstelle sollen ... Persönlichkeiten gewonnen werden, welche im Bedarfsfalle ... freiwillig sich an den Rettungsarbeiten beteiligen" (Nafe, 1919, S. 129).

bei allen bei ihnen einlangenden Meldungen über tatsächliche oder vermutete alpine Unfälle die jeweils geeigneten Vorkehrungen zur Aufsuchung und Bergung der Vermißten bzw. Verunglückten zu treffen durch Benachrichtigung und Inanspruchnahme der örtlichen Rettungsstellen, im Bedarfsfalle auch durch Entsendung eigener Rettungsmannschaft (ebd., S. 344).

Unterstützt wird das Alpine Rettungswesen unter verwaltungstechnischer wie finanzieller Führung des DOeAV durch Gendarmerie, Militär, Eisenbahnen, Sanitätskolonnen und anderen, die sich bereitwillig in den Dienst der Bergretter stellen. Ende der 1920er Jahre bestehen in allen wichtigeren Gebirgsorten insgesamt 212 wohlausgerüstete Rettungsstellen unter der Leitung erfahrener Obmänner. Dazu kommen neun Landesstellen und 1.233 Meldestellen (ebd., S. 345).

3.3.2.3   ... in räumlicher Hinsicht: Schaffung spezieller Plätze, Infrastrukturen und Ausrüstungen

Die Ausgrenzung der Formen freiwilliger außerheimatlicher Bewegungsaktivität in räumlicher Hinsicht sichert ab gegen Verhaltensunsicherheit (Luhmann, 1987a, S. 253; 268-269), weil sie das Handeln des Sporttouristen in der ihm unbekannten Umgebung gleichsam „kanalisiert".

Von Beginn ihres Bestehens an schaffen die Vereine die Voraussetzungen für die Entwicklung des Sporttourismus in den Alpen. Ziel ist es vor allem, die Begehbarkeit des Gebirges hinsichtlich der notwendigen körperlichen Anstrengungen wie auch der erforderlichen technischen Fertigkeiten zu erleichtern (Degenhardt, 1980, S. 78-79). Abbildung 9 verdeutlicht die Abhängigkeit sporttouristischer Aktivitäten von der Geländegestaltung und der infrastrukturellen Erschließung sowie von der technischen und konditionellen Leistungsfähigkeit des Sporttouristen.

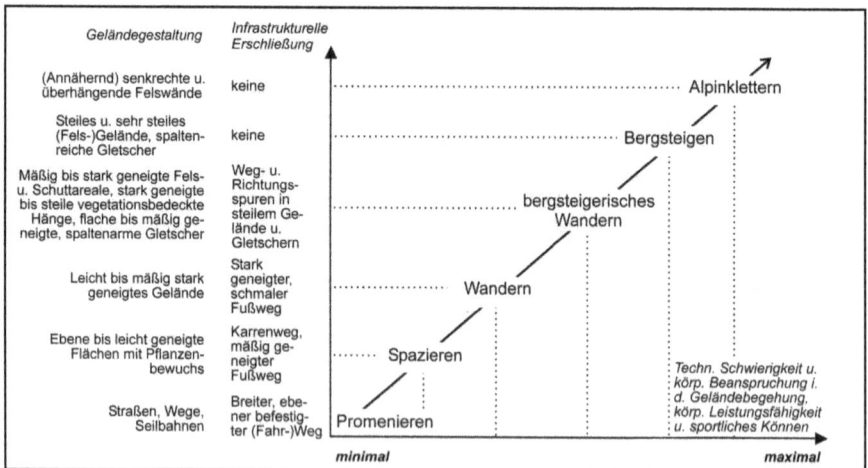

Abb. 9   Sporttouristische Aktivitäten und ihre Abhängigkeit von Geländegestaltung und infrastruktureller Erschließung, technischer und konditioneller Leistungsfähigkeit (mod. n. Degenhardt, 1980, S. 126; 137).

Voraussetzungen für alle landschaftsbezogenen sporttouristischen Aktivitäten sind die Erreichbarkeit und die Begehbarkeit des Geländes; die Hochgebirgsnatur determiniert das spezifische sporttouristische Potential und setzt der Nutzung des Geländes Grenzen. Diese natürlichen Grenzen der Eignung für sporttouristische Tätigkeitsformen werden durch die raumerschließende Tätigkeit der alpinen Vereine verändert. Inwieweit und in welcher Weise der DOeAV zur infrastrukturellen Durchdringung des Alpenraums beiträgt, und welchen Anteil soziotechnische Systeme (Mayntz, 1988b) am Aufbau einer Infrastruktur haben, wird im folgenden dargestellt. Die Beherbergungsformen der Sporttouristen im Tal sowie die Entwicklung alpiner Ausrüstungsgegenstände, die an ausgewählten Beispielen näher beleuchtet wird, sind ebenfalls Gegenstand der folgenden Ausführungen.

3.3.2.3.1   Der Beitrag des Deutschen und Österreichischen Alpenvereins zum Aufbau einer sporttouristischen Infrastruktur

Die infrastrukturelle Erschließung der Alpen ist eine wichtige Voraussetzung der inklusorischen Bemühungen des Sporttourismussystems: „Die Erweiterung des Kreises der Alpenreisenden steht im innigen Zusammenhange mit der Erleichterung des Alpenreisens, eine bedingt die andere", konstatiert Emmer (MDOeAV, 1888, S. 211) auf der Lindauer Generalversammlung des DOeAV im Jahre 1888. Mit dem Bau von Hütten und Wegen am Berg, mit der Einrichtung von Studenten- und Jugendherbergen in den Tälern, mit dem Aufbau eines meteorologischen Beobachtungsnetzes und der Optimierung der Wettervorhersage trägt der DOeAV einen großen Teil zum Aufbau der sporttouristischen Infrastruktur und damit zur Erleichterung des Bergwanderns und Bergsteigens in den Alpen bei.

3.3.2.3.1.1 Hütten- und Wegebau

In seinem Bemühen um Inklusion arbeitet der DOeAV darauf hin, dass die Alpen nicht mehr nur dem Könner des Bergsteigens zugänglich sind, sondern künftig auch von Besuchern, die nur dann und wann in die Berge reisen und nicht die notwendige Ausdauer und Kraft sowie keine alpinsportlichen Technikkenntnisse besitzen, durchwandert werden können. In den 1880er Jahren ist es das Ziel des DOeAV, den Alpinisten „unabhängig zu machen, ihm die thunlichste Freiheit des Willens und der Bewegung zu geben" (MDOeAV, 1888, S. 279). Dies soll erreicht werden mit der „Herstellung und Markirung von Wegen nach solchen Punkten, zu deren Erreichung die Begleitung eines Führers nicht mehr notwendig ist" (ebd.), vor allem auf schwieriger zugängliche Hochgipfel mit bevorzugter Aussicht.[213] Zu Beginn des 20. Jahrhunderts referiert Emmer (1909, S. 341) in der

---

[213] Schon vor der Zeit des DOeAV gab es Weganlagen und auch Unterkunftshütten für Alpintouristen. Die erste hochalpine Unterkunftshütte war ein Steingebäude, das Saussure 1785 im Gletschergebiet des Mont Blanc bauen ließ (Schmidkunz, 1931, S. 340). Kurz darauf, 1799, veranlasste Fürstbischof Salm den Bau der ersten Bergsteigerunterkunft in den Ostalpen, am Großglockner in 2.620 Metern Höhe (ebd., S. 343). Der Bau des ersten gesicherten hochalpinen Weges nahm 1842 der Geologe Friedrich Simony in Angriff, der sich die Erforschung des Dachsteinmassivs vorgenommen hatte. Mit Spenden der Erzherzöge Johann, Ludwig und Franz Karl, des Fürsten Metternich und anderer Aristokraten wurde der Dachsteingipfel durch Sprengungen, Eisentritte und ein 80 Klafter langes, festes Seil gangbar gemacht (ebd., S. 358). Mit der „Bauthätigkeit des Alpenvereins auf das Innigste verknüpft" (Emmer, 1894, S. 230) ist der Name Johann Stüdl. Er war in den Anfangsjahren erste Autorität auf dem Gebiet und leitete fast alle praktischen Unternehmungen.

Zeitschrift über das Bestreben des Vereins, „die möglichst höchste Bequemlichkeit für die große Menge der Alpenreisenden zu schaffen."[214] Seit Beginn seiner Existenz treibt der DOeAV den Aufbau eines dichtmaschigen Netzes von Hütten und ausgebauten, beschilderten sowie markierten Wegen in den Alpen voran. Sofort nach seiner Gründung investiert der Verein in den Wege- und Hüttenbau, wenn er auch nicht annähernd so viele Mittel dafür aufwendet wie für die Vereinspublikationen. 1873 sind beim DAV 15 Prozent, für das fünfte Vereinsjahr 1874 30 Prozent der Einnahmen, beim DOeAV ab 1875 regelmäßig 25 Prozent des Budgets für den Ausbau des Hütten- und Wegenetzes vorgesehen (Emmer, 1894, S. 200).[215] Der Hütten- und Wegebau ist Aufgabe der einzelnen Sektionen. Der Gesamtverein unterstützt die Bauvorhaben durch allgemeinbindende Beschlüsse und finanzielle Beihilfen, und er greift nur dann regelnd ein, wenn es ihm unbedingt notwendig erscheint (Brückner, 1919b, S. 47). Die Vereinssektionen legen in ihrem jeweiligen Zuständigkeitsgebiet bequem und sicher begehbare sowie mustergültig ausgeschilderte und bezeichnete Wege an. Beispielsweise stellt die Sektion Allgäu-Immenstadt bereits im Jahre 1876 Wegweiser „in den Bergen des Gebietes der Osterach" (MDOeAV, 1876, S. 127) auf; die „Wegzeichen sind theils auf Felsen angebrachte Richtungslinien in Oelfarbe, theils kleine Steinpyramiden. Die Methode der mit rother Oelfarbe auf Felsen angebrachten Wegrichtungen soll nach und nach auf alle bekannteren höheren Berge des Algäu ausgedehnt werden." Die Wege führen nicht nur auf Berggipfel, sondern auch zu den immer zahlreicher werdenden Hütten oder als sogenannte Höhenwege von Hütte zu Hütte. Bald darauf werden vollständig gesicherte Gipfelsteige und Gratwege angelegt und künstliche Sicherungen an ausgesetzten Wegstellen befestigt; „es versteht sich von selbst, daß diese Weganlagen den Wünschen und Bedürfnissen der weniger geübten und leistungsfähigen Bergwanderer ... angepaßt werden" (Lehner, 1924, S. 232). Klettersteige ermöglichen es auch den weniger Erfahrenen, in der Welt der Felsen zu klettern.[216] Weil eine Gipfelbesteigung wegen der hohen Reliefenergie der Alpen oft mehrere Tage dauert (Schulze, 1973, S. 74), sind Übernachtungsmöglichkeiten auch in größerer Höhe notwendige Voraussetzungen fortschreitender Inklusion; die Sektionen des DOeAV erbauen Berghütten, damit es der Sporttourist „nicht mehr nöthig [hat], die Tour auf einen Berg hinauf und hinunter in einem Tage machen zu müssen, seinen Proviant mitzunehmen; er kann, oben angekommen, sich stärken, laben, ausruhen" (MDOeAV, 1889, S. 122-124).

---

[214] Die Bemühungen stoßen jedoch bei den „echten" Alpinisten auf Widerstand. Leserbriefschreiber beklagen sich im Rahmen der Leserbriefreihe mit dem Titel „Gedanken über die künftigen Aufgaben des D. u. Ö. Alpenvereins" in den *Mitteilungen* (1907, S. 263) über den Baueifer der Sektionen: „In der Tat leiden manche Gebiete ... schon geradezu im Übermaß von Hütten", und „ein Zuviel an Bequemlichkeit und Einkehrgelegenheit [ist] der ernsten Bergsteigerei wenig förderlich."

[215] Dem gegenüber beträgt das Budget für *Zeitschrift* und *Mitteilungen* von 1876 an 60 Prozent (ZDOeAV, 1872, S. 30; 1873, S. 29; 1874, S. 25; MDOeAV, 1875, S. 178; 1876, S. 218; 1883, S. 277). Trotzdem ist es in allererster Linie die „'praktische' Tätigkeit ..., welche dem Alpenverein als Ganzes und den einzelnen Sektionen Ansehen und Geltung verschafft hat" [im Orig. hervorgeh.], heißt es 1907 rückblickend in den *Mitteilungen* (S. 76).

[216] Für E. Enzensperger (1924, S. 75) hat die Entwicklung auch negative Seiten: „Mit Drahtseilen, Eisenstiften und Ringhaken wird mancher stolze Berg und Grat zum dienenden Knecht für Unberufene herabgewürdigt." Die Bequemlichkeit schiebe sich in Form von Klettersteigen „langsam aus den Tiefen der Täler, aus dem von der Gewohnheit und dem Gewöhnlichen beherrschten Leben der Menschen in die Gegenden vor, in denen die Schwierigkeit und das Ungewöhnliche das beste Labsal für die Menschen sind" (ebd.).

Wegen der allgemein verbreiteten Meinung, der Alpenverein habe nur in Hochregionen zu bauen, sind in der Anfangszeit die Talwege und „Wirthshäuser" (Emmer, 1894, S. 231) von der Bautätigkeit des Vereins ausgeschlossen. Die in dieser ersten Periode meist unterhalb der Vegetationsgrenze an einzelnen beliebten Gipfeln erbauten Hütten, wie die Stüdlhütte am Glockner oder die Knorrhütte an der Zugspitze, bieten lediglich Schutz und Unterkunft für Alpenwanderer, die ihre Tour auf mehrere Tage ausdehnen wollen oder müssen. Es wird bewusst auf jede Annehmlichkeit verzichtet, denn der Alpinist dieser Tage ist anspruchslos, und das Ziel seiner Tour ist das Erreichen des Gipfels. Zu den Hütten werden einfache Steige gebahnt oder lediglich die Route dorthin und zum Gipfel markiert (Brückner, 1919b, S. 48). Doch die Anschauungen, die bessere Zugänglichkeit der Täler sei die Bedingung für den Besuch der Hochregionen, und ein größeres Maß an Behaglichkeit könne am Berg nicht schaden, setzen sich zunehmend durch, und die neu erbauten Hütten zeigen wesentliche Fortschritte hinsichtlich des Komforts. Der wachsende Anspruch der Alpinsporttouristen auf Bequemlichkeit spiegelt sich auch in der Art des Wegbaus wider. Der im Jahre 1876 erbaute, „kühn in die Felswand gesprengte" (Emmer, 1894, S. 264), nach seinem „Vater" L. Doppler benannte Steig am Untersberg in den Salzburger Alpen, oder die Wege zu den Krimmler Wasserfällen in den Hohen Tauern nehmen Rücksicht auf ein großes Publikum, das einerseits auf Annehmlichkeiten nicht zu verzichten bereit ist, andererseits aber Wanderungen ohne Führerbegleitung unternehmen möchte. Anlässlich des Baus des Sattelweges im Salzkammergut heißt es in den *Mitteilungen* (1876, S. 243): „Es ist durch die neue Anlage ermöglicht, an *einem* Nachmittage beide Seen [Toplitzsee und Kammersee, d. Verf.] zu besichtigen, auch ohne sich eines Führers bedienen zu müssen." Der Frankfurter Zentralausschuss (1873-1876) zieht am Ende seiner dreijährigen Geschäftsleitung Bilanz:

> Von der Ueberzeugung geleitet, dass unser Vereinszweck nichts weniger entbehren könne als die fortgesetzte Förderung durch Schrift und Wort, liessen wir daneben die praktische Thätigkeit im Hochgebirge als ein ebenso wichtiges Bedürfnis niemals ausser Augen und die grosse Menge der durch den Verein neuerdings entstandenen Unterkunftsstätten und anderer Verbesserungen zeugen davon, dass wir auch auf diesem Gebiete nicht fruchtlos gearbeitet haben (MDOeAV, 1876, S. 222).

Die zweite Periode im Wege- und Hüttenbau läutet der Bau der Karlsbader Hütte (Sektion Prag) und des Untersberghauses (Sektion Salzburg) im Jahre 1883 ein (Emmer, 1894, S. 232). Zum einen wird in der Zeit zwischen 1880 und 1890 die Anzahl der Hütten nahezu verdreifacht; insbesondere zwischen 1885 und 1888 wird die Bautätigkeit stark intensiviert, wie auch in den *Mitteilungen* zu lesen ist: „Zu keiner Zeit hat der Verein für praktische Zwecke mehr geleistet, als im vergangenen Triennium" (MDOeAV, 1888, S. 218). Wegen der stark zunehmenden Beliebtheit des Alpinismus werden jetzt bisher wenig bekannte und kaum besuchte Gebiete erschlossen und intensiv beworben. Früher wurde für die Ersteigung eines bestimmten Gipfels *ein* geeigneter Stützpunkt geschaffen, doch mit fortschreitender Erschließung der Alpen werden die Berge „überschritten" und neue Aufstiegslinien markiert. Dadurch wird der Strom der Wanderer und Bergsteiger auf neue Wege gelenkt. Berge werden jetzt auch von der anderen Seite bestiegen, Wanderungen auf Gipfel von Seitenkämmen sowie Kammbegehungen werden populär, so dass auch hierfür neue Stützpunkte gebaut werden müssen (Brückner, 1919b, S. 48). Andererseits sind die neu erbauten Hütten mit einer für damalige Verhältnisse üppigen, prächtigen Ausstattung versehen, und die Zahl der bewirtschafteten Hütten nimmt zu. Auch in höheren Regionen werden die einfachen Pfade durch breite Reitwege ersetzt, die mit großer Sorgfalt markiert und beschildert werden (Emmer, 1894, S. 232). Ende der 1880er Jahre hält mit Beginn der dritten Periode das Luxuriöse immer mehr Einzug in die Bergwelt. Der moderne Bergweg besitzt den Charakter einer Promenade, breit, mit sanfter Steigung und feinem Schotter (ebd.). An allen halbwegs ausgesetzten Stellen werden künstliche Wegerleichterungen wie Drahtseile, Geländer und Klammern angebracht, an denen sich die weniger Trittsicheren festhalten können. Statt in Strohpritschen-Massenlagern übernachten die Alpintouristen nun in Matratzenlagern in gesonderten Schlafräumen. Die neuen Schutzhütten bieten außerdem Einzelzimmer und Speisezimmer mit Service. Auch die alten Hütten werden an die neuen Wünsche angepasst. Nach und nach treten an die Stelle der einfachen, kleinen, aus Holz erbauten und nicht bewirtschafteten Hütten große, gemauerte Häuser mit gasthausmäßigem Betrieb. Waren 1894 nur 44 Prozent der Hütten bewirtschaftet, sind es 1909 schon 83 Prozent (ZDOeAV, 1909, S. 341). V. Wessely fordert in den *Mitteilungen* 1913 (S. 143), dass „neue Hütten – abgesehen von ganz entlegenen oder nur für den Hochtouristen in Betracht kommenden Hütten – als bewirtschaftet gedacht und angelegt werden" [im Orig. gesperrt] sollen. Es entstehen Bauten, die weniger der Erschließung eines neuen Gebiets dienen, als dem Bedürfnis, das der bereits vorhandene rege Verkehr mit sich bringt; man „baut zurzeit ... für den Massenbesuch", konstatiert Emmer (1909, S. 340-341). Die neuen und die modernisierten älteren Hütten stehen als „Zentralhütten" (Brückner, 1919, S. 49) an Knotenpunkten des nun weit verzweigten Wegenetzes. Sie bieten ihren Gästen Federbetten in Einzelzimmern, verfügen über Trockenkammern, WC, Gasbeleuchtung, Fernsprecher, Postablage, Bad, Zentralheizung und anderes mehr. Die Verpflegung entspricht der in Talgasthöfen bei fast identischen Preisen (ebd., S. 50). Die Alpen sind jetzt komplett mit einem mit wetterfesten Wegtafeln beschilderten Wegenetz überzogen (Emmer, 1909, S. 340). In den Tälern werden Zug um Zug Fahrstraßen angelegt und feierlich eröffnet, worüber in den *Mitteilungen* regelmäßig und sehr ausführlich berichtet wird.

Tabelle 2 gibt einen Überblick über die Eröffnung von Berghütten durch den DOeAV von 1868 bis in die Zeit des Ersten Weltkriegs und differenziert zwischen der Anzahl der Hütten in den nördlichen, zentralen und südlichen Ostalpen. Daneben ist der jeweilige Anteil der bewirtschafteten Hütten an der Gesamthüttenzahl und die Zahl der offenen Unterstandshütten dargestellt.

Tab. 2   *Eröffnung von DOeAV-Berghütten bis in die Zeit des Ersten Weltkriegs. Gesamtzahl der Hütten in den nördlichen, zentralen und südlichen Ostalpen, bewirtschaftete und offene Unterstandshütten (mod. n. ZDOeAV, 1919, S. 199-204).*

	Nördliche Ostalpen	Zentrale Ostalpen	Südliche Ostalpen	Alpengebiet gesamt	davon bewirtschaftet	U'standshütten
1874	3	9	1	13	9	1
1880	11	16	4	31	24	5
1886	25	28	15	68	54	9
1892	36	51	28	115	90	11
1898	50	71	43	164	132	14
1904	67	91	53	211	171	16
1910	85	115	60	260	209	17
1916	117	137	69	323	252	30

Abbildung 10 verdeutlicht den Anstieg der Gesamtzahl der Alpenvereins-Berghütten im gesamten Alpengebiet von Beginn der Hüttenbautätigkeit im Jahre 1868 bis in die Zeit des Ersten Weltkriegs hinein.

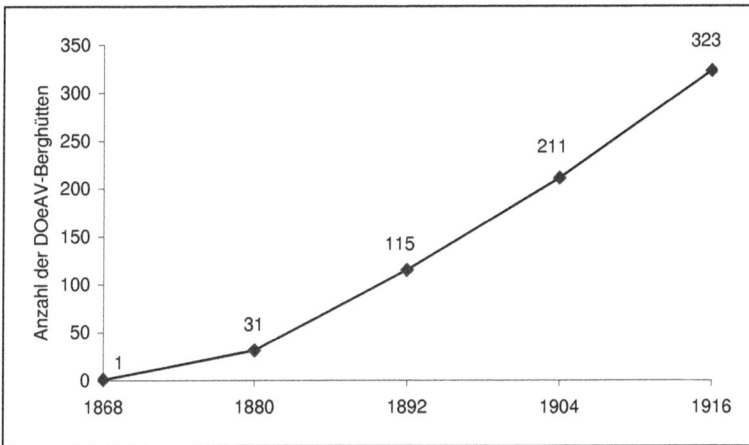

Abb. 10   Gesamtzahl der DOeAV-Hütten 1868 bis 1916 (mod. n. ZDOeAV, 1919, S. 199-204).

Während des Ersten Weltkrieges steht der Hütten- und Wegebau nahezu still. Die meisten Hütten bleiben geschlossen, weil sie sich in militärisch abgesperrtem Gebiet befinden und „in ausgedehntem Maße in Kriegsdiensten" (MDOeAV, 1915, S. 237) stehen. Die Hütten werden als Genesungsheime benutzt, wie zum Beispiel das Schlafhaus der Sektion Oberland in Vorderkaiserfelden, das der Pflege verwundeter Vereinsmitglieder zur Verfügung steht (ebd., 1914, S. 223), sie sind militärisch besetzt oder dienen als Stützpunkte (ebd., 1915, S. 237). Die Hütteneinrichtung ist durch die Entnahme aller für die Front brauchbaren Dinge stark dezimiert (ebd., 1918, S. 114). Außerdem ist die Bewirtschaftung mangels Besucher zwecklos (ebd.), auch wenn der DOeAV-Verwaltungsausschuss dazu aufruft, Hütten auch während des Krieges zumindest eingeschränkt zu bewirtschaften (ebd., 1915, S. 83). Gegen und nach Kriegsende nehmen außerdem Hütteneinbrüche, Beraubungen und mutwillige Zerstörungen zu.[217]

Auf die Kriegsjahre folgt in den Reihen des DOeAV eine temperamentvolle Diskussion über den Weg- und Hüttenbau. Seit 1919 werden Antworten auf die Fragen gesucht, ob überhaupt noch Neues gebaut werden soll, wie gebaut werden soll und wie die schon vorhandenen Bauwerke betrieben werden sollen (Morrigl, 1929, S. 308). Die praktische Vereinstätigkeit befasst sich jetzt in erster Priorität mit der Ausbesserung der Schäden an Hütten und Wegen, in zweiter und dritter mit der Errichtung von neuen Wegen und dem Ankauf ehemaliger Jagdhütten in vorher aus jagdwirtschaftlichen Gesichtspunkten ge-

---

[217] Die vierjährige Untätigkeit hatte die Instandhaltung der Hütten und Wege ohnehin sehr schwierig gestaltet. Wegmarkierungen und -beschilderungen wurden vor allem im engeren Kriegsgebiet entfernt. Viele Hütten kamen nicht nur durch Unwetter und mangels Pflege zu Schaden. Die Plünderer nahmen alles mit, was nicht niet- und nagelfest gewesen war – Decken, Bett- und Tischwäsche, Tische, Stühle, Geschirr, Besteck, Thermo- und Barometer, Musikinstrumente, Lebensmittelvorräte, Seile, Pickel, Steigeisen, Feldstecher, ... (MDOeAV, 1918, S. 114).

sperrten und nun dem Sporttourismus geöffneten Gebieten, und erst in letzter Priorität mit dem Neubau von Hütten (ebd., S. 309).[218] Wegen des „außerordentlich stark zunehmende[n] Turistenverkehr[s]" (ebd.), der sich vor allem auf die noch verbliebenen Alpenvereinshütten konzentriert – 93 Hütten allein in Südtirol und Slowenien sowie zahllose Weganlagen verliert der Verein mit dem Friedensschluss an das Ausland; den finanziellen Verlust schätzt Sieger (1923, S. 111) insgesamt auf fünf Millionen Goldmark –, wird es notwendig, die Erweiterung der Hütten und die Vermehrung von Schlafgelegenheiten in Angriff zu nehmen. Außerdem müssen die Sektionen, die mit Kriegsende ihr gesamtes Arbeitsgebiet verloren haben, neue Betätigungsfelder finden, denn „der Besitz einer Hütte [ist] für jede Sektion ein nicht hoch genug zu schätzendes Mittel ..., Mitglieder zu werben" (ebd.). Der Berghüttenbau wird also nicht nur der allgemeinen Zielverfolgung des Vereins wegen, die Bereisung der Alpen zu erleichtern, betrieben, sondern er dient geradewegs als Mittel der Inklusion.

1923 werden auf der Hauptversammlung des Alpenvereins die *Tölzer Richtlinien* verabschiedet. Sie dienen der Beschränkung von Hütten- und Wegbauten in bergsteigerischem Sinne; neue Wege und Hütten sollen nur gebaut werden, „sofern es sich um die Befriedigung eines zweifellos vorhandenen bergsteigerischen Bedürfnisses oder darum handelt, ein bisher aus Jagdrücksichten verschlossenes Gebiet zu erschließen" (MDOeAV, 1923, S. 106). Außerdem sollen „Sommerfrischler" (ebd.) keinen Zutritt mehr zu den Hütten erhalten; die Schutzhütten stehen damit nicht mehr für die Gesamtheit der Sporttouristen offen. Die Richtlinien sollen den Weg zurück zur „guten alten Bergsteigerzeit" ebnen und die Massenbewegung aufhalten. Doch weil exakte Definitionen des „Alpinisten", des „Sommerfrischlers" und des „bergsteigerischen Bedürfnisses" ausbleiben, werden die Richtlinien großzügig umgangen. Die Begriffe werden erst zwei Jahre später genau definiert und auf *alle* Besucher – und nicht nur auf Alpinisten traditioneller Prägung – bezogen, als die Generalversammlung 1925 eine Neufassung der Allgemeinen Hüttenordnung mit der einleitenden Erklärung herausbringt: „Die Hütten des D. u. Ö. Alpenvereins sind für die Bergwanderer erbaut und stehen diesen zu turistischen Zwecken offen" (Morrigl, 1929, S. 320). Ein Alpinist, Bergsteiger oder -wanderer ist „jeder junge angehende Kletterer und ebenso auch der Veteran der Berge, der harmlose Jochbummler, wie der eis- und wintererprobte Hochturist, der Gebirgler und der Städter des fernen Flachlandes, wenn einer nur um der Berge willen in die Berge geht" (ebd., S. 310).

1938 besitzt der *Deutsche Alpenverein*, wie sich der DOeAV nach der Annexion Österreichs nennt, mit 750 Berghütten fast zweieinhalbmal so viele wie noch zehn Jahre zuvor (Ziak, 1956, S. 148; 231). Die Gesamtlänge aller Wege, die der DOeAV bis 1929 in den gesamten Ostalpen anlegte, schätzt Morrigl (1929, S. 317) auf 6.000 Kilometer, die Zahl der Wegtafeln, die seit 1919 an die Sektionen geliefert wurden, auf 12.000 Stück. Bis 1930 baute der DOeAV 600 Hütten und ca. 7.000 Kilometer Wege und stellte mehr als 30.000 Wegetafeln auf (Schmidkunz, 1931, S. 447).[219]

---

[218] Anhand dieser Prioritätenrangfolge verteilt der DOeAV in den ersten Nachkriegsjahren die Beihilfen (Morrigl, 1929, S. 309) und steuert so gezielt die Bautätigkeit der Sektionen.

[219] Eine umfassende Darstellung der DOeAV-Aktivitäten im Wege- und Hüttenbau in den einzelnen Gebirgsgruppen sowie eine Übersicht über die eingerichteten Schutzhütten nach der Zeit ihrer Entstehung oder Erwerbung im Zeitraum von 1895 bis 1909 finden sich bei Emmer (1909, S. 342-348; S. 363-364) sowie bei Morrigl (1929, S. 311-319). Eine Übersicht über alle erbauten oder übernommenen Hütten für den Zeitraum von 1968 bis 1916 zeigt die DOeAV-*Zeitschrift* Jg. 1919 (S. 199-204).

3.3.2.3.1.2 Die Studentenherbergen des Deutschen und Österreichischen Alpenvereins

Für die weniger zahlungskräftigen Nachwuchs-Alpenreisenden aus der Mittel- und Oberschicht bedient sich der DOeAV einer Erfindung des Gebirgsvereins Böhmen. In einem Rundschreiben vom 6. Juni 1889 teilt der Zentralausschuss mit, dass eine „Einrichtung, durch welche Studenten an den Mittel- und Hochschulen in Deutschland und Oesterreich die Möglichkeit geboten werden soll, gegen festbestimmte, ermässigte Preise grössere Ferienreisen in die Alpen zu unternehmen, auch in unseren Alpenländern" (MDOeAV, 1889, S. 139) eingeführt werden soll. In den Ostalpen werden an 133 Orten 192 Studentenherbergen mit insgesamt 877 Betten errichtet. Der Verein bittet alle Sektionen darum, am weiteren Ausbau des Studentenherbergsnetzes mitzuwirken (ebd.), mit Erfolg: Im Jahre 1894 gibt es bereits 495 Herbergen in 384 Orten in allen Alpenländern (Emmer, 1894, S. 217), und bis weit in das 20. Jahrhundert hinein melden die *Mitteilungen* Neueröffnungen von Studentenherbergen, so beispielsweise die Einweihung zweier Herbergen am Attersee im Jahre 1920 (MDOeAV, 1920, S. 59).

3.3.2.3.1.3 Wetterbeobachtung und Wettervorhersage

Die Wetterbeobachtung ist eine „für den Bergwanderer wichtige Sache" (Morrigl, 1929, S. 337). Dr. E. Brückner aus Hamburg schreibt in den *Mitteilungen* des DOeAV zum Thema „Das Wetter und seine Prognose" (1887, S. 5):

> Das Wetter, das ist wohl der erste Gedanke, den früh Morgens der Tourist fasst und ausspricht, mag er nun als Freund des führerlosen Bergsports unersteiglich geltende Gipfel bezwingen wollen, oder auf vielbetretenen, breiten Pfaden die Alpenwelt durchziehen. Um das Wetter und wiederum um das Wetter dreht sich die Unterhaltung ..., weil Jeder und Alle am Wetter lebhaften Antheil nehmen.

Das Vorhersagen- und Einschätzenkönnen des Wetters ist für die Planung von Touren in Hochregionen unabdingbar. „Es gibt gewiss wenige Situationen im Leben, in welchen man von der Witterung in so hohem Grade abhängig ist, wie bei Wanderungen im Gebirge, namentlich aber bei Bergbesteigungen", konstatiert Hann (1889, S. 141). Phänomene wie Bise und Föhn[220] sorgen für plötzliche Wetterstürze, so dass eine „rasche und weite Verbreitung der Wetterprognosen sowie Kenntniss der allgemeinen Wetterlage ... der Touristik ... erhebliche Dienste zu leisten" (MDOeAV, 1887, S. 7) vermögen. Die Voraussage der Wetterverhältnisse ist, auch wenn sie vorerst nur für 24 Stunden erfolgen kann, mit Blick auf die durch plötzliche Wetterstürze verursachten alpinen Unglücksfälle der letzten Jahre eine (Über-)Lebensfrage. Das präzise Vorhersagen des Wetters ist jedoch nur möglich, wenn „Tausende von Beobachtern auf der ganzen Erdoberfläche mit stetem, ununterbrochenem Fleisse von Tag zu Tag die Beobachtungen anstellen, die von den Centralen verarbeitet in langjährigen Mittelwerthen und in den Resultaten einzelner synoptischer Untersuchungen uns allmählig die Erkenntnis der atmosphärischen Vor-

---

220 Bise: kalter Nordwind bei winterlichen Hochdrucklagen. Föhn: warmer trockener Fallwind oder -sturm (also Luft, die vom Gebirge ins Tal sinkt), zumeist aus dem Süden kommt und vor allem auf der nördlichen Seite der Alpen auftritt. Wenn ein feuchter Luftstrom zum Aufsteigen längs einer Bergkette gezwungen wird, sinkt seine Temperatur, und er scheidet den größten Teil seines Wasserdampfs als Niederschlag ab. Auf dem Bergkamm ist er feucht und abgekühlt. Fließt er auf der entgegengesetzten Seite ab, erwärmt er sich um ungefähr ein Grad Celsius pro 100 Meter Fall und kommt im Tal als trockener und warmer Wind an (Klein, 1900, S. 67), der plötzlichen Temperaturanstieg und Schneeschmelze mit sich bringt. Täler in Nord-Süd-Ausrichtung wie das Obere Isartal sind besonders stark von Föhneinbrüchen betroffen.

gänge gestatten" (Erk, 1899, S. 28). Deshalb richtet der DOeAV Zug um Zug ein Netz meteorologischer Observatorien im Gebirge und auf Berggipfeln ein, betreibt bereits bestehende Stationen und holt Informationen von Stationen anderer Betreiber ein.[221] Aus 14 Orten in den deutschen und österreichischen Alpen stellen Berichterstatter Zusammenfassungen ihrer Wetterbeobachtungen zur Verfügung (MDOeAV, 1881, S. 56-60). „Daß überhaupt in den Ostalpen meteorologische Hochstationen – Sonnblick und Zugspitze – bestehen, darf der D. u. Ö. Alpenverein als sein Verdienst bezeichnen", konstatiert Emmer (1909, S. 325). Ein Hochobservatorium wie das auf der Zugspitze ermittelt

> zu jeder Zeit die Werthe der meteorologischen Elemente ..., also Druck, Temperatur und Feuchtigkeit der Luft, ferner Niederschlag, Richtung und Stärke des Windes, Grad, Form und Zug der Bewölkung ... es muss durch Aufstellung und Bedienung der Registrierinstrumente die Mittel liefern, die tägliche und jährliche Periode des Luftdruckes, die Temperatur und Luftfeuchtigkeit zu untersuchen, es müssen ... die Tages- und Jahresperioden berechnet werden (Burkhard, 1900, S. 4-5).

Auf der Basis dieser Daten werden Wetterkarten erstellt, die an diversen Ortschaften unter anderem von der k. k. Centralanstalt öffentlich ausgehängt werden, wie in Salzburg „am Wetterhäuschen auf dem Residenzplatze" (Hann, 1889, S. 147). Außerdem wird ab 1881 in den *Mitteilungen* des DOeAV regelmäßig eine „Uebersicht der Witterung in den Ost-Alpen im abgelaufenen Monat" (MDOeAV, 1881, S. 3) [im Orig. gesperrt] veröffentlicht. Die königlich bairische meteorologische Centralstation in München gibt ebenfalls ab 1881 regelmäßige Wetterberichte heraus (ebd., S. 152).[222] Diese setzen sich zusammen aus einer Karte mit der Luftdruckverteilung in Europa, aus einem umfangreichen Bericht mit Morgenbeobachtungen von 42 Stationen weltweit, sowie aus einer Vorhersage für den kommenden Tag.[223]

3.3.2.3.2   Über die Bedeutung soziotechnischer Systeme in der sporttouristischen Infrastruktur: Transportanlagen

Die Entwicklung großer soziotechnischer Systeme der Infrastruktur[224] leistet auf der einen Seite einen wichtigen Beitrag zum Aufbau der sporttouristischen Infrastruktur. Andererseits können die Infrastruktursysteme je nach Sichtweise durchaus auch als zum Sporttourismussystem gehörig betrachtet werden, allerdings ohne dass sich ihre Funktion darin er-

---

[221] Wie Erk (1899, S. 28-31) berichtet, wird auf dem Hohenpeißenberg das Wetter bereits seit 1781 regelmäßig beobachtet. Das meteorologische Netz des DOeAV in Bayern umfasst unter anderem die Wetterwarten auf dem Wendelstein, 1883 eingerichtet, auf dem Hirschberg, gegründet 1890, sowie das Observatorium auf der Zugspitze in 2.965 Metern ü. M., das seit Anfang 1900 im Dienst ist und dessen Erbauung durch den DOeAV finanziell gefördert und tatkräftig unterstützt wurde (Burkhard, 1900, S. 1-2). Eine ausführliche Beschreibung sämtlicher Wetterstationen rund um die Erde findet sich bei Erk (1899, S. 28-42), eine über das Zugspitzobservatorium bei Burkard (1900, S. 1-7).

[222] Die Wetterberichte können für 1,80 Mark pro Monat abboniert werden (MDOeAV, 1881, S. 152).

[223] Die Vorhersage für den nächsten Tag ist zu dieser Zeit „natürlich weit entfernt, absolute Zuverlässigkeit zu beanspruchen" (MDOeAV, 1881, S. 152).

[224] Weil ihre hauptsächliche Funktion die Ermöglichung vieler spezifischer Aktivitäten ist (physische oder symbolisch-energetische Raumüberwindung, Betrieb von Elektromotoren, Kochen, Waschen. Demgegenüber versorgen die Massenmedien Rundfunk und Fernsehen die Abnehmer mit einem Konsumgut und zählen daher nicht zu den Infrastruktursystemen in diesem Sinne), werden moderne Verkehrs-, Kommunikations- und Versorgungssysteme mit dem Begriff *Infrastruktursysteme* bezeichnet (Mayntz, 1988b, S. 234). Der Begriff wird an dieser Stelle verwendet, obwohl er nicht mit dem Systembegriff Luhmanns (Systeme als selbstreferentiell-zirkulär geschlossenen Zusammenhang der Reproduktionen von Kommunikation aus Kommunikation; Luhmann, 1987a, S. 62) vereinbar ist.

schöpft. Für den schnellen Transport der Sporttouristen in die Alpentäler sind der Bau von Tal- oder Gebirgsbahnen im Zuge des allgemeinen Ausbaus des europäischen Eisenbahnnetzes und die Einrichtung des Stellwagen- und Postautoverkehrs unabdingbare Voraussetzungen. Die neu errichteten Bergbahnen bringen die Sporttouristen in die Vertikale: auf den Berg.

3.3.2.3.2.1 Die Infrastruktur in der Horizontalen: Talbahnen, Stellwagen, Kraftwagen und Postautos

„Für die Entwicklung der Alpenkunde" ist das Eisenbahnwesen „von der grössten Bedeutung", schreibt Fr. von Wachter in der *Zeitschrift* von 1869/70 (S. 364); „erst seit der grossen Erweiterung des europäischen Eisenbahnnetzes ist es möglich geworden, dass die Alpen so vielfach besucht werden, wie es gegenwärtig der Fall ist." Der Ausbau des europäischen Eisenbahnnetzes wird in den Jahrzehnten nach 1850 intensiv vorangetrieben (Palmade, 1974, S. 90-93), so dass das Herankommen an das Gebirge für entfernt Wohnende wesentlich erleichtert wird. „Die Maschine sprengt die Fesseln der Körperlichkeit" (Sachs, 1989, S. 107); Fortbewegung ist nicht mehr den Grenzen der Natur unterworfen – Kutschen lassen sich optimieren, aber die Ausdauer der Pferde hat ihre Grenzen –, und Pferd und Kutsche, die gängigen Insignien privilegierter Stellung, verlieren ihren Rang. Wenn die Eisenbahn jetzt eine Kutsche überholt, lacht das Volk hämisch aus den Zugfenstern, und so begeben sich auch die besseren Herrschaften auf die Eisenbahn und werden Passagiere des neuen Massentransportmittels (ebd., S. 106). In die Alpen selbst dringt die Lokomotive nur langsam und an wenigen Stellen ein (Wachter, 1869/70, S. 365-382), denn die Überwindung der Höhenunterschiede zwischen Berg und Tal in Verbindung mit scharfen Streckenkrümmungen gestaltet sich sehr schwierig (Kreuter, 1884, S. 228). Dass die Alpenregion nach und nach dann doch mit einem Schienennetz für Gebirgsbahnen überzogen werden kann, ist für die Entwicklung des Sporttourismussystems von außerordentlicher Bedeutung: „Wie das ganze Jahrhundert, so steht auch die Touristik unter dem Zeichen des Verkehres, und selbst in die entlegensten Alpenthäler hinein dringt der Pfiff der Lokomotive wie der Weckruf einer neuen Zeit" (Purtscheller, 1894, S. 114-115). Die Zeit des Baus von „Ueberschienungen" (Wachter, 1869/70, S. 365), „Durchschienungen" (Kreuter, 1884, S. 236) und Untertunnelungen der Zentralkette der Alpen beginnt in den 1850er Jahren in Deutschland und Österreich-Ungarn mit dem Bau der Semmering- und Brennerbahn.[225] Auch andere Alpenländer wie die Schweiz oder Frankreich wagen sich an derartige Projekte (ebd.), obwohl die deutschen und teilweise auch die österreichischen Alpen aufgrund ihrer Steigungsverhältnisse weit einfacher zu überschienen sind (Wachter, 1869/70, S. 365). Österreich-Ungarns Eisenbahnnetz umfasst 1870 bereits 6.000 Kilometer (Palmade, 1974, S. 98). Die bayerische Alpenregion wird ab Mitte der 1840er Jahre, hauptsächlich aber in den Jahren 1888 bis

---

[225] 1854 wird die Semmeringbahn von Wien nach Triest mit einem Haupt-, 16 Nebentunnels, 16 Brücken und Viadukten (Wachter, 1869/70, S. 374) dem Verkehr übergeben. Es folgt 1865 die Brennerbahn von Rosenheim nach Verona (ebd., S. 374-375; Palmade, 1974, S. 98; Schmidkunz, 1931, S. 360; 362; 371). Bis dahin wurden pro Jahr mehr als 25.000 Fuhrwerke gezählt, die den Brenner überquerten (Schmidkunz, 1931, S. 374). Die Reisenden nehmen die Neuerungen dankbar auf. Vor der Inbetriebnahme der Berner-Oberland-Bahnen (BOB) im Jahre 1890 fahren von Interlaken jährlich ca. 56.000 Personen nach Lauterbrunnen und ca. 40.000 nach Grindelwald im Fuhrwerk, doch bereits das erste Betriebsjahr der BOB verzeichnet 130.000 Reisende (Schmidkunz, 1931, S. 395).

1890 und 1911 bis 1913 an das europäische Netz angeschlossen (Schmidkunz, 1931, S. 373-434). Tabelle 3 legt Zeugnis ab vom Eisenbahnbahnbau-Fieber in Bayern bis 1913:

Tab. 3   *Eisenbahnbahnbau-Fieber in Bayern, Tirol, Vorarlberg und Salzburg: Ausgewählte Bahnstrecken und das Jahr ihrer Inbetriebnahme (mod. n. Bickelhaupt, 2000; Schmidkunz, 1931, S. 373-434; Schulze, 1973, S. 72; Sohm, 1984, S. 95-126; Stadler, 1975, S. 209-211).*

Eröffnung	Bahnstrecke	Eröffnung	Bahnstrecke
1852	Kaufbeuren – Kempten	1888	Reichenhall – Berchtesgaden
1853	Kempten – Immenstadt		Sonthofen – Oberstdorf
	Immenstadt – Oberstaufen	1889	Murnau – Partenkirchen
	Oberstaufen – (Lindau-) Aeschach		Kaufbeuren – Füssen
1860	München – Salzburg – Wien	1895	Kempten – Pfronten-Ried
1866	Freilassing – Reichenhall	1900	Murnau – Oberammergau
1867	Brennerbahn Rosenheim – Verona	1905	(Kempten-) – Pfronten-Ried – Reutte
1869	Miesbach – Schliersee		Schwarzach – Badgastein
1872	Bregenz – Bludenz – Lindau		Montafoner Bahn Bludenz – Schruns
1873	Immenstadt – Sonthofen	1909	Badgastein – Spittal
	Immenstadt – Oberstdorf	1911	Schliersee – Bayrischzell
	Hallein – Golling	1912	Garmisch – Mittenwald
1875	Salzburg – Bischofshofen	1913	Mittenwald – Innsbruck
1884	Bregenz – Arlberg – Innsbruck		Garmisch – Griesen – Reutte

„Was im Postkutschenzeitalter nur wenigen möglich gewesen war, wird mit Beginn des Eisenbahnzeitalters zu einem Vergnügen mit Breitenformat", konstatiert Steiner (1995, S. 201). Die Eisenbahn sorgt für die erste große Expansion des Reisens. Die mit Urlaubern gut belegten Waggons, die nun Richtung Gebirge rollen, verwandeln die Gebirgsnatur in einen hoffnungsvollen Wirtschaftszweig (ebd., S. 200); die Ausbreitung der neuen Errungenschaft Sporttourismus erfolgt entlang der Bahnlinien, und der Aktionsradius ist dementsprechend begrenzt. Stadler (1975, S. 208) konstatiert rückblickend: „Für jeden an die Eisenbahn angeschlossenen Fremdenverkehrsort Salzburgs bedeutete die Eisenbahn *den* Aufstieg. Die beste Empfehlung für jeden Ort war die Lage an einer Eisenbahnlinie."
Das ändert sich, als sich Kraftwagen- und Postautoverkehr zur Eisenbahn hinzugesellen, auch wenn die „Autos" zuerst noch von „echten" vierbeinigen Pferdestärken gezogen werden: „Im grünen Gebirge, das noch keine Eisenbahn durchrattert, erleichtert der Stellwagen dem Wanderer das Fortkommen", schreibt Max Kempff im Berliner Lokal-Anzeiger des Jahres 1901/02. Stellwagen – vergleichbar mit Eisenbahnwaggons, die von einem, zwei oder vier Pferden gezogen werden – sind seit ca. 1815 in Betrieb. Die Vorläufer der Omnibusse fahren bereits festgelegte Routen und steuern fixe Haltestellen zumeist vor Gasthöfen an (Stadler, 1975, S. 215). Wie stark der Sporttourismus von diesen Neuerungen profitiert, zeigt die Eintragung in der Chronik Ruhpoldings (Am Sonnenhang, 2003): „Dem Verkehr erschlossen" wird der bayerische Gebirgsort im Jahre 1845, als einmal pro Woche ein Stellwagen nach Traunstein verkehrt. Die Wirtsleute des Gasthofes *Der Hoferwirt* in Neustift/Stubaital blicken zufrieden zurück auf die Zeit, „als bei uns ... – endlich! – der regelmäßige Stellwagen Sommerfrischler und Bergsteiger nach Neustift brachte" (Hoferwirt, o. J.). 1899 übernimmt der erste Auto-Omnibus den Verkehr zwischen Landeck und Meran (MDOeAV, 1899, S. 156), und von da an werden die Alpenstraßen Zug um Zug für den Automobilverkehr ausgebaut (Ziak, 1956, S. 221). Die Eibergstraße von Kufstein über Söll nach St. Johann zum Beispiel wird 1913 gebaut, soll eine rasche und bequeme Verbindung nach St. Johann und Kitzbühel garantieren und den

Zugang zu den südlichen und östlichen Teilen des Wilden Kaisers erleichtern (MDOeAV, 1913, S. 95). Die königlich bayerische Postverwaltung richtet Motorpost-Eilfahrten auf der Strecke von Hohenschwangau nach Reutte/Tirol ein, und die Postdirektion Innsbruck schafft in diesem Zusammenhang eine österreichisch-staatliche Automobillinie auf der Strecke Reutte – Tannheim – Schattwald – Sonthofen für den Anschluss an die bayerische Linie (ebd., S. 78).[226] Vor allem die Hotel- und Gasthofbesitzer bemühen sich um die Einrichtung von Kraftwagenverbindungen und Stellwagenverkehr, weil der Automobilverkehr das Geschäft belebt. So wird die Verbindung Aflenz – Au-Seewiesen – Seewiesen – Mariazell und zurück auf Betreiben des Hoteliers Anton Karlon jun. aus Aflenz angelegt (ebd., 1914, S. 144). Die Martelltaler Verbindung ab Bahnhof Latsch mit Anschluss an die Postzüge der Vinschgaubahn geht auf das Konto des Besitzers des Gasthofes *Zum Hirschen* in Latsch (ebd.).

3.3.2.3.2.2 Die Infrastruktur in der Vertikalen: Bergbahnen

Der Alpintourismus verdankt seinen Aufstieg „auch und ganz besonders der Auffahrt" (Luger & Rest, 2002, S. 13). Die mechanischen Auffahrtshilfen sind Teil der Eroberung der Berge, und auch anders herum gewendet ist „ohne Alpinismus ... die Entwicklung der Bergbahnen und mit ihr jene eines besonderen Bahn- und Maschinenbaues undenkbar" (Hogenauer, 1900, S. 89). Die Alpen werden nicht nur von den Eisenbahntunnels durchbohrt, sondern auch von Bergbahnen erklettert (Ziak, 1956, S. 219).[227] Damit „schreibt sich die Moderne in die Gebirge ein" (Sabitzer, 2001) – mit allen Mitteln versucht die junge Technik, die Berge zu bezwingen. Seilbahnen sind ein Phänomen der Industrialisierung,[228] und sie dienen, wie Eisenbahn und Automobil, der Ermöglichung physischer Raumüberwindung (Mayntz, 1988b, S. 233). Als Teil der Infrastruktur des Sporttourismus sind sie ein wichtiger Faktor vor allem der Nutzung topographisch und meteorologisch kritischer Regionen (Sabitzer, 2001), weil sie diese auch für gänzlich Ungeübte zugänglich machen, was allerdings anfangs bei den „ernsthaften" Alpinisten auf großen Widerstand stößt; sie befürchten, dass das „Erklimmen" von Berggipfeln ohne jede Anstrengung die in jahrzehntelanger mühevoller alpinistischer Praxis und deren Diskurse definierten Motive des Alpinismus mit einem Schlag außer Kraft setzen könnte:

---

[226] Weitere öffentliche Kraftwagen- und Postautoverkehrslinien sind bspw. die von Hermagor nach Oberdrauburg, von Kufstein nach Pinzgau, von Meran nach Sterzing oder jene durch das Montafon (MDOeAV, 1913, S. 139-140). Außerdem durch Postautoverkehr verbunden sind die Gebiete Tegernsee und Achensee oder Imst-Bhf. und Mittelberg im Pitztal (MDOeAV, 1913, S. 165).

[227] Für die Frühzeit der Geschichte touristisch genutzter Aufstiegshilfen macht Sabitzer (2001) zwei Entwicklungslinien aus. Zum einen ist dies die Erbauung stadtnaher und städtischer Zahnradbahnen und Standseilbahnen zu Aussichtsplätzen, zum anderen die Verbreitung von Schlittenliften als Aufstiegshilfen für den ab der Wende zum 20. Jahrhundert aufkommenden Skisport. Nach den Standseilbahnen erobern die Drahtseilschwebebahnen die Alpen (Ziak, 1956, S. 220), denn Standseilbahnen können zwar eine große Zahl von Personen befördern, doch die Strecken sind mit durchschnittlich weniger als zwei Kilometern Länge verhältnismäßig kurz, so dass größere topographische Hindernisse nur schwer zu überwinden sind. Mit der Erfindung der Seilschwebebahnen aber sind unzugängliches Gelände und steile Felsen keine Hindernisse mehr (Seilbahnen Schweiz, o. J.).

[228] Voraussetzung für den sicheren Transport von Personen und Gütern mit Seilbahnen ist die Entwicklung des Drahtseils, die im Zuge der allgemeinen Industrialisierung in der zweiten Hälfte des 19. Jahrhunderts dann Wirklichkeit wird, als sog. Verseilmaschinen die Herstellung von Stahlseilen übernehmen (Tschofen, 1994, S. 109). Vorangetrieben wurde die Drahtseil-Entwicklung durch den Bedarf der Cable Cars und der Aufzüge in Wolkenkratzern sowie für die Leitung von Strom und Telegrafie (Sabitzer, 2001).

der D. und Oe. Alpenverein [hat] den Bau von Bergbahnen im Hochgebirge bekämpft. Er hat diesen Kampf geführt nicht allein aus Gründen des Naturschutzes – ... auch aus dem Grunde der Reinhaltung der Bergesgipfel von dem Publikum, das diese Aufzüge in Massen hinaufbringen und das zu den Gipfelfelsen passt, wie die Faust auf das Auge. Der ruheliebende Bergsteiger meidet daher heute diese Gipfel (s. Zugspitze); sie sind ihm, der auf dem Gipfel die Erhabenheit und Ruhe der Natur sucht, verekelt. Aber nicht das allein ist es. Die Bergbahnen schädigen auch die Bergsteigerei an sich. Tausende und Abertausende, die früher, wenn auch nicht ‚Alpinisten', so doch Anfänger oder schon Gelegenheitsbergsteiger waren, ... sind heute zu bequem, auch nur diese wenigen Touren zu unternehmen, und ziehen die Bergfahrt dem Berggang vor, indem sie sich sagen: Wozu sich plagen, wenn man so bequem in die Höhe gelangen kann? (Morrigl, 1929, S. 341).

Außerdem bedrohen die Bergbahnen „den gegenweltlichen Charakter des Alpinismus, da sie die reinliche Scheidung zwischen Flachland und Zauberberg verwischen", und sie „unterlaufen ... den körper- und moralerzieherischen Wert des Bergsteigens" (Günther, 1996, S. 98).

Trotz allen Widerstands grassiert in der Schweiz in der Zeit von 1889 bis zum Ersten Weltkrieg ein wahres „Bergbahnbaufieber" (Schmidkunz, 1931, S. 395), wie Tabelle 4 zeigt. Dieses greift gegen Ende des Jahrhunderts auch auf die Ostalpen über.

Tab. 4   *Bergbahnbaufieber in der Schweiz (mod. n. Schmidkunz, 1931, S. 395).*

Eröffnung	Name/Ort der Bergbahn	Eröffnung	Name/Ort der Bergbahn
1889	Pilatusbahn	1893	Schynige Platte
1889	Beatenberg, Dreiländerstein	1893	Scheidegg
1890	Lauterbrunnenbahn	1902	Simmentalbahn
1890	Grindelwald	1906	Heimwehfluh
1891	Mürren	1910	Riesen
1892	Brienzer Rothorn	1912	Jungfrau
1892	Harderbahn	1913	Lötschbergbahn

Einige Zeit nach dem Ersten Weltkrieg wird auf dem Gebiet des Seilbahnbaus Außerordentliches geleistet. Vor allem in Österreich beginnt eine wahre Blütezeit (Tschofen, 1994, S. 113; Ziak, 1956, S. 220). Bis 1937 wird dort ein Dutzend solcher Seilbahnen errichtet, und die „Seilschwebebahn [wird] zum alpinen Massenverkehrsmittel und in die Überlegungen zur Belebung des Fremdenverkehrs einbezogen" (Tschofen, 1994, S. 114), und sogar der DOeAV beginnt in den 1930er Jahren die Dienste der Aufstiegshilfen zu schätzen; die Autoren von Zeitschrift und *Mitteilungen* beziehen sie ganz selbstverständlich in ihre Tourenvorschläge ein.

3.3.2.3.3   „Industrialisierung" des Beherbergungswesens im Tal

„Die Geschichte des Tourismus ist auch eine Geschichte der Hotels" (Enzensberger, 1958, S. 717). Zunächst dient der Talraum nur als Durchgangsgebiet, wie Schulze (1973, S. 74) für das Montafon feststellt, und vom Verkehr zu den Hütten ziehen nur wenige Gasthöfe im Montafon einen Nutzen. Später wird das Beherbergungswesen unter anderem auf Initiative der Verschönerungs- oder Verkehrsvereine und -verbände „industrialisiert" (Stadler, 1975, S. 244). Die Entwicklung des Beherbergungswesens hängt allgemein stark ab vom Fortschritt im Ausbau des Verkehrswesens. Wie Abbildung 11 zeigt, entwickeln sich Anzahl der Hotelbetten und Eisenbahnschienenlänge vor der Zeit des Ersten Weltkriegs annähernd parallel.

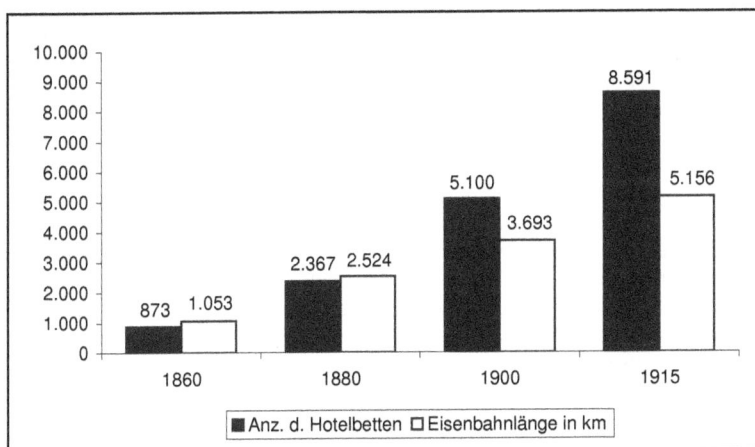

Abb. 11 Die Entwicklung der Anzahl der Hotelbetten und der Eisenbahnschienenlänge in Luzern (Schweiz) zwischen 1860 und 1915 (mod. n. Stadler, 1975, S. 259, Anm. 74).

Mit Blick auf das Vereinsziel „Erleichterung der Bereisung der Alpen" heißt es in den *Mitteilungen* des DOeAV (1885, S. 98): „Auch die einheimische Bevölkerung ist berufen, hier mitzuwirken, dem Reisenden das Verweilen angenehm zu machen", damit diese sich satt, zufrieden und ausgeruht vom Stützpunkt im Tal auf die Berge begeben können. Die „primitive Notdurft der mittelalterlichen Herbergen, die anspruchslose Utilität der alten Post-Gasthöfe" (Enzensberger, 1958, S. 717)[229] genügen der neuen Bewegung nicht, denn das „Schloß des Großbürgertums" (ebd., S. 718) ist das Hotel. Die einfachen Unterkünfte werden Zug um Zug durch Hotels, also durch Unternehmen ersetzt, die für die Unterkunft der Sporttouristen während ihres Aufenthalts gegen Bezahlung eingerichtet sind. In der Phase des „Belle-Epoque-Tourismus" von ca. 1870 bis 1914 (Bätzing, 1991, S. 143) werden große Palasthotels mit einer Kapazität von 200 bis 300 Betten errichtet. Diese Hotelanlagen konzentrieren sich meist an wenigen Orten, vor allem an Ufern von Seen am Rande der Alpen und in hochgelegenen Tälern, und verfügen über einen Eisenbahnanschluss sowie über eine Schmalspur- oder Zahnradbahn, welche die Gäste auf einzelne Aussichtsgipfel bringt (ebd., S. 144-145). Die „neuen grossen Hôtels im Alpenlande" (MDOeAV, 1876, S. 78) wie das *Rigi-Kulm* und der *Thuner Hof* in der Schweiz, das *Kaiserin Elisabeth* in Zell am See, das *Südbahnhotel* in Toblach sowie die Innsbrucker Hotels *Österreichischer Hof* und *Tiroler Hof* tragen „zur Bequemlichkeit des reisenden Publicums nicht wenig" (ebd.) bei. Das Publikum ist ein zahlungskräftiges – ein „Hôtel ... trägt internationalen Charakter und soll somit den höchsten Anforderungen entsprechen; wer in einem solchen verkehrt, fragt nicht nach den Preisen, er verlangt aber auch denselben Comfort, den er in Paris, in Berlin oder auf Rigi-Kulm findet" (ebd., 1885, S. 97). Dagegen reicht das, was unter dem Begriff des Gasthauses zu verstehen ist, „bis herab zum einfachen Landwirthshaus. .... Das Gasthofwesen darf anfänglich, was den inneren Betrieb

---

229 In der Zeit des Wiederaufbaus nach dem 30jährigen Krieg wird das bestehende Beherbergungswesen – Hospize, berufsgruppenspezifische Herbergen und kommerziell geführte Gasthäuser – um einen neuen Typus ergänzt: Entlang der neu eingerichteten Routen der Post werden zweckmäßige, große und bequeme Posthaltereien und Gasthäuser erbaut (Gräf & Pröve, 1997, S. 164).

anbelangt, als eine Erweiterung des Familienwesens, als eine Ausdehnung des Haushaltes angesehen werden, und sollte dieses Grundprinzip nie ausser Acht gelassen werden", heißt es in einem Bericht zur schweizerischen Landesausstellung 1883 (ebd., S. 97-98). Die Einrichtungen des Gasthofwesens sind für diejenigen interessant, die sich kein Hotel leisten können oder wollen.

Um die Wende vom 19. zum 20. Jahrhundert wird das Gastgewerbe zunehmend professionalisiert. 1903 wird in Innsbruck die *Gasthof- und Gasthaus-Schule* gegründet; es folgt die Etablierung einer ähnlichen Einrichtung in Bozen (Meixner, 1994, S. 143), denn die zunehmende Frequentierung gebietet „eine intensive Ausbildung eines den Anforderungen der Jetztzeit entsprechenden Hotel- und Gasthofgewerbes. Nur durch ein gut organisiertes Hotel- und Gasthauswesen werden unsere Alpenländer in den Stand gesetzt, mit den Nachbarländern ... auch nur einigermaßen erfolgreich zu konkurrieren" (Tiroler Landesarchiv, o. J., zit. n. Meixner, 1994, S. 143-144).[230] Vor allem die Schweiz ist ihren Nachbarn um Längen voraus. Iwan Tschudi schreibt in der Einleitung zu *Tschudis Schweiz* im Jahre 1899 (S. XI):

> Der Reisende findet so zieml. in der ganzen Schweiz genügende Gasthöfe für die verschiedensten Ansprüche; die grossen Hotels am Genfer- u. Vierwaldstättersee, in Zürich, Bern, im Berner Oberland u: im Engadin, in Basel, St. Gallen, Neuenburg, Freiburg, Lugano etc., sowie die grossen Kuranstalten. D. sind vielleicht die besten in Europa u. bei musterhafter, oft glänz. Einrichtung doch nicht besonders teuer. Gute Küche, gute Weine, gute Betten u. reinl. Zimmer findet man aber auch fast überall in den Gasthöfen z. R. u. in ländl. Wirtschaften grosser Dörfer, wobei man in der Regel noch eine freundl. Bedienung voraus hat.

Um konkurrenzfähig zu werden, wird in Tirol zwischen 1890 und 1909 die Hotel- und vor allem die Gästebettenkapazität enorm erweitert. Zwischen 1880 und 1914 werden zahlreiche kleine Hotels und Alpenvereinshütten erbaut, die ganze Gebirgsgruppen für den Alpintourismus erschließen. 1890 gibt es in Tirol 1.101 Hotels und Gasthöfe mit insgesamt 20.909 Betten. 1909 findet der Reisende 54.252 Betten in 2.504 Gastbetrieben vor. Die Zahl der Privatzimmerbetten steigt von 6.090 auf 18.882 (Österr. Statistik, 1905, zit. n. Meixner, 1994, S. 145). Beispielsweise zählt die Gemeinde Sölden (Ötztal/Tirol) im Jahre 1855 lediglich fünf Gasthöfe im Gemeindegebiet. 1914 sind es bereits 12, und 1928 baut Isidor Riml das erste Hotel (TVB Ötztal Arena & Bergbahnen Sölden, o. J. c). Aber auch die erweiterte Kapazität reicht zu Beginn des 20. Jahrhunderts vor allem in den Sommermonaten nicht aus; in den Alpentälern gibt es kaum Nachtquartiere für einfache Fußreisende. A. Freiherr von Wangenheim berichtet in den *Mitteilungen* (1913, S. 175-177) über persönliche Erfahrungen mit derartigen Engpässen: Vor allem der, der abends nach einer Wanderung zur Unterkunftssuche gezwungen ist, muss „mit einem geradezu unwürdigen Quartier vorlieb nehmen" (ebd., S. 176-177) – wenn er Glück hat, denn: „Vielfach bekommt er aber überhaupt kein Unterkommen und muß sich bei Nacht und Nebel entschließen, ... nach einem benachbarten Orte abzuwandern" (ebd.). Es sind zumeist Mitglieder des DOeAV, die davon betroffen sind, klagt Wangenheim, denn diese stellen „das Heer der wirklichen Turisten" (ebd., S. 177). Daher ist die „Regelung und Sicherung der Unterkunftsverhältnisse in den Talstationen" (ebd.) die wesentliche Bedingung für eine gesunde Weiterentwicklung des Sportourismus in den Alpen.

---

[230] 1913 gibt es ca. 100 Fremdenverkehrsorte aus der Zeit des „Belle-Epoque-Tourismus", die aber zu 80 Prozent in den Schweizer Alpen liegen (Bätzing, 2002a, S. 3).

3.3.2.3.4   Alpine Ausrüstung

Um den Sporttouristen das Fortkommen im Gebirge zu erleichtern, werden zahlreiche Ausrüstungsgegenstände und Hilfsmittel entwickelt. In den Reihen des DOeAV wird heftig über das Für und Wider technischer Hilfsmittel wie Bergstock, Seil, Eispickel und Mauerhaken,[231] wie Schutzbrille, Feldflasche, Kompass, Barometer, Schritt- und Wegmesser oder „Touristenlaterne" (MDOeAV, 1885, S. 251) diskutiert, und es findet ein reger Austausch über zweckmäßige Bekleidung im Hochgebirge statt, von der Art der Sohlenbenagelung der Bergschuhe (ebd., 1876, S. 19) bis hin zum Wie der Imprägnierung von Kleidungsstücken (ebd., 1885, S. 147). Die Entwicklung der Alpenreiseführer und Wanderkarten wird im folgenden näher analysiert, die der Wanderkarten deshalb, da ihrer Weiterentwicklung eine große Bedeutung im Alpintourismus zukommt. In den *Mitteilungen* des DOeAV (1889, S. 19) ist über die Spezialkarte der österreichisch-ungarischen Monarchie im Maßstab 1:75.000 zu lesen: „Man kann sich weder die Bergsteigerei, noch die alpinwissenschaftliche Forschung der letzten 10 Jahre ohne die Specialkarte denken." Die Alpenreiseführer tragen in der Anfangszeit des Alpinismus dazu bei, dass sich das Wissen über das Reiseziel Alpen in der Bevölkerung vermehren kann. Später wandeln sich die meist im Erzählstil verfassten Führer[232] in praktische und kurz gefasste Anleitungen und Tourenführer.

3.3.2.3.4.1 Wanderkarten

Die „Hauptforderung, der jeder Wanderer ... gerecht werden muss, ist die, dass er ... jeder Zeit auch in völlig unbekannten Gegenden mit möglichster Genauigkeit sich Rechenschaft darüber zu geben weiss, wo er sich befindet, wohin er sich zu wenden hat, ... kurz: dass er orientirt sei", schreibt Obermair (1881, S. 143). Das neue Bedürfnis der Orientierung des Sporttouristen im Gebirge zwingt die Privatindustrie und die Alpenvereine zur Überarbeitung der seitherigen Grundlagen aller Landkarten,[233] zur topographischen Neuaufnahme (Oberhummer, 1902, S. 33) sowie insbesondere zur Herstellung von speziellen Reise- und Wanderkarten. Allgemein wandelt sich die Kartographie an der Wende vom 18. ins 19. Jahrhundert grundlegend. Im Mittelpunkt stehen nicht mehr das zierende Beiwerk und figürliche Darstellungen für einen möglichst kunstvollen Gesamteindruck,

---

[231] Über das Für und Wider der Verwendung von Mauerhaken entbrennt in Alpinistenkreisen ein heftiger Streit; vgl. bspw. Paul Preuß' Aufsatz zum „Mauerhakenstreit" in den DOeAV-*Mitteilungen* von 1911.

[232] Das von Iwan Tschudi verfasste *Tschudis Schweiz* (1899) zum Beispiel offenbart sich dem Leser als 534 Seiten starker Reiseleiter, der die Schweizreise bis ins kleinste Detail näher bringt. Schon in der Einleitung (S. IX-XXXIX) stellt Tschudi auf 30 Seiten und in kleinster Schrift die Schweiz und ihre Touristen ausführlich vor. Er empfiehlt die Fußreise, beschreibt Kleidung und Ausrüstung, den Inhalt der Tornisterapotheke, stellt Wanderregeln auf und erläutert Vorsichtsmaßnahmen, Diät und Jahreszeiten. Ein Rat zur optimalen Reisegesellschaft sowie eine Erläuterung der Gebräuche der Gasthäuser und Pensionen fehlen ebenfalls nicht. Weitere Hinweise beziehen sich auf das Postwesen, auf Reisepläne und Reisekosten, auf den Transport des Reisegepäckes, auf Dampfschiffe, Lohnkutscher und Pferde, auf Bergpferde, Maultiere und Packesel sowie auf Bergführer.

[233] Im Herzogtum Bayern ist dies bspw. bis ins 19. Jahrhundert hinein das Kartenwerk des Philipp Apian. Verbesserungen in der Wiedergabe des Geländes durch schwarzes Schraffieren mit senkrechter Beleuchtung seit 1817 sowie durch die genauere Angabe von Meereshöhen in Höhenziffern seit 1871 – erst seit Mitte des 19. Jahrhunderts wird diesen insgesamt Beachtung geschenkt – erleichtern den Bergwanderern das Zurechtfinden in alpinem Gelände. 1868 wird außerdem die Wiedergabe des Geländes in Schichtlinien eingeführt, welche eine noch genauere Darstellung der Höhenverhältnisse möglich macht (Oberhummer, 1902, S. 33; 35-36).

sondern die die Kartenherstellung orientiert sich an rein sachlichen Maßstäben: Gefordert sind ein handhabbares Format, möglichste Genauigkeit, eine einheitliche Darstellung, ein exakter Maßstab, gutes Papier und sorgfältiger Druck bei akzeptablen Kaufpreisen (Alpin, 2/1988, S. 70). Diesen Anforderungen nachkommend werden seit Mitte des 19. Jahrhunderts Reise- und Wanderkarten auf der Grundlage der offiziellen Kartenwerke hergestellt und erscheinen in großer Zahl (Richter, 1894, S. 76).

Die erste zuverlässige Spezialkarte im Maßstab 1:75.000 umfasst 715 Blätter und basiert auf der durch Kaiser Franz Josef I. veranlassten „Militär-Mappirung" des *k. k. Militärgeographischen Instituts* 1869 bis 1874.[234] Sie ist eine gute und preiswerte Gebrauchskarte (Emmer, 1894, S. 224), die aber das Talterrain wegen seiner militärischen Bedeutsamkeit weit sorgfältiger darstellt als die Hochregionen. Zwar ist in den *Mitteilungen* (1875, S. 171) zu lesen: „Wir können das Werk allen Alpenfreunden und Touristen empfehlen." Doch die Karten sind zu klein[235] und lassen den Bergsteiger nach wie vor in exakten Höhenangaben, in den Namen der Berge und in den Kammverläufen im Stich (Richter, 1894, S. 76). So ist die Schaffung „alpine[r] Gebrauchskarten" (Emmer, 1894, S. 224) in größerem Maßstab und mit verbesserter Darstellung alpiner Hochregionen erstes Ziel der kartographischen Tätigkeit des DOeAV.

Die ersten großen Kartenwerke des Alpenvereins sind die in Farbe gedruckte *Oetzthaler* sowie die *Stubayer* Karte aus den Jahren 1875 bis 1878. Es folgen diverse gut leserliche und handliche Gebirgskarten für die Ostalpen, die der DOeAV von einem kartographischen Institut erstellen lässt. Eine der ersten Karten für Bergsteiger in Bayern ist die besonders abgegrenzte Karte des Wendelsteins von 1887. Sie ist wieder einheitlich in schwarzer Farbe gedruckt – 1879 war man wieder vom Mehrfarbendruck abgekommen –, so dass Wege, Wasserläufe und Schichtlinien nur schwer voneinander zu unterscheiden sind. Ein grundsätzliches Problem der Kartographie dieser Zeit ist die hinreichend deutliche Wiedergabe der für Bergsteiger so wichtigen Geländedetails sowie die mathematisch exakte Darstellung der Niveau-Verschiedenheiten. Die Karten werden erst übersichtlicher, als die Höhenlinien sorgfältig eingezeichnet werden, als die Terrainzeichnung dem geologischen Aufbau und dem Landschaftscharakter entspricht und als das Kartenbild nicht mehr die selbe Farbe wie die Schrift besitzt. Schichtlinien und Felszeichnungen sind ab 1892 in brauner Farbe abgebildet, Wasserläufe und Gletscher in blauer, und der Grundton der Karte beispielsweise des Sonnblickgebiets von 1892 ist jetzt grau (Emmer, 1894, S. 229; Oberhummer, 1902, S. 36; Richter, 1894, S. 80-81). Auch die Blätter der bayerischen Alpen werden ab 1902 mit der neuen Vervielfältigungsart des Buntdrucks erstellt und sind wesentlich besser lesbar als alle, die vorher in Gebrauch waren. Die Ausdehnung der Darstellung auf den Grenzblättern auch über fremdes Staatsgebiet – die alten schlossen mit der Landesgrenze ab – ist für den hochtouristischen Einsatz sehr wertvoll (Oberhummer, 1902, S. 37). All diese Karten basieren jedoch nicht auf Neuaufnahmen, sondern die Topographen des Vereins benutzen bei ihrer Erstellung das amtliche Material, um bergsteigerisch besonders wichtige Gebiete entsprechend herauszuarbeiten.

---

[234] Im Herzogtum Bayern ist das *Bayrisch Topographische Bureau* des Königlich Bayrischen Generalstabes in München für die Erarbeitung der Werke amtlicher Kartographie zuständig. In Österreich ist dies das *k. u. k. militärisch-geographische Institut* in Wien (Oberhummer, 1902, S. 35; 1903, S. 30).

[235] Zwar sind die Originalblätter auch im Maßstab 1:25.000 erhältlich, jedoch nur als photographische Kopien und nicht als Drucke, was sie fast unerschwinglich macht (Brückner, 1919a, S. 31).

Ab 1902 arbeitet der Ingenieur L. Aegerter ständig für den DOeAV. Er führt unter Verwendung der Originalaufnahmen und Ergebnisse der Triangulation[236] des *k. k. Militärgeographischen Instituts* sowie mit Hilfe neuer Vermessungsverfahren Neuaufnahmen durch (Brückner, 1919a, S. 32). Unter anderem entstehen neue Karten des Allgäus (1906/07), des Lechtals (1911-13), des Dachstein (1915) und des Kaisergebirges (1917). Die Karten werden nur noch im Maßstab 1:25.000 herausgegeben, da sich dieser als für alpintouristische Zwecke besonders geeignet erweist. Insgesamt wendet der DOeAV bis 1930 ungefähr eine Million Mark für die Kartenwerke auf (Hofmeier, 1931, S. 66). Verschiedene kartographische Privatanstalten bringen ebenfalls Kartenblätter des Alpenraums heraus, wie beispielsweise *Freytag und Berndt* in Wien, deren Wanderkarten einen großen Teil des Ostalpengebietes übersichtlich abbilden. Die *Münchner Kartographische Anstalt Oskar Brunn* erstellt gut lesbare Wanderkarten für Oberbayern-Reisende. Zum Gebrauch der Wanderkarten erscheint 1909 die *Anleitung zum Kartenlesen im Hochgebirge* von Dr. J. Moriggl (ebd.).

3.3.2.3.4.2 Reiseliteratur und Alpenreiseführer

„Neben und mit der Karte ist das wichtigste Hilfsmittel zum Zurechtfinden im Gelände die gedruckte Wegbeschreibung, der ‚Führer', für das betreffende Gebiet", konstatiert Hofmeier (1931, S. 75); der Sporttourist möchte sich vor und während seiner Tour darüber informieren, auf welchen Wegen, unter welchen Schwierigkeiten und in welcher Zeit er auf den Berg hinauf- und wieder herunterkommt. Ziel der Herausgeber der Führerliteratur ist es, die Ortskenntnis der „leibhaftigen" Führerpersonen vollwertig zu ersetzen und entbehrlich zu machen. Maßgeblichen Anteil an der Entwicklung haben die alpinen Vereine – die Edition von Wanderführern ist Teil ihrer umfassenden infrastrukturellen Erschließungstätigkeit.

Vorläufer der modernen Wanderführer sind die Reisehand- oder Führerbücher. Sie erscheinen in handlichem Format und enthalten eine kurze und übersichtliche Zusammenfassung von Wegbeschreibungen und Aufstiegslinien. Eines der ersten Führerbücher ist der Rundreiseführer *In dreissig Tagen durch die Schweiz* (1879), in dem M. Koch von Berneck (1879, S. 234-235) eine Route kurz und knapp so schildert:

> Dorf Alpnach mit schöner Kirche; r. der zerklüftete Pilatus. Herrliches fruchtbares Thalgelände. .... Durch (3 1/2 Kilom.) Kägiswil. L. drüben unter Felsen die Melchaa. Weiterhin Strasse nach Kerns (3 Kilom.) und in's Melchthal zum Melchsee. Brücke über die gr. Schliere. R. der Hügel, auf dem die 1308 zerstörte Burg des Landenbergers stand; jetzt befindet sich das Zeughaus oben. (3 1/2 Kilom.) Sarnen.

Die Führerbücher sind eine „unerlässliche Voraussetzung für den kommenden riesenhaften Aufschwung des führerlosen Gehens", schreibt Lehner (1924, S. 196-197) mit Blick auf die Zeit der Alleingänger, die im letzten Drittel des 19. Jahrhunderts beginnt.

Die meisten Werke sind anfangs, wie auch die alpinistische Bewegung insgesamt, stark wissenschaftslastig. Kurtz (1869/70, S. 99) bedauert, dass es an einem eigentlichen Gebirgsführer durch die deutschen Alpen noch gänzlich fehle, ein solcher jedoch für Menschen, die „die Gebirge im Ganzen und Einzelnen ... durchforschen" wollten, unerlässlich sei. Reisehandbücher für solche, die „auf den Hauptwegen das Land ... durchziehen"

---

[236] Triangulierung ist die Voraussetzung für die Kartenherstellung; das gesamte Gebiet wird in Dreiecke eingeteilt. Es entsteht ein Dreiecksnetz erster Ordnung aus Dreiecken mit Seitenlänge von 30 bis 50 Kilometern. Punkte, die entsprechende Aussicht gewähren, werden als Eckpunkte ausgewählt.

(ebd.) wollten, seien dagegen ausreichend vorhanden, wie beispielsweise John Balls *Guide through the Eastern Alps* (1868). Dieses Werk wird in den *Mitteilungen* des DOeAV (1875, S. 172) gelobt, weil es „weit über den gewöhnlichen Reisehandbüchern" stehe und „das Gepräge grösserer Wissenschaftlichkeit in sich" trage. Es enthält neben allgemeinen Reiseregeln, -routen und -plänen auch Abhandlungen über Klima, Vegetation, Meteorologie, Glaziologie, Hypsometrie und Zoologie der Alpen. Auch G. Neumayers *Anleitung zur wissenschaftlichen Beobachtungen auf Reisen* (1875) ist eine allgemeine Unterweisung in das wissenschaftliche Reisen, denn „zu oft finden Reisende bei ihrer Heimkehr, dass sie viel mehr für die Wissenschaft hätten leisten können, wenn sie verstanden hätten zu sehen" (MDOeAV, 1875, S. 175-175). Bald aber sinkt das Interesse der Alpintouristen für Wissenschaftliches in dem Maße, in dem Bevölkerungskreise in das System inkludiert werden, die nicht der akademisch gebildeten Schichten entstammen. Darauf stellen sich die Herausgeber ein, und es kommen immer mehr Werke auf den Markt, die sich mit der Praxis des Bergsports an sich beschäftigen.

Diese praxisorientierten Führerbücher differenzieren sich in zwei Arten von Sonderführern aus (Hofmeier, 1931, S. 75), die gekennzeichnet sind durch kurz, knapp und sachlich gehaltene Wegbeschreibungen und oft übermäßigen Gebrauch alpiner Fachtermini. Die einen Führer beschränken sich auf die Beschreibung des Reise- und Wanderverkehrs in den Tälern, in Städten und Gebirgsorten und sind für selbständige Touren im Hochgebirge weniger oder nicht geeignet.[237] Die anderen sind reine Gipfelführer, in denen ausschließlich Touren in Regionen oberhalb der Schutzhütten beschrieben sind und daher nur von Hochtouristen verwendet werden. Das vom DOeAV herausgegebene achtbändige Sammelwerk *Der Hochtourist* (1925-1930) liefert Wegbeschreibungen mit Zeitangaben für fast alle seither ausgeführten Anstiege.[238] J. Morrigl schildert in dem sechs Bände umfassenden Werk *Von Hütte zu Hütte. Führer zu den Schutzhütten* (1911) Zugänge und Verbindungswege aller Hütten. Seit Ende des 19. Jahrhunderts erscheinen außerdem Beschreibungen einzelner Gebirgsgruppen, wie H. Heß' *Special-Führer durch das Gesäuse und durch die Ennsthaler Gebirge* von 1884 oder H. Schwaigers *Führer durch das Karwendel-Gebirge* von 1896.

Nachschlagewerke und Lehrbücher wie das *Handbuch des Alpinen-Sport* (1882) Julius Meurers, das einen Überblick über den Stand der alpinen Technik gibt, sowie E. Zsigmondys *Die Gefahren der Alpen. Praktische Winke für Bergsteiger* (1886), das erste Lehrbuch der Hochtouristik überhaupt (E. Enzensperger, 1924, S. 36; Lehner, 1924, S. 196), ermöglichen es angehenden Sporttouristen, sich alle Regeln des Bergsports relativ leicht anzueignen und sie schnell in der Praxis einsetzen zu können (Lehner, 1924, S. 196).

---

[237] Bspw. T. Trautweins *Wegweiser durch Südbaiern, Tirol und Vorarlberg und angrenzende Theile von Salzburg, Kärnten etc. und Ober-Italien* (1875), I. Tschudis *Schweizerführer oder der Tourist in der Schweiz, Reisetaschenbuch für die Schweiz und das angrenzende Süd-Deutschland, Ober-Italien und Savoyen* (1876) und das *Verzeichnis von Spaziergängen und Ausflügen, die von Mittenwald aus unternommen werden können*, das die DOeAV-Sektion Mittenwald 1876 herausgibt (MDOeAV, 1876, S. 5).

[238] Die erste Ausgabe, *Der Hochtourist in den Ostalpen* von Purtscheller und Hess (1894), umfasste nur zwei Bände und enthielt die Schilderung aller bisher begangenen Routen im Ostalpenraum. 30 Jahre später ist die Sammlung auf acht Bände angewachsen.

3.3.2.4   ... in sozialer Hinsicht: Institutionalisierung sozialer Rollen

Die Existenz und gesellschaftliche Etablierung sozialer Rollen weist das System des Sporttourismus als ein ausdifferenziertes Teilsystem aus. Mit dem Eintritt in das System ist die Übernahme einer Rolle und damit die Pflicht der Erfüllung einer bestimmten gesellschaftlichen Aufgabe untrennbar verbunden. Soziale Rollen schaffen Erwartungssicherheiten. Dabei geht es einerseits nur um einen Ausschnitt des menschlichen Handelns, der als Rolle erwartet wird, und auf der anderen Seite um eine Einheit, die von vielen und austauschbaren Menschen wahrgenommen werden kann (Luhmann, 1987a, S. 430-431). Diese Einheit basiert auf mehr oder weniger eng umrissenen, sozial normierten Verhaltensregeln (Reimann & Mühlfeld, 1991, S. 179).

Im Prozess der Ausdifferenzierung eines Funktionssystems entstehen und institutionalisieren sich aus anfangs sporadisch auftretenden Handlungssituationen (Mayntz, 1988a, S. 20) Leistungs- oder Expertenrollen, die exklusiv auf die Bearbeitung des Aufgabengebiets des jeweiligen Systems spezialisiert sind. Empfänger der systemischen Leistungen sind die Inhaber der Komplementär- oder Laienrollen (Stichweh, 1988, S. 262). Die Komplementärrolle steht der Leistungsrolle entgegen. Jedes Mitglied der Gesellschaft kann, wenn es an einem Systemzusammenhang teilnimmt, prinzipiell die Komplementärrolle einnehmen, und es kann gleichzeitig oder nacheinander verschiedene Komplementärrollen einnehmen (ebd.). Dagegen kann nicht jedes Mitglied die Leistungsrolle des fachlich spezialisierten Experten ausfüllen: „Nicht jeder kann Arzt werden, aber jeder Patient" (Luhmann & Schorr 1979, S. 34).

Im System des Sporttourismus differenzieren sich zahlreiche Rollenkategorien aus, die aber nicht alle ausführlich vorgestellt werden: Die Laienrolle des Sporttouristen und die Expertenrolle des Bergführers, des gastgewerblichen Unternehmers (Hotelier, Gastwirt, Hüttenwirt), des gastgewerblichen Angestellten (Kellner, Koch, Zimmermädchen, Hausdiener, Portier, Restaurantleiter), des Ausrüstungsherstellers, -verkäufers und -verleihers, des Seilbahnbetreibers, des aktiven Bergretters sowie des Funktionärs in den formalen Organisationen des Sporttourismussystems, also in den alpinen Vereinen, in Fremdenverkehrsvereinen und -verbänden und im alpinen Rettungswesen.

Funktionäre handeln ehrenamtlich „im Auftrag einer gesellschaftlichen Partikularität" (Giesecke, 1985, S. 68), einer Institution. Auf den Aufgabenbereich dieser Institution zugeschnitten ist die Leistungsrolle des in ihr tätigen Funktionärs (Schimank, 1988, S. 191). Bezeichnung und Art der Funktionärsrollen im DOeAV sind wie die rollenspezifischen Aufgaben in der Vereinssatzung definiert (ZDOeAV, 1876, S. 343-348).[239] Die Probleme demokratischer Entscheidungsstrukturen eines Vereins, die Heinemann und Horch (1988, S. 118-120) anführen, haben auch für den DOeAV Geltung: Ehrenamtliche, demokratische Entscheidungsgremien weisen Funktionsschwächen[240] auf, sobald der Verein an

---

[239] Nach den Beschlüssen der Generalversammlung zu Bozen vom 9. September 1876 (ZDOeAV, 1876, S. 343-348) sind Zentralausschuss und Generalversammlung die Organe des noch jungen Gesamtvereins. Die Generalversammlung verfügt über die Verteilung der Ämter und wird einberufen durch den Zentralausschuss. Der Zentralausschuss setzt sich zusammen aus von der Generalversammlung gewählten Mitgliedern der jeweiligen Vorort-Sektion. Die Sektionsleitung besteht i. d. R. aus dem Ersten Vorstand (Präsident, Obmann), dem Zweiten Vorstand (Präsident, Obmann, Vorstandsstellvertreter), dem Kassier (Schatzmeister), dem Ersten und Zweiten Schriftführer sowie aus einem oder mehreren Beisitzern; manche Sektionen nehmen außerdem Bibliothekare in ihre Leitung auf. Je nach Sektionsgröße kann eine Person auch mehrere Ämter bekleiden.

[240] Die Funktionsschwächen sind auf die folgenden Besonderheiten zurückzuführen: Ehrenamtliche Gremien werden durch Wahlen besetzt. Hierbei ist nicht sichergestellt, dass die Auswahl der Funktionäre

Größe zunimmt. Mit steigender Mitgliederzahl, mit der immer größer werdenden Anzahl von vereinseigenen Hütten- und Wegbauten, mit zunehmender Frequentierung der Wege und Hütten mehren sich die Probleme, die der DOeAV zu lösen hat. Seinen verwaltungstechnischen Schwächen versucht er mit der Ausweitung bürokratischer Strukturen und, damit einhergehend, mit der Einrichtung neuer Funktionärsrollen zu begegnen; mangelnde Qualität eines mit Laien besetzten ehrenamtlichen Gremiums wird durch Quantität zu kompensieren versucht. Der Verwaltungsapparat des DOeAV wird immer komplexer, und die zur Problemlösung neu gegründeten Ausschüsse setzen sich nicht selten aus mehr als zehn Personen zusammen.[241]

Dass sich Rollen diametral entwickeln können, kann am Beispiel der Laienrolle des Sporttouristen und der Expertenrolle des Bergführers nachvollzogen werden: In dem Maße, in dem sich der Sporttourist vom Laien zum Experten entwickeln kann, weil die alpinen Vereine die Voraussetzungen dafür geschaffen haben, büßt der Bergführer an Bedeutung ein. Der Sporttourist vollzieht den basalen sporttouristischen Akt in der Form der Ausübung des Bergsporttreibens auf einer touristischen Reise, und die Aufgabe des Bergführers ist es, „durch seine alpinistischen Fähigkeiten die Unselbständigkeit und Unvollkommenheit" (Moriggl, 1919, S. 100) des Sporttouristen zu ersetzen. In der Anfangszeit der sporttouristischen Eroberung der Alpen ist der Sporttourist am Berg vollständig abhängig von seinem Führer. Zunehmend unabhängig von den Diensten eines Führers wird der Sporttourist in dem Maße, in dem es den Alpenvereinen gelingt, ihrem Ziel, das führerlose Wandern im Hochgebirge allen Menschen zu ermöglichen, näher zu kommen. Dies geschieht einmal dadurch, dass die alpinen Vereine mit dem Hütten- und Wegebau sowie mit Wegbeschilderungen das alpine Gelände auch für Laien ohne Expertenführung und -anleitung gefahr- und problemlos begehbar machen. Zweitens arbeiten sie daran, die Wettervorhersagepräzision so zu optimieren, dass auch der Laie keine Angst vor plötzlichen Wetterumschwüngen zu haben braucht, auch wenn er keinerlei besonderen Kenntnisse in Wetterbeobachtung besitzt. Drittens trägt die Verbesserung der alpinen Ausrüstung dazu bei, dass das Bergsteigen auch ohne Führer verhältnismäßig risikolos ist. Die Weiterentwicklung der Kartographie hinsichtlich Genauigkeit, Handlichkeit und Lesbar-

---

„stets nach den Kriterienhöchster fachlicher Kompetenz erfolgt" (Heinemann & Horch, 1988, S. 118). Die Funktionäre eines Vereins nehmen zwar Expertenrollen ein, aber es ist eher die Ausnahme, dass sie „echte" Experten auf diesem Gebiet sind. Weiterhin ist, wie bei allen Vereinen, die Entscheidungsstruktur des DOeAV oligarchisch organisiert, und je mehr Personen am Entscheidungsprozess beteiligt sind, um so geringer ist der Einfluss des Einzelnen (Weber, 1972, S. 562).

[241] Bspw. nimmt der *Weg- und Hüttenbau-Ausschuss* dann seine Arbeit auf, als der Verein auf die starke Zunahme des Sporttourismus reagieren, seine Bautätigkeit stark intensivieren und obendrein wegen wachsender Ansprüche seine Hütten immer komfortabler ausstatten muss (MDOeAV, 1888, S. 218); 1888 wird der ständige *Ausschuss für Wege- und Hüttenbauangelegenheiten* gegründet. Er setzt sich zusammen aus neun Beiräten, ebenso vielen Ersatzmännern und ist eingesetzt zur Vorbereitung der Anträge auf Unterstützung der Weg- und Hüttenbauten. Er berät den Zentralausschuss und entlastet ihn bei Entscheidungen in rasch zu erledigenden Fragen (Grienberger, 1919, S., 6). Unter ähnlichem Problemdruck steht der Verein bei der Verfolgung des Ziels, alle Menschen in das alpinistische Projekt zu integrieren. Als die alpine Forschung sich weg von der Grundlagenforschung hin zur Erlangung von Spezialwissen in den Bereichen Meteorologie, Glaziologie, Volkskunde usw. entwickelt, muss der DOeAV, damit er sowohl seinen gelehrten Mitgliedern wie auch den Laien unter ihnen gerecht werden kann, zwei gesonderte Wege beschreiten, und er gründet 1890 den *Wissenschaftlichen Unterausschuss*, der sich aus sieben Mitgliedern zusammensetzt (Moriggl, 1929, S. 305). Der *Arbeitsgebietsfeststellungs-Ausschuss* ist seit 1921 eingesetzt. Er soll Ordnung in die Arbeitsgebiete der Sektionen bringen. Hintergrund sind Streitigkeiten der Sektionen untereinander bspw. in Grenzfragen oder wegen der Ausdehnungsbestrebungen größerer, geldkräftiger Sektionen (ebd., S. 320).

keit der Karten sowie die Herausgabe von Reiseliteratur und Alpenführern helfen dem ortsfremden Sporttouristen, sich im Gelände selbständig zu orientieren. So wandelt sich die Rolle des Sporttouristen mit der unter anderem vom DOeAV vorangetriebenen infrastrukturellen Durchdringung des alpintouristischen Betätigungsfeldes von einer Laien- hin zu einer Expertenrolle und bewirkt so zwangsläufig den partiellen Niedergang der Bergführer-Rolle; die Zahl der eingetragenen Führer kann mit dem Anwachsen der Anzahl der Alpinsporttouristen nicht Schritt halten. Abbildung 12 zeigt die Entwicklung der Anzahl eingetragener Bergführer im Ostalpenraum im Vergleich zu der Zahl der Hüttenbesucher und der Anzahl der Mitglieder des DOeAV in der Zeit von 1892 bis 1928.

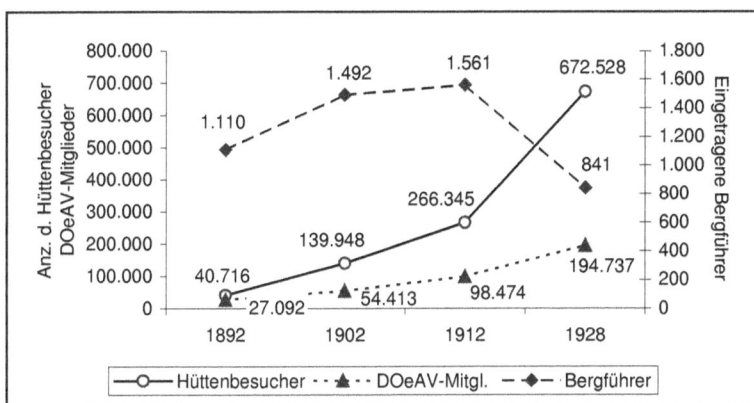

Abb. 12   Die Entwicklung der Anzahl eingetragener Bergführer im Ostalpenraum, Hüttenbesucher und DOeAV-Mitglieder zwischen 1869 und 1928 (mod. n. Moriggl, 1919, S. 101; ebd., 1929, S. 354; Schmidkunz, 1931, S. 375; Ziak, 1956, S. 184).

Die Zahl der Hüttenbesucher nimmt zwischen 1892 und 1912 um mehr als das Sechsfache zu, während der Bedarf an Führern im Alpenraum nur um ein Drittel ansteigt.[242] Nach dem Ersten Weltkrieg geht die Anzahl der eingetragenen Bergführer stark zurück, ganz entgegen der Entwicklung der Mitgliederzahlen des DOeAV wie zu der Zunahme der Zahl der Alpintouristen insgesamt. Zwischen 1912 und 1928 steigt die Zahl der Hüttenbesucher im Ostalpenraum um mehr als das Zweieinhalbfache, während die Anzahl eingetragener Bergführer fast um die Hälfte abnimmt. Insgesamt sinkt die Zahl der eingetragenen Bergführer zwischen 1892 und 1928 um 24 Prozent, während die Anzahl der Alpenvereinsmitglieder um mehr als das Siebenfache zunimmt. Die Zahl der Hüttenbesuche wächst sogar um mehr als das Sechzehnfache.

Diese Zahlen beweisen, dass immer mehr Sporttouristen immer öfter ohne die Unterstützung eines Bergführers in den Alpen unterwegs sind. Die Epoche des modernen Sporttourismus in den Alpen ist die Zeit der Alleingänger; der Sporttourist ist jetzt, dank der infrastrukturellen Durchdringung des alpinen Raums und der formalen Organisierung, in der Lage, ohne fremde Hilfe auch in schwierigem Gelände Bergsport zu betreiben. Doch es gibt trotz allem weiterhin Gäste, die auf die Dienste eines Führers nicht verzichten können

---

[242]   Leider gibt es keine Führertouren-Statistik. Eine Vergleichsbasis ist hier jedoch auch gegeben, da sich der Führerbestand stets der Nachfrage angepasst hat, wie Moriggl (1919, S. 101) betont.

(Moriggl, 1919, S. 101): Der Anfänger, dem das Gebirge überhaupt fremd ist, der vorsichtige Fortgeschrittene, wenn er Touren unternimmt, die seine Fähigkeiten übersteigen, der Alleinreisende, der nicht ohne Begleiter gehen möchte, sowie der Ängstliche, der sich unterschätzt, und der Bequeme, der die Mühen des Wegsuchens scheut.

3.3.3   Sporttourismus für alle? Zur Inklusion in das Sporttourismussystem

Die erste große Erschließungsphase hatte die Alpen „entzaubert" und die Alpenwelt für die Menschheit erschlossen. Nun muss es fortan darum gehen, die Menschheit für die Bergwelt zu erschließen; das neu ausdifferenzierte Sporttourismussystem muss sich um die Einbeziehung möglichst breiter Bevölkerungskreise bemühen, wenn es seinen Fortbestand sichern will, denn hinsichtlich der gesellschaftsweiten Etablierung von Funktionssystemen ist wachsende Inklusivität – im Sinne einer Generalisierung des Angebots und der Universalität der Nachfrage – ein eminent wichtiger Gesichtspunkt. Ziel des Sporttourismussystems ist es, Sporttourismus für alle anzubieten. Um dieses Ziel erreichen zu können, um „die Begeisterung für die Alpen und das Interesse für die Touristik in die weitesten Kreise zu verpflanzen" (Purtscheller, 1894, S. 105), ist eine „Periode des Friedens und der volkswirtschaftlichen Entwickelung" (ebd.) notwendig. In der Zeit zwischen den 1870er Jahren und 1914 erlebt Europa mit der Blütezeit des Hochkapitalismus eine solche Periode. Im Zuge des allgemeinen wirtschaftlichen Aufschwungs der Industriestaaten steigt Deutschland zur stärksten europäischen Industrienation auf.

Der Prozess zunehmender Inklusivität konkretisiert sich in der Lösung aus dem Bezug auf eine bestimmte Schicht, in der Regel auf die Oberschicht.[243] Weil die erste Moderne die Inklusion von Menschen in die Gesellschaft vor allem über die Mitgliedschaft in Organisationen laufen lässt (Nassehi, 1999, S. 141), bemühen sich vor allem die neu gegründeten Vereine um rasche Mitgliederzuwächse. Der *Deutsche und Österreichische Alpenverein* führt zahlreiche Argumente ins Feld, um die Inklusion in das Sporttourismussystem voranzutreiben. Andere formale Organisationen sind ebenfalls an diesem Prozess beteiligt. Die örtlichen Verschönerungs- und Verkehrsvereine wie die übergeordneten Verbände tragen mit ihren werbenden Maßnahmen, mit dem Auf- und Ausbau sowie der Pflege der Infrastruktur in den Talorten – das Anlegen und Instandhalten von Promenaden oder Talwanderwegen, oder das Aufstellen von Ruhebänken entlang derselben –, mit der Preispolitik des Unterkunftswesens und anderem mehr dazu bei, dass die Inklusion in das Sporttourismussystem weiter voranschreitet. Das organisierte Bergrettungswesen vermittelt den bergsporttreibenden Gästen die Gewissheit, dass auch in scheinbar ausweglosen Situationen am Berg noch Rettung möglich ist, und nicht zuletzt trägt auch das Führerwesen seinen Teil dazu bei, dass gänzlich bergunerfahrene Menschen in das System inkludiert werden können.

---

[243] So ist bspw. im Sportsystem zu beobachten, dass aus der einstigen Angelegenheit englischer männlicher Oberschichtangehöriger heute eine „Angelegenheit von der Wiege bis zur Bahre" (Digel & Burk, 2001, S. 3) geworden ist, und dass bisher sportabstinent Personengruppen wie Frauen, ältere Menschen, Kranke und Behinderte, gesellschaftliche Randgruppen und Problemlagen nun zunehmend an den Leistungen des Sportsystems partizipieren.

Anhand von Argumenten und Maßnahmen, mit denen der *Deutsche und Österreichische Alpenverein* wachsende Inklusivität sicherzustellen versucht, wird analysiert, wie der Prozess der Inklusion in das Sporttourismussystem vorangetrieben wird. Als Indikatoren des Erfolgs dieser Bemühungen werden einerseits die Mitglieder- und Sektionsbestandsentwicklung des DOeAV sowie andererseits die zunehmende Frequentierung von Ortschaften, Regionen und Infrastruktureinrichtungen vorgestellt.

3.3.3.1   Wie der *Deutsche und Österreichische Alpenverein* wachsende Inklusivität sicherstellt

Ab 1869/70 gibt der Alpenverein – noch ist es der *Deutsche Alpenverein* – die *Zeitschrift* als Vereinspublikation mit großer Werbewirkung heraus, welche wohl auch darauf zurückzuführen ist, dass in ihr der Anspruch auf Breitenwirkung deutlich herausgestellt wird. Im Vorwort zum ersten Heft der *Zeitschrift* heißt es:

> Grundgedanke war, der Deutsche Alpenverein solle alle Verehrer der erhabenen Alpenwelt in sich vereinigen, mögen sie die Deutschen Alpen selbst bewohnen, möge es ihnen auch nur zeitweilig vergönnt sein, diese zu besuchen, – mag sie ernste Forschung in die Thäler und Schluchten, über die grünen Höhen bis hinan zur Grenze organischen Lebens treiben, – mögen sie, einer Fachwissenschaft fernstehend, nur offenen Sinn mitbringen für die unvergesslichen Eindrücke der Hochgebirgsnatur .... [Der Verein] erhebt keine anderen Ansprüche an seine Mitglieder, er verlangt keine besonderen Leistungen, ... er ist kein Verein von Bergsteigern. .... Ueberall soll die Liebe zu den Alpen geweckt und gepflegt werden (ZDAV, 1869/70, S. I-II) [im Orig. gesperrt].

Auch die lapidare Fassung des Vereinszwecks in Paragraph 1 den Statuten des DOeAV – „die Kenntniss der Alpen Deutschlands und Österreichs zu erweitern und zu verbreiten, sowie ihre Bereisung zu erleichtern" (MDOeAV, 1876, S. 343) – ist „von ungeheurer Werbekraft" (E. Enzensperger, 1924, S. 63). Das Besteigen der Alpen soll grundsätzlich für alle möglich, jeder und jede soll „alpenvereins-" und „bergwanderfähig" sein. Um möglichst viele Mitglieder zu rekrutieren, verlangt der DOeAV, wie schon sein Vorgängerverein, keine besonderen bergsteigerischen Leistungen von seinen Mitgliedern. Welche Argumente führt der DOeAV im einzelnen an, um seinem Ziel, möglichst breite Kreise der Bevölkerung in das Sporttourismussystem zu inkludieren, näher zu kommen?

3.3.3.1.1   Inklusionsargumente der Anfangszeit

3.3.3.1.1.1 Inklusionsargument: „Die wissenschaftliche Erforschung der Alpen"

Es sollen nicht ausschließlich Personen aus dem kleinen Kreis praktizierender Bergsteiger, sondern aus dem weit größeren Kreis der Liebhaber von Naturerkenntnis und -ästhetik zum Alpenverein finden. Trotzdem – oder gerade deswegen? – bewegt sich der Universalitätsanspruch des Alpenvereins in seinen Anfangsjahrzehnten in den soziokulturellen Grenzen des Bürgertums, wie auch Günther (1996, S. 36) konstatiert. Die literarischwissenschaftliche Tätigkeit des Alpenvereins trägt weit stärker zur Universalisierung der Vereinsziele bei wie die praktische; das Vereinsschrifttum ist der Multiplikator der alpinen Bewegung (ebd., S. 46-47). Das Vereinsinteresse richtet sich vor allem auf die Pflege des alpinen Schrifttums, wie es im Bericht des Zentralausschusses auf der Generalversammlung von 1879 heißt:

> Die Macht und die Bedeutung unseres Vereins liegt in der Fülle seiner geistigen Kräfte, sie zu entfalten ist seine wichtige Aufgabe. Das geeignetste Organ hierfür sind seine Publicationen: auf sie hat der Verein deshalb seit seiner Gründung den Schwerpunkt seiner Thätigkeit

gelegt, durch sie müssen die Beobachtungen, die wissenschaftlichen Resultate angestellter Forschungen Einzelner Gemeingut Aller werden, so nur vermag der Verein seine Hauptaufgabe zu erreichen, die Kenntnis von den Alpen zu erweitern und zu verbreiten (ZDOeAV, 1879, S. 424).

Der DOeAV ist zwar kein wissenschaftlicher Verein, betont Richter (1894, S. 2), aber die gesellschaftliche Stellung und der Bildungsgrad der Mitglieder – sie kommen vorwiegend aus den wissenschaftlich gebildeten und literarisch tätigen Kreisen (Emmer, 1894, S. 178) – ist eine Ursache dafür, dass der Alpenverein wissenschaftlichen Fragen breiten Raum gewährt.[244] Das Flaneur- und Faulpelz-Dasein wird in der bürgerlichen Mittelschicht sanktioniert, das „sinnvolle" Nutzen der freien Zeit aber findet allgemeine Zustimmung; jeder Genuss, also auch jener der freien Rundsicht vom Gipfel, muss erst verdient werden. Hinzu kommt, dass auf dem Gebiet der Alpenforschung noch sehr viel zu leisten ist und unzählige schwierige Aufgaben auf ihre Lösung warten.[245] Die alpinen Vereine setzen sich erst das Ziel, hinreichendes Wissen rund um die Alpen und um das Bergsteigen anzuhäufen, um anschließend ihre Kräfte darauf zu verwenden, dort und dafür auch infrastrukturelle Rahmenbedingungen zu schaffen. So wendet der DAV in den zwölf Jahren seiner Existenz 64,3 Prozent der Gesamtausgaben für die „Sammelplätze" (Richter, 1894, S. 2) von Antworten auf alpine Forschungsfragen, für Vereinsschriften, aber nur 2,7 Prozent für Wege- und Hüttenbauten auf (Emmer, 1894, S. 180). 1874, im ersten Vereinsjahr des DOeAV, werden sogar 85 Prozent der gesamten Ausgaben für die Vereinspublikationen *Zeitschrift* und *Mitteilungen* aufgewendet. 1881 sind es immer noch 60 Prozent (ZDOeAV, 1881, S. 481-482), 1884 gleichwohl 56 Prozent (ebd., 1884, S. 436-437). Im Gegensatz dazu wird für die praktische Erschließung des Gebirges, für Wege- und Hüttenbauten, noch immer recht wenig ausgegeben. 22 Prozent der Ausgaben entfallen 1881 darauf (ebd., S. 481-482), und 1884 sind es 23 Prozent (ebd., 1884, S. 436-437).

Das Inklusionsargument der wissenschaftlichen Erforschung der Alpen, also das Ziel, wissenschaftliche Resultate alpiner Forschung Einzelner zum Gemeingut Aller werden lassen zu wollen, richtet sich an den recht kleinen Kreis naturwissenschaftlich Interessierter und Gebildeter und spiegelt die feste Verankerung des Alpenvereins im Bildungsbürgertum vor der Jahrhundertwende wider (Günther, 1996, S. 47). Dies lässt sich auch anhand der *Zeitschrift*-Beiträge zeigen. Zwar sei die Zeitschrift der „Sammelpunkt der auf die Alpen bezüglichen wissenschaftlichen Leistungen" (MDOeAV, 1883, S. 3) [im Orig. gesperrt], doch weil der Verein keine „gelehrte Gesellschaft" (ebd.) sei, würden „alle Artikel in jener geläuterten und vollendeten Form dargeboten ..., welche selbst einen abstrakten Inhalt *allgemein verständlich* und anziehend macht" (ebd.) [Hervorh. d. Verf.].

---

[244] Dies deckt sich mit der Entwicklung des *Schweizer Alpen-Clubs.* Dieser betreibt in den ersten 40 Jahren seiner Vereinsgeschichte, also bis an die Jahrhundertwende, die Erforschung der schweizerischen Alpen, seine Mitglieder sind reich und gebildet, Wissenschaftler, Forscher, Unternehmer, Industrielle, Militärs aus dem Großbürgertum (Alpin, 10/1988, S. 80-83).

[245] Da die Alpen lange Zeit gemieden wurden, ist der Forschungsstand auch noch im letzten Drittel des 19. Jahrhunderts äußerst dürftig. Nachholbedarf besteht vor allem, wie den Ausgaben der *Zeitschrift* aus den Anfangsjahren des DOeAV zu entnehmen ist, in geologischen, meteorologischen, messtechnischen, aber auch physiologischen und trainingswissenschaftlichen – im Sinne der Auswirkungen des Bergsteigens auf den menschlichen Körper; Purtscheller (1894, S. 120-121) fasst seine Erörterungen zur „Gesundheitslehre" des Bergsteigers unter dem Begriff der „Bergsteiger-Hygiene" zusammen – Fragestellungen, in Fragen zur Ausrüstung des Bergsteigers, zu ernährungswissenschaftlichen Problemen u. a. m.

Dem ungeachtet schreibt E. Waltenberger 1903 (S. 100): „Daß in Bayern ... ein über das ganze Land ausgedehntes Dreiecksnetz die erste und wichtigste Grundlage für den Aufbau aller geometrischen Operationen bildet, dürfte wohl so ziemlich *Allen* bekannt sein" [Hervorh. d. Verf.], und er lässt eine Abhandlung über trigonometrische Netze, Koordinatensysteme und trigonometrische Formeln folgen, die ausschließlich die naturwissenschaftlich Gebildeten anspricht und dem Laien kaum zugänglich ist. Auch die unter der Rubrik „Touristisches" zu lesenden Schilderungen von Bergbesteigungen gleichen geologischen und geographischen Forschungsberichten,[246] und es entsteht der Eindruck, Bergsteigen würde einzig zum Zweck der Naturerforschung unternommen, was auch Günther (1996, S. 48-49) anmerkt. Freiherr von Czoernig konstatiert in einem Vortrag mit dem Titel *Der Alpinismus ist kein Sport* (MDOeAV, 1883, S. 104-105) bei der Sektion Küstenland 1883:

> Der alpine Sport pocht hauptsächlich auf die Summe der bestandenen Gefahren und der bezwungenen Höhen; unser Streben will aber bei voller Anerkennung des Werthes einer tüchtigen Kletterei ... doch wesentlich das festhalten, dass wir auch ... Beobachtungen machen oder vermitteln, welche der Wissenschaft zur Förderung dienen.

Die körperliche Betätigung in den Bergen wird zwar als Selbstzweck akzeptiert, ist aber trotzdem noch längst nicht vollständig vom wissenschaftlichen Zweckbezug befreit, wohl auch deshalb, da die Akteure der Naturwissenschaft häufig Akteure des Alpenvereins sind und umgekehrt. Richter (1894, S. 3) schreibt zur Beziehung von Alpenverein und gelehrten Kreisen:

> Ein sehr grosser Theil, man kann sagen die überwiegende Mehrzahl der in den Alpen thätigen Gelehrten ist zu unserem Vereine in nähere Beziehung getreten; sie sind nicht blos Mitglieder, sondern haben sich an der Vereinsleitung betheiligt, in den Sektionen Vorträge gehalten oder in den Vereinsschriften Arbeiten veröffentlicht.

Dieses Verhaftetsein der alpinistischen Bewegung in bildungsbürgerlichen Kreisen läuft aber der Fortschrittsorientierung des DOeAV – „was für den Baum das Wachsen und Blühen, das ist für jede gesellschaftliche Institution der Fortschritt", heißt es in den *Mitteilungen* von 1888 (S. 211) –, das heißt, dem Streben nach gesellschaftlichem Universalismus, zuwider, und der Verein beginnt, der Wissenschaftslastigkeit entgegenzusteuern.

3.3.3.1.1.2 Inklusionsargument: Bildung neuer Sektionen

Auch die „Topographie der alpinen Bewegung" in ihrer Anfangszeit, wie sie Günther (1996, S. 37-40) vorstellt, verweist auf deren Verhaftetsein im Bildungsbürgertum. Sie hat ihre Zentren soziokulturell in der Stadt und geographisch in Alpennähe. Es sind vor allem die Groß-, Universitäts- und Residenzstädte im Flachland, in denen vermögende und gebildete Bürger – im Sinne einer für die Zwecke der sporttouristischen Bewegung prädestinierten Klientel – mehr als anderswo ansässig sind. Dementsprechend setzen sich die Vorstände der Alpenvereinssektionen in der ersten Zeit aus Angehörigen der oberen Sozialschichten oder aus der obersten in der Sektion vertretenen sozialen Schicht zusammen (ebd., S. 44). Ende 1875 haben 38 Prozent der 53 Alpenvereins-Sektionsvorsitzenden einen Doktortitel, 15 Prozent ein Adelsprädikat. Die Rangliste der Berufe führen die Pro-

---

246 Anton Spiehler (1885, S. 311) schreibt über seine Wanderung in den Lechtaler Alpen folgendes: „Wir drangen aufwärts bis zu einem quellenreichen Gebiet dicht unter den Schrofen ... Hier sprudelt aus dem Wiesboden eine stark nach Schwefelwasserstoff duftende Quelle (2074 m An. ...), ... das Wasser hat 5° C."

fessoren mit 19 Prozent an. Es folgen die Ärzte mit elf Prozent, Justiz- und Verwaltungs-
beamte mit acht Prozent sowie Advokate und Notare mit sechs Prozent. Je einmal vertreten ist der Pfarrer, der Buchhändler, der Oberförster, der Betriebs-Ingenieur und der Fab-
rikdirektor (MDoeAV, 1875, S. I).[247]
Die Mehrheit der DOeAV-Mitglieder der Anfangsjahre stammt aus außeralpinen Sektionen[248] in kostengünstiger Entfernung zu den Alpen (Emmer, 1894, S. 198), also aus Städten wie Wien, Augsburg und München, oder aus Alpenrand- und inneralpinen Städten mit
Bahnanschluss wie Immenstadt, Innsbruck oder Meran. Einerseits sticht das Kriterium der
Alpennähe das der Urbanität im Laufe der Vereinsgeschichte aus (Günther, 1996, S. 39),
und es werden zunehmend Sektionen in alpinen Regionen gegründet; 1875 bis 1877 sind
dies die Sektionen Berchtesgaden, Brixen, Kitzbühel, Landeck, Miesbach, Reichenhall
und Reutte (ZDOeAV, 1875; 1876; 1877). Andererseits erlauben neue Bahnverbindungen
und die Ermäßigung der Bahntarife vor allem für Alpenvereinsmitglieder, dass auch fern
der Alpen lebende Menschen das Wirken des DOeAV kennen und schätzen lernen. Besonders Deutschland verfügt über eine große Zahl wohlhabender Städte, was günstig für
die Bildung neuer Sektionen ist (Emmer, 1894, S. 198). Die Gründungen der Sektionen
Hamburg und Köln 1875/76 beispielsweise finden beim Zentralausschuss großen Anklang:

> Es ist ein wichtiger Fortschritt in der Ausbreitung unseres Sectionsnetzes, dass wir unter den
> neuen Sectionen dieses Jahres die Bildung einer solchen im äussersten Norden wie im äus-
> sersten Westen Deutschlands zu verzeichnen haben, dort Hamburg, hier die Section Rhein-
> land mit dem Sitz in Cöln, ... die zur Verbreitung des Ansehens unseres Vereins draussen in
> dem für seine Zwecke so ergiebigen Flachlande nicht wenig beitragen werden (ZDOeAV,
> 1876, S. 323).

Auf dem „platten Land" fernab der Alpen gilt: Je ländlicher und alpiner die Sektionen, um
so unakademischer sind ihre Mitglieder, die sich aber trotzdem aus dem besser gestellten
Mittelstand rekrutieren (Günther, 1996, S. 45). Als 1890 erstmals seit Vereinsgründung
eine Hauptversammlung weit außerhalb des Alpengebietes, in Mainz, stattfindet, würdigt
der DOeAV dies in den *Mitteilungen* (1890, S. 192-193) so: „Man darf ... diese Thatsache
bezeichnend finden für die Entwicklung unseres Vereins, dessen von den Gründern kaum
geahnter Aufschwung auf der innigen Theilnahme beruht, welche die fern den Alpen
wohnenden Stammesgenossen dem Berglande ... entgegenbringen."

3.3.3.1.2   Die akademische alpine Jugendbewegung: Verbreitung des führerlosen Berg-
steigens und Sicherung des akademischen Nachwuchses

In Ansätzen ist das führerlose Gehen bereits populär, als der akademische Nachwuchs es
hauptsächlich aus Mangel an finanziellen Mitteln betreibt und mit so überraschenden Erfolgen aufhorchen lässt, dass man sein „Wirken geradezu als Quelle des Stromes bezeichnen kann, zu dem das Bergsteigen sich als Volkserscheinung verbreitert" (J. Enzensperger, 1931, S. 371). Die studentische Jugend schließt sich in akademischen Vereinen zusammen, die sich entweder einem der großen Alpenvereine als Sektionen angliedern oder

---

[247]   Bei einigen Vorsitzenden wird lediglich der Name und nicht der Beruf genannt, so dass daher auch
nicht mit Günther (1996, S. 43) behauptet werden kann, dass Handel und Gewerbe sowie Land- und
Forstwirtschaft unterrepräsentiert seien; es könnte sein, dass bspw. der Vorsitzende der Sektion „Al-
gäu-Immenstadt", A. Waltenberger, einen Beruf ausübt, der dort eingeordnet werden kann.

[248]   Alpin ist eine Sektion dann, wenn Erforschung und Bereisung der Alpen „vor der Haustür" möglich
ist (Günther, 1996, S. 38).

aber selbständig bleiben. 1887 wird in Wien die erste akademische Sektion des DOeAV gegründet. Es folgen die akademischen Sektionen Berlin (1889) und Graz (1892) sowie 1892 der selbständige *Akademische Alpenverein München*. Der 1900 gegründete *Akademische Alpine Verein* Innsbruck setzt sich zusammen aus katholischen Studierenden der Universität Innsbruck (Dreyer, 1931, S. 416).

Mit der Eingliederung der studentischen Jugend verfolgt der DOeAV das Ziel, diese „für die Schönheit der Alpenwelt zu begeistern und in ihr für die Zukunft treue Freunde und Mitarbeiter zu gewinnen" (MDOeAV, 1889, S. 206), und nur diese, denn Eintritt in die neu erbauten Studentenherbergen hat nur, wer das „Legitimationsbuch" des Alpenvereins vorweisen kann. Der Erwerb dieser Bücher wiederum ist beschränkt auf „Abiturienten der Mittel- und Hörer der Hochschulen" (ebd., S. 139). Nachdrücklich weist der Verein darauf hin, dass die Herbergen *allen* Studierenden und Abiturienten zugänglich sind, und nicht nur Alpenvereinsmitgliedern (ebd., 1890, S. 184); der weniger begüterte und doch designierte, weil akademische Alpenvereinsnachwuchs soll zur Sicherung des Fortbestands des Sporttourismussystems im allgemeinen und des DOeAV im besonderen frühzeitig mit den Ideen und Zielen des Vereins vertraut gemacht und in das System inkludiert werden. Der Aufforderung folgen die jungen Akademiker in großer Zahl. Sie reisen mit gleichgesinnten Freunden ins Hochgebirge und besteigen ohne Führer die höchsten Berge. „Auf breiter Grundlage baut sich die Loslösung der Jungen zur Freiheit und geistigen Kraft ihres selbständigen Handelns auf und wird für die Weiterentwicklung [des Alpintourismus, d. Verf.] von ausschlaggebender Bedeutung", konstatiert J. Enzensperger (1924, S. 43).

Die Führerlosen übernehmen damit endgültig die Führung im Alpinismus. Aus der ersten akademisch-alpinen Bewegung der Jugend in den 1890er Jahren entsteht erst eine allgemeine Jugendbewegung in den alpennahen und später auch in den Gebieten des Flachlandes. Sie mündet schließlich in eine Bewegung eines ganzen Volkes, die weit über die deutschen und österreichischen Lande hinausgreift und in den zahlreichen Sektionen des DOeAV weiter gedeiht.

3.3.3.1.3   Ausweitung der Zielgruppe

„Immer mehr und mehr gestalten sich die Alpen zu einem grossen Erholungs- und Pilgerfahrtsziele der modernen europäischen Welt", freut sich Purtscheller (1894, S. 176). Im Zuge dieses fortschreitenden Popularisierungsprozesses weitet der Alpenverein seine Zielgruppe aus. Dr. Emmer (MDOeAV, 1888, S. 211) berichtet der Generalversammlung zu Lindau, dass es „mit Genugthung" gesehen würde, „dass die Zahl der Alpenreisenden alljährlich wächst, dass die Theilnahme für unser Hochgebirge sich stetig steigert." Und er bemerkt weiter:

> Vielleicht bedauert es Der oder Jener, dass in den Alpenthälern nicht mehr die weltabgeschiedene Ruhe herrscht, wie vor Jahrzehnten, dass die kleine stille Gemeinde von Bergfreunden sich zu einem gewaltigen Kreise erweitert hat; doch der Menschenfreund muss diesen Umschwung aus mehr als einem Grunde begrüssen, er muss sich freuen darüber, dass von so Vielen der Naturgenuss den anderen Genüssen des modernen Culturlebens vorangestellt wird (ebd.).

Viele ziehen den Naturgenuss vor, aber längst noch nicht alle; es sind nach wie vor die naturwissenschaftlich gebildeten Angehörigen des Bürgertums, welche die Alpen bereisen, und das ist ein Tatbestand, welcher der Fortschrittsorientierung des DOeAV zuwiderläuft. Zwar steigen die Mitgliederzahlen unaufhörlich, und es ist der „Ausdehnung der

Vereinsthätigkeit keineswegs ein Ende gesetzt" (ebd., S. 212), aber das Ziel des Vereins ist es, nicht nur Angehörige einer bestimmten Schicht, sondern *alle* Menschen in das alpinistische Projekt zu integrieren. Deshalb legen die Vereinsoberen besonderen Wert auf die „Vergrösserung und Vermehrung der Gebirgs-Sectionen, welche naturgemäss besonders berufen erscheinen, ununterbrochen im Sinn und Interesse des Vereins ... zu wirken" (ebd., 1880, S. 2). Die Einbeziehung der ländlichen Bevölkerung der abgelegenen Täler des Hochgebirges ist deshalb von großer Bedeutung, da ihre kulturellen, sozialen und ökonomischen Bedingungen äußerst ungünstig sind. Sie verfügen nicht über die Voraussetzungen für eine wissenschaftliche und ästhetische Aneignung des Gebirges und haben über die Befriedigung ihrer Grundbedürfnisse hinaus kaum Geld und Zeit zur Verfügung. Während breite Kreise der Bevölkerung des platten Landes bereits über solche Voraussetzungen verfügen, sind die teils bitterarmen Bergbauern noch immer gezwungen, ihre Kinder über den Sommer, von Georgi (12. März) bis Martini (11. November) (Spiehler, 1883, S. 338), zur Arbeit nach Schwaben zu schicken, um die Existenz der Familie zu sichern. Dieses „Schwabengehen" führt über noch tief verschneite Berge wie beispielsweise den Arlberg, welche die Kinder mit schlechtem Schuhwerk und dürftigster Kleidung zu überwinden haben (Bereuter, o. J.). Die erfolgreiche Einbindung gerade einer dem Alpinismus so fernstehenden Bevölkerungsgruppe ist der beste Beweis für das Raumgreifen des Alpinsporttourismus: „Besonders unter der Gebirgsbevölkerung erwirbt sich der Verein immer grössere und ausgedehntere Sympathien, was sich am deutlichsten in der gesteigerten Thätigkeit mehrerer Gebirgs-Sectionen und in ihrem raschen Zuwachs an Mitgliedern ... zeigt" (ZDOeAV, 1880, S. 453). Außerdem legt der Zentralausschuss großes Gewicht auf das „Wachsthum der Flachland-Sectionen" (MDOeAV, 1880, S. 2) in den großen Städten der Ebene, denn diese tragen die Liebe zur Gebirgswelt „in entfernte Gaue" (ebd.) und sichern so die flächenmäßige Ausbreitung der alpinen Bewegung über die alpinen und alpennahen Gebiete hinaus.

Aktive Vereinsmitglieder sind beim DOeAV besonders erwünscht. Die Ziele, auf deren Verfolgung der Verein „hervorragenden Nachdruck legt" (ebd.), ist

> die Ausbreitung des Vereins, und zwar nach zwei Richtungen: erstens die Vergrösserung der Zahl der Mitglieder im Allgemeinen und zweitens die Vermehrung der Zahl derjenigen, welche ein erhöhtes Interesse für die Thätigkeit des Vereins empfinden und selbst rege in die Angelegenheiten desselben eingreifen (ebd.).

Auch in der literarischen Tätigkeit des DOeAV zeigt sich der Ausbreitungsprozess. Seit 1897 werden *Wissenschaftliche Ergänzungshefte* herausgegeben, die „zur Entlastung der Zeitschrift von den streng wissenschaftlichen Aufsätzen" (Emmer, 1909, S, 339) dienen soll, denn sie sind „mehr für den Kreis der Fachleute bestimmt, für die Laien weniger verständlich" (ebd.). Danach sind es nicht mehr nur wissenschaftlich gebildete Angehörige höheren Schichten, die in den Kreis der Leser einbezogen werden, sondern es wird erwartet, dass sich unter den Lesern nun auch „Laien", sprich: weniger Gebildete befinden.

3.3.3.1.3.1 Inklusionsargument: Vergünstigung der Reisepreise für DOeAV-Mitglieder

Von Beginn seiner Vereinstätigkeit an handelt der DOeAV mit den Betreibern von Reise- und Verkehrsunternehmen Vergünstigungen für seine Mitglieder aus. Die Erleichterung der Bereisung der Alpen wird damit auch über das Angebot wesentlich günstigerer Reisepreise exklusiv für DOeAV-Mitglieder realisiert.

Fahrvergünstigungen für Schiff, Eisenbahn und Kraftwagen

„Eine Reihe von Eisenbahnen gewährt den Vereinsmitgliedern ... Fahrvergünstigungen", melden die *Mitteilungen* im Jahre 1877 (S. 145).[249] So bewilligt die *k. k. priv. Kaiserin-Elisabeth-Bahn* „auf Ansuchen des C.-A. den Vereinsmitgliedern rücksichtlich derjenigen Reisen, welche die Erforschung der österreichischen Alpenwelt bezwecken, eine Fahrvergünstigung" (MDOeAV, 1877, S. 144). Auch die *I. Attersee-Dampfschiffahrt* sowie die *Ammersee-Dampfschiffahrts-Gesellschaft* gewähren unter Vorlage der DOeAV-Mitgliedskarte bei Entrichtung der Fahrgebühr für die zweite Klasse das Fahren mit der ersten Klasse (ebd., 1881, S. 98; 173), und die *I. Mondsee-Dampfschiffahrts-Unternehmung* gibt für Fahrten auf Mond- und Wolfgangsee 50 Prozent Rabatt (ebd.). Für Vergünstigungen müssen die Fahrten mit der *Salzburger k. k. priv. Kronprinz-Rudolf-Bahn, der Westbahn zu Ehren der Kaiserin Elisabeth* sowie der *Österreichischen Südbahn* ausschließlich alpinsporttouristische Interessen zum Zweck haben (ebd., S. 171). Die Reisevergünstigungen werden aber, zumindest auf den Hauptstrecken der Eisenbahn, um 1890 wieder eingestellt (Stadler, 1975, S. 203). Weiterhin werden kombinierbare Rundreise-Billets für die Strecken der *Kronprinz-Rudolf-, der Süd-* und der *Kaiserin-Elisabeth-Bahn* ausgegeben; der Fahrgast erhält ein Couponheft für Rundreisetouren mit mindestens 300 Kilometern Strecke – es gibt dazu ein Verzeichnis mit 294 Routen –, bei denen die Hin- und Rückfahrt ausdrücklich nicht auf der selben Strecke stattfinden darf (MDOeAV, 1879, S. 88-89). Kraftwagenfahrten sind für Alpenvereinsmitglieder ebenfalls günstiger, beispielsweise die Fahrt mit der Autobuslinie von Zell am See nach Kessellfall-Alpenhaus im Kapruner Tal (ebd., 1914, S. 144). Jugendwandergruppen des Alpenvereins reisen mit den niederösterreichischen Landesbahnen auf der Strecke der Mariazeller Bahn bei Nutzung der zweiten und dritten Klasse um 50 Prozent günstiger (ebd., 1919, S. 122).

Nachlässe bei Hütten- und Hotelübernachtungen

Nach dem Beschluss der DOeAV-Generalversammlung zu Leipzig 1906 zahlen Nichtmitglieder für eine Übernachtung in einer vereinseigenen Hütte das Doppelte des für Mitglieder festgesetzten Betrags (Emmer, 1909, S. 360). Bei Hotelübernachtungen erhalten Alpenvereinsmitglieder schon ab den 1870er Jahren Nachlässe. Das 1876 erbaute *Hotel zu den 4 Jahreszeiten* in Berchtesgaden gesteht ihnen Vergünstigungen von zehn Prozent zu, und das *Gasthaus zum Untersberg* berechnet für ein Zimmer „nur 1 Mark und keine Bougies und Servis" (MDOeAV, 1878, S. 124).[250] Der Garmisch-Partenkirchener *Gasthof zum Lamm* bewilligt eine Preisermäßigung von zehn Prozent (ebd., 1879, S. 88). Franz Ramsauer, Hotelier in Ischl, stellt zwei Zimmer mit sechs bis acht Betten ausschließlich für Mitglieder des DOeAV sowie des OeTK zur Verfügung. Ein Bett pro Nacht kostet inklusive Beleuchtung und Bedienung nur 70 kr. (ebd., 1880, S. 75). Auch nach dem Ersten Weltkrieg erhalten DOeAV-Mitglieder bei Hotelübernachtungen Rabatt. Das Hotel *Krone* in Zell am See beispielsweise gewährt 20 Prozent auf Speise- und Zimmerpreise (ebd., 1919, S. 98).

---

[249] Art und Höhe der Vergünstigungen sowie die Zeiträume ihrer Gültigkeit ändern sich oft sogar mehrmals pro Jahr, und es gibt sehr viele Verkehrsunternehmen mit jeweils ganz speziellen Vergünstigungsangeboten, so dass es den Rahmen dieser Arbeit bei weitem sprengen würde, sie alle lückenlos zu dokumentieren. Vgl. dazu bspw. die Auflistung der Ermäßigungen für DOeAV-Mitglieder des Jahres 1884 (MDOeAV, 1884, S. 187-188).

[250] *Bougies* steht allg. für (Kerzen-)Beleuchtung – Glühlampen für elektrische Beleuchtung wie bspw. die Kohlenstofflampen werden erst 1879 erfunden –, *Servis* (von franz. Service) meint die Bedienung.

Die Übernachtung in Berghütten dagegen wird eher teurer, was auf die steigende Zahl der bewirtschafteten Hütten an der Wende vom 19. zum 20. Jahrhundert zurückzuführen ist. 1909 haben bereits 83 Prozent aller Vereinshütten den Charakter eines Berggasthauses (ZDOeAV, 1909, S. 341), was sich auch in den Preisen für Kost und Logis niederschlägt. Deshalb fordert die Vereinsleitung des DOeAV im Jahre 1912, dass im Interesse der auf bescheidene Mittel angewiesenen Bergwanderer eine Rückkehr zu einfacheren Verpflegungs- und Unterbringungsformen stattfinden sollte, um die Bergregionen allen Bergwanderern offen zu halten (MDOeAV, 1912, S. 228).

3.3.3.1.3.2 Inklusionsargument: Die schöne Aussicht vom Berge

Mit der Ausbreitung des Interesses an körperlicher Betätigung in den Bergen wird dieser nicht mehr hauptsächlich nur aus wissenschaftlichen Gründen nachgegangen, sondern sie wird immer mehr eine Allerweltspraxis. Diesen Prozess forciert der Alpenverein in seinem Bemühen um Inklusion möglichst breiter Bevölkerungskreise nachdrücklich, denn für die Schönheit und Reize der Hochalpen sind weit größere Kreise empfänglich als für wissenschaftliche Forschungsfragen. Die Berge sollen als Lust- und Freudenspender dienen (Lehner, 1924, S. 158) und sind vor diesem Hintergrund Mittel zum Zweck des Genusses der schönen Aussicht, für die der DOeAV in seinen Publikationen intensiv wirbt. Das ideale Terrain des Bergwanderers ist ein einfach zu erreichendes, das darüber hinaus noch ein informatives und ästhetisches Moment in sich birgt. F. Liebeskind aus Leipzig berichtet 1875 in einer Skizze über seine Reise über den Restipass und auf die Laucherspitze (Wallis, Schweiz):

> Die Besteigung der Laucherspitze ist in ungefähr einer halben Stunde von da [vom Restipass, d. Verf.] leicht auszuführen und bietet nicht die geringste Schwierigkeit. Ich habe selten auf meinen Fahrten mit so geringer Mühe eine so umfassende, malerisch schöne und belehrende Aussicht gefunden, als die von der Laucherspitze (MDOeAV, 1875, S. 36).

„Einen Zweck, welchen wohl die meisten Bergsteiger bei ihren Bergwanderungen ... im Auge haben, bildet der Gewinn der Rundsicht", konstatiert A. Waltenberger (1880, S. 6). Dass in der *Zeitschrift* des DOeAV eine 17 Seiten umfassende Abhandlung von F. Ramsauer über *Die Berechnung der Sehweite* (1898, S. 81-97)[251] erscheint, zeigt, wie wichtig Aus- und Rundsicht für den bergesfrohen Wanderer (ebd., S. 86) zu dieser Zeit tatsächlich sind. „Der schönste Lohn einer anstrengenden Bergbesteigung ist gewiss eine möglichst weite Fernsicht", ist sich W. A. Nippoldt aus Frankfurt am Main sicher (MDOeAV, 1875, S. 59). Um des Naturgenusses willen „lohnt es sich wahrlich, keine körperliche Anstrengung zu scheuen", bemerkt auch Starke (1888, S. 101). Körperliche Anstrengung ist das Mittel zum Zweck des Gewinns der schönen Aussicht, deren Faszination im gewaltigen Kontrast zwischen dem in engen räumlichen Grenzen eingeschlossenen Gesichtskreis in der Ebene und dem weitgedehnten, vom Berg aus zu überblickenden Horizont liegt. Die Wirkung des Kontrastes entspricht jener des Erhabenen, Unermesslichen, Gewaltigen (Waltenberger, 1880, S. 6) in der Romantik, und sie erfreut nicht nur den Naturwissenschaftler unter den Bergsteigern, wie auch der Vorsitzende der Sektion Taufers, Dr. med. J. Daimer, anmerkt: „die überwiegende Mehrzahl der Touristen kommt nicht in die Alpen,

---

251 Die Abhandlung befasst sich unter „Zuhilfenahme einiger mathematischer Kenntnisse" (Ramsauer, 1896, S. 81) im einzelnen mit der Berechnung der geometrischen Sehweite, mit der Bestimmung der wirklichen Sehweite mit Berücksichtigung der Strahlenbrechung, der Höhenlage des überschauten Landes und der Größe des überschauten Teils der Erdoberfläche.

um naturwissenschaftliche Studien zu machen, sondern einfach nur, um sich auf einer Gebirgswanderung am Anblicke grossartiger oder lieblicher Naturbilder zu ergötzen, weit umfassende Aussicht zu geniessen etc." (ZDOeAV, 1875, S. 19).

3.3.3.1.3.3 Inklusionsargument: Die Übung der körperlichen Kräfte

Es sind insbesondere die „Geistesarbeiter und Gelehrten" (Günther, 1996, S. 231) des Bildungsbürgertums, die um die Wende vom 19. zum 20. Jahrhundert das Feld des alpinen Sporttourismus in Theorie und Praxis dominieren. Im urbanen Lebens- und Arbeitsalltag ruhig gestellt und marginalisiert, kommt der Körper in der Gegenwelt der Bergnatur wieder zu seinem Recht. Von Anfang der Existenz des DOeAV an wird die Übung der körperlichen Kräfte beim Bergsteigen sowohl in Beiträgen der *Zeitschrift* wie auch der *Mitteilungen* besonders hervorgehoben.

Dr. H. Buchner (1876, S. 129-162) analysiert das Bergsteigen als physiologische Leistung und konstatiert: „Nun gibt es für den menschlichen Körper wenig Gelegenheiten, wo grössere Anforderungen von Muskelarbeit gestellt würden, als dies bei langdauernden Ersteigungen bedeutender Gebirgshöhen der Fall ist" (ebd., S. 142). Eine Reise in das Gebirge wird meist in der Absicht unternommen, „neben einem ästhetischen Genusse, neben dem Vergnügen, das uns eine grossartige, ungezähmte Natur selbst im Beschwerlichen bietet, zugleich Erholung von Berufsgeschäften und Kräftigung des Körpers zu suchen" (ebd., S. 162). Das Wandern im Gebirge, so urteilt auch L. Purtscheller (1886, S. 37-39) in seinem Aufsatz *Das Bergsteigen als körperliche Uebung und als Beförderungsmittel der Gesundheit*, sei „ein vortreffliches Moment zur Uebung ... unserer körperlichen Kräfte." Das Leben in der Zivilisation mache es „dringend nöthig, der Verallgemeinerung körperlicher Uebung ... ein erhöhtes Augenmerk zuzuwenden", denn der „grosse Ausfall menschlicher Muskelkraft" bewirke einen „Verlust in unserer körperlichen Ausbildung", welcher uns der Mittel beraubt, „unseren Leib naturgemäss zu gebrauchen, zu bewegen und auszubilden."

Ein Körper, der unter einem „Ausfall menschlicher Muskelkraft" (ebd.) leidet, ist zum Bergsteigen genau genommen ungeeignet, doch die „athletischen Eintrittsgebühren des Alpinismus" (Günther, 1996, S. 230) werden auf der Folie des systemischen Strebens nach fortschreitender Inklusion niedrig gehalten. Bergsteigen, so wird dem Leser alpinen Schrifttums vermittelt, kann jeder.[252] Die besondere, meist ungewohnte Übung der körperlichen Kräfte (Hogenauer, 1900, S. 94) setzt lediglich „ein gesundes Herz, kräftige, ausdauernde Lungen und ein richtig funktionierender Magen" (Purtscheller, 1894, S. 120-121) voraus. Während des Gehens hat der Bergsteiger nur darauf zu achten, dass er in einer Geschwindigkeit geht, in der „weder ein übermässig starker Herzschlag, noch ein hörbares Athmen eintreten" (ebd., S. 121). In seinem Aufsatz *Bergsport und Alpinismus* (1893) bestimmt der Oberstdorfer H. Modlmayr die Physiognomie des Bergsteigerkörpers. Der ideale Bergsteiger sei „ein magerer, nicht zu grosser Mensch mit langen Beinen (ebd., S. 196); „es ist durchaus nicht erforderlich, ein sogenannter Kraftmensch zu sein, um einen tüchtigen Alpinisten abzugeben, im Gegentheil" – sehr muskulöse Zeitgenossen seien zwar „momentan der erstaunlichsten Kraftproben fähig", jedoch „leicht durch eine anhaltende Anstrengung vollständig erschöpft" (ebd.). Nicht die von außen sichtbare muskuläre Körperkraft kennzeichnet den idealen Bergsteiger, sondern eine Ausdauer, die,

---

[252] Dies ist zugeschnitten auf die sporttouristische Allerweltspraxis im Sinne eines „weichen", weit gefassten Sportbegriffs, nicht jedoch auf die „härtere", leistungs- und wettkampfsportorientierte Richtung des versportlichten Alpinismus.

ob vorhanden oder nicht, unsichtbar ist. Die Anstrengung während einer Bergbesteigung ist grundsätzlich nichts Negatives, sondern sie bereitet Freude – „Freude an der Ueberwindung körperlicher Anstrengung ...., wenn nach stundenlangem Steigen, oft nach mühseligem Klettern, die Spitze erreicht ist" (Starke, 1888, S. 97).

3.3.3.1.3.4 Inklusionsargument: Die Alpen als Gesundbrunnen

Seit dem 19. Jahrhundert herrscht, gestützt durch medizinische Theorien und Forschungsergebnisse, allgemein die Ansicht vor, dass die Alpen den an den Lebensbedingungen der aufkommenden Moderne leidenden Menschen Entlastung bringen können. Johann Gottfried Ebel schreibt den Alpen in seiner *Anleitung auf die nützlichste und genussvollste Art in der Schweitz zu reisen* (1809-1810) eine zentrale Bedeutung für die menschliche Gesundheit zu. Vor allem der „Heilungstopos" (Stremlow, 1998, S. 159) findet Betonung: „Nicht bloß als Gesundheit erhaltendes, sondern auch als Gesundheit herstellendes diätetisches Mittel kann ich ... die Fußreisen in der Schweitz denen nicht genug empfehlen, die an Verstopfungen, an Schwäche im Unterleibe und an so manchen daraus entspringenden Uebeln leiden" (Ebel, 1809-1810, S. 11). Fast ein Jahrhundert nach Ebel schreibt Iwan Tschudi (1899, S. IX) über den Wanderer im Gebirge: „Der Fussgänger von gesunder Körper- u. Geisteskraft ... ist der freieste u. glücklichste Reisende unter der Sonne. Er geniesst Natur- u. Menschenleben unmittelbarer u., weil er den Genuss durch eigene Anstrengung erwirbt, auch um so voller; er fühlt sich durch das Wandern an Leib u. Seele erfrischt u. gestärkt." Friedrich Wilhelm Nietzsche fordert in *Also sprach Zarathustra* (1883): „Man soll auf Bergen leben. Mit seligen Nüstern athme ich wieder Berges-Freiheit! Erlöst ist endlich meine Nase vom Geruch alles Menschenwesens! Von scharfen Lüften gekitzelt, wie von schäumenden Weinen, niest meine Seele, – niest und jubelt sich zu: Gesundheit!"

Mit solch prominenter Unterstützung versucht der DOeAV, Erholungsbedürftige und Kranke in das System einzubeziehen, und rennt offene Türen ein, denn das Gesundheitsthema stößt in der bürgerlichen Öffentlichkeit des ausgehenden 19. Jahrhunderts allgemein auf sehr großes Interesse. In der Familienzeitschrift *Die Gartenlaube* werden Gesundheitsthemen in einer eigenen Rubrik behandelt, und zwischen 1880 und 1889 erscheinen auch Artikel zum Thema Alpen (Stremlow, 1998, S. 157). Unter argumentativer Bezugnahme auf den schlechten Gesundheitszustand des modernen Menschen wird auch in den Reihen des DOeAV ein Aufenthalt in den Alpen als Quell körperlicher wie seelischer Gesundheit gepriesen (MDOeAV, 1885, S. 8-9; 103; Noë, 1889; Purtscheller, 1886; Wehmer, 1889). Der DOeAV-Vorsitzende Karl von Zittel (1887, S. 720) rühmt den wohltätigen Einfluss der Gebirgsluft auf den Menschen. Bergtouren seien von hygienischem Wert und böten unvergleichliche Erholung sowie unersetzlichen Genuss. Die Alpen seien ein „unversiegbare[r] Jungbrunnen der körperlichen und geistigen Erquickung" (ebd., S. 722). Mit dem gesundheitlichen Wert des Bergsteigens befasst sich auch Hogenauer (1900, S. 84) in der *Zeitschrift* des DOeAV: dieses „erfasst den ganzen Körper, nicht einzelne Gliedmassen und vollzieht sich in reiner, freier Luft." Es stärke die Herzmuskeln, weite die Brust und erleichtere die Atmung, es kräftige Muskeln, Sehnen und Bänder der Gliedmaßen, fördere die Verdauung und rege die Nahrungsaufnahme an, und die keimfreie frische Luft berge keine Ansteckungsgefahr, habe aber eine äußerst wohltuende Wirkung auf den ganzen Organismus – ganz im Gegensatz zum Alltagsleben. Die positiv besetzte Bergwelt, die Vertikale, steht der kritisch bewerteten Alltagserfahrung in der Horizontalen diametral gegenüber. Die Alpenerfahrung bekommt die Funktion

zugewiesen, den modernisierungsgeplagten Menschen von der unerquicklichen Stadter-
fahrung zu entlasten. Der Münchner Prof. Dr. Oertel beteiligt sich deshalb rege daran, das
Gebirge als Gesundbrunnen nicht nur für Lungen-, sondern auch für Herz-Kreislauf-Er-
krankungen populär zu machen:

> Ich halte es ... für nothwendig, dass in Südtirol ... Winterstationen errichtet werden, ... von
> welchen Kranke mit Kreislaufstörungen, Kraftabnahme des Herzmuskels, ungenügender
> Compensation bei Herzfehlern, Fettherz und Fettsucht, Veränderungen im Lungenkreislauf, –
> nicht blos Fristung ihres Lebens, ... sondern Rettung ihres Lebens, Wiedergewinnung ihrer
> Gesundheit. ... Im Sommer sind die Berge Nordtirols und unsere bayrischen Berge für solche
> Zwecke günstig, so dass zu jeder Zeit den ... Kranken ... Hilfe und Rettung geboten werden
> kann (MDOeAV, 1885, S. 8-9).

Für die allgemeine Therapie von Kreislaufstörungen werden daraufhin die Südtiroler
Kurorte Meran, Mais, Gries, Bozen und Arco für den Winter zu „Terrain-Kurorten" erweitert und Wege mit Höhenangaben ausgeschildert (ebd., S. 103). Den günstigsten Einfluss hat das Hochgebirge aber auf die kostbarsten Organe des modernen Menschen (Hogenauer,1900, S. 84): auf die Nerven. Neurasthenie ist eine wohlbekannte Krankheit im
„gehetzten und überreizten" Zeitalter, schreibt Wehmer (1889, S. 186). Im Gebirge äußere
sich in Schwindel und Platzangst. Gerade Personen, die darunter leiden, sollen, so
Wehmer (ebd.), Berge besteigen, denn „Schwindel ist schliesslich nur Symptom ihrer
krankhaften Nervenüberreizung, die sie nirgends besser als auf ihren Wanderungen in der
grossartigen, ewigen Ruhe der schönen Hochgebirgsnatur los werden"; genauer: „Durch
eine entsprechende Muskelarbeit, wie sie in der Besteigung kleinerer oder grösserer Höhen geboten ist, wird das Gehirn von den nervösen Reizen entlastet" (Purtscheller, 1886,
S. 38).

3.3.3.1.3.5 Inklusionsargument: Jugendgruppen und Jugendwandern

Eine weitere inklusorische Maßnahme ergreift der DOeAV, indem er ein gutes Beispiel
anführt und zur Nachahmung aufruft. Lehrer Dr. R. Werner unternimmt im Juli 1889 mit
16 Berliner Gymnasiasten eine neuntägige, „für die ungeübte Jugend gewiss bemerkenswerthe Tour" (MDOeAV, 1889, S. 201-202) von Hallein im Salzburger Land über den
Alpenhauptkamm nach Sterzing in Südtirol, und es

> wäre nur zu wünschen, dass auch an anderen Orten sich Persönlichkeiten finden würden,
> welche ... der ihnen anvertrauten Jugend auf gleiche Weise die Schönheiten der Alpen zu er-
> schliessen, womit nicht nur die Naturliebe geweckt und die Sinne zu edler Thätigkeit angeei-
> fert werden, sondern auch das Studium der Geographie und der Naturlehre in unvergleichli-
> cher Weise gefördert werden (ebd., S. 202).

Die Jugend in ganz Deutschland und Österreich soll auf diese Weise für die Vereinszwecke gewonnen werden, und mit der Errichtung von Herbergen für Abiturienten und Studenten sorgt der Verein außerdem dafür, dass die jungen Menschen preiswerte Unterkünfte in den Alpenregionen vorfinden. 1913 wird auf der Regensburger Hauptversammlung der Entschluss zur Förderung des Jugendwanderns verabschiedet.

> Unter der Voraussetzung, daß die Jugendwanderungen in erster Linie die Aufgabe haben, die
> Jugend mit der eigenen Heimat vertraut zu machen und die Liebe zu ihr zu stärken, ist der D.
> u. Ö. Alpenverein bereit, Jugendalpenfahrten zu fördern, so weit es im Rahmen seiner Be-
> strebungen möglich ist, und auf die Sektionen dahin zu wirken, daß Jugendgruppen, die von
> einem legitimierten Leiter geführt sind und deren Eintreffen vorher angemeldet ist, weitge-

hendste Ermäßigungen auf Schutzhütten gewährt werden, sowohl was die Beherbergung als auch die Verpflegung betrifft (ebd., 1913, S. 319-320).

Kurz vor Beginn des Ersten Weltkriegs werden erste Jugendwandergruppen in den DOeAV-Sektionen München, Linz und Innsbruck gegründet (ebd., 1919, S. 46). Letztere begünstigt die „Verjüngung des Bergsteigertums" (ebd., 1914, S. 20), indem sie den Turnlehrer E. Janner zur Pflege des Jugendwanderns in den Sektionsausschuss beruft. Die Sektion unterstützt das alpine Jugendwandern im einzelnen durch das Veranstalten alpiner Jugendwanderfahrten, durch Beratung hinsichtlich der Wahl der Ausrüstung, der Verpflegung und alpiner Gefahren, durch die Erleichterung freier und geleiteter Jugendbergfahrten mit Hilfe der Ausgestaltung des Herbergswesens, der Vermittlung von Wanderbegünstigungen, von Geldunterstützungen, des Verleihs von Ausrüstungsgegenständen, der Schaffung von Höhenheimen usf. (ebd.). Ende 1913 gründet die Sektion Innsbruck einen eigenen Fachausschuss für alpines Jugendwandern mit dem Namen *Alpiner Jugendwanderausschuß Innsbruck* (ebd.), der sich aus Lehrpersonen, Ärzten und Alpenvereins-Vertretern zusammensetzt. Jugendwanderungen sollen unter der Leitung älterer, erfahrener Führer zu jeder Jahreszeit stattfinden und die „Fürsorge des Alpinen Jugendwanderausschusses Innsbruck erstreckt sich grundsätzlich auf Schüler aller Schulgattungen sowie auch auf die im Erwerbsleben stehende Jugend (Jungarbeiter und Lehrlinge aller Berufe), ohne Unterschied des Geschlechts" (ebd.). Damit bezieht erstmals eine Sektion des DOeAV Stellung zum Jugendalpinismus in der Form, dass sie nicht nur die Besucher höherer Schulen in den Blick nimmt, sondern dass sie die Gesamtheit der Jugend jenseits von Ständen und Schulzugehörigkeiten in das Wirkungsgebiet des DOeAV einbezieht, was für dessen Bemühungen um fortschreitende Inklusion von außerordentlicher Wichtigkeit ist:

> Durch diese Verjüngung und Verallgemeinerung des Alpentums soll die geistige und leibliche Entwicklung der Jugend günstig beeinflußt, ihre Liebe zur Heimat und Alpenwelt gesteigert, ihre Alpenkenntnis durch Anschauung vertieft und erweitert und ihr Verständnis für die Bestrebungen des Alpenvereins geweckt und gefestigt werden. Dies führt dem Alpenverein von selbst eifrige Anhänger und Mitarbeiter ... zu (ebd.).

Im Frühjahr 1914 werden an verschiedenen Orten Organisationen für Jugend-Alpenwandergruppen gegründet, und durch Veranstaltungen und Vorträge über Jugendwandern macht der Verein Zweck und Wesen der Bewegung überall bekannt. Vor allem nach dem Ersten Weltkrieg werden – hauptsächlich angesichts des Mitgliederschwundes von 102.138 Mitgliedern Mitte 1914 auf 73.189 im Jahre 1918 – die Jugendlichen als ernstzunehmende Klientel wahrgenommen. So fordert E. Enzensperger (ebd., 1919, S. 91), dass die äußere Einbuße wettgemacht werden müsse durch innere Kräftigung des Vereins, vor allem über die Gründung von Jugendgruppen: „Wer also die Jugend hat, wird sie im Alter behalten und kräftig bleiben; wer es versäumt, sie zu gewinnen, wird schwer die Lücken seiner Bestände wieder ausfüllen können" (ebd.) [im Orig. gesperrt]. 1919 gibt der Zentralausschuss Wien „Grundsätze und Richtlinien für die Errichtung von Jugendgruppen der Alpenvereins-Sektionen" (ebd., S. 46-48) heraus. Ziel ist es, die Beziehungen der einzelnen Gruppen zum Gesamtverein nach einheitlichen Gesichtspunkten zu regeln sowie „die Liebe zu den Alpen und zur Natur überhaupt in der deutschen Jugend zu erwecken und zu fördern" (ebd., S. 47; Grienberger, 1919, S. 14). 1927 wird die Organisierung der Jugendarbeit in die Statuten des DOeAV als ein „Mittel zur Erreichung der Vereinszwecke" (ebd., 1927, S. 224; Moriggl, 1929, S. 302) integriert. In München, Bregenz, Innsbruck,

Salzburg, Linz, Klagenfurt, Graz und Wien werden *Landesstellen für alpines Jugendwandern* im DOeAV geschaffen, deren Obmänner sich zum *Unterausschuß für alpines Jugendwandern* zusammenschließen, welcher verantwortlich ist für die Organisation des Jugendwanderns (Moriggl, 1929, S. 345).
„Junge Deutsche beiderlei Geschlechts" (MDOeAV, 1919, S. 47) im Alter von 14 bis 20 Jahren, so wollen es die Richtlinien von 1919, sollen in den jeweiligen Sektionen angeschlossenen Gruppen „gemeinsame Wanderungen in der Heimat und in den Alpen" durchführen und „Veranstaltungen von alpinen und belehrenden Vorträgen, Lehrkursen und sonstigen zweckdienlichen Unternehmungen" (ebd., 1919, S. 47) besuchen. Generell werden nun nicht mehr nur Jugendliche des Bürgertums angesprochen, sondern alle, und zwar völlig unabhängig von Stand, Partei oder Konfession. Enzenspergers Ziel ist es, dass die Jugend „sozial empfinden" (ebd., S. 93) lernt; „sie soll in den Bergen die sozialen Unterschiede von reich und arm vergessen. Teilnahme auch für arme Jungen und Mädchen, gleiche Verpflegung, gleiche Rechte, gleiche Pflichten sollen zur Gewohnheit werden" (ebd.) [im Orig. gesperrt]. Es muss nicht der bergsteigende Nachwuchs im engen Sinne sein, der die Zukunft des Vereins sichert, sondern auch das Erkunden der Heimat wird – wohl auch mit Rücksicht auf den schmalen Geldbeutel der jungen Menschen, die fernab der Alpen wohnen – als Mittel zur Zweckerreichung akzeptiert. Weder erhebt der Gesamtverein von den Teilnehmern der Jugendgruppen Beiträge, noch sind die Teilnehmer Angehörige der Sektion oder des Gesamtvereins. Der Nachwuchs wird so ohne jeden Zwang und Verpflichtung an den Alpenverein herangeführt.[253]

3.3.3.1.4   „Massenbetrieb in den Bergen"[254] – Sporttourismus für alle?

Kurz vor dem Ersten Weltkrieg ist der Verallgemeinerungs- und Verbreitungsauftrag des DOeAV erfüllt, wie auch Günther (1996, S. 77) feststellt. „Die Alpenvereine haben für die Masse der Menschen die Größe und Schönheit des Hochgebirges erschlossen und Unzähligen die Möglichkeit gegeben, sie ohne übergroße Mühe und ... Kosten kennen zu lernen" (MDOeAV, 1912, S. 207).
Die Kriegshandlungen zwischen 1914 und 1918 bremsen die Weiterentwicklung des Sporttourismus, können sie letztlich aber nicht stoppen. Zwar wird der gesamte Bahnverkehr mit Beginn des Krieges eingestellt, doch schon im Mai 1915 ist er wieder ein Stück weit normalisiert. Der Alpenverein prognostiziert für diese Saison einen nur bescheidenen Touristenverkehr (ebd., 1915, S. 103), denn die „Ausdehnung des Kriegsschauplatzes auf die österreichischen Alpenländer bringt eine gewisse Hemmung des Reiseverkehrs in diesen Gebieten mit sich" (ebd., S. 126).[255] Nach dem Krieg erleben die Alpen einen neu-

---

[253] Es ist aber nicht jeder Jugendliche willkommen, denn die Jugendwanderfahrten dienen der Sichtung charakterlich geeigneter Jugendlicher (MDOeAV, 1919, S. 92); in erster Linie wohl deshalb, da den Verantwortlichen die allgemeine Versportlichung des Alpinismus und der Verfall der „guten alten Bergsteigermoral", insbesondere die Diskussion um die Flut bergunerfahrener Jugendlicher, die die Alpen überschwemmt, ein Dorn im Auge ist, den sie mit Hilfe solcher Maßnahmen zu beseitigen versuchen. Ihr Ziel ist es, eine neue Bergsteigergeneration alter alpinistischer Prägung heranzuziehen; die Bergsteigerelite bangt „um ihren exklusiven Zugang zum Allerheiligsten" (Günther, 1996, S. 150).

[254] Moriggl (1929, S. 334).

[255] Je nachdem, ob sich das Reiseziel befindet, sind die Auflagen streng. Für Reisen in das „engere Kriegsgebiet" ist ein Pass für das „engere Kriegsgebiet" sowie die Erlaubnis der Passierscheinstelle notwendig (MDOeAV, 1918, S. S. 11). Zum anderen herrscht so große Lebensmittelknappheit, dass eine große Anzahl bekannter Sommerurlaubsorte in öffentlichen Kundgebungen die Aufnahme von Gästen als unmöglich bezeichnet (ebd., 1918, S. 66; 76). In Tirol bspw. werden Gasthofbesitzern

erlichen Reiseboom. Allgemein nimmt die Kaufkraft infolge wirtschaftlichen Aufschwungs und sozialer Errungenschaften nach 1918 zu. Breiten Bevölkerungskreisen ist
es jetzt möglich, ihr Verlangen nach Ruhe und Entspannung von den Mühen und Schrecken des langen Krieges in den Alpen zu stillen. Viele, die früher die Alpen nur vom Hö-
rensagen kannten, im Krieg aber an der Gebirgsfront standen und dort die Berge schätzen
lernten, kommen nun freiwillig in die Berge und dadurch in Kontakt mit dem DOeAV
(Moriggl, 1929, S. 347). Außerdem treten dem Verein zahlreiche „Inflations-Mitglieder"
(ebd., S. 348) bei,[256] denn die Vereinsmitgliedschaft kostet von Jahr zu Jahr weniger und
bietet viele Vorteile. „Was uns in den ersten Nachkriegsjahren am meisten in die Augen
fällt, ist der Massenbetrieb in den Bergen", fasst Moriggl (ebd., S. 334) [im Orig. ge-
sperrt] zusammen, und E. Enzensperger (1924, S. 76) klagt über den „Luxus in den Bergen", der zum Verhängnis wird, „als die Nachzeit des Krieges das neue genußfrohe, ach-
tungsarme Geschlecht der ... ‚Neureichen' auch in die Berge" trägt. Aus dem stillen Heim
wird eine Schlemmerstätte der Genießer. In der Einsamkeit der Berge herrscht „das laute
Jahrmarkttreiben von Menschen, die nicht einen Funken von Gefühl für wahre Größe der
Natur in ihrem Herzen" (ebd.) haben. Das aufdringliche Leben in den Modesommerfri-
schen im Tal droht nun tausend Meter höher die Bergeinsamkeit zu ersticken.
Der DOeAV tut sich einigermaßen schwer mit der Entscheidung zwischen der Abschlie-
ßung der Alpen und der Erschließung für die breite Masse der Bevölkerung. Die fortschreitende Inklusion der Gesellschaftsmitglieder in das Sporttourismussystem wird von
vielen DOeAV-Mitgliedern als Krise wahrgenommen. Dies geht auch aus der Kritik E.
Enzenspergers hervor:

> Eine Hochflut von bergunerfahrenen Jugendlichen aus Nord- und Mitteldeutschland über-
> schwemmt heuer die bayrischen Berge. Ungenügend mit der leichtesten Tracht der freien
> Wanderstraße ausgerüstete Gestalten, statt mit Stock und Pickel meist mit Guitarre und Man-
> doline bewehrt, ... buntfarbige Reigen mitten im ernsten Hochgebirg, ... unreife Kinder auf
> Klettersteigen (MDOeAV, 1923, S. 3).

Außerdem wird in den *Vereinsnachrichten des Hauptausschusses des DOeAV* diskutiert,
ob nicht die steigenden Hüttenbesuchszahlen zwischen 1913 und 1921 auf eine steigende
Frequentierung der Hütten durch Nichtmitglieder zurückgeführt werden könnten: „Man
wird kaum fehl gehen, wenn man die 115 Prozent Überschuß auf das Konto der Nichtmitglieder setzt. Letztere sind ... sogenannte ‚Wilde'. ... [Sie] nahmen die Hütten stark in Anspruch" (VHDOeAV, 1923, Nr. 2, S. 7, zit. n. Günther, 1996, S. 87).
Die Geister, welche die alpinen Vereine mit ihrem Bemühen um Verbreitung und Verallgemeinerung des Alpinismus riefen, werden sie nun nicht mehr los. Auch das wortreiche
Beklagen der Vermassung, der Überflutung der Alpen von Bergunerfahrenen oder des
Verfalls der guten alpinen Sitten kann die Lawine, welche die Gründungsväter einst los-
traten, nicht mehr aufhalten: Den „Verkehr, wie er heute in den Alpen ist, einschränken zu
wollen, ist eine Utopie" (Moriggl, 1929, S. 310). Vor diesem Hintergrund wird im Zuge
der Diskussion um die *Tölzer Richtlinien*, die im Jahre 1923 zur Regelung des Hütten-

---

schwere Strafen angedroht, falls sie Gäste länger als drei Tage beherbergen und verpflegen, und in
anderen Ländern ist es ähnlich. „Überall besteht eine lebhafte Abwehr gegen ‚Fremde'" (ebd., S. 76),
die in manchen Orten bis zum rigorosen Verbot der Aufnahme geht. Die einzige Ursache, so betont
der DOeAV, sind Verpflegungsschwierigkeiten (ebd.).

[256] Nicht zufällig erreichen beide, Mitgliederstand und Geldinflation, im Jahr 1923 ihren höchsten Stand,
und nach der Einführung einer festen Währung im Deutschen Reich und in Österreich geht die Zahl
der Inflationsmitglieder wieder zurück (Moriggl, 1929, S. 348).

und Wegebaus herausgegeben wurden, auf der Generalversammlung 1925 das, was genau
unter einem Bergsteiger zu verstehen sein soll, schließlich so definiert: Ein Bergsteiger ist
„jeder junge angehende Kletterer und ebenso auch der Veteran der Berge, der harmlose
Jochbummler, wie der eis- und wintererprobte Hochturist, der Gebirgler und der Städter
des fernen Flachlandes, wenn einer nur um der Berge willen in die Berge geht" (ebd.).
Damit ist auch geklärt, was ein bergsteigerisches Bedürfnis ist – das Bedürfnis eines
jeden, der die Berge um deren selbst willen aufsucht. Ab sofort sind sie ausdrücklich alle
willkommen: „Gelehrte und Laien, Städter und Bauern, Bergsportler und Talbummler,
Arme und Reiche, Mann und Frau, Jung und Alt" (MDOeAV, 1927, S. 143); dies wohl
auch deshalb, da in den Jahren nach dem Ersten Weltkrieg soziale Errungenschaften wie
höhere Löhne und kürzere Arbeitszeit es jetzt auch für Angehörige der Arbeiterschicht
möglich wäre, das Gebirge in ihrem nun bezahlten Urlaub aufzusuchen.
Für die gesellschaftsweite Etablierung des Sporttourismussystems ist das Inkludieren
Aller von größter Bedeutung. Deshalb stellt sich der DOeAV fortan als Institution dar, die
keine Standesunterschiede, politische, Konfessions- oder Geschlechterdifferenzen kennt.
Es ist der Sporttourist an sich, der im Mittelpunkt des Vereinsinteresses steht. Aber zwischen dem Anspruch des Vereins, wirklich alle Teile der Bevölkerung inkludieren zu
wollen, und der Wirklichkeit klafft auch noch Ende der 1920er Jahre eine erhebliche Lücke. Sporttourismus ist noch immer ein Privileg der höheren Schichten, die unteren bleiben weitgehend ausgeschlossen. Moriggl (1929, S. 334) bilanziert:

> Der feste Stamm der Alpenvereinsmitglieder und damit der deutschen Bergsteiger besteht aus
> deutschen Mittelständlern: Professoren, Lehrern, Beamten, Kaufleuten und Vertretern freier
> Berufe. .... Jahr für Jahr suchen sie ... die Berge auf und bewegen sich zwischen und auf den
> Bergen, jeder nach seinem Geschmack und Können. Sie kehren heim, den Wunsch und Vor-
> satz im Herzen, nächstes Jahr wieder im Urlaub in den Bergen zu verbringen.

3.3.3.2   Ausmaß und Tempo des Voranschreitens der Inklusion von Gesell-
schaftsmitgliedern in das Sporttourismussystem, Indikatoren des Erfolgs
der inklusorischen Bemühungen

Was sind Indikatoren dafür, dass die Inklusion in das Sporttourismussystem voranschreitet, und dafür, wie schnell sie das tut? Von welchen Ereignissen und Entwicklungsprozessen auf gesamtgesellschaftlicher Ebene sowie in anderen Sozialsystemen hängen Ausmaß
und Tempo des Voranschreitens des Inklusionsprozesses ab? Einerseits ist der Prozess der
Inklusion anhand der Mitglieder- und Sektionsbestandsentwicklung des *Deutschen und
Österreichischen Alpenvereins* nachzuvollziehen. Auf der anderen Seite gibt die Frequentierung von Ortschaften, Regionen und Infrastruktureinrichtungen, über die Jahre der
Systementwicklung hinweg betrachtet, wertvolle Hinweise auf Ausmaß und Intensität des
Inklusionsprozesses.

3.3.3.2.1   Mitglieder- und Sektionsbestandsentwicklung beim *Deutschen und
Österreichischen Alpenverein*

Die konstituierende Versammlung des *Österreichischen Alpenvereins* im Jahr 1862 endet
mit 627 Beitritten aus den besten Gesellschaftskreisen Wiens. Universitätsprofessoren,
sonstige Wissenschaftler, Advokaten, Offiziere und andere Angehörige gehobener
Schichten treten dem neuen Verein bei (DOeAV, 1932, S. 6-7; Schmidkunz, 1931, S.
368). Die daraus folgende Wissenschaftsorientierung geht zu Lasten der praktischen Erschließungstätigkeit und wird dem OeAV ebenso zum Problem wie seine zentralistische

Organisation, die eine zufriedenstellende Erfüllung des Vereinszwecks nicht zulässt.[257] So errichtet der OeAV in elf Jahren lediglich ein einziges Schutzhaus (Ziak, 1956, S. 144). Mit dieser Situation unzufriedene Mitglieder gründen daraufhin 1869 den *Deutschen Alpenverein* (Amstädter, 1996, S. 41-42). Dieser zählt im Jahr 1870 bereits 1.197 Mitglieder. Der dann aus DAV und OeAV hervorgehende *Deutsche und Österreichische Alpenverein* entspricht in seiner dezentralistischen Organisation der des DAV. Er verfolgt primär das Ziel, die Zahl seiner Mitglieder zu vermehren, und das sehr erfolgreich, denn er verbucht zwischen seiner Gründung 1874 und 1930 eine stetige Aufwärtsentwicklung der Mitgliederzahlen und der Anzahl seiner Sektionen. „Was die numerische Grösse des Vereins betrifft, so ist dieselbe in stetem Wachsthum begriffen, und wir können mit Genugthuung constatiren, dass die Mitgliederzahl die Höhe von elftausend nahezu erreicht hat" [im Orig. hervorgeh.], heißt es im Jahresbericht 1881/1882 der *Zeitschrift* (1882, S. 464). Der kontinuierliche Anstieg der Sektions- und Mitgliederzahlen zwischen 1878 und 1926 zeugt vom Erfolg der Inklusionsbemühungen (Abbildung 13).

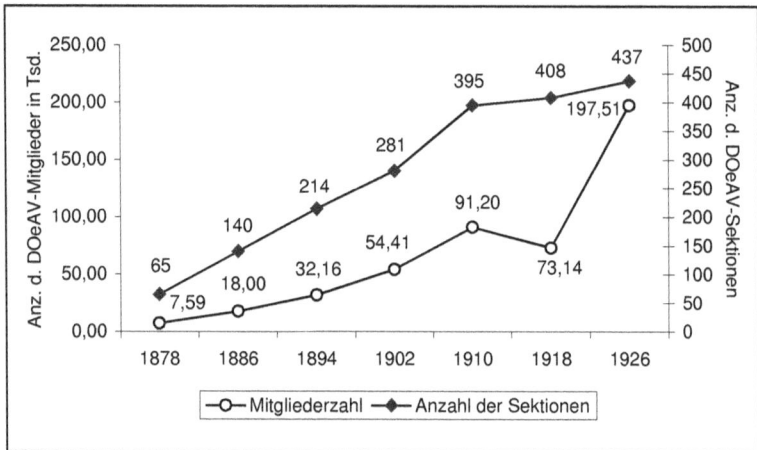

Abb. 13 Aufwärtsentwicklung der Mitgliederzahlen und der Anzahl der Sektionen des Deutschen sowie des Deutschen und Österreichischen Alpenvereins zwischen 1878 und 1926 (mod. n. Moriggl, 1929, S. 354; ZDOeAV, 1919, S. 208).[258]

---

[257] Die Wissenschaftslastigkeit hat ihre Ursache in der Mitgliederstruktur des OeAV; es dominiert die gehobene bürgerliche Mittelschicht mit Tendenz zum akademischen Bildungsbürgertum. Das Vereinsziel der touristischen Erschließung der Alpen kann nicht erreicht werden, weil die Mitglieder in den Provinzen kaum Einfluss auf Gesamtvereinspolitik haben, die Erschließungstätigkeit jedoch Hand in Hand mit der einheimischen Bevölkerung gehen muss (Amstädter, 1996, S. 41-42). So stellen einige Mitglieder einen Antrag auf Umstrukturierung von der bisher zentralistischen Organisation zu einer Organisation nach dem Vorbild des SAC, in der Sektionen mit eigener Verwaltung zur besseren Förderung der touristischen Erschließung gegliedert ist. Doch der Antrag kommt nicht einmal zur Einbringung (ebd.), so dass das Problem mit der Gründung des *Deutschen Alpenvereins* gelöst werden muss. Dieser verlegt die praktischen Aufgaben des Gesamtvereins wie Wege- und Hüttenbau in die Hand der einzelnen Sektionen, die sich diesen selbständig widmen können.

[258] Der Mitgliederschwund während des Ersten Weltkriegs von 28.949 (−28,34 %) ist nur ein scheinbarer, denn die Mitglieder sind großteils nicht faktisch ausgetreten, sondern in den Krieg gezogen, und sie zahlen deshalb keine Mitgliedsbeiträge. Im Bestandsverzeichnis sind aber nur die Mitglieder auf-

3.3.3.2.2   Die Frequentierung von Orten, Regionen und Infrastruktureinrichtungen

„Die zahlenmäßige Zunahme der Beherbergungsbetriebe der Stadt Salzburg im 19. Jh. zeigt deutlich die Wandlung im Fremdenverkehr", konstatiert Stadler (1975, S. 220). In dem Maße, in dem die Zahl der Beherbergungsbetriebe im Alpenraum steigt, steigt auch die Nachfrage nach diesen, und umgekehrt. Eine steigende Nachfrage lässt die Behörden seither noch nicht sporttouristisch erschlossener Ortschaften über den Aufbau einer Beherbergungskapazität nachdenken. Bereits erfolgreich etablierte Beherbergungsbetriebe versuchen, die zunehmende Nachfrage durch die Ausweitung ihrer Bettenkapazität für sich auszunutzen. Neben der Anzahl der für den Sporttourismus geöffneten Orte und Regionen sowie der Beherbergungskapazitäten sind die Gästemeldungs- und Nächtigungszahlen das Maß, an dem der Grad des Erfolges der Inklusionsbemühungen abgelesen werden kann. Ab Mitte des 19. Jahrhunderts wird die Zählung der Ankünfte und Nächtigungen in den Urlaubsorten durchgeführt. Einkehrwirte und Gasthausinhaber haben nach einem Erlass des österreichischen Ministeriums des Innern vom 16. Mai 1849 ein eigenes Fremdenbuch lückenlos zu führen und dabei jede Neuankunft über einen Meldezettel innerhalb von zwölf Stunden anzuzeigen (Sohm, 1984, S. 177).[259]

3.3.3.2.2.1   *Die Entwicklung der Gästemeldungs- und -übernachtungszahlen, der Beherbergungskapazitäten sowie der Anzahl alpiner Urlaubsorte und Urlaubsregionen...*

... vor dem Ersten Weltkrieg

Das Voranschreiten der Inklusion in das Sporttourismussystem vor dem Ersten Weltkrieg fällt in die Epoche, in der „Europa auf dem Höhepunkt seiner politischen, wirtschaftlichen, kulturellen und zivilisatorischen Vorrangstellung in der Welt" (Mommsen, 1975, S. 7) steht. Nach den drei Wirtschaftskrisen der Jahre 1873, 1885/86 und 1891 bis 1894 (ebd., S. 47) setzt eine erneute Phase internationaler Konjunkturentwicklung ein, die bis 1913 vorhält. Deutschland durchlebt in dieser Zeit eine „außerordentlich stürmische, sprunghafte Wirtschaftsentwicklung" (ebd., S. 59), während die Entwicklung in den anderen europäischen Ländern, vor allem in Österreich-Ungarn, erheblich zurückbleibt; in der Donaumonarchie beschränkt sich der industrielle Fortschritt auf die deutschsprachigen Alpenländer (ebd., S. 58).

Diejenigen, die mit ihren Alpenreisen zur fortschreitenden Inklusion in das Sporttourismussystem beitragen, stammen daher vor allem aus Deutschland sowie aus den deutschsprachigen Alpenregionen der Donaumonarchie, wie Tabelle 5 zeigt.

---

geführt, die Beiträge entrichten (MDOeAV, 1918, S. 112). 1918 hat der DOeAV 73.189 zahlende sowie 6.926 sich im Krieg befindliche Mitglieder.

[259] 1857 wird die Verordnung konkretisiert. Die zur Beherbergung berechtigten Gastwirte haben über die bei ihnen wohnenden Gäste ein Fremdenbuch mit folgenden Rubriken zu führen: Tag der Ankunft, Vor- und Nachname, Alter, Religion, Stand und Beschäftigung, Domicil und Beschäftigung, Begleitung, woher der Gast kommt und wohin er reist, und wodurch er legitimiert ist (Sohm, 1984, S. 177). Das Melden der Gäste mittels „Fremdenzettel" oder „Polizei-Rapporte" ist Pflicht der Wirte (Stadler, 1975, S. 220).

Tab. 5   *Zahl der Gäste Salzburgs, Kärntens, Tirols und Vorarlbergs insgesamt und differenziert nach Herkunftsland im Jahre 1907 (mod. n. Statistik Austria, 1987, S. 8).*[260]

	Gäste im Jahre 1907 insgesamt	davon	
		aus dem Dt. Reich	aus dem selben Land
Salzburg	206.153	40 %	9 %
Kärnten	100.447	6 %	21 %
Tirol	751.730	44 %	17 %
Vorarlberg	72.832	50 %	14 %

Gästemeldungen

Die „Anzahl der Ortsfremden" (Statistik Austria, 1987, S. 7) in den Kronländern Österreichs, „welche während der Saison in Fremdenorten übernachten" (ebd.), steigt seit Beginn der Erhebungen[261] im Jahre 1890 kontinuierlich an. Das selbe gilt für die Anzahl der als Urlaubsort ausgewiesenen Gemeinden, was die Daten in Tabelle 6 belegen.

Tab. 6   *Anstieg der Zahl der Urlaubsorte (UO) sowie der Übernachtungsgäste (ÜG) zwischen 1894 und 1912 in den Kronländern Tirol, Salzburg und Vorarlberg (mod. n. Statistik Austria, 1987, S. 36-41).*

	Tirol		Salzburg		Vorarlberg	
	UO	ÜG	UO	ÜG	UO	ÜG
1894	304	302.439	49	105.245	37	29.124
1897	314	363.214	57	117.518	33	40.418
1900	392	461.319	84	153.611	50	49.498
1903	409	604.917	89	195.687	65	53.126
1906	440	715.571	86	202.723	70	69.924
1909	455	810.806	73	239.586	82	73.650
1912	460	925.752	70	258.740	72	74.241
Zunahme	51 %	206 %	43 %	146 %	95 %	155 %

Die Zahl der Übernachtungsgäste steigt im Zeitraum von 18 Jahren in Salzburg und Vorarlberg ungefähr um das Eineinhalbfache, in Tirol verdoppelt sie sich sogar. Vorarlberg ist das Kronland mit dem prozentual stärksten Anstieg der Zahl der Urlaubsorte, Tirol das mit dem geringsten, wobei das Ausgangsniveau des Landes Tirol aber wesentlich höher ist als das von Vorarlberg; Tirol weist im Jahre 1894 schon 304 Urlaubsorte aus, Vorarlberg jedoch nur deren 37. Vorarlberg ist jedoch das Land, das am stärksten aufholt; es verbucht prozentual gesehen das größte Wachstum (Statistik Austria, 1987, S. 36-41).

Das Ausmaß, in welchem die Zahl der Gästemeldungen je Urlaubsort in Salzburg, Tirol und Vorarlberg ansteigt, verdeutlicht Abbildung 14.

---

[260]   1907 wird in der österreichischen Statistik erstmals nach dem Herkunftsland der Besucher unterschieden (Statistik Austria, 1987, S. 8).

[261]   Mit Ausnahme Galiziens, der Bukowina und Dalmatiens werden alle Kronländer in die Erhebungen mit einbezogen (Statistik Austria, 1987, S. 7).

	1894	1897	1900	1903	1906	1909	1912
—O— Tirol	995	1.157	1.177	1.479	1.626	1.782	2.013
— ◆ — Salzburg	2.148	2.062	1.829	2.199	2.357	3.282	3.696
· · · ▲ · · · Vorarlberg	787	1.255	990	817	999	898	1.031

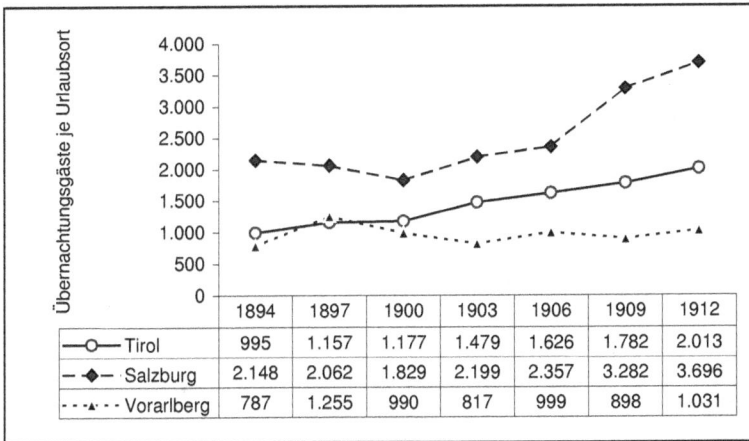

Abb. 14   Anstieg der Gästemeldungen je Ort 1894 bis 1912 (mod. n. Statistik Austria, 1987, S. 36-41).

Aus Abbildung 14 wird deutlich, dass Salzburg die meisten Ankünfte je Urlaubsort ver-bucht. In Tirol verteilen sich mehr Gäste auf deutlich mehr Orte, während sich in Salz-burg verhältnismäßig viele Erholungssuchende in relativ wenig Urlaubsorten tummeln. Vorarlberg besitzt die wenigsten Urlaubsorte, die aber auch schwächer nachgefragt sind.

Beherbergungsbetriebe

Die Zahl der Beherbergungsbetriebe, genauer der Hotels und Gasthöfe, wächst in Tirol und Salzburg zwischen 1894 und 1912 um mehr als das Zweifache. In Vorarlberg verdrei-facht sie sich sogar beinahe. Tirol liegt mit einem Ausgangsniveau von 1.264 Betrieben weit an der Spitze, Salzburg dagegen kann lediglich 311 Hotels und Gasthöfe, Vorarlberg sogar nur 146 vorweisen. Vorarlberg ist jedoch das Land, das am stärksten aufholt. Es verbucht, wie Tabelle 7 zeigt, prozentual gesehen das größte Wachstum (Statistik Austria, 1987, S. 36-41).

Tab. 7   *Zunahme der Zahl der Hotels und Gasthöfe in Tirol, Salzburg und Vorarlberg zwischen 1894 und 1912 (mod. n. Statistik Austria, 1987, S. 36-41).*

	Tirol	Salzburg	Vorarlberg
1894	1.264	311	146
1897	1.437	366	227
1900	1.623	437	265
1903	1.837	554	323
1906	2.242	548	411
1909	2.470	640	481
1912	2.562	635	428
Zunahme	103 %	104 %	193 %

Bettenkapazität

Entsprechend des allgemeinen Anstiegs der Zahl der Urlaubsorte und der Gästemeldungen steigt auch die Zahl der Fremdenbetten kontinuierlich an, in den Ländern Salzburg, Vorarlberg und Tirol zwischen 1890 und 1894 im Schnitt um mehr als ein Drittel. Vorarlberg zeigt mit seinem ohnehin niedrigen Ausgangsniveau einen Anstieg von nur acht Prozent und hinkt damit dem allgemeinen Trend ein wenig hinterher (Tabelle 8).

Tab. 8   *Anzahl der Fremdenbetten in Salzburg, Tirol und Vorarlberg zwischen 1890 und 1894 (mod. n.*
Statistik Austria, 1987, S. 7).

	Salzburg	Tirol	Vorarlberg
1890	6.709	24.860	2.139
1892	7.997	26.774	1.832
1893	8.408	30.801	2.111
1894	9.395	38.284	2.305
Zunahme	**40 %**	**54 %**	**8 %**

... nach dem Ersten Weltkrieg

Gästemeldungen

In den „tollen zwanziger Jahren" (Stadler, 1975, S. 263) schreitet die Inklusion in das Sporttourismussystem weiter voran. 1912 zählt Vorarlberg noch etwas über 74.000 Ankünfte (Statistik Austria, 1987, S. 41), und 1925 sind es bereits 122.990 (KGWV, 1952, S. 358). 258.740 Gäste besuchen Salzburg im Jahre 1912 (Statistik Austria, 1987, S. 41). 1925 kommen mit 359.100 fast 40 Prozent mehr Menschen in das Salzburger Land als vor dem Krieg, um ihren Urlaub zu verbringen (Land Salzburg, 2002). Abbildung 15 zeigt das Auf und Ab der Ankünfte in Vorarlberg zwischen 1924 und 1937.

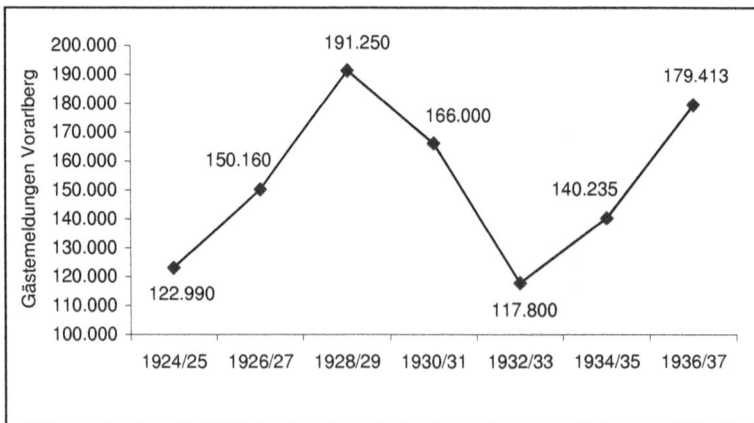

Abb. 15   Gästemeldungen in Vorarlberg zwischen 1924/25 und 1932/33 (mod. n. KGWV, 1952, S. 358).

Einen Überblick über die Ankünfte in Salzburg im Zeitraum zwischen 1925 und 1937 gibt Abbildung 16.

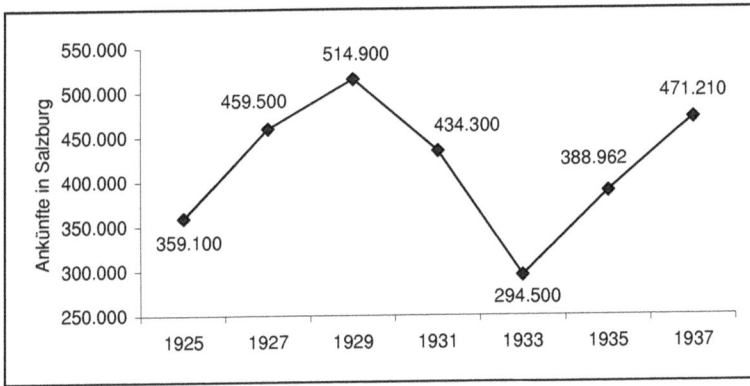

Abb. 16 Gästemeldungen im Land Salzburg 1925 bis 1937 (mod. n. Land Salzburg, 2002).

Aus den Abbildungen 15 und 16 ist abzuleiten, dass die Entwicklung des Sporttourismus in der allgemeinen Hochkonjunkturphase 1924 bis 1929 steil aufwärts geht, um Ende der 1920er und Anfang der 1930er Jahre eine Rezession zu erleiden. Zu den Gründen zählen einerseits die Auswirkungen der Weltwirtschaftskrise 1929 bis 1933 – Massenarbeitslosigkeit, hohe Inflationsraten, schwindende Kaufkraft und große Absatzschwierigkeiten – und der verregnete Sommer 1929 (Stadler, 1975, S. 269), die einen allgemeinen Rückgang der Ankünfte mit sich bringen. Zum anderen ist es die *1000 Reichsmark-Sperre*, die im Mai 1933 erlassen und bis Mitte 1936 gültigen *Gesetz über die Beschränkung der Reisen nach der Republik Österreich* formuliert ist.[262] Die Deutsche Reichsregierung verfolgt erfolgreich die Absicht, den Tourismus in Österreich vernichtend zu treffen und die Annexion Österreichs zu erzwingen. 1933 beträgt die Auslastung der Bettenkapazität in ganz Österreich nur noch 14,7 Prozent (ebd., S. 275). Dabei ist das Land Vorarlberg mit einem Minus von nur vier Prozent weit weniger stark vom Rückgang der Gästezahlen betroffen als Salzburg mit 18 Prozent, weil das Kleine Walsertal als Zollanschlussgebiet Österreichs nicht von der Regelung betroffen ist und deshalb zwischen 1928/29 und 1936/37 eine Steigerung der Übernachtungszahlen um 379 Prozent erzielen kann (Schulze, 1973, S. 82). Die Deutschen lassen sich also nicht von einer Alpenreise abhalten, sondern sie verlagern ihren Aufenthaltsort innerhalb des Alpenraums, um der Zahlung der 1.000 Reichsmark zu entgehen.

Beherbergungsbetriebe

Die Beherbergungsbetriebsarten werden nach dem Ersten Weltkrieg nicht mehr nur nach Hotel und Gasthof unterschieden, sondern nach gewerblichen Hotels und Gasthöfen, privaten Zimmervermietern sowie sonstigen Unterkunftsarten: Kurheime, Sanatorien und

---

262 In Paragraph 1, Absatz 1 heißt es: „Für jede Reise, die ein Reichsangehöriger mit Wohnsitz oder ständigem Aufenthalt im [deutschen] Inland in oder durch das Gebiet der Republik Österreich unternimmt, wird eine Gebühr von 1 000 Reichsmark erhoben. ....“ Absatz 2 ergänzt: „Die Vorschriften des Abs. 1 finden auf den kleinen Grenzverkehr keine Anwendung“ (Reichsgesetzblatt Teil I, Jg. 1933, zit. n. Schulze, 1973, S. 81a).

Berghütten. Dies ist ein deutlicher Hinweis darauf, dass die Beherbergungskapazität in den 1920er Jahren generell ausgeweitet wird. In ganz Österreich steigt die Zahl der Beherbergungsbetriebe von 1925 bis 1937 um über das Doppelte an (Tabelle 9). Den größten Zuwachs verbuchen die Kurheime, Sanatorien und Berghütten mit 322 Prozent. Die Berherbergungsform, die den Gästen am häufigsten zur Verfügung steht, ist das Privatzimmer (Statistik Austria, 1987, S. 44).

Tab. 9   *Zunahme der Zahl der Unterkünfte (U.) zwischen 1925 und 1937 in Österreich (mod. n. Statistik Austria, 1987, S. 44).*

	gewerbliche U.	private U.	sonstige U.	*U. insgesamt*
1925	5.126	18.432	648	*24.206*
1927	5.989	23.548	860	*30.397*
1929	6.556	28.572	1.281	*36.409*
1931	6.921	30.238	1.587	*38.746*
1933	6.712	29.162	1.648	*37.522*
1935	10.699	39.692	2.094	*52.485*
1937	11.261	38.554	2.734	*52.549*
Zunahme	120 %	109 %	322 %	*117 %*

Das Bundesland Salzburg verzeichnet bei der Zahl der gewerblichen Beherbergungsstätten zwischen 1925 und 1937 eine Zunahme um 86 Prozent. Die Privaten legen um 328 Prozent zu, die Sonstigen sogar um 436 Prozent (Stadler, 1975, S. 280). Abbildung 17 stellt den Verlauf graphisch dar.

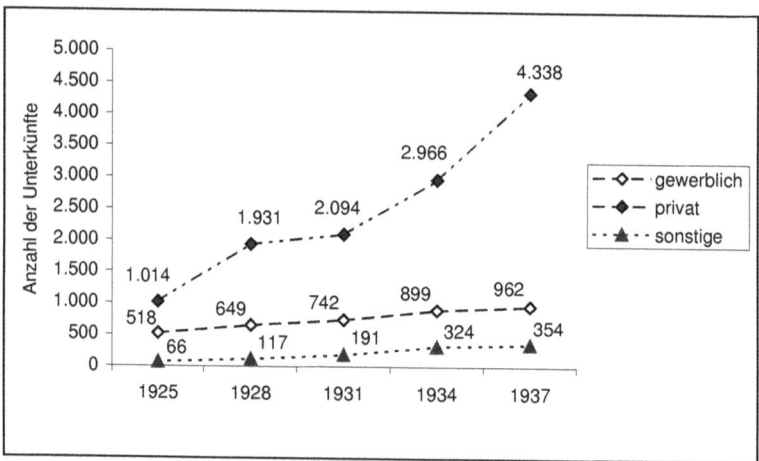

Abb. 17 Zuwächse der Beherbergungskapazität zwischen 1925 und 1937 in Salzburg (mod. n. Stadler, 1975, S. 280).

Bettenkapazität

In den 1920er und 30er Jahren steigt auch die Anzahl der den Gästen zur Verfügung stehenden Betten in allen Unterkunftsarten – das sind zu dieser Zeit *Gasthof, Pension, Sanatorium, Kuranstalt, Schutzhaus* und *Privatquartier* (Statistik Austria, 1987, S. 45) – in ganz Österreich stark an. Tabelle 10 zeigt das Wachstum im Zeitraum von sieben Jahren sowie die Gesamtzunahme in Prozent.

Tab. 10   *Gästebetten in allen Unterkunftsarten nach Bundesländern (mod. n. Statistik Austria, 1987, S. 45).*

	Kärnten	Salzburg	Steiermark	Tirol	Vorarlberg	*gesamt*
1925	14.216	19.510	23.574	25.211	5.582	*88.093*
1926	16.618	22.695	25.839	29.442	6.975	*101.569*
1927	19.415	25.690	28.215	34.535	9.236	*117.091*
1928	24.646	29.066	31.273	42.744	11.439	*139.168*
1929	26.808	31.413	33.750	49.528	12.206	*153.705*
1930	28.285	33.798	36.300	56.078	12.233	*166.694*
1931	29.897	34.712	39.433	55.463	13.343	*172.848*
1932	31.022	36.887	39.762	58.713	13.854	*180.238*
Zunahme	118 %	89 %	69 %	133 %	148 %	*105 %*

Der Anstieg der Bettenzahl ist von Bundesland zu Bundesland unterschiedlich stark ausgeprägt. So steigert das Land Tirol seine vergleichsweise große Bettenzahl noch einmal um 133 Prozent, die Steiermark dagegen, deren Ausgangsniveau ähnlich dem Tirols ist, zeigt mit nur 69 Prozent ein weit geringeres Wachstum der Bettenkapazität. Vorarlberg ist das Land mit dem niedrigsten Ausgangsniveau, das am stärksten aufholen kann (+ 148 %). Insgesamt nimmt die Anzahl der Gästebetten in den österreichischen Bundesländern Kärnten, Salzburg, Steiermark, Tirol und Vorarlberg zwischen 1925 und 1932 um 105 Prozent zu. Abbildung 18 zeigt die Zunahme der Anzahl aller Gästebetten in den Bundesländern Kärnten, Salzburg, Steiermark, Tirol und Vorarlberg.

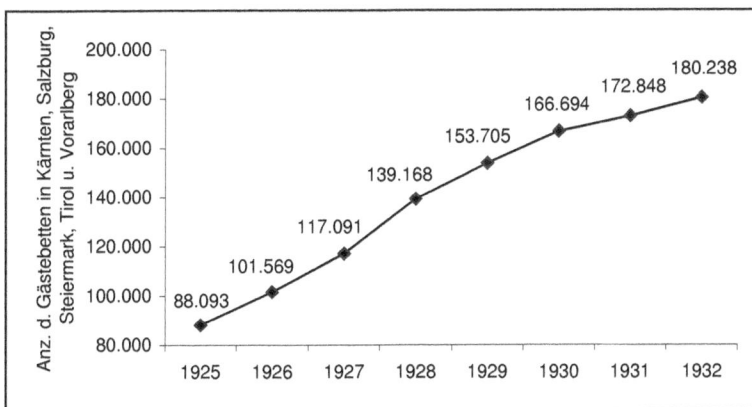

Abb. 18   Zunahme der Anzahl der Gästebetten in allen Unterkunftsarten (mod. n. Statistik Austria, 1987, S. 45).

3.3.3.2.2.2 Die Entwicklung des Sporttourismus in ausgewählten Ortschaften und Regionen

Im Jahre 1875 zählt das Tiroler Ötztal nur knapp über 1.000 Gäste (MDOeAV, 1876, S. 50), zehn Jahre später sind es bereits rund 3.000 (Emmer, 1885, S. 76). Ähnliches ist für die süddeutsche Region Bayerisches Allgäu festzustellen: alle fünf Jahre „zeigen die Fremdenlisten von Oberstdorf in überraschender Gleichmäßigkeit eine Verdopplung der Besuchsziffern" (E. Enzensperger, 1906, S. 257). Während 1872 lediglich 460 Besucher gezählt werden, steigt die Besucherzahl im Jahre 1877 auf 710, 1882 auf 1.419 und 1887 schließlich auf 2.668 (ebd.).

Im *Statistischen Bericht über die gesamten wirtschaftlichen Verhältnisse des Kronlandes Salzburg in den Jahren 1871-1880* (HGHS, 1883, S. 310-312; Stadler, 1975, S. 254) sind die Fremdenzahlen der Stadt Salzburg und Bad Gasteins ab 1871 aufgeführt. Ihr Anstieg steht in direktem Zusammenhang mit dem Anschluss der Region an das Eisenbahnnetz. Die Bahn bringt in den 1860er und 70er Jahren immer mehr Touristen nach Zell am See, wie den *Mitteilungen* des DOeAV (1885, S. 78) zu entnehmen ist. Neben Salzburg und Bad Gastein ist Zell am See wichtigster Urlaubsort des Landes. „Die Vorzüge liegen auf der Hand: Bahnanschluß, Lage am See und herrliche Umgebung, gut erreichbare Aussichtsberge, Ausgangspunkt für verschiedenartige, sehr lohnende Gebirgstouren, gut geführte ... Gasthäuser" (Stadler, 1975, S. 245). Tabelle 11 gibt einen Überblick über Alpin-, Kultur- und Kurtourismus in der Stadt Salzburg, in Bad Gastein und Zell am See der Jahre 1871 bis 1924; Kultur- und Kurtourismus werden deshalb mit dargestellt, da die Stadt Salzburg auch von zahlreichen Kulturtouristen, Bad Gastein häufig von Kurtouristen besucht wird und es den Statistiken nicht zu entnehmen ist, wie viele Gäste dem jeweiligen Bereich zugeordnet werden können.

Tab. 11   *Alpin-, Kultur- und Kurtourismus in Salzburg, Bad Gastein und Zell am See. Absolute Gästezahlen und prozentuale Zu-/Abnahme (mod. n. Engelmann, 1924, S. 49-50; 1925, S. 143-146; MDOeAV, 1885, S. 78; HGHS, 1883, S. 310-312; Stadler, 1975, S. 254; 265).*

	Stadt Salzburg		Bad Gastein		Zell am See	
	Gästezahl	+/-	Gästezahl	+/-	Gästezahl	+/-
1871	25.435	-	3.054	-	-	-
1873	35.277	39 %	3.318	9 %	-	-
1875	29.219	−17 %	3.862	16 %	600	-
1877	31.550	8 %	4.449	15 %	2.500	317 %
1879	44.532	41 %	4.633	4 %	11.000	340 %
1881	52.705	18 %	4.744	2 %	14.000	27 %
1922	94.000	78 %	21.000	343 %	21.000	50 %
1924	187.000	99 %	324.000	1.443 %	-	-

Der Rückgang der Salzburger Gästezahl von 35.277 Gästen 1873 auf 29.219 im Jahr 1875 ist auf den Börsenkrach von 1873 zurückzuführen, dem eine schwere Rezession folgt. Dass der Rückgang in Bad Gastein nur um drei Prozent, der in Salzburg aber das Zehnfache beträgt, ist auf den hohen Anteil ausländischer, vor allem deutscher Gäste in Bad Gastein zurückzuführen, die sich trotz der Krise weiterhin eine Reise leisten können; in Salzburg stellen zu dieser Zeit die Besucher aus Österreich-Ungarn den Hauptanteil (Stadler, 1975, S. 255). Insgesamt spielt Bad Gastein in den 1870er und 80er Jahren noch eine relativ geringe Rolle als Urlaubsort, zieht aber 1922 mit Zell am See gleich, was die jährliche Besucherzahl von 21.000 betrifft, um schließlich 1924 nach einer Steigerung um das 14fache die zweitgrößte Besucherzahl in ganz Österreich zu verbuchen. Spitzenreiter ist die Stadt Wien (ebd., S. 267). Dem *Statistischen Bericht über die volkswirtschaftlichen Verhältnisse des Herzogtums Salzburg in den Jahren 1886 bis 1890* (HGHS, 1892; Stadler, 1875, S. 255-256) ist zu entnehmen, dass die Zahl der Gäste zwischen 1881 und 1890 in allen für den Alpintourismus geöffneten Ortschaften des Herzogtums zunimmt. Dies verdeutlicht Abbildung 19 anhand der Beispiele St. Johann, Saalfelden und Taxenbach.

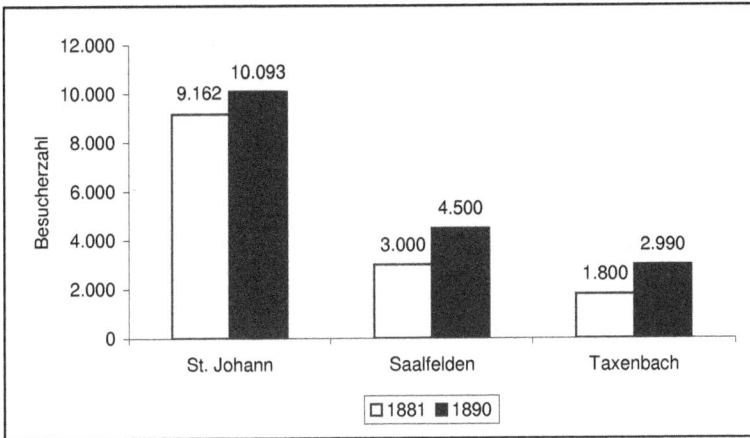

Abb. 19   Besucherzahlen einzelner Salzburger Orte 1881 und 1890 (mod. n. HGHS, 1892; Stadler, 1975, S. 255-256).

Die Gästemeldungszahlen der Vorarlberger Ortschaften Schruns und Tschagguns zeigen in den 1920er und 30er Jahren die selben Tendenzen, wie sie weiter oben für die Bundesländer Salzburg und Vorarlberg herausgearbeitet wurden. Bis 1930 steigen die Gäste- und Nächtigungszahlen konstant an. Doch während als Folge von Weltwirtschaftskrise und *1000 RM-Sperre* die Nächtigungszahlen in Vorarlberg insgesamt nur um vier Prozent zurückgehen, treffen vor allem die Auswirkungen des Gesetzes das in der Mehrzahl deutsche Gäste beherbergende Montafon mit voller Wucht. Da im Zeitraum von 1925/26 bis 1933/34 die Bettenkapazität sogar noch um 33 Prozent zunimmt, wirkt sich der Rückgang der Gäste- und Übernachtungszahl um 72 Prozent (Schulze, 1973, S. 85) um so verheerender auf den Bergsporttourismus im Montafon aus. Eine Besserung tritt erst wieder 1936 ein, als die *1000 RM-Sperre* außer Kraft gesetzt ist; allerdings werden die hohen Werte des Zeitraums vor 1929 erst wieder mit der Annexion Österreichs an das Deutsche Reich im Jahre 1938 erreicht (ebd., S. 86). Auch in Ramsau am Dachstein geht die Entwicklung der Unterkünfte- und Bettenzahl zwischen 1927/28 und 1937 unvermindert aufwärts (Schwartz, 1977, Tab. 43), obwohl sich auch dort vor allem die Ereignisse auf politischer Ebene stark auswirken; zwischen 1927/28 und 1933/34 nehmen sowohl die Ankünfte (+ 202 %) als auch die Nächtigungen (+ 478 %) stark zu, was darauf hinweist, dass die Weltwirtschaftskrise keinen sehr starken Einfluss auf den Sporttourismus am Dachstein hat. Um so stärker wirkt sich aber die *1000 RM-Sperre* aus: Die Zahl der

Ankünfte geht von 1933/34 bis 1935/34 um 28 Prozent, die der Nächtigungen um 30 Prozent zurück (ebd., Tab. 44).

3.3.3.2.2.3 Die Frequentierung einzelner Einrichtungen der Sporttourismusinfrastruktur

Während die Entwicklung der Besucher- und der Bettenzahl von Ortschaften und Regionen recht problemlos nachgezeichnet und analysiert werden kann, weil das Melden der Gäste gesetzlich vorgeschrieben ist und Statistiken zu jeder beliebigen Region oder Ortschaft existieren, basieren die folgenden Illustrationen zur Frequentierung einzelner Einrichtungen der Sporttourismusinfrastruktur, wie Gasthäuser, Berghütten und Berggipfel, auf Angaben in den *Mitteilungen* des DOeAV oder in sonstigen Publikationen.[263] Sie können kaum auf ihre Richtigkeit hin überprüft werden. Des weiteren fußen die Angaben auf freiwilligen Einträgen der Besucher in die Fremden- oder Gipfelbücher. Die Zahlen dürften tatsächlich weit höher liegen, denn es ist davon auszugehen, dass sich nicht jeder Besucher in die Bücher eingetragen hat.

Das Fremdenbuch des *Gasthauses Post* im Südtiroler Taufers, „in welchem übrigens kaum die Hälfte der eingekehrten Touristen ihre Namen eingezeichnet haben" (MDOeAV, 1875, S. 54), verzeichnet einen stetigen Anstieg der Besucherzahlen: von 47 Besuchern im Jahre 1870 über 102 Besucher 1872 hin zu geschätzten 600 bis 700 Besuchern für das Jahr 1874. Innerhalb von vier Jahren wächst die Zahl der Besucher des *Gasthauses Post* um das Dreizehn- bis Fünfzehnfache (ebd.).

Die Frequentierung des 1882 erbauten, privat geführten *Wendelsteinhauses* und der *Bergkapelle* zeigt ebenfalls einen kontinuierlichen Anstieg der Besucherzahl (Abbildung 20).

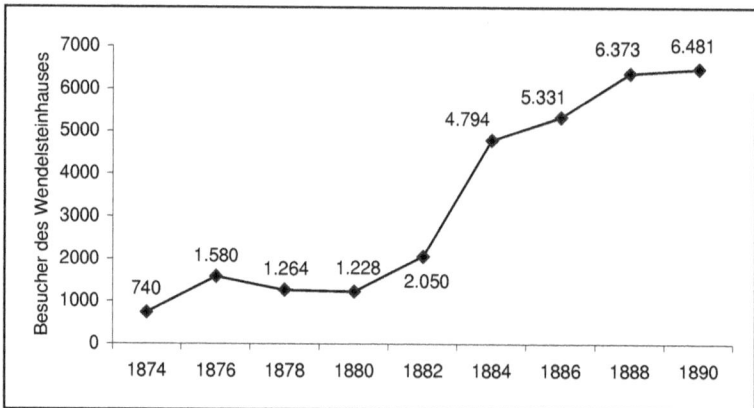

Abb. 20 Frequentierung von Wendelstein und Wendelsteinhaus (eröffnet 1883) (mod. n. Böhm, 1886, S. 382; MDOeAV, 1882-1890).

---

[263] Generell sind solche Aufzeichnungen nur äußerst spärlich vorhanden. Zahlreiche Unterlagen zur Besuchsfrequenz von Berghütten und -gipfeln gingen während der beiden Weltkriege verloren oder wurden vernichtet (persönl. Mitteilung DAV- u. OeAV-Hüttenwirte). Die Betreiber großer (Post-)Gasthöfe und Hotels im Alpenraum zeigten sich wenig oder gar nicht auskunftsfreudig und hilfsbereit, was das Zur-Verfügung-Stellen entsprechender Daten oder Unterlagen betrifft.

Im Zeitraum von 1859 bis 1873 halten sich lediglich 627 Besucher auf dem *Wendelstein* auf; das sind ungefähr 45 Besucher pro Jahr. 1874 steigt die Besucherzahl auf 740, und 1890 sind es fast 6.500 Besucher jährlich (Böhm, 1886, S. 382; MDOeAV, 1882-1890). Die Besuchsfrequenzen des *Waltenberger-* (erbaut 1875) und des *Prinz-Luitpold-Hauses* (erbaut 1881) zeigen eine ähnliche Tendenz. Das *Waltenbergerhaus* verzeichnet in zehn Jahren fast eine Verdoppelung der Hüttenbucheinträge, nämlich von 47 Einträgen 1877 auf 90 Einträge im Jahre 1887 (E. Enzensperger, 1906, S. 257). Das *Prinz-Luitpold-Haus* verbucht zwischen 1881 und 1936 eine Zunahme der Einträge in seine Hüttenbücher um das 65fache (Herburger, 1937, S. 47-49), wie Abbildung 21 zeigt.

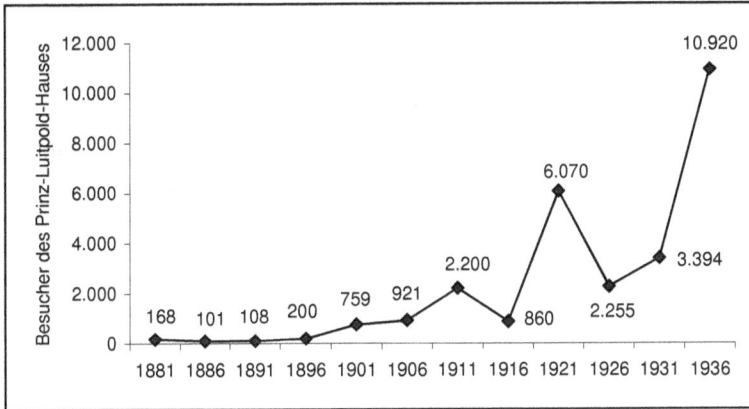

Abb. 21 Entwicklung der Besucherzahlen des Prinz-Luitpold-Hauses (mod. n. Herburger, 1937, S. 47-49).

Tabelle 12 illustriert den Anstieg der Besucherzahlen der DOeAV-Hütten. Als Hüttenbesucher zählen alle Gäste, es spielt keine Rolle, ob sie dem Verein angehören oder nicht. Ferner ist die Besuchsfrequenz im Verhältnis zu der Anzahl der Alpenvereinshütten zu sehen, was sich in der durchschnittlichen Besucherzahl der Hütten ausdrückt.

Tab. 12 *Frequentierung der Hütten des DOeAV (Besucherzahl), Hüttenzahl (mod. n. Emmer, 1909, S. 350; MDOeAV, 1877-1928; ZDOeAV, 1894, S. 388-392; Ziak, 1956), durchschnittliche Besucherzahl einer Hütte (Ø BZ = BZ/HZ) und prozentuale Zu- oder Abnahme des durchschnittlichen Hüttenbesuchs.*

	Hütten-zahl	Besucher-zahl	Ø BZ		Hütten-zahl	Besucher-zahl	Ø BZ
1869	1	60	60	1896	149	53.421	359
1872	6	508	85	1899	169	94.633	560
1875	22	2.613	119	1902	190	139.935	737
1878	29	3.528	122	1905	209	181.005	866
1881	43	6.433	150	1908	232	232.176	1.001
1884	58	10.595	183	1911	268	306.634	1.144
1887	86	20.196	235	1913	284	284.663	1.002
1890	110	29.775	271	1928*)	308	672.528	2.183
1893	128	53.560	418	*) abzgl. des 1919 an Italien gefallene Gebiet Südtirols			

Die durchschnittliche Besucherzahl einer Berghütte des DOeAV ist seit den Anfängen der Alpenvereinsbewegung 1869 bis zum Jahre 1928 von 60 auf 2.183 Besucher pro Hütte angewachsen. Abbildung 22 stellt den Anstieg graphisch dar:

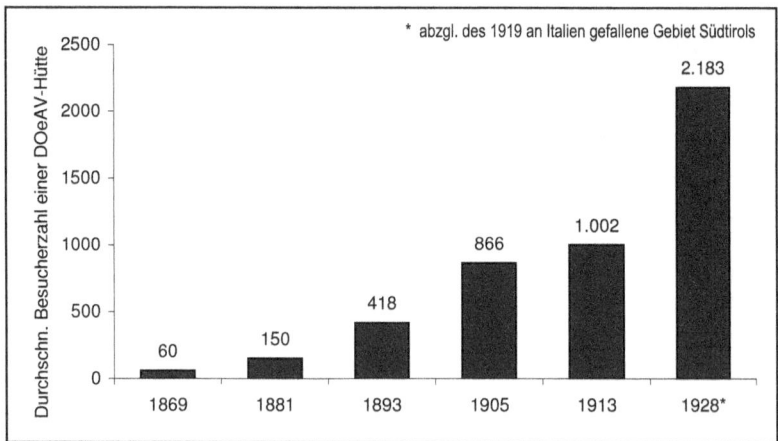

Abb. 22   Anstieg der durchschnittlichen Besucherzahl einer Berghütte des DOeAV (mod. n. Emmer, 1909, S. 350; MDOeAV, 1877-1928; ZDOeAV, 1894, S. 388-392; Ziak, 1956).

Tabelle 13 zeigt den Anstieg der Besucherzahl der Vereinshütten differenziert nach ausgewählten Gebirgsgruppen der Ostalpen und vergleicht die Zahl der Besucher des Jahres 1913 mit der des Jahres 1928.[264]

Tab. 13   *Besuch der Alpenvereinshütten einzelner Gebirgsgruppen der Ostalpen (mod. n. Moriggl, 1929, S. 345-355).*

Gebirgsgruppe	Besucher je Hütte		Zunahme absolut	Zunahme prozentual
	1913	1928		
Silvrettagruppe	420	4.280	3.860	919 %
Ötztaler Alpen	522	2.069	1.547	296 %
Kaisergebirge	2.095	7.294	5.199	248 %
Wetterstein und Mieminger Kette	1.746	5.619	3.873	222 %
Glocknergruppe	972	2.672	1.700	175 %
Karawanken	800	2.098	1.298	162 %
Dachsteingebirge	1.213	3.144	1.931	159 %
Zillertaler Alpen	692	1.608	916	132 %
Karwendelgebirge	1.523	2.560	1.037	68 %
Chiemgauer Alpen	900	1.430	530	59 %
Berchtesgadener Alpen	1.742	2.689	947	54 %
Allgäuer Alpen	1.106	1.589	483	44 %
Ø	1.144	3.088	1.943	170 %

---

[264]   Zu beachten ist, dass manche Hütten erst mitten in oder gegen Ende einer Saison (nach Umbau wieder-)eröffneten oder erst in Besitz des DOeAV kamen, dass Fremdenbücher verloren gingen oder auch nicht von der Hütte heruntergebracht werden konnten, dass Passanten nicht mit eingerechnet wurden, dass Hütten aufgrund von Lawinenabgängen o. ä. zerstört wurden, dass allgemein schlechtes Wetter zu geringerer Besucherfrequenz führte usf.

Das Wachstum der Besuchszahlen der Alpenvereinshütten ist beachtlich. Alle Gebirgsgruppen verzeichnen zwischen 1913 und 1928 einen Anstieg der Besucherzahl je Hütte. Im Schnitt beträgt die Zunahme 170 Prozent. Die stärksten Anstiege vermelden die Hütten in der Silvrettagruppe, gefolgt von jenen in den Ötztaler Alpen. Beide Gebirgsgruppen sind jedoch, wie die Zillertaler Alpen auch, 1913 noch relativ gering frequentiert, während die Hütten in anderen Regionen – Allgäuer Alpen, Wetterstein und Mieminger Kette sowie Karwendel, Dachstein- und Kaisergebirge – bereits zu dieser Zeit mehr als 1.000 Besucher pro Jahr zählen.

Den 3.902 Meter hohen Ortler in den Süd-Tiroler Zentralalpen zwischen Veltlin, Vinschgau und dem oberen Nocetal besteigen 1871 lediglich 17, zehn Jahre später aber schon 183 Personen (Emmer, 1909, S. 340). Die Besucherzahl auf dem „höchsten Gipfel und ... ragende[n] Wahrzeichen deutscher Erde" (MDOeAV, 1925, S. 108), der Zugspitze, steigt ebenfalls stark an, von 65 Besuchern im Jahre 1873 auf 28.996 im Jahre 1923, als anlässlich des Deutschen Turnfestes in München an drei Tagen ungefähr 20.000 Menschen den höchsten Berg Deutschlands besuchen (Schmidkunz, 1931, S. 440; Ziak, 1956, S. 225).

„Wie sehr die Turistik und die Zahl der Bergsteiger vom Schlusse des vorigen Jahrhunderts an zugenommen hat", zeigt Lehner (1924, S. 266) am Beispiel der Besucherfrequenz des Totelkirchls im Wilden Kaiser in Österreich von 1890 bis 1910. Die Zahl der Bergbesteigungen nimmt innerhalb von zehn Jahren um das Fünffache zu. Auffällig ist vor allem die Zunahme der führerlosen Touren, was auch Abbildung 23 deutlich macht.

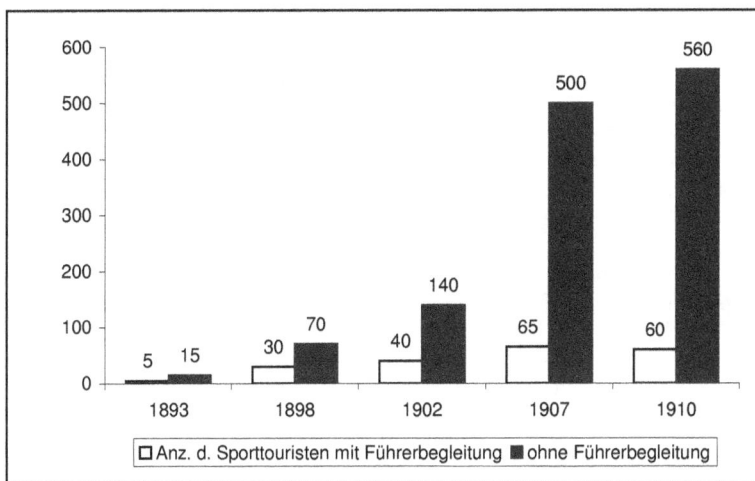

Abb. 23 Besucher des Totenkirchls von 1893 bis 1910; Angaben sind Näherungswerte (mod. n. Lehner, 1924, S. 265).

Zusammenstellungen von Besuchsfrequenzen von Gipfeln im Herzen der Ostalpen wie Tribulaun, Kleine Zinne und Marmolata zeigen so ziemlich das gleiche Bild, so dass „hier nicht ein Sonderfall, sondern eine Allgemeinerscheinung vorliegt" (Lehner, 1924, S. 266). „Schon seit mehreren Jahrzehnten", konstatiert Kuhfahl im Jahre 1908 (S. 177), „läßt sich an dem Anwachsen des sommerlichen Reiseverkehrs in den Alpen und an dem Mitgliederstand der zahlreichen Touristenvereine deutlich erkennen, daß die Lust zur Bergsteigerei ... mehr und mehr Gemeingut breiterer Volkskreise geworden ist", und Emmer (1909,

S. 340) resümiert: „Was einstmals nur wenigen Erlesenen vorbehalten war, ist Gemeingut der Menge geworden." J. Enzensperger (1924, S. 57) bringt das Ausmaß der Entwicklung auf den Punkt:

> Heutzutage kann man in der Saison in gewissen Gebieten der Ostalpen ... keine Tur mehr machen, ohne alle Augenblicke Gefahr zu laufen, daß man sich auf ein Steigeisen niederläßt, an dem Eispickel seines Nebenmenschen sich spießt, von einer liebenswürdigen voranklet- ternden Partie ein Dutzend Steine jeglichen Kalibers auf den Kopf bekommt .... Die schwersten Gipfel sind durch die Haufen von Eierschalen, Glasscherben, Wurstpapieren ... nicht unbeträchtlich erhöht worden.

3.3.4   Die Ausdifferenzierung des Sporttourismussystems: Ergebnisse

Durch den Aufbau einer Systembinnenstruktur wird die Funktion des Sporttourismussys- tems stabilisiert und dauerhaft etabliert. Eine Ausgrenzung des Handlungszwecks – der Bereitstellung von Möglichkeiten *körperlicher Leistung im nicht-alltäglichen Erfahrungs- raum* – aus anderen Kontexten in zeitlicher (Ausübung um ihrer selbst willen als Gegen- welt zum Alltag), in räumlicher (Schaffung spezieller Plätze, Infrastrukturen und Aus- rüstungen für ihre Ausübung), formal-organisatorischer (Bildung von Organisationen, die auf den Handlungszweck spezialisiert sind) und in sozialer Hinsicht (Ausbildung sozialer Rollen) ist feststellbar.

3.3.4.1   Zur Handlungsorientierung des Sporttourismussystems

Das Sporttourismussystem übernimmt für das Gesamtsystem Gesellschaft eine lebenser- haltende Funktion, denn es bearbeitet die Bedürfnisse des Menschen, die in anderen ge- sellschaftlichen Teilsystemen nicht befriedigt werden: Es stellt die Möglichkeit *körperli- cher Leistung im nicht-alltäglichen Erfahrungsraum* bereit.

Das Sporttourismussystem differenziert sich aus in der ersten Moderne, als sich im 18. und 19. Jahrhundert seine sozialen und ökonomischen Voraussetzungen schrittweise her- ausbilden. Die effektive „gesellschaftliche Arbeitsteilung" (Willke, 1993, S. 33) ist Grundvoraussetzung und Ursache dafür, dass Systeme wie das des Sporttourismus über- haupt erst entstehen können. Das moderne Alltags- und Berufsleben stellt an immer mehr Menschen immer höhere Anforderungen, und der Mensch als gesellschaftliche „Außen- stütze" (Bette, 1989, S. 26) droht dabei überfordert zu werden und schlimmstenfalls ganz zusammenzubrechen. Deshalb hält das Sporttourismussystem das Angebot einer zeitli- chen, räumlichen, formalen und sozialen Gegenwelt zum Alltag bereit, in der die im All- tagsleben üblichen Rollen und Normen verändert oder ganz aufgehoben sind. Die räumli- che Gegenwelt zum zivilisierten Alltag bietet das System mit der für den Kulturmenschen nicht alltäglichen Naturumwelt. Als körperorientierter Sozialbereich verhilft das Sporttou- rismussystem der auf gesamtgesellschaftlicher Ebene verdrängten Körperlichkeit wieder zu ihrem Recht. Das Sporttourismussystem ermöglicht dem im Alltag weitgehend ruhig gestellten und mit hoher Geschwindigkeit fortbewegten Körper mit Bewegungsaktivitäten wie Wandern und Bergsteigen die Wiederentdeckung der Langsamkeit in der Bewegung. Jenseits der Differenzierung in unterschiedliche Rollen bietet das Sporttourismussystem Ganzheitserlebnisse. Der Sporttourist spielt außerhalb des modernen Alltagstheaters nur eine einzige Rolle: die des Sporttouristen. Als Gegenpol zur Eintönigkeit des Alltags offe- riert das Sporttourismussystem das individuelle Abenteuer in dosierten Risikosituationen, in naturnaher Umgebung und fernab der Verkehrsrouten des Alltags.

3.3.4.2   Zu Sozialstruktur und Prozesse der Binnenstrukturierung

Der Sporttourismus trägt generell von Beginn an den Stempel der Selbstzweckhaftigkeit, denn das Interesse für Alpenwanderungen erwacht nicht bei Einheimischen – diese besteigen die Berge zu dieser Zeit fast ausschließlich aus Gründen der Sicherung ihrer Existenz: zu Zwecken der Jagd, der Heuernte, zur Pflege des Viehs, bei Almauftrieb und Viehscheid, zum Ernten von Pilzen, Kräutern und Beeren usw. –, sondern bei Menschen, die weit außerhalb in den urbanen Zentren des platten Landes leben, und es ist die Idee des Bergsteigens an sich, die im Mittelpunkt steht. Trotzdem trägt das Vorhaben mit dem Motiv des Erforschens der Alpen zum Vorteil der Allgemeinheit, wie bei der Erforschung der Gletscher als Wasserspeicher oder bei der Landvermessung, noch lange Zeit den Mantel der Wissenschaftlichkeit. Doch dieser Rechtfertigungsdrang ist irgendwann Geschichte. Dann bedarf das Reisen in die Berge und das Besteigen derselben keines wissenschaftlichen Vorwandes mehr, und es dient ausschließlich dem persönlichen Vergnügen des Einzelnen am Steigen und Klettern. Das Handeln des Sporttouristen hat keinen Sinn mehr außerhalb seiner selbst.

Damit sind die Formen freiwilliger außerheimatlicher Bewegungsaktivität aus anderen Kontexten in zeitlicher Hinsicht ausgegrenzt. Das Bergsteigen als Selbstzweck und damit das Element der körperlichen Leistung des Menschen im Hochgebirge als Auszeit vom Alltag tritt deutlich in den Vordergrund.

Wie in vielen anderen Bereichen der Gesellschaft Europas bilden Vereine auch im Sporttourismus die organisatorische Grundlage. Wander-, Alpen- und Gebirgsvereine, Fremdenverkehrsvereine und -verbände sowie Vereinigungen der Bergführer und des Alpinen Rettungswesens sind die Basis für die Weiterentwicklung und dauerhafte Etablierung des Sporttourismussystems. Mit den Alpenvereinen, konstatiert Richter (1894, S. 114), sind „die nöthigen Berührungspunkte der Alpinisten unter einander, die Bedingungen und Mittel zur Herstellung von Hütten- und Wegebauten und eine zweckentsprechende literarische Propaganda geschaffen".

Der *Deutsche und Österreichische Alpenverein* trägt einerseits auf ideeller Ebene dazu bei, das Wissen über die Alpen zu erweitern und der Allgemeinheit zugänglich zu machen, und verfolgt andererseits das praktische Ziel, die Bereisung der Alpen zu erleichtern. Damit er sein praktisches Ziel realisieren kann, muss er dafür sorgen, dass ein Aufenthalt in den Bergen auch solchen Menschen möglich ist, die keine alpine Erfahrung mitbringen und keine extremen körperlichen Anstrengungen auf sich nehmen können oder wollen, und dass das Risiko einer Alpenwanderung insgesamt minimiert wird. Dazu legt er bequem begehbare, gut ausgeschilderte und, wo notwendig, gesicherte Wege an, über die der Sporttourist die zahlreichen Alpenvereins-Berghütten als Ausgangspunkte für Gipfel- oder Weitwanderungen erreichen kann. Für den weniger zahlungskräftigen Nachwuchs erbaut der DOeAV im Tal Herbergen nur für Abiturienten und Studenten mit dem Ziel der Rekrutierung „standesgemäßen" Vereinsnachwuchses. Er errichtet und betreibt ein Netz von Wetterbeobachtungsstationen und optimiert die Kunst des Wettervorhersagens stetig.

Die Verkehrsvereine und -verbände haben im Vergleich zu den alpinen Vereinen die weit allgemeiner formulierte Aufgabe der Förderung des Sporttourismus durch Öffentlichkeitsarbeit sowie des Aufbaus und der Pflege der Infrastruktur der Talorte oder -destinationen. In dem Maße, in dem der DOeAV der Realisierung seines praktischen Ziels näherkommt, büßt das Vereinswesen der Bergführer an Relevanz ein. Dagegen werden die alpinen Rettungsgesellschaften immer bedeutsamer, je näher der DOeAV an sein Ziel herankommt und je intensiver die Verkehrsvereine und -verbände ihrer Aufgabe nachkommen, denn: Je stärker die Zahl der Hochtouren vor allem bergunerfahrener Sporttouristen steigt, desto mehr häufen sich alpine Unfälle. Der DOeAV organisiert deshalb das Rettungswesen neu und regelt es für das gesamte Gebiet seiner Zuständigkeit einheitlich. Die Entwicklungen stellen auch Industrie und Verkehrswesen vor neue Aufgaben. Die Notwendigkeit einer besonderen Ausrüstung, Bekleidung und Verpflegung von Hochgebirgstouristen bringt einen neuen Industriezweig hervor, der dafür zuständig ist, dass die technologische Entwicklung der sporttouristischen Ausrüstungsgegenstände mit der Entwicklung von Wegen und Beherbergungsmöglichkeiten am Berg und im Tal Schritt halten kann. Das Personenverkehrssystem ist zuständig für den Ausbau der Transportanlagen in der Horizontalen wie in der Vertikalen. Mit der Erweiterung des europäischen Eisenbahnnetzes ist es Sporttouristen möglich, in kurzer Zeit in die Alpentäler zu reisen, wo sie auf die Dienste der mechanischen Aufstiegshilfen zurückgreifen können. In den Tälern werden immer mehr Hotels und Gasthöfe erbaut und Privatzimmer zur Vermietung zur Verfügung gestellt. Reiseliteratur und Alpenreiseführer als Ausrüstungsgegenstände des Sporttouristen entwickeln sich von primär wissenschaftlichen Abhandlungen hin zu rein zweckmäßigen und handlichen Führern für die sporttouristische Praxis, für Reisevorbereitung und Tourenplanung. Unerlässlich für die Orientierung im alpinen Gelände sind außerdem Wanderkarten.

Die Formen freiwilliger außerheimatlicher Bewegungsaktivität sind auch in räumlicher und organisatorisch-formaler Hinsicht aus anderen Kontexten ausgegrenzt. Die sporttouristische Infrastruktur in den Alpen ist soweit fertiggestellt und organisiert, dass das Sporttourismussystem unter Führung der formalen Organisationen den Besuch der Alpenwelt ohne besondere Vorkenntnisse und körperliche Voraussetzungen ermöglichen und zum Konsum gegen Entgelt anbieten kann.

Hinsichtlich der Ausdifferenzierung sozialer Rollen im Sporttourismussystem, zu deren Analyse aus zahlreichen Rollenkategorien die Rolle des Sporttouristen und des Bergführers sowie die des Vereinsfunktionärs ausgewählt wurden, ist zu sagen: Je mehr sich der Sporttourist von den Diensten der Bergführer emanzipiert, sich vom Laien zum Experten wandelt, desto mehr büßt der Bergführer seinen Expertenstatus ein. Der DOeAV bildet Führer aus, sorgt aber gleichzeitig für deren zumindest partiellen Niedergang, indem er das Alpengebiet mit einer Infrastruktur überzieht, welche die Führer nahezu überflüssig macht, da sie den Sporttouristen großteils in die Lage versetzt, selbst Experte auf dem Gebiet des Bergsports zu sein.[265] Weiterhin hat der DOeAV mit zunehmender Vereinsgröße mit den Problemen der Ehrenamtlichkeit zu kämpfen. Ihnen versucht er mit kontinuierlicher Erhöhung der Anzahl seiner Funktionärsrollenträger zu begegnen. Für jedes neu auftretende Problem wird ein eigens dafür zuständiger, stets mit zahlreichen Personen besetzter Ausschuss gegründet, so dass die Organisationsstruktur des Vereins immer komplexer wird.

Die Formen freiwilliger außerheimatlicher Bewegungsaktivität sind damit auch in sozialer Hinsicht aus anderen Kontexten ausgegrenzt.

---

[265] Ausnahmen bestätigen die Regel. Nicht alle Sporttouristen können oder wollen – aus den verschiedensten Gründen – auf die Dienste des Führers verzichten. Für einige schwierige Hoch- und Gletschertouren bspw. ist Führerbegleitung ein Muss.

Abbildung 24 gibt einen Überblick über die Binnenstrukturierung des Sporttourismussystems.

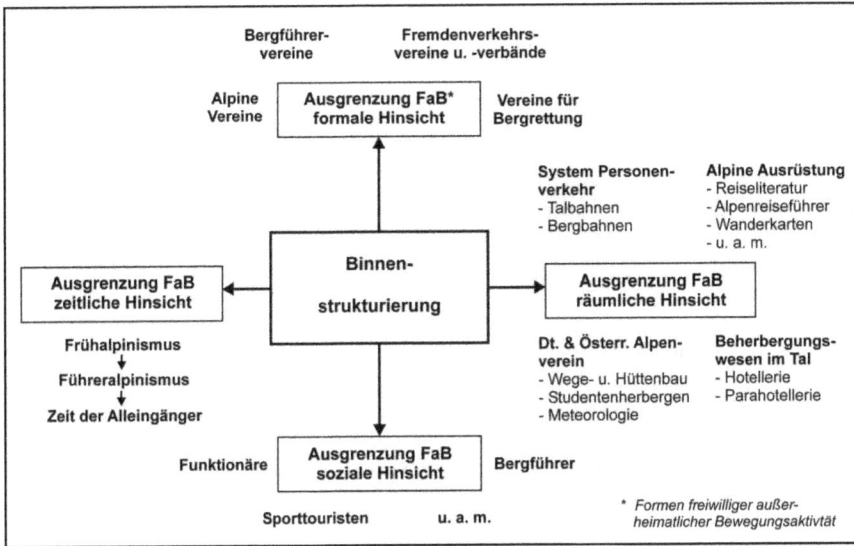

Abb. 24 Sozialstruktur und Prozesse der Binnenstrukturierung: Übersicht.

3.3.4.3   Zur Inklusion in das Sporttourismussystem

Das Bemühen um Inklusion aller Bevölkerungsschichten in das Sporttourismussystem ist vor allem Aufgabe der alpinen Vereine. Am Beispiel der Argumente, die der DOeAV ins Feld führt, um dieser Bestimmung nachzukommen, wird deutlich: Hauptargumente der Anfangszeit sind die Notwendigkeit der wissenschaftlichen Erforschung der Alpen sowie die Bildung neuer Sektionen vor allem in alpinen Regionen und solchen auf dem platten Lande. Die vom DOeAV initiierte akademische alpine Jugendbewegung hat das Ziel der Nachwuchsrekrutierung und ist Ausgangspunkt der Entfaltung des führerlosen Alpinismus. Die jungen Akademiker gehen mit Gleichgesinnten in die Berge und tragen damit maßgeblich zur Ausbreitung der Bewegung auch fern der Alpen bei. Es folgt die weitere Ausweitung der Zielgruppe über die soziokulturellen Grenzen des Bildungsbürgertums hinaus. Der DOeAV wirbt mit dem Inklusionsargument der Vergünstigung der Reisepreise nur für Alpenvereinsmitglieder – dies soll vor allem bei weniger Vermögenden den Ausschlag geben, dem Verein beizutreten –, mit dem Motiv der schönen Aussicht vom Berge, mit der Übung der körperlichen Kräfte beim Bergsteigen und mit der Alpenlandschaft als ein wahrer Gesundbrunnen. Die letzten drei Argumente sprechen, vom DOeAV wohl unbeabsichtigt, nicht nur Alpenvereinsmitglieder an, wie die Kritik an der „Vermassung der Alpen" in den 1920er Jahren zeigt. Unter dem Eindruck des Mitgliederverlustes durch den Ersten Weltkrieg verfolgt der DOeAV mit der Bildung von Jugendgruppen und dem alpinen Jugendwandern abermals das Ziel der Nachwuchsrekrutierung.

Die Inklusionsargumente des DOeAV zeigen außerordentlich große Wirkung. Aus der Entwicklung der Mitglieder- und Sektionszahlen des DOeAV sowie aus der Frequentierung der Urlaubsorte, -regionen und Infrastruktureinrichtungen des Sporttourismussystems ist abzulesen, in welchem Ausmaß und Tempo der Sporttourismus in den Alpen Fuß gefasst hat. Dies gilt vor allem für die Zeit nach dem Ersten Weltkrieg. Die Maßnahmen, die der DOeAV ergreift, um die Bereisung der Alpen zu erleichtern, locken zusammen mit den Bemühungen der Verkehrs- und Verschönerungsvereine immer mehr Besucher an, und der Besucherandrang wiederum hat zur Folge, dass man noch mehr „erleichtert" und „verschönert". Bald ist die Inklusion in das Sporttourismussystem unabhängig von einer Mitgliedschaft im DOeAV oder in irgend einer anderen alpinen Vereinigung, und sie ist zunehmend weniger abhängig von der Schichtzugehörigkeit potentieller Sporttouristen. Das allgemein auf gesellschaftlicher Ebene beobachtbare langsame Verwischen von Standesunterschieden findet auch im Alpinismus und seinen Organisationen Ausdruck, und die Demokratisierung des Alpinismus trägt ihrerseits einen Teil dazu bei.

Das alpine Wandern und Bergsteigen, einst Vorrecht der Vermögenden an Bildung, Geld und Zeit, ist nun auch für den „Normal-Touristen" möglich (Fortmüller, 1999), ist das Vergnügen vieler Tausender, die auch bei beschränkter Freiheit und mit bescheidenen Mitteln ihren Urlaub im Hochgebirge verbringen können. Allerdings hängen Ausmaß und Intensität des Voranschreitens der Inklusion in das Sporttourismussystem stark ab von Ereignissen und Entwicklungsprozessen in anderen Sozialsystemen wie des Personenverkehrssystems, des Politiksystems und des Wirtschaftssystems: Ob eine Ortschaft für den Sporttourismus erfolgreich erschlossen werden kann, hängt in dieser ersten Zeit sehr stark davon ab, ob ein Bahnanschluss in unmittelbarer Nähe ist oder nicht. So, wie das rasche Voranschreiten der Inklusion vor dem Ersten Weltkrieg nicht unabhängig von der Periode des wirtschaftlichen Aufschwungs in Europa analysiert werden darf, muss auch der Rückgang der Ankunfts- und Nächtigungszahlen in direktem Zusammenhang mit Ereignissen wie der Weltwirtschaftskrise oder des Gesetzeserlasses zur *1000 Reichsmark-Sperre* gesehen werden.

4   Wachstum des Sporttourismussystems durch Binnendifferenzierung

Dieses Kapitel befasst sich mit dem Zeitalter des Massensporttourismus in der zweiten Moderne; die Zeit des Nationalsozialismus, des Zweiten Weltkriegs sowie die Nachkriegsjahre des Wirtschaftswunders werden ausgeklammert, was jedoch nicht als Hinweis darauf verstanden werden darf, dass die Entwicklung des Sporttourismus in dieser Zeit stillstand – im Gegenteil.[266] In den Jahren nach dem Zweiten Weltkrieg nimmt der Sporttourismus einen rasanten Aufschwung. Der Begriff der Massen stößt im Vergleich zum Sporttourismus der ersten Moderne in eine ganz neue Dimension vor, und es ist das Ziel zu zeigen, wie das System des Sporttourismus durch Binnendifferenzierung wächst und immer komplexer wird. In Abschnitt 4.1 werden allgemeine Kennzeichen der Zweiten Moderne herausgearbeitet, die Einfluss nehmen auf die Binnendifferenzierungsprozesse des Sporttourismussystems, auf ihren Verlauf und ihre Besonderheiten, welche wiederum Gegenstand der Abschnitte 4.3 bis 4.5 sind. Allgemeine Kennzeichen der systemischen Binnendifferenzierung werden in Abschnitt 4.2 vorgestellt.

4.1   Kennzeichen der zweiten Moderne

Lebens- und Arbeitsalltag

Der starke Anstieg der Nachfrage nach Sporttourismus ab den 1980er Jahren beruht vor allem auf steigenden Realeinkommen. Zwischen 1950 und 1999 steigen die Reallöhne in Deutschland um fast das Vierfache (Müller-Schneider, 2000, S. 25), und die Kaufkraft ist 1999 nach Ausschaltung der Preissteigerungen knapp 3,2mal so hoch wie noch 1950 (Statist. Bundesamt, 2000a). Die zunehmende Ausweitung des Dienstleistungssektors, die einhergeht mit der Schrumpfung des landwirtschaftlichen und industriellen Sektors, verändert die Qualität der Arbeit für große Kreise der Bevölkerung. Menschliche Produktivarbeit wird im Zuge der rasanten Entwicklung der elektronischen Datenverarbeitung immer mehr durch computergesteuerte Maschinen ersetzt, Arbeitsplätze werden, bei steigender Produktivität, in großem Stil abgebaut. Die Beanspruchung am Arbeitsplatz ist soweit verringert, dass die physischen und psychischen Kräfte des Einzelnen immer weniger in Anspruch genommen werden (Heinemann, 1986, S. 118). Vor allem körperliche Belastung innerhalb der Arbeit nimmt ab den 1970er Jahren verstärkt ab (Wopp, 1995, S. 57), sitzende Bildschirmtätigkeiten nehmen mehr und mehr zu, deren Ausübung von den Arbeitnehmern größtenteils ein höheres Bildungsniveau verlangt. Das Bildungsniveau wiederum ist, wie die berufliche Tätigkeit, Stellung und Qualifikation, ein starker Impulsgeber für die Ausübung von Freizeitaktivitäten wie Sporturlaub (Strasdas, 1994, S. 23).

---

[266] Vor allem die Zeit des Zweiten Weltkriegs, aber auch die Nachkriegszeit halten hinsichtlich Sporttourismus eine Fülle sehr ergiebiger Themen für weitere Forschungsarbeiten bereit. Bspw. sei auf die *Nationalsozialistische Gemeinschaft Kraft durch Freude*-Bewegung verwiesen, die sich mit ihren staatlich organisierten Reisen zu Niedrigpreisen (unter anderem waren auch Alpen- und sonstige Wanderreisen im Programm) zum größten Reiseveranstalter der Welt entwickelte (Spode, 1991, S. 82).

Als in den 1950er Jahren mit dem „Volkswagen" ein für breite Bevölkerungskreise er-
schwinglicher Pkw seinen Siegeszug antritt, beginnt das Zeitalter der „Automobilisie-
rung" (Andersen, 1997, S. 154-175). 2001 beträgt der Anteil des motorisierten Individu-
alverkehrs an der gesamten Personenverkehrsleistung stolze 80,1 Prozent (UBA, 2001, S.
7).[267] Automobilsein heißt, selbstbeweglich zu sein. Der Pkw ist die „besonders gut gelun-
gene technische Verkörperung des modernen Bedürfnisses nach zeitflexibler, autonomer,
also eigenwilliger Fortbewegung" (Knie & Rammler, 1999, S. 353). Der Pkw-Verkehr ist
nicht wie die Eisenbahn an Schienenstrang und feste Fahrzeiten gebunden, sondern weitet
mit seiner immensen Flächenwirkung den Aktionsradius der Sporttouristen aus.

> Das Automobil ist der Anarchist unter den Gefährten ... der Herr der unbegrenzten Möglich-
> keiten. Sein Lenker spottet ... jeden Aufenthaltes, jeder Ruhepause ... Es ist der Sieg der Kraft
> über die Pedanterie vorgeschriebener Grenzpfähle, ein Überschlagen, Überspringen langsa-
> mer Entwicklungsstadien ... , er bahnt sich einen Weg ... immer vorbei seinem weiten Ziel
> entgegen (Holzer, 1912, Sp. 1072–1073).

Deshalb ist das Auto auch im Sporttourismus das meist genutzte Individual-Verkehrsmit-
tel in der zweiten Moderne.

Bedeutungswandel von Arbeit und Freizeit

In der zweiten Moderne sinkt die mittlere Wochenarbeitszeit so kontinuierlich ab, wie die
Anzahl der Urlaubstage pro Jahr zunimmt (Bachleitner & Weichbold, 2000, S. 6), und
zwar bei steigender durchschnittlicher Lebenserwartung und sinkender Obligationszeit.
Der Anteil der Freizeit an der Lebenszeit steigt seit den 1950er Jahren von 28,6 Prozent
auf schätzungsweise 50 Prozent zu Beginn des 21. Jahrhunderts (Klute, 2000). Ein Vergleich der Zeitbudgeterhebung des Deutschen Statistischen Bundesamtes 1991/92 mit der
Studie 2001/02 ergibt, dass der Umfang der Freizeitaktivitäten von Frauen in diesen zehn
Jahren um 110 Stunden pro Jahr, der von Männern sogar um jährlich 164 Stunden angewachsen ist (Fitness.com, 2004).

In der industriegesellschaftlichen, ersten Moderne verallgemeinerte sich das „Muster der
Lebensführung, ... daß die eigene, an Erwerbsarbeit gebundene Lebensplanung zu einem
verbindlichen Muster wird" (Beck, 1997). „In der zweiten Moderne orientiert sich die Realität zunehmend weniger an diesem industriegesellschaftlichen Standard. *„Lebenszeit,
Arbeitszeit, Arbeitseinkommen* – diese drei Komponenten haben sich mit der Entwicklung
der Bundesrepublik grundlegend zugunsten einer Entfaltung der Lebenschancen verschoben" (ebd., 1986, S. 124). Mit Arbeitsrecht, -zeit und -ort werden die tragenden Säulen
des standardisierten Vollbeschäftigungssystems, das eine klare Grenzziehung zwischen
Arbeit und Nicht-Arbeit und deren räumliche wie zeitliche Fixation erlaubt (ebd., S. 225),
zunehmend instabil. Insgesamt gesehen sind wir Zeitzeugen einer gesellschaftlichen Be-
deutungsveränderung von Arbeit (ebd., 1997). Die Grenzen zwischen Arbeit und Nicht-
Arbeit verwischen im Zuge arbeitszeitlicher Flexibilisierungen und „ortsunabhängiger",
„ortsdiffuser" dezentraler Arbeitsorganisation (ebd., 1986, S. 225), flexible, plurale Formen der Unterbeschäftigung breiten sich aus (ebd., S. 152).

Damit erhält die freie Dispositionszeit in den europäischen Industrieländern eine beständ-
dig wachsende Bedeutung in quantitativer und auch in qualitativer Hinsicht. Sie hat sich,

---

[267] Der Rest verteilt sich auf öffentliche Verkehrsmittel (15,7 %) und Luftverkehr (4,2 %) (UBA, 2001,
S. 7). Zwischen 1975 und 1998 nimmt der Pkw-Bestand europaweit um mehr als 200 Prozent zu
(Statistik Austria, 2001, zit. n. BMVIT, 2002, S. 74).

so Bachleitner und Weichbold (2000, S. 6), „von der regenerativen Restkategorie hin zum erlebnisorientierten Zeitsegment mit vielfältigen Möglichkeiten zur Selbstverwirklichung und Selbstwerterfahrung gewandelt". Freizeit ist heute kreative Eigenzeit, Tätigkeits- und Bildungszeit. Selbstverwirklichung und Identifikation haben nicht mehr nur im Bereich der Arbeit, sondern zunehmend auch in der Freizeit ihren Platz. Freizeitaktivitäten sind immer mehr von den Arbeitsbelastungen unabhängige Interessen des Einzelnen, dem es damit eher als früher möglich wird, sich in der Freizeit von der Arbeit zu lösen, neue Handlungsräume zu erschließen und diesen Spielraum zu nutzen. Auch Sport und Spiel können gleichsam von den Anforderungen der Arbeit und der Welt der Nützlichkeitserwägungen abgekoppelt werden (Heinemann, 1986, S. 118). Mit relativem Wohlstand und reichlich freier Zeit haben in der zweiten Moderne (fast) alle Menschen Zugang zu Konsum und Mobilität und damit auch zum System des Sporttourismus.

Der Zwang zum eigenen Leben

Das Leben in der zweiten Moderne ist ein individualisiertes Leben. Dieses zu führen, ist Möglichkeit und Zwang zugleich. „Individualisierung ... ist eine gesellschaftliche Dynamik, die nicht auf einer freien Entscheidung der Individuen beruht. Um es mit Jean-Paul Sartre zu sagen: Die Menschen sind zur Individualisierung verdammt" (Beck & Beck-Gernsheim, 1994, S. 14). Ulrich Beck (1986) spricht von sekundären und tertiären Individualisierungsschüben in der zweiten Moderne, die durch bestimmte sozialstrukturelle Entwicklungen forciert wurden: erstens durch die enorme Steigerung des materiellen Lebensstandards, zweitens durch die Zunahme sozialer und geographischer Mobilität der Bevölkerung und drittens durch den Massenkonsum höherer Bildung. Mit sekundären und tertiären Individualisierungsschüben werden die Einzelnen *aus* der Industriegesellschaft in die zweite Moderne freigesetzt (ebd., S. 251). Industriegesellschaftliche Lebensformen – „Klasse, Schicht, Familie, Geschlechtslagen von Männern und Frauen" (ebd., S. 115) – werden auf- und abgelöst „durch andere, in denen die einzelnen ihre Biographie selbst herstellen, inszenieren, zusammenschustern müssen" (ebd., 1995, S. 190). Der Abschied von Selbstverständlichkeiten industriegesellschaftlicher Lebensformen nötigt die Einzelnen zu einer verstärkt ichbezogenen Lebensweise. „Bindungen lösen sich, Institutionen verlieren ihren Einfluß, moralische Normen ihre Kraft. In den Mittelpunkt tritt das Individuum, der immer mehr seine sozialen Kontakte, seine Bedingungen und Schritte aushandeln kann und muß" (Horx, 1998). Seine Lebensgeschichte wird zur „Bastelbiographie" (Hitzler & Honer, 1994, S. 407-418), die ihm in bislang unbekanntem Ausmaß Wahlentscheidungen abverlangt. Der Einzelne hat zwar die Chance, das Drehbuch seiner Biographie bis ins letzte Detail selbst zu schreiben, doch die andere Seite der Wahlfreiheit ist ihre Verantwortung. Jeder muss sein persönliches Lebensglück und seine Identität selbst und auf eigenes Risiko suchen. In diesen „riskanten Freiheiten" (Beck & Beck-Gernsheim, 1994) liegt die Wurzel des Körperbooms, der in Verbindung mit dem Bedeutungswandel von Arbeit und Freizeit in der zweiten Moderne noch einmal forciert wird.

Selbsterleben auf Kosten von Naturwahrnehmung und Bindungsverhalten der Tradition

Individualisierung begünstigt die Tendenz zur Stilisierung und Ästhetisierung des eigenen (Er-)Lebens, denn der Zwang zum Basteln an der eigenen Biographie verweist den Menschen letztlich immer wieder auf sich selbst. Schulze (2000, S. 36-39) beschreibt den allgemeinen Wandel der Lebensauffassung von der Außen- zur Innenorientierung in seinem

Werk *Die Erlebnisgesellschaft*. Während in der Mangel- oder Überlebensgesellschaft die Außenorientierung des Ich dominierte, gilt in der Erlebnisgesellschaft die Innenorientierung. Die Vorstellung von einem schönen, subjektiv als lohnend empfundenen Leben ist in der modernen Gesellschaft der kleinste gemeinsame Nenner von Lebensauffassungen (ebd., S. 37). Dabei ist der eigene Körper das letzte stets Präsente in einer Welt voller Kontingenzen. Als kompakte biologische Einheit ist er stets verfügbar und ohne Umschweife manipulierbar; er muss nicht erst erarbeitet werden (Bette, 1989, S. 31). „Das Shaping des Körpers durch Sport ... schafft etwas Authentisches, das zur Schau gestellt werden kann und Verläßlichkeit vermitteln soll" (Schildmacher, 1998, S. 15).

Der zwecksportorientierte Alpinismus traditioneller Prägung basierte auf den Motiven des ästhetischen Genusses von unberührter Naturschönheit, der schönen Aussicht, der Bergeinsamkeit, des Erlebens von Schaurig-Schönem, Erhabenem, aber der Sporttourist setzte sich dabei nicht gezielt einem Risiko aus,[268] und die Ästhetik der Landschaft wurde unmittelbar körperlich erlebt (Wöhler, 2002, S. 271). Der Sporttourist der zweiten Moderne aber gibt sich nicht mehr nur mit dem Erleben von Bergeinsamkeit oder ähnlichem zufrieden, sondern es geht ihm vor allem um das Erleben des Erlebnisses, kurz: um den „ultimativen Kick"; er will sich selbst erfahren, seinen Körper spüren, Angst überwinden (Rittner, 1995, S. 32). Das Naturerlebnis an sich hat kaum mehr Bedeutung. Natur- und Kulturlandschaft dienen lediglich als Kulisse für das Ich-Erleben (Schwark, 2003, S. 24), die Naturwahrnehmung ist rein instrumentell.[269] Landschaft eignen sich die Sporttouristen der zweiten Moderne sinnlich und körperlich von ihrer Ausrüstung her an, der sie a priori Empfindungsqualitäten zuschreiben. Der Markt vermittelt bestimmte Muster sporttouristischer Betätigungsformen, die erst im Nachhinein bewertet werden. Damit sind alpine Standorte austauschbar, die alpine Umwelt ist Sportarena (Wöhler, 2002, S. 272),[270] ein „Schauplatz eines narzisstischen Spiels" (Bourdeau, 1998, S. 255), bei dem sich der Mensch grundsätzlich Vorrang vor den Belangen der Natur einräumt. Sporttourismus der zweiten Moderne ist gekennzeichnet durch ein egoistisches Austoben des Einzelnen ohne Rücksicht auf die Naturumwelt (Luger & Rest, 2002, S. 300), auf die Kultur und auf das soziale Leben im temporären Aufenthaltsgebiet.

---

[268] Natürlich war auch der traditionelle Sporttourismus nicht frei von Risiken, im Gegenteil, was die zahlreichen Unfälle mit teilweise tödlichem Ausgang beweisen. Doch im Gegensatz zu heute haben die Sporttouristen der damaligen Zeit das Risiko nicht *ganz bewusst und gezielt* aufgesucht, sondern eher zu vermeiden versucht, wie am Beispiel der Ära des „künstlichen Kletterns" deutlich wird (Bonington, 2000, S. 71-92). Das Streben nach dem „ultimativen Kick" oder „Thrill" ist in seiner Ausprägung ein Kind der zweiten Moderne (Hartmann, 1996).

[269] Vgl. dazu bspw. Malte Roepers Erzählung mit dem Titel *Auf Abwegen* (2003). Roeper beschreibt unter anderemdie norddeutsche Kletterszene Ende der 1970er Jahre (S. 8-21) und gibt einen Einblick in das Naturempfinden moderner Sporttouristen: „Neben der Wiese steht ein hoher Buchenwald, der den Kamm und den talwärts abfallenden Hang bedeckt. Auf der Südseite des Kamms liegen der Reihe nach wie an einer Perlenschnur aufgezogen die rund zwanzig Felsen der »Lüerdisser Klippen«, die ersten kletterbaren Felsen überhaupt, wenn man von Norden kommt. Das bedeutet allerdings nicht, daß es schlechte Felsen wären. Gemeinsam mit den nahegelegenen »Holzener Klippen« ist dieses Klettergebiet eines der schönsten in Deutschland" (Roeper, 2003, S. 10).

[270] Dass es vielen Menschen in der zweiten Moderne nur noch darum geht, Schi zu laufen, und der Raum, in dem Schilauf ausgeübt wird, nicht mehr wichtig ist, zeigt die Erfolgsgeschichte der Schihallen in Neuss und Bottrop. Künstliche Erlebniswelten sind ein (fast) gleichwertiger Ersatz der „echten" Alpenlandschaft.

Diese Art des Sporttourismus entzieht sich jeder Form traditioneller Vereinsgeselligkeit. Ersatzweise bilden sich „Szenen" (Rittner, 1995, S. 32) heraus, die unter anderem dadurch gekennzeichnet sind, dass sie kein übergreifendes Regelwerk herausbringen und den Aufbau einer Sporttouristenrolle nicht zulassen. Der in den Szenen betriebene Sporttourismus wird meist alleine, zu zweit oder höchstens in Kleingruppen „nach Lust und Laune" (ebd., S. 35) betrieben und kommt ohne jede formale Organisierung aus. Hier wird der Gegensatz zur ersten Moderne besonders deutlich. Vor allem in der Anfangszeit des vereinsmäßig organisierten Alpinsports Ende des 19. und, mit Einschränkungen, auch noch zu Beginn des 20. Jahrhunderts, war die Rolle des Sporttouristen nahezu untrennbar verbunden mit der Mitgliedschaft in einem Alpen- oder Wanderverein, und es wurde Wert auf eine langfristig angelegte Sozialisation in den Alpinismus gelegt. Heute gibt es die langfristig in ihre Rolle und in die jeweilige Organisation sozialisierten Alpinisten traditioneller Prägung kaum mehr. Man ist nicht mehr mit dem ganzen Herzen lebenslang in traditionellem Sinne Bergsteiger und Alpinvereinsmitglied, sondern man oszilliert je nach Lust und Laune zwischen den verschiedenen Szenen hin und her, betreibt Alpinsportarten auch jenseits organisatorischer Anbindung und ohne langfristige Sozialisation. Mit der Möglichkeit der Ad-hoc-Ausübung von Bergsportarten fallen nun jene Hemmschwellen weg, die viele Menschen vom traditionellen Bergsporttreiben abhielten: die an eine Vereinsmitgliedschaft gebundene umständliche Prozedur der Bergsportsozialisation und die sonstigen Verpflichtungen der Vereinsgeselligkeit. Neue Bevölkerungsgruppen werden in das System des Sporttourismus inkludiert, die wiederum neue Motive und Ansprüche an das System herantragen. Diesen gerecht werdend, wächst das System; zu den traditionellen Formen freiwilliger außerheimatlicher Bewegungsaktivität Bergsteigen und -wandern, die weiterhin Bestand haben, gesellen sich neue Formen. Das System binnendifferenziert sich.

4.2   Wachstum durch Binnendifferenzierung

*Binnen*differenzierung ist die Bildung von Systemen im System, die ihrerseits nach der Maßgabe eines eigenen Codes und mit spezifischen Strukturen operieren und sich selbst wieder intern differenzieren. Interne Differenzierung meint also die Ausdifferenzierung weiterer System/Umwelt-Differenzen. Das Gesamtsystem multipliziert sich selbst als Fülle interner Differenzen von System und Umwelt, und das Gesamtsystem wird interne Umwelt für die jeweiligen Subsysteme (Luhmann, 1987a, S. 37). Binnendifferenzierung „führt zwangsläufig zur Steigerung der Komplexität des Gesamtsystems. Und ebenso gilt umgekehrt: daß Subsystemdifferenzierung nur möglich ist, wenn das Gesamtsystem mehr und verschiedenartigere Elemente konstituieren und über schärfer ausgewählte Relationen verknüpfen kann" (ebd., S. 261-262). Ziel dieser Steigerung von Komplexität ist es, zukünftig größere Kapazitäten für die Reduktion von Komplexität zur Verfügung zu haben:

> Jedes Teilsystem übernimmt ... einen Teil der Gesamtkomplexität, indem es sich nur an der eigenen System/Umwelt-Differenz orientiert, mit dieser aber das Gesamtsystem für sich rekonstruiert. So kann das Teilsystem sich durch die Voraussetzung entlastet fühlen, daß viele Erfordernisse der Gesamtsystemreproduktion anderswo erfüllt werden (ebd., S. 262).

Die Ausbildung von Subsystemen im Sporttourismussystem wird im folgenden an den Beispielen *Schilauf*, *Klettern* und *Mountainbiking* analysiert (Abbildung 25).

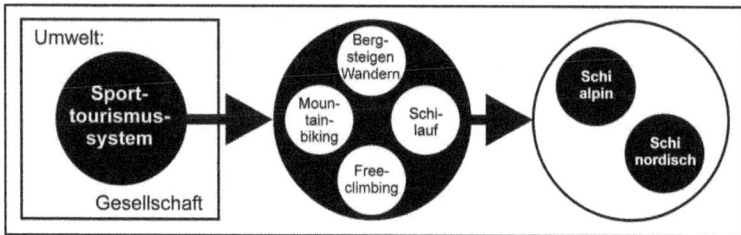

Abb. 25 Wachstum durch Binnendifferenzierung.

Zwar differenziert sich nur das Subsystem des *Mountainbiking* vollständig in der zweiten Moderne aus, und die Anfänge der Ausdifferenzierung der Subsysteme *Schilauf* und *Klettern* sind bereits in die Zeit der Wende vom 19. zum 20. Jahrhundert zu beobachten. Beide entwickeln sich aber erst an der Schwelle zur zweiten Moderne zu Massenphänomenen, so dass sie – nicht zuletzt auch aus Gründen der Komplexitätsreduktion –diesem Kapitel zugeordnet werden. Ein weiterer Grund dafür, dass alle drei Subsysteme unter dem Focus der zweiten Moderne abgehandelt werden, obwohl sie sich nicht zeitgleich ausdifferenziert haben, ist der, dass die sie kennzeichnenden außerheimatlichen Bewegungsformen weitgehend jenseits institutioneller Anbindung ausgeübt werden. Sie unterscheiden sich damit grundlegend vom Sporttourismus der ersten Moderne, dessen Ausübung eng an die Mitgliedschaft in alpinen Vereinen gekoppelt war.

Dies hat Auswirkungen auf das Vorgehen der Analyse der Binnendifferenzierungsprozesse; es unterscheidet sich von dem in Kapitel 3, in dem die Binnenstrukturierungsprozesse des Sporttourismussystems im Mittelpunkt der Betrachtung stehen, in einem wesentlichen Punkt: Es werden die sich *im* Sporttourismussystem ausdifferenzierenden Formen freiwilliger außerheimatlicher Bewegungsaktivität analysiert hinsichtlich ihrer Ausgrenzung aus anderen Kontexten in zeitlicher und in räumlicher Hinsicht. Eine Analyse hinsichtlich der Ausdifferenzierung von auf den jeweiligen Handlungszweck spezialisierten formalen Organisationen und von sozialen Rollen unterbleibt, denn in der zweiten Moderne ist das Gros der Sporttouristen weitgehend jenseits institutioneller Anbindung aktiv (Michels, 1995; Rittner, 1995; Strasdas, 1994, S. 102), wie die marginale Organisierung beispielsweise des Mountainbiking in Dachverbänden zeigt. Mountainbiking ist kein vollwertiger Bestandteil der etablierten Sportorganisationen (Egner, 2000, S. 15) und weist außerdem einen Organisationsgrad nahe Null auf (Strasdas, 1994, S. 102). Die *Deutsche Initiative Mountainbike* (DIMB) zählt knapp 500 Mitglieder (DIMB, o. J.) bei schätzungsweise mehreren Millionen Bikern im deutschsprachigen Raum. Ebenfalls verhältnismäßig gering ist der Organisationsgrad der Schiläufer. Von ungefähr 5,25 Millionen deutschen Schiläufern sind nicht einmal 700.000 in Schiverein und -verband organisiert. Nur das Klettern weist einen relativ hohen Organisationsgrad von 40 Prozent auf, aber es ist davon auszugehen, dass es sich hierbei größtenteils um Mitglieder alpiner Vereine handelt (Strasdas, 1994, S. 102; 104), dessen Ausdifferenzierungsprozess aber bereits ausführlich in Kapitel 3 nachgezeichnet wurde.

4.3   Das Subsystem Schilauf

4.3.1   Ausdifferenzierung in zeitlicher Hinsicht und Prozesse der Binnendifferenzierung des Subsystems Schilauf

Das „Alpenerlebnis für alle" ist an der Wende vom 19. zum 20. Jahrhundert fast schon Wirklichkeit. In den Sommermonaten sind die Berge oft so stark überlaufen, dass einige sich nach Bergeinsamkeit sehnende Alpinisten nach einem Hilfsmittel suchen, welches es ihnen erlaubt, die im Winter einsamen, weil tiefverschneiten Alpen zu durchwandern. Dies ist, „abgesehen von wenigen besonders bevorzugten Orten, fast unmöglich", konstatieren Hoek und Richardson (1910, S. 8-9), „bis die Erschließung des winterlichen Gebirges durch den Schi Wandel" (ebd.) schafft. Als Brauchform ist das Schilaufen in den Alpen bereits etabliert. Der Schi dient der Alpenbevölkerung und bestimmten Berufsgruppen wie Förstern, Ärzten, Postboten, Jägern (Seitz, 1987, S. 174; Steinitzer, 1924, S. 323; Tiwald, 1995a) als Verkehrsmittel und kommt auch zu militärischen Zwecken zum Einsatz (Schmidkunz, 1931, S. 404; Steinitzer, 1924, S. 344).

Als neue Spielart des Alpinsporttourismus lässt das Winterbergsteigen auf norwegischen Schiern[271] die Besucherzahlen noch einmal erheblich ansteigen und trägt wesentlich dazu bei, dass sich das Bergsteigen im Winter, das zur „goldenen" Zeit des Alpinismus aufkam, jetzt voll entfalten kann. Die „Hilfsmittel des Bergsteigens haben sich vermehrt", schreiben J. Baumgärtner und K. Sandtner in der *Zeitschrift* von 1911 (S. 203): „Die Alpinisten haben den Schneeschuh meistern gelernt und der bringt sie fast mühelos in die winterlichen Hochregionen und trägt sie – hohen, bisher ungekannten Genuß gewährend – in sausender Gleitfahrt zu Tal." Aus diesem ersten Schibergsteigen, das sich aus heutiger Sicht als Mix aus Schilanglauf, Schitourengehen und Abfahrtslauf präsentiert, differenzieren sich rasch verschiedene Disziplinen aus, die unter jeweils spezifischen Handlungsorientierungen betrieben werden. Von Anfang der sporttouristischen Verwendung des Hilfsmittels Schi an sind Prozesse der *Aus-* und zugleich der *Binnen*differenzierung des Subsystems Schilauf zu beobachten. Außerdem hängen die Entwicklungen des Schi*sports* und des Schi*sporttourismus* aufs Engste zusammen und voneinander ab. Sie sind geprägt durch die Auseinandersetzungen zweier miteinander konkurrierender Lager, die letztlich die Differenzierung des Schilaufs in eine nordische: den Schilanglauf, und in eine alpine Ausprägungsform: den Alpinschilauf nach sich ziehen.[272]

4.3.1.1   Ein Meinungsstreit als Motor der Aus- und Binnendifferenzierung des Subsystems Schilauf: Schi nordisch und alpin, Schirennsport und sporttouristischer Schilauf

Das norwegische Schi- und Schibindungssystem ist eine reine Aufstiegshilfe, die den Schibergsteiger beim Bergabfahren vor erhebliche Probleme stellt. Das Abfahren besteht lediglich darin, dass er Schuss fährt und sich zum Bremsen in den Schnee wirft (Zdarsky, 1926, zit. n. Tiwald, 1996a). Aus eigener Erfahrung berichtet von Wundt (o. J., zit. n.

---

[271] Die Schier, die zu dieser Zeit in Mitteleuropa verwendet werden, stammen fast ausschließlich aus Skandinavien.

[272] Die Ausdifferenzierungsprozesse in zeitlicher Hinsicht hängen wie die Binnendifferenzierungsprozesse eng von der technologischen Weiterentwicklung des Sportgeräts Schi ab, was eigentlich unter der Überschrift „Ausdifferenzierung in räumlicher Hinsicht" abgehandelt werden müsste. Davon wird aus Gründen der Praktikabilität Abstand genommen. Es sei aber auf die Notwendigkeit weiterführender Untersuchungen in diesem Bereich hingewiesen.

Paulcke, 1902, S. 170-171): „Das Bergaufgehen ist äußerst langwierig und schwierig, das Bergabgehen sehr gefährlich, und wenn man erst einmal fällt, was sehr leicht passiert, so ist man mit diesen langen Stiefeln völlig hilflos." Weil die Schibindung den Fuß nicht zufriedenstellend fixieren und der Schuhabsatz seitwärts vom Schi abrutschen kann, taugen die Schier nicht zur Schrägfahrt am Steilhang (Tiwald, 1995a). Zur Lösung dieses Problems konzentriert sich Mathias Zdarsky (1856-1940) aus dem niederösterreichischen Lilienfeld ab 1893 auf die Entwicklung eines optimalen Schi-Bindungs-Systems und einer darauf abgestimmten alpinen Schneelauftechnik, der *Lilienfelder Skilauf-Technik* (Zdarsky, 1897). Das neu entwickelte System, bei welchem der Schuh durch eine Stahlplatte fest mit dem Schi verbunden ist und das dennoch erlaubt, die Ferse vom Schi abzuheben, ermöglicht es, auch die steilsten Hänge in rhythmischen Bögen schnell und sturzfrei zu befahren. Ein Meinungsstreit um die „richtige" Technik des Schilaufens entbrennt. Mit seiner Entwicklung trifft Zdarsky nicht nur den bis dahin führenden Pionier und Anhänger der norwegischen Schule, W. Paulcke, in seiner Eitelkeit; auch manch andere bisher unerreichte Schwarzwälder Schigröße fühlt sich gedemütigt, so wie die Norweger sich wenig begeistert darüber zeigen, dass „ihr" Schi von einem „Ausländer" weiterentwickelt wurde. Die mitteleuropäischen Zdarsky-Gegner erklären die nordische Technik mit ihrem „'Pflug-Bogen' zur 'heiligen Kuh'" (Tiwald, 2000; 1996b). Für Schitouristen aus nichtalpinen Regionen aber, die das Schifahren nicht von Kindesbeinen an erlernt haben, ist das Erlernen des norwegischen Pflugbogenfahrens während ihres Urlaubsaufenthalts in den Alpen viel zu schwierig. Genau darauf stimmt Zdarsky seine Schilauf- und -lehrtechnik ab: „Meine Anschauung geht dahin, dass Skivereine in erster Linie die Aufgabe lösen sollten, ihren Mitgliedern ein für Jedermann erlernbares, sicheres Fahren beizubringen" (Zdarsky, 1897, S. 48).

4.3.1.2   Schisporttouristen entdecken den Alpinschilauf

Der Sieg des alpinen Schilaufs nach Zdarsky über die nordische Richtung ist ein deutsch-englisches Produkt, das von der Werbewirksamkeit der wettkampforientierten Ausprägungsform des Alpinschisports profitiert. W. Rickmer Rickmers, Hochalpinist, Freund und Schüler Zdarskys, lehrt die alpine Schilauftechnik in der Schweiz vor allem englischen Sporttouristen. Auf diesem Wege entdeckt Sir A. Lunn, dessen Vater kommerzielle Reisen in die Schweiz organisiert, 1922 den alpinen Torlauf und führt im Schweizer Mürren Wettbewerbe durch, die er „Slalom" tauft (Tiwald, 1995c; 1996b). Die Einheimischen sind begeistert. Ebenso angetan zeigt sich Hannes Schneider. Er bringt den „neuen" alpinen Wettbewerb auf den Arlberg und begründet die Kandahar-Rennen.[273] Doch nicht nur die Schirennen tragen dazu bei, dass der Alpinschilauf Zdarskyscher Prägung allgemein immer mehr in Mode kommt. Berg- und Schi-Spielfilme des Regisseurs Dr. Arnold Fanck wie *Das Wunder des Schneeschuhs* (1920), *Der große Sprung* (1927) und *Der weiße Rausch – neue Wunder des Schneeschuhs* (1931) mit Hannes Schneider und Leni Riefenstahl in den Hauptrollen dienen der Schipropaganda und als Fremdenwerbungszweck. Sie wecken das Verständnis für die Schönheit und Wirklichkeit des winterlichen Hochgebirges bei der Masse der Bevölkerung (Bing, 1931/32, S. 359) und sorgen dafür, dass immer mehr Menschen die Möglichkeit des Alpinschilaufs im nicht-alltäglichen Erfahrungsraum der Alpen, die das System des Schisporttourismus bereitstellt, wahrnehmen.

---

[273] Der Name *Kandahar* geht zurück auf Lord Roberts of Kandahar, einem alten Afghanistan-Haudegen, dessen in Mürren ansässiger Skiklub Mitveranstalter der Rennen ist (Wiener Zeitung Extra, 2002).

4.3.2   Ausdifferenzierung in räumlicher Hinsicht

Bevor sich das Subsystem Schilauf auch in räumlicher Hinsicht auszugrenzen beginnt, binnendifferenziert es sich. Während das Schibergsteigen keine speziellen Plätze für die Ausübung benötigt, ist der Alpine Schilauf auf speziell präpariertes hochalpines Gelände angewiesen,[274] denn er beschränkt sich auf die Abfahrt eines Hangs. Der Aufstieg erfolgt ausschließlich mittels mechanischer Hilfen. Damit ist die räumliche Ausdifferenzierung des Alpinschislaufs die Voraussetzung für seine Entwicklung zur Massenbewegung. Zwar beginnt die Aus- wie die Binnendifferenzierung des Subsystems Schilauf um die Wende vom 19. ins 20. Jahrhundert, aber während der Weltwirtschaftskrise und der beiden Weltkriege wird die weitere Ausbreitung des Schisporttourismus hin zu einer Massenbewegung erst einmal deutlich gebremst. Der Alpine Schilauf entwickelt sich erst zu einer sporttouristischen Betätigungsform der Massen, als einerseits das hochalpine Gelände so präpariert wird, dass seine Befahrung risikolos möglich ist, und andererseits das Aufsteigen durch Aufstiegshilfen wesentlich erleichtert oder ganz ersetzt wird.

Die räumliche Ausdifferenzierung des Subsystems Alpiner Schilauf geht, wie schon die endgültige Differenzierung des Schilaufs in *Alpin* und *Nordisch*, auf die Einflussnahme der *British sportsmen* um Sir A. Lunn zurück. Sie sind der Ansicht, dass das Bergaufsteigen keinesfalls Teil eines Schirennens sein dürfe und dass das Aufsteigen in alpinistischer Tradition gemächlich und vor allem sicher zu erfolgen habe. Die Disziplin des Aufwärtsrennens[275] bezeichnet Lunn als sinnlos, da es beim Wettkampf einseitig Kraft und Ausdauer und weniger Geschicklichkeit und Wagemut beanspruche. Zudem stünden das Aufsteigen und Abfahren in zeitlicher Hinsicht in einem Missverhältnis (Eichenberger, 1994). Die Idee, reine Abfahrtsläufe als Wettbewerbe durchzuführen, kann nur im Mittel- und Hochgebirge in die Tat umgesetzt werden, wo Aufstiegshilfen den Schifahrer in die Höhe befördern und ihm erlauben, auf ausreichend langen und steilen Hängen ein Vielfaches an seither möglichen Abfahrtskilometern zurückzulegen. Erst dann liegt der Zweck in dem nach der Codierung von *Sieg* und *Niederlage* betriebenen Abfahren selbst begründet, und der Abfahrtslauf kann sich als Teilbereich des Sportsystems etablieren.

Von dieser „Verrennsportlichung" des Schilaufs profitiert der sporttouristische Alpinschilauf außerordentlich stark. Der Auf- und Ausbau der Infrastruktur des Alpinschisports ist die Voraussetzung dafür, dass immer mehr Menschen die neue Sportart ausüben können. Ende der 1920er und in den 1930er Jahren werden vermehrt Schilifte als mechanische Aufstiegshilfen gebaut (Bätzing, 1992, S. 146) und so die Entwicklung des alpinen Schilaufs hin zur winterlichen Urlaubsbeschäftigung der Massen forciert, denn die körperlichen Strapazen des Aufstiegs sind ausgeschaltet und der Zeitaufwand für den Höhen-

---

[274] Zwar ist auch der Schilanglauf an das Spuren einer Loipe oder an das Planieren derselben (je nach Technik: klassische oder Skating) gebunden. Im folgenden aber gilt das Hauptaugenmerk dem Alpinen Schilauf.

[275] Am 24. Februar 1895 veranstaltet der Niederösterreichische Schiverein ein internes Meeting in Pötzleinsdorf. Folgende Bewerbe kommen zur Austragung (Bazalka, 1977):
I.   Eröffnungslaufen: 350 m bergab.
II. Vereinslaufen: 850 m *bergauf*, bergab.
III. Vereinsmeisterschaft: Es ging 1260 m *bergauf*, bergab, wieder *bergauf* und abermals bergab. Beim letzten Bergablauf ist eine Sprungschanze zu nehmen.
IV. Vorgabelaufen: 850 m *bergauf*, bergab.
V.   Preisspringen: von einer 1,5 m hohen Schanze.

gewinn ist entscheidend verringert. Das *Wirtschaftswunder* nach dem Zweiten Weltkrieg und die Entwicklung leistungsfähiger Pendel- und Gondelbahnen führen schließlich dazu, dass Alpinschilaufen eine sporttouristische Betätigungsform der Massen wird (Güthler, 2003, S. 2). Die Verbreitung hängt wesentlich ab vom Ausbau der Infrastruktur in einer Phase des Friedens und der Prosperität. Ohne die Erleichterung des Aufstiegs durch Aufstiegshilfen und des Abfahrens durch präparierte Schipisten wären die Bemühungen des Subsystems um fortschreitende Inklusion vermutlich ins Leere gelaufen. So aber beginnt um 1965 die Zeit des „Winter-Massentourismus" (Bätzing, 1992, S. 146), der bis in die 1980er Jahre hinein stetige starke Zuwächse verzeichnet. Blühende Almwiesen werden für die Bedürfnisse der Schifahrer speziell hergerichtet. Sie werden mit Hilfe von Sprengungen, Waldrodung, Planierung und Neuansaat künstlich eingeebnet und in breite Schi-Autobahnen (ebd., S. 157) verwandelt. Im ganzen Alpenraum steigt die Zahl der so präparierten Hänge und damit der zur wintersporttouristischen Nutzung ausgewiesenen Gebiete stetig an.

4.3.3   Binnendifferenzierung der Subsysteme Schi alpin und nordisch

In den 1980er Jahren setzt im Subsystem Schilauf eine Welle der Ausdifferenzierung von Sportformen ein, welche untrennbar verbunden ist mit der technologischen Innovation und Entwicklung neuer Sportgeräte, die teilweise nur noch entfernt an den norwegischen Schneeschuh von einst erinnern. Aus dem nordischen Schilauf haben sich die Disziplinen Schisprung, Schilanglauf und alpiner Schilauf herausgebildet. Wie Abbildung 26 außerdem zeigt, differenzieren diese sich wiederum intern in die verschiedensten Formen des Schilaufs und Schneesports.

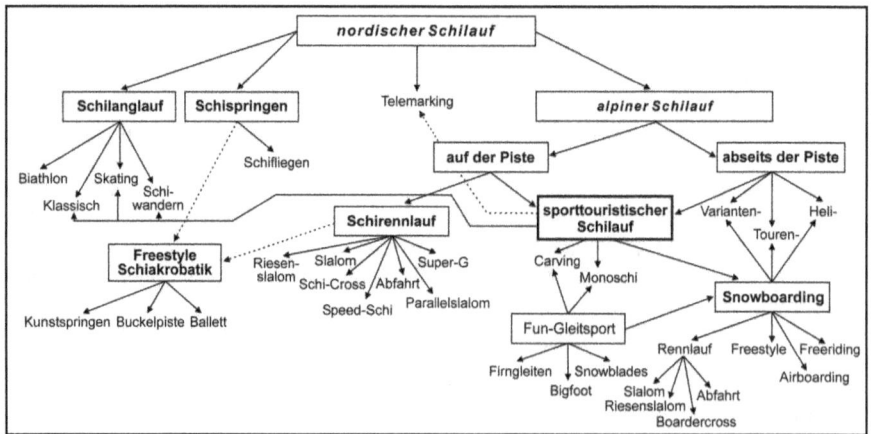

Abb. 26 Aus- und Binnendifferenzierung des Subsystems Schilauf (mod. n. Schoder, 2000, S. 14).

4.4   Das Subsystem Klettern

4.4.1   Ausdifferenzierung in zeitlicher Hinsicht und Prozesse der Binnendifferenzierung: „künstliches" Klettern und Freiklettern

In der zweiten Hälfte des 19. Jahrhunderts sondert sich von der breiten Masse der Erholungsreisenden eine Gruppe ab, die das leistungssportorientierte Moment des Bergsteigens in den Vordergrund stellt und die es vorzieht, sich abseits der viel begangenen Bergwege und Steige zu betätigen. Es differenziert sich das alpine Felsklettern aus. In dessen Fortentwicklung werden zunehmend künstliche Hilfsmittel eingesetzt, was die Binnendifferenzierung des Subsystems Klettern vorantreibt.

Die Vorliebe für die Felsberge jenseits gesicherter Hochgebirgspfade steigert sich bei der Masse der jungen Bergsteiger fast zur Ausschließlichkeit (Enzensperger, 1924, S. 48-49). Die Grenze des Ausführbaren wird immer weiter hinausgeschoben, jede Zinne, jeder Gipfel- oder Gratzacken findet Beachtung, sofern er Gelegenheit gibt, die Kletterkunst an ihm zu beweisen (Lehner, 1924, S. 251).[276] Der Brite Albert Frederick Mummery (1855-1895) ist der herausragende Alpinkletterer des ausgehenden 19. Jahrhunderts (Schmidkunz, 1931, S. 380-407). 1880 klettert er am glatten Fels des Dent du Géant bis auf den 4.010 Meter hohen Gipfel und verzichtet dabei als erster Alpinist gänzlich auf künstliche Hilfsmittel wie Mauerhaken. Mit seinem berühmten *absolutely inaccessible by fair means* macht Mummery darauf aufmerksam, dass das Abenteuer Berg nur durch Begrenzung technischer Hilfsmittel am Leben gehalten werden kann (Venables, 2001, S. 6). Trotzdem werden vor und verstärkt nach dem Zweiten Weltkrieg künstliche Hilfsmittel zur Überwindung schwieriger Stellen eingesetzt. Mit dem „künstlichen" Klettern fallen die letzten alpinen Probleme, so die Bastion der berühmten Laliderer Wände im Karwendelgebirge (Enzensperger, 1924, S. 49). In Alpinistenkreisen entbrennt über das Für und Wider des Hilfsmitteleinsatzes ein heftiger Streit, wie Paul Preuß' Aufsatz zum *Mauerhakenstreit* in den DOeAV-*Mitteilungen* von 1911 zeigt. Trotzdem sind auch die 1950er und 60er Jahre dominiert von *Direttissimi* in großen Wänden, im Zuge derer die hakentechnische, „künstliche" Kletterei eine Renaissance erlebt. Hilfsmittel wie Seil, Bohrhaken, Klemmkeile, Karabiner und Steigleitern werden ganz bewusst zur Fortbewegung benutzt, „eine Sackgasse in der Entwicklung des Kletterns" (Spitzenstätter & Wiedmann, o. J.). Aus dieser Sackgasse heraus führt Reinhard Karl (Jg. 1946), der das „Klettern als totale Lust ohne Spuren zu hinterlassen" (Glowacz, o. J.) definiert. Das Freiklettern erfährt ab den 1970er Jahren einen starken Aufschwung und ist gekennzeichnet durch einen spezifischen Bergbegehungsstil: Die Hilfsmittel werden nur zur Sicherung des Kletternden und niemals zur Fortbewegung benutzt. Der Kletterer verwendet ausschließlich natürliche Haltepunkte im Fels.

4.4.2   Freiklettern: Zur Ausdifferenzierung in räumlicher Hinsicht

Die Vorliebe für das freie Klettern am Fels kann nur entstehen, weil das engmaschige Netz von Hütten und Wegen über Täler, Berge und Gipfel den Anstieg zu den Felsenbergen erleichtert und Anstrengungen langer Zugänge auf ein Mindestmaß beschränkt. Auch

---

276   Damit einher geht die Spezialisierung alpinen Schrifttums. Dem achtbändigen Hochgebirgsführer *Der Hochtourist in den Ostalpen*, herausgegeben von H. Barth zwischen 1925 und 1930, folgen Spezialführer über die wichtigsten Klettergebiete, in denen jeder Anstieg, jede Variante genauestens beschrieben ist.

die Gefahr von Wetterstürzen ist minimiert, denn der Aufbruch von einer Hütte zu schwersten Felstouren ist ohne großen zeitlichen Aufwand möglich. Deshalb werden keine speziellen Plätze für die Ausübung des Freikletterns geschaffen. Das Infrastruktur-netz des Sporttourismussystems mit seinen Beherbergungsmöglichkeiten im Tal, seinen Transportanlagen, Hütten und Wegen, seinen Reiseführern und Wanderkarten benutzen die Kletterer nur, um an den Ausgangspunkt ihrer Kletterpartie zu kommen, bei der sie ausdrücklich auf die Nutzung der Infrastruktureinrichtungen verzichten: Ziel ist der mög-lichst schwierige „Weg" über (fast) senkrechte oder überhängende Naturfelswände zum Gipfel, der nur unter möglichst großer Kraftanstrengung auf Händen und Füßen zu errei-chen ist. Hauptantrieb ist die Schwierigkeit der Route, die zum Gipfel führt. Ohne die Herausgabe und ständige Aktualisierung der Kletterführer-Literatur und ohne technologi-sche Innovationen im Bereich der Sicherungs- und Ausrüstungsgegenstände aber wäre die Entwicklung des Freikletterns nicht möglich gewesen. Zu den Sicherungsmitteln gehören Klettergurt und Seil, Express- und Bandschlingen sowie Klemmkeile, diverse Karabiner-haken, Abseilachter und Chalkbag. Notwendig sind außerdem trittsensible Kletterschuhe mit biegesteifer Gummisohle und ein Steinschlaghelm. Das Ausrüstungs- und Siche-rungsmaterial tragen die Kletternden mit sich, der Fels selbst bleibt „sauber".

4.5   Das Subsystem Mountainbiking

Der Trend im System des Sports hin zur unverbindlichen Ausübung von Outdoor-Sport-arten (bspw. Rittner, 1988; 1995; 2001; Schildmacher, 1998, S. 16-18; Trümper, 1995, S. 213), die ohne langfristige Vorbereitung außeralltägliche Erlebnisse in dosierten Risiko-situationen versprechen, forciert wesentlich die Entstehung von Sportformen, die in das Sporttourismussystem integriert werden können. Mountainbiking ist ein Beispiel dafür. Prozesse der Ausdifferenzierung in zeitlicher Hinsicht laufen im Subsystem Mountainbi-king nicht ohne solche in räumlicher Hinsicht ab: Die Handlung „Bergrad fahren" ist ohne die Erfindung des dafür geeigneten Sportgerätes nicht möglich. Deshalb wird aus Grün-den der Vereinfachung die technologische Entwicklung des Mountainbikes unter der Überschrift „Ausdifferenzierung in zeitlicher Hinsicht" abgehandelt.[277] „Ausdifferenzie-rung in räumlicher Hinsicht" thematisiert den infrastrukturellen Aspekt.

4.5.1   Ausdifferenzierung in zeitlicher Hinsicht

Mountainbiking entsteht im Zuge der internen Differenzierung des Radsports als Subsys-tem des Sportsystems, genauer: des Hochleistungsradsports und hat heute als Subsystem Eingang sowohl in das Sport- als auch in das Sporttourismussystem gefunden.[278] Moun-

---

[277] Methodisch korrekt wäre gewesen, wenn die Entwicklung des Sportgerätes Mountainbike unter der Überschrift „Ausgrenzung in räumlicher Hinsicht" abgehandelt worden wäre. Jedoch ist diese von der Ausgrenzung in zeitlicher Hinsicht nicht zu trennen. Beide Aspekte hängen aufs Engste zusammen und voneinander ab.

[278] Weil Mountainbiking sowohl in das Sport- wie in das Sporttourismussystem eingeordnet werden kann, ist es gekennzeichnet durch Mehrsystemzugehörigkeit; es ist für zwei autopoietische Systeme gleichzeitig unterschiedlich informationell relevant. Die beiden Systeme – Sportsystem und Sporttou-rismussystem – operieren mit ihrem spezifischen Code und müssen das Ereignis in ihren Code über-setzen. Aus der Sicht des Sportsystems interessiert nur der Sieg. Für das Sporttourismussystem ist nicht-alltägliche Erfahrung mit körperlicher Leistung interessant. Auch wenn ein Beobachter eine Leistungsbeziehung beobachtet, bspw. wenn zwei Sporttouristen auf ihren Mountainbikes um die Wette einen Berg hinauffahren, bleibt die Trennung der beteiligten Systeme bestehen.

tainbiking ist in erster Linie eine technologische Innovation (Friederici, 2000, S. 118): Die Erfindung des Sportgerätes „Bergrad" ist die Voraussetzung der Herausbildung der Handlungsorientierung des Subsystems Mountainbiking. Entdeckt wird das geländegängige Fahrrad in der amerikanischen Straßenrad-Szene.

4.5.1.1   Ausdifferenzierung des Mountainbiking im System des Hochleistungs-Radsports

Im Winter 1973 nutzen Radrennfahrer der *United States Cycling Federation* auf der Suche nach Abwechslung vom Einerlei der Landstraße rund 20 Jahre alte, 34 Kilogramm schwere *Schwinn-Cruiser* für Bergab-Fahrten auf Schotterwegen des Mount Tamalpais im kalifornischen Marin County. Die *Cascade Canyon Fire Road* westlich von Fairfax erweist sich als am besten geeignet, denn sie hat ein starkes Gefälle – 396 Höhenmeter auf einer Strecke von 3,4 Kilometern Länge –, sie ist kurvenreich und oft stark abschüssig (Rathburn, 2003, p. 16). Immer wieder modifizieren die Fahrer ihre schwergewichtigen Räder (Penning, 1998, S. 15). Auf jede Modifikation folgen Testfahrten, und um den schnellsten Abfahrer entwickelt sich auf der Schotterstraße, die unter dem Namen *Repack*[279] allgemein bekannt wird, ein Wettstreit, der ebenfalls den Namen *Repack* erhält (Bertiller & Weber, 1997). Bei diesem ersten Downhill-Mountainbike-Rennen fahren alle Teilnehmer auf dick bereiften Rädern der „Marke Eigenbau" (Rathburn, 2003, p. 17). *Repack* ist der Motor für alle wesentlichen Mountain-Bike-Innovationen der ersten Jahre (ebd.; Downhiller, o. J.) und ein entscheidendes Moment in der Entwicklung des Mountainbike-Sports wie des Fahrrads selbst, denn das Rennen erfordert ein Rad, das den Fahrer ohne Materialschaden zu Tal bringt. *Repack* bietet den Pionieren die Gelegenheit, sich auszutauschen und die technische Weiterentwicklung der Räder mit Hilfe des neu gewonnenen Wissens voranzutreiben. Als das amerikanische *Outside Magazine* über das Rennen berichtet, ist die Resonanz überwältigend, und die Mountainbike-Philosophie wird weit über die Grenzen von Marin County hinaus bekannt (Breeze, 2001). 1979 wird eine Firma mit dem Namen *MountainBikes* gegründet, und Begriff und Geschäftsidee sind geboren (Rathburn, 2003, p. 17). Die Räder werden in der Folgezeit zunehmend leichter und vielseitiger, und der Schwerpunkt ihrer Nutzung verlagert sich immer mehr vom Downhill zum Cross Country. Schließlich wird aus der „Idee Mountainbike", die einigen wenigen Straßenradfahrern aus Kalifornien dazu diente, den „Downhill Thrill" (Breeze, 2001) zu erleben, eine verbandsmäßig organisierte und schließlich auch olympische Sportart.[280]

---

[279] Die Straße wird *Repack* getauft, da die Abfahrt auf der steilen Schotterpiste die Rücktrittbremsen der frühen Geländeräder so stark strapaziert, dass das Fett aus den Naben qualmt und die Naben nach einem oder zwei Läufen im Ziel neu geschmiert – *repacked* – werden müssen (Rathburn, 2003, p. 16; Brandt, o. J.; Sandro, o. J.).

[280] Lange Zeit weigern sich die *United States Cycling Federation* und der Weltverband *Union Cycliste Internationale*, die neue Form des Radsports in das Verbandswesen zu integrieren. Erst, als die Rennfahrer der *National Off Road Biking Association* den Fahrern des amerikanischen Radsportverbands zahlenmäßig überlegen sind, geben die Fachverbände nach und nehmen die Emporkömmlinge auf (Brandt, o. J.). Mit der Aufnahme in den Radsport-Weltverband ist Mountainbiking anerkannte Teildisziplin des organisierten Radsports. Seit 1996 ist Mountainbiking olympische Disziplin, das „Tüpfelchen auf dem i" für den nun weltweit etablierten Sport (Breeze, 2001).

4.5.1.2   Mountainbiking als Subsystem des Sporttourismussystems

Mit den neuartigen Nutzungsmöglichkeiten des Mountainbikes werden neue Zielgruppen erschlossen (Friederici, 2000, S. 142). Die überwiegende Mehrzahl der Menschen betreibt das Radfahren um des Radfahrens willen nicht auf der Basis der wettbewerbsorientierten Handlungslogik von *Sieg* und *Niederlage*, sondern es steht das Bedürfnis nach einer Auszeit vom Alltag in Verbindung mit Natur- und Landschaftserleben, mit Abenteuer und Erholung im Vordergrund. Als das Mountainbike erstmals in der Zeitschrift *Alpin* (9/1985, S. 62-63) erwähnt wird, heißt es: „Das robuste und geländetaugliche Gefährt eröffnet völlig neue Möglichkeiten." Es kann auf gekiesten Forststraßen – für Wanderer eher ein Graus, für die Radler eine ideale Route nach oben – und auf fast allen Wanderwegen gefahren werden. Es bietet „ein Erlebnis, das völlig anders ist" (ebd., S. 62). Parallel zu seinem ursprünglichen Verwendungszweck als Leistungssportgerät bewährt sich das Mountainbike als ein Sportgerät, welches das Radfahren auf Wegen weit abseits des öffentlichen Straßennetzes möglich macht.

Die zunehmende Beliebtheit des Mountainbiking ist insbesondere auf die technische Fortentwicklung der Fahrräder zurückzuführen, die einerseits leichtere, andererseits aber qualitativ hochwertigere Räder hervorbringt. Schon kurz nach seiner Markteinführung ist das geländetaugliche Fahrrad ein Verkaufsschlager, und 1983 ist jeder größere Fahrradhersteller der Welt auf den „Mountainbike-Zug" aufgesprungen (Rathburn, 2003, p. 17). „Das Bergfahrrad [ist] im Aufwärtstrend", bekräftigt die Zeitschrift *Alpin* in ihrer Juli-Ausgabe von 1988 (S. 12); „immer mehr Bundesbürger – und das nicht nur südlich der Donau – rüsten sich mit diesem robusten Drahtesel aus" (ebd.). Das Subsystem Mountainbiking stellt die Möglichkeit des Bergradfahrens im nicht-alltäglichen Erfahrungsraum bereit; „Klettern auf zwei Rädern" entwickelt sich immer mehr zum Urlaubs- und Sommersporthit für groß und klein (Alpin, 7/1988, S. 36). „Die meisten Bergfreunde besitzen beides: Wanderschuhe und Mountainbike. Und sind damit unterwegs" (ebd.).

4.5.2   Ausdifferenzierung in räumlicher Hinsicht

Erst „in Verbindung mit einer entsprechenden Infrastruktur ... wird die zielorientierte Nutzung einer technologischen Komponente ... möglich", konstatiert Friederici (2000, S. 122). Anfangs werden für die Ausübung des Mountainbiking nur begrenzt spezielle Plätze geschaffen, denn das Subsystem Mountainbiking greift in seiner Entstehungsphase großteils auf das bereits bestehende Infrastrukturnetz des Sporttourismussystems zurück. Doch der plötzliche Ansturm von Mountainbikern auf die Bergwege provoziert Konflikte mit anderen Nutzer- und Interessentengruppen wie Jäger und Forstverwaltung. In der Zeitschrift *Alpin* (4/1986, S. 6) berichtet ein Leser Mitte der 1980er Jahre:

> Auch mich hat das Bergradfieber erfasst .... Frohgemut bestiegen wir in Fall [dt. Seite des Karwendelgebirges, d. Verf.] unsere Drahtesel und radelten auf asphaltierter Straße das Dürrachtal einwärts. An der Weggabelung Dürrachspeicher stehen wir vor einem Schild ‚Gesperrt für Radfahrer'. Und auf dem anderen Weiterweg noch eines. Ein Scherz? Kaum, denn da steht ja noch ein Schuppen mit der Aufschrift ‚Radlgarage'. .... Was ... kann der Grund sein? Unbefahrbarkeit, gefährliche Wegstrecke, Wildstörung? Gegen all dies spricht der lebhafte Almverkehr, vom Moped bis zum Lkw .... also beschließen wir, das Verbot zu übersehen und einfach weiterzufahren. Ein Senner auf seiner Geländemaschine macht uns bald darauf aufmerksam, daß radeln hier verboten sei und ‚da Jaga recht schiach duat', wenn er uns begegnet.

Ein anderer Leser berichtet zwei Jahre später über „immer größere Probleme im österreichischen Teil des Karwendelgebirges ... Die Tiroler Verwaltung der Österreichischen Bundesforste und die Coburgische Forstverwaltung pochen auf die Einhaltung des Fahrverbots auf ihren Forststraßen (vor allem Karwendel-, Gleirsch- und Johannistal) und gingen bereits mit Bußgeldforderungen gegen Radfahrer vor" (ebd., 12/1988, S. 7). Die Probleme werden erst mit dem Aufbau einer auf das Mountainbike zugeschnittenen Infrastruktur gelöst. Diese bildet außerdem erst die Voraussetzung für eine Nutzung des Rades gemäß der vom Hersteller implementierten Nutzungspotentiale (Friederici, 2000, S. 123). Bezogen auf das Mountainbiking als Subsystem des Sporttourismus heißt das, dass mit dem gebirgigen Gelände der Alpen zwar die geographischen Gegebenheiten vorhanden sind, aber es müssen dort Bike-Routen geschaffen und durchgängig ausgeschildert oder auch Wanderwege zur Nutzung freigegeben werden. Vor allem aber muss die Nutzung der Bergwege durch Mountainbiker rechtlich abgesichert sein. Deshalb schließen sich Ende der 1980er Jahre einige Fremdenverkehrsverbände des Stubaitals mit den Schischulen und diversen Grundeigentümern zusammen, um die Biker-Welle in die richtigen Bahnen zu lenken (Alpin, 7/1988, S. 36). Tirol beispielsweise erarbeitet fast zehn Jahre später eine landesweite Regelung und etabliert mit dem Tiroler Mountainbikemodell sehr erfolgreich eine Mountainbike-Infrastruktur.

4.6   Binnendifferenzierung des Sporttourismussystems: Ergebnisse

Das moderne Sporttourismussystem hat sich zu einem sehr komplexen Teilsystem entwickelt. Wie Abbildung 27 deutlich macht, haben sich zu den ursprünglichen Betätigungsformen Bersteigen und -wandern, deren Ausübung auf die Sommersaison begrenzt war, mindestens 15 Sommer- und elf Wintersportformen gesellt (Schemel & Erbguth, 1992, S. 20), die teilweise ihrerseits wieder binnendifferenziert sind.

Früher	Heute	
Bergwandern Bergsteigen (Sommer)	Sommer	Bergwandern, Hochgebirgstrekking, Weitwandern, Nordic (High-)Walking, Bergsteigen, Extrembergsteigen, Expeditionsbergsteigen Klettersteiggehen Klettern (Alpin-, Sport-, Free Solo-, Speedklettern, Bouldern) Paragliding, Drachenfliegen Mountainbiking (Cross Country, Downhill, Trial, Uphill), Berglauf, Orientierungs-/Crosslauf, Survival-Touren
	Winter	Langlauf (klassisch, Skating, Nordic Cruising) Pistenschilauf (Alpiner Schilauf, Race-Carving, Fun-Carving, Big-Foot, Snowblading) Tiefschneeschilauf, Variantenschilauf Schibergsteigen, Tourengehen Snowboarding (Race, Free Style) Schneeschuhwandern Winterwandern Klettern (alpines Eisklettern, Eisfallklettern) Snow Downhill-Mountainbiking

Abb. 27 Binnendifferenzierung des Sporttourismussystems (Auswahl) (mod. n. Schemel & Erbguth, 1992, S. 20).

Die Analyse des Binnendifferenzierungsprozesses an den Beispielen Schilauf, Klettern und Mountainbiking zeigt, dass sich die beiden Subsysteme Schilaufen und Freiklettern hauptsächlich deshalb ausdifferenzieren, weil das sommerliche Hochgebirge gegen Ende des 19. Jahrhunderts bereits stark überlaufen ist. Manche Alpinisten fühlen sich gestört und weichen deshalb in das winterliche Hochgebirge aus, andere wählen die glatte Felswand als Aufstiegsroute zur Abgrenzung vom Massenbetrieb.

So wird das Schilaufen anfangs nicht um des Schilaufens willen betrieben, sondern um das Bergsteigen im Winter zu erleichtern oder überhaupt erst zu ermöglichen. Mit Beginn seiner Entwicklung differenziert sich das Subsystem in verschiedene Disziplinen des Schisports wie des Schisporttourismus, und die Entwicklungen hängen eng zusammen und voneinander ab. Motor der Binnendifferenzierung ist ein Meinungsstreit über die richtige Technik, aus der die alpine Technik und das Schi-Bindungs-System Zdarskys als Sieger hervorgehen, weil sie es auch dem Anfänger erlauben, das Alpinschilaufen in kurzer Zeit zu erlernen. Schließlich entwickelt sich der Alpinschilauf weiter zum reinen Abfahrtslauf und wird Wettbewerbsdisziplin des Leistungssportsystems. Diese benötigt bestimmte infrastrukturelle Einrichtungen wie Aufstiegshilfen und präparierte Pisten, die gleichzeitig von Schisporttouristen genutzt werden. Mit zunehmendem Auf- und Ausbau der Infrastruktur des – leistungssportlich wie sporttouristisch betriebenen – Alpinschilaufs und in Verbindung mit der Prosperität der Jahre nach dem Zweiten Weltkrieg wird Alpinschifahren eine wintersporttouristische Betätigungsform der Massen.

Je mehr Sporttouristen die gewöhnlichen Wege des Aufstiegs wählen, desto mehr suchen vor allem junge Bergsteiger ganz bewusst nach Schwierigkeiten und Gefahren, um sich von der Masse der Erholungsreisenden abzugrenzen. Im Streit zwischen Verfechtern künstlichen und freien Kletterns setzt sich schließlich in den 1970er Jahren das Freiklettern als sporttouristische Betätigungsform durch. Das Infrastrukturnetz des Sporttourismus wird nur in Anspruch genommen, um an den Ausgangspunkt der Kletterroute zu gelangen. Dann aber ist eine Umkehrbewegung zu beobachten: Auf seinem Weg zum Gipfel verzichtet der Kletterer ganz bewusst auf jede Infrastruktureinrichtung.

Das Subsystem Mountainbiking ist im wesentlichen eine technologische Innovation, die ebenfalls Distinktionsbestrebungen einiger Weniger zu verdanken ist. Auf der Suche nach Abwechslung vom Einerlei der Landstraßen entdecken und entwickeln Berufsradfahrer ein geländegängiges Fahrrad: das Mountainbike. Einerseits entwickelt sich eine verbandsmäßig organisierte Sportart, die Eingang in das Leistungssportsystem findet. Andererseits wird Mountainbiking fester Bestandteil des Sporttourismussystems. Die Bergradler nutzen das bestehende Infrastrukturnetz des Sporttourismus, was zu Konflikten führt, so dass bald spezielle Bike-Routen festgelegt und ausgeschildert werden.

Damit sind die Formen freiwilliger außerheimatlicher Bewegungsaktivität Schilaufen, Klettern und Mountainbiking aus anderen Kontexten in zeitlicher Hinsicht ausgegrenzt. Sie sind Selbstzweck, werden ausgeübt als Gegenwelterfahrung zum Alltag und können charaktisiert werden durch einen je individuellen Handlungszweck. Eine Ausgrenzung in räumlicher Hinsicht im Sinne der Schaffung spezieller Plätze für ihre Ausübung ist nur begrenzt auszumachen. Teilweise wird das bereits bestehende Infrastrukturnetz mitbenutzt.

5   Ökologische Folgeprobleme des Systemwachstums und Lösungsansätze

Das Sporttourismussystem differenzierte sich in der ersten Moderne zur Lösung des Problems *Alltagserfahrung* aus.[281] Seine Funktion ist es, die Möglichkeit *körperlicher Leistung im nicht-alltäglichen Erfahrungsraum* bereitzustellen. Im Mittelpunkt der folgenden Abschnitte steht nun nicht mehr das „Wie" der Problemlösung, sondern das Problem, das sich aus den *Wirkungen der Problemlösung* ergibt, genauer: die Wirkungen der Bereitstellung *körperlicher Leistung im nicht-alltäglichen Erfahrungsraum* und damit die (unerwünschten) Folgen der Ausdifferenzierung des Sporttourismussystems ökonomischer, soziokultureller und ökologischer Art. Beispielsweise erzeugt Sporttourismus Veränderungs- oder Modernisierungsprozesse, die Anpassungsleistungen vor allem von den Einheimischen verlangen, damit sie die Erwartungshaltungen ihrer Gäste befriedigen können (Luger & Inmann, 1995, S. 11). Tradierte Volkskultur ist im Veränderungsstress. Sie ist einem erheblichen Erosionsdruck ausgesetzt und droht zu purer Folklore zu verkommen (Luger, 1995, S. 19; Rest, 1995, S. 83). Die Landwirtschaft, und hier vor allem die Bergbauernwirtschaft, verliert zugunsten des tertiären Sektors immer mehr an ökonomischer Bedeutung (Rest, 1995, S. 84). Der Alpenraum zerfällt in zwei Teile. Die eine Hälfte der Alpengemeinden ist (sport-)touristisches Niemandsland und zeigt starke Bevölkerungsverluste, die andere, für den (Sport-)Tourismus erschlossene Hälfte dagegen starkes Bevölkerungswachstum (Bätzing & Perlik, 1995, S. 46).[282] Am problematischsten sind jedoch die ökologischen Folgekosten des Sporttourismus. Für den Tourismus im allgemeinen konstatiert das Umweltbundesamt (UBA, 2002, S. 1):

> Treibhausgas- und Schadstoffemissionen touristischer Verkehre und Zersiedlung von Landschaften mit Folgen für die Biodiversität stehen im Mittelpunkt der Kritik. Negative Wirkungen auf die Umwelt können insbesondere dann vom Tourismus ausgehen, wenn er als Massenerscheinung auftritt oder ökologisch empfindliche Regionen berührt.

Sporttouristische Betätigungsformen werden massenhaft in ökologisch sehr empfindlichen alpinen und hochalpinen Regionen betrieben. Wenn deren sensibles und komplexes Ökosystem aus dem Gleichgewicht gerät, hat das weitreichende Folgen für Mensch und Natur; als Wasserspeicher und -versorger erfüllen die Alpen lebenswichtige Funktionen nicht nur für die alpinen Regionen an sich, sondern auch für die Anrainerstaaten und das restliche Europa. Außerdem sind sie Lebensraum für zahlreiche Tier- und Pflanzenarten und das am dichtesten besiedelte Hochgebirge der Erde (Veit, 2002, S. 9). „Kennst du das Land, wo der Bergwald stirbt und die Gittermasten blühn...? Richtig geraten, es ist das Alpenland, das schöne", karikiert die Zeitschrift *Alpin* (1/1989, S. 86). Hans Haid (1992, S. 245) spricht mit Blick auf den alpinen Massentourismus von Expansion, Zerstörung,

---

281   Man könnte argumentieren, dass es noch viele weitere Systeme gibt, die sich zur Lösung des Problems *Alltagserfahrung* ausdifferenziert haben. Dazu könnte bspw. das System des Zuschauersports (also des passiven Sportkonsums) zählen, das wie das Sporttourismussystem *time out*-Erlebnisse bietet, oder das System der Massenmedien, das dem Rezipienten ein zeitlich begrenztes Eintauchen in andere – großteils fiktive – Realitäten erlaubt.

282   *(Sport-)tourismus* deshalb, da in den Alpen auch andere Tourismusformen auszumachen sind, bspw. Städte-, Kultur- und Kurtourismus. Vor allem in den touristisch wenig erschlossenen Südwestalpen (italienische Westalpen; französische Südalpen und Teile der Nordalpen) liegt ein großer Entvölkerungsraum. Der große zusammenhängende Wachstumsraum liegt in den westlichen Ostalpen (Liechtenstein, Bayerische Alpen, Westösterreich, Südtirol (Bätzing & Perlik, 1995, S. 46).

Schändung und Vergewaltigung und weist damit ebenso auf die ökologische Gefährdung des Alpenraums durch Massensporttourismus hin. Welche Konfliktbereiche von Sporttourismus und Naturumwelt im einzelnen festgestellt werden können, wie sie zu quantifizieren sind und welche Qualitäten die Quantitäten haben, ist Gegenstand von Abschnitt 5.1. Begründungs- und Lösungswege der Systemtheorie sind Thema in Abschnitt 5.2. Welche Begründungen lassen sich mit Hilfe dieser Theorie für die Gefährdung und Zerstörung der Ökologie des Alpenraums durch Massensporttourismus finden? Welche Lösungsmöglichkeiten sind aus Sicht der Systemtheorie denkbar, um das Risiko für die ökologische Umwelt der Alpen abzupuffern? Antworten darauf liefert Abschnitt 5.3.

5.1   Die Konfliktbereiche von Sporttourismus und Naturumwelt

Der Prozess der Erschließung der Alpen setzte einen Vorgang frei, der über die totale sporttouristische Eroberung des alpinen Raums zur – mindestens teilweisen – Verwüstung der Bergwelt (Metscher, 2001) führt. Im Zuge der Erfüllung des Ziels, Sporttourismus für alle Menschen anzubieten, radikalisiert das Sporttourismussystem seine Inklusionspolitik immer stärker, und die unerwünschten Nebenfolgen wachsen Hand in Hand mit dem System. Der Alpenraum wird rücksichtslos besetzt, besiedelt und (aus-)genutzt. Der Sporttourismus kann sich praktisch unkontrolliert ausbreiten. Seine formalen Organisationen haben eine Infrastruktur aufgebaut, um den Zugang zur Alpennatur für möglichst viele Sporttouristen zu öffnen. Doch die alpine Wildnis verliert in dem Moment ihre Faszination, in dem der Sporttourist die Einsamkeit mit anderen Einsamkeitssuchenden teilen muss, und er weicht aus in das nächste noch unberührte Fleckchen Alpennatur – wenn es noch eines gibt.

„Durch den Einfall touristischer Massen wächst die Gefahr der Ausrottung von Schönem", konstatiert H. Müller (2002). Stürzlinger (1992, S. 205) ist ähnlicher Meinung und spricht von einem planmäßigen Vorgehen: Naherholungsgebiete im Tal werden durch den Bau von Infrastruktureinrichtungen zerstört. Im nächsten Schritt sind die nahen Berge an der Reihe. Sporttourismus der Massen löst mit seinen selbst hervorgerufenen Folgewirkungen einen Schadensprozess in der Naturumwelt aus, der den Menschen veranlasst, das übernächste Ziel anzupeilen. Immer mehr Menschen suchen in der freien und intakten Natur Entlastung von der Hektik der Hightech-Gesellschaft (Brämer, 1999; o. J.). Natur ist die Kulisse für intensives Ich-Erleben. Die Einsamkeit unberührter Natur, die der Sporttourist in den Bergen sucht, zerstört er in dem Moment, in dem er sie aufsucht.[283] Dort, wo viele Menschen Einsamkeit suchen, treffen sie sich. Und weil der moderne Sporttourist auch in „unberührter" Natur nur ungern auf den Komfort der Zivilisation verzichtet, folgt der Ausbau der Infrastruktur in diesen Räumen nach, die es der breiten Masse der Bevölkerung ermöglicht, den Naturraum bequem zu erreichen. Wie Abbildung

---

[283]   Der Grund hierfür liegt in den „romantischen Wurzeln" des Sporttourismus – auch heute noch ist sein Leitbild das der romantischen, „unberührten" Naturlandschaft als Gegenwelt zum Alltag. Zur Entdeckung Salzburgs durch die Romantiker bspw. schreibt Stadler (1975, S. 185): „Blieben auf der einen Seite Wallfahrt und Kavalierstour aus, so kamen nun die naturfrommen Pilger in das Heiligtum der Alpen, durchstreiften Maler und Poeten den altertumsträchtigen Boden der Stadt und ihrer Umgebung. Die Weltanschauung dieser Besucher Salzburgs – in unmittelbaren und übertragenen Sinn – bestimmte sosehr Denken und Tun, Wandern und Verweilen dieser Naturgläubigen, daß sie noch bis in die Gegenwart eine bewegende Kraft des Fremdenverkehrs geblieben ist."

28 zeigt, ist das Ausweichen in noch unberührte Natur ein paradoxer Mechanismus, der in einen eskalierenden Prozess der Ausweichungsverstärkung resultiert.

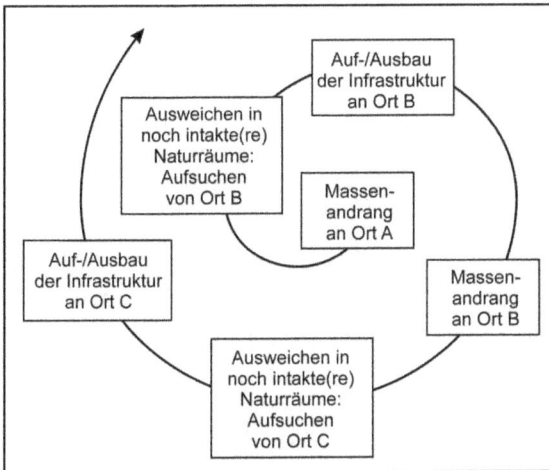

```
                              ┌──────────────┐
                              │ Auf-/Ausbau  │
                              │der Infrastruktur│
              ┌──────────────┐│  an Ort B    │
              │ Ausweichen in │└──────────────┘
              │noch intakte(re)│
              │ Naturräume:   │
              │ Aufsuchen     │┌──────────────┐
              │ von Ort B     ││  Massen-     │
              └──────────────┘│  andrang     │
                              │  an Ort A    │
  ┌──────────────┐            └──────────────┘
  │ Auf-/Ausbau  │                            ┌──────────────┐
  │der Infrastruktur│                         │  Massen-     │
  │  an Ort C    │                            │  andrang     │
  └──────────────┘                            │  an Ort B    │
                   ┌──────────────┐           └──────────────┘
                   │ Ausweichen in │
                   │noch intakte(re)│
                   │ Naturräume:   │
                   │ Aufsuchen     │
                   │ von Ort C     │
                   └──────────────┘
```

Abb. 28 Prozess der Ausweichungsverstärkung und die Folgen.

„Die Auswirkungen dieser Entwicklung, die innerhalb von 30 Jahren das traditionelle Bild des Alpenraums stellenweise bis zur Unkenntlichkeit verändert hat, sind kaum abzuschätzen", konstatiert Kautzky (1992, S. 11). Trotzdem werden nun die einzelnen Entwicklungen mit ihren Auswirkungen auf die Alpenökologie zu erfassen, zu beschreiben und zu analysieren versucht. Für Stürzlinger (1992, S. 204-208) ist Tourismus allgemein ein quantitatives wie ein qualitatives Problem; dies dürfte auch für den Sporttourismus gelten. Sporttouristen reisen massenhaft und überwiegend mit dem Pkw in die Alpen, die in einigen Regionen mit einem sehr dichten Netz sporttouristischer Infrastrukturen überzogen sind (Abschnitt 5.1.1). Welche Probleme qualitativer Art diese Quantitäten mit sich bringen, zeigt Abschnitt 5.1.2. Das unendlich komplexe Beziehungsgefüge muss dazu stark vereinfacht werden.

5.1.1   Sporttourismus als quantitatives Problem

5.1.1.1   „Herden und Horden"[284]

Die Lebens- und Arbeitsbedingungen in der zweiten Moderne führten in der Nachkriegszeit zu einer jährlich ansteigenden Reiseintensität von einem bis zu drei Prozent. „Längst vorbei sind die Zeiten der beschaulichen Sommerfrische in den Bergen. .... Inzwischen herrscht hektische Aktivität an der Urlaubsfront", ist in der Zeitschrift *Alpin* (7/1984, S. 3) Mitte der 1980er Jahre zu lesen. Im Sommer wie im Winter ist Hochbetrieb in den Alpen und voralpinen Regionen. „Vielerorts geht es geschäftiger zu als in einer Fußgängerzone während des Schlussverkaufs", berichtet die Zeitschrift *Focus* (48/2000, S. 235) mit Blick auf die Schigebiete. Die meisten Wintersporttouristen bevorzugen eine Schneesportart, die auf entsprechende infrastrukturelle Einrichtungen angewiesen ist: Alpinschilauf,

---

[284] Haid (1992, S. 245).

Snowboard und Carving (IPK International, 1999). „In manchen Regionen können die Alpen, das ‚Turngerät Europas', der Fülle von Bergsportarten und dem Massenansturm von Besuchern kaum noch standhalten", stellen Luger und Rest (2002, S. 29) fest. Es sind nicht mehr nur individualreisende Wanderer, Bergsteiger oder Schiläufer, die in die Alpen fahren, sondern zu ihnen haben sich von zahlreichen Reisebüros in Bewegung gesetzte Massen gesellt, die in die entlegensten Hochtäler der Alpen verfrachtet werden (Bucher, 2004a, S. 18). Mit spitzer Feder fasst der österreichische Volkskundler Hans Haid (1997, S. 30) zusammen: „Auf einer Fläche von knapp über 180 000 Quadratkilometern leben zwischen 11 und 13 Millionen Alpenbewohner. Sie werden heimgesucht, genährt und kahl gefressen von 120 Millionen Gästen mit 500 Millionen Übernachtungen in fünf Millionen Gästebetten." Weil davon auszugehen ist, dass die meisten im Tal nächtigenden Gäste die Bergregionen zum Wandern, Mountainbiken, Klettern oder Bergsteigen aufsuchen, werden im folgenden die Ankunfts- und Übernachtungszahlen als Indikatoren für die quantitative Zunahme des Alpinsporttourismus herangezogen.[285]

In *Oberbayern* steigen die Übernachtungszahlen in 20 Jahren um den Faktor 3,5, von geschätzten 14 Millionen im Jahr 1950/51 auf rund 49 Millionen in 1970/71, und fast die Hälfte davon geht auf das Konto des Alpenraums (Wichmann, 1972, S. 22). Die Entwicklung der Zahl der Ankünfte in Oberbayern seit 1984 zeigt Abbildung 29.

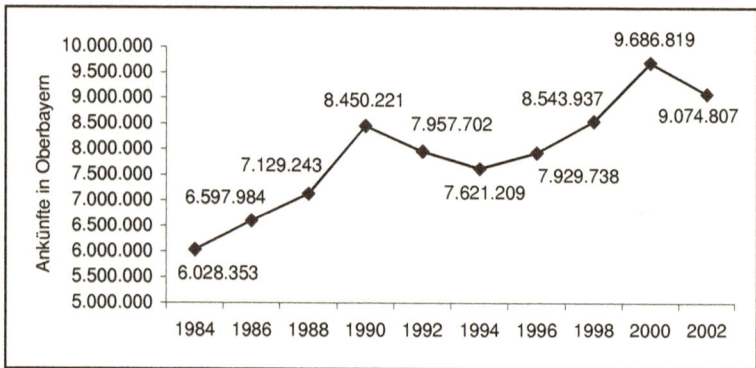

Abb. 29 Ankünfte in Oberbayern von 1984 bis 2002 (mod. n. TVB München-Oberbayern, 2002, S. 8).

Pro Jahr beträgt die Zunahme der Ankunftszahlen in Oberbayern durchschnittlich sechs Prozent; trotz kurzzeitigen Rückgangs werden im Jahr 2002 51 Prozent mehr Gäste gezählt als noch 1984. In der Zeitschrift *Alpin* (2/1987, S. 27) ist zu lesen, dass die oberbayerische Destination Schliersee-Spitzingsee ein beliebtes Terrain der Alpinisten aus dem

---

[285] Zwar beziehen die Statistiken und Ausführungen, die im folgenden analysiert werden, alle Ankünfte, Nächtigungen, Aufenthalte usw. mit ein, ungeachtet dessen, ob es sich um Aufenthalte von Sporttouristen oder nicht. Auf der Folie der Feststellung Dreyers (2001), in den Alpen sei „(fast) alles Sporttourismus", sowie der von Hunziker und Krapf (1942, S. 136), Sport sei der beherrschende Faktor im Tourismus der Schweiz, ist aber davon auszugehen, dass die Mehrzahl der Aufenthalte auf das Konto des Sporttourismus geht. Bei den folgenden Darstellungen ist zu berücksichtigen, dass die Tourismusbranche insgesamt rückläufige Ankünfte verbucht, was als Folge der Terroranschläge im September 2001 in New York, der daraus resultierenden globalen Terrorangst sowie der wirtschaftlichen Stagnationsphase gewertet wird.

Großraum München sei: „An allen Schönwettertagen des Jahres sind Berggasthöfe, Wege, Grate und Gipfel in diesem Gebiet hoffnungslos mit erholungssuchenden Städtern überfüllt."

Das *bayerische Allgäu* verzeichnet im Jahr 2000 mit 3,2 Millionen Gästeankünften eine Steigerung von 4,7 Prozent gegenüber 1999 und erreicht damit einen vorläufigen Höchststand. Die Zahl der Übernachtungen nimmt ebenfalls um rund zwei Prozent zu (TVB Allgäu/Bayerisch-Schwaben, 2001, S. 6). 2001 kommen noch einmal rund 5,2 Prozent mehr Gäste bei nahezu konstanter Übernachtungszahl (ebd., 2002, S. 6). Die Orte oder Regionen mit sechsstelliger Frequentierungszahl sind bis auf die Ausnahme Stadt Augsburg in den Alpen zu finden (Tabelle 14).

Tab. 14   *Frequentierung von Orten und Regionen im bayerischen Allgäu in den Jahren 1999 bis 2002 (mod. n. TVB Allgäu/Bayerisch-Schwaben, 2001, S. 26-27; 2002, S. 26-27; 2003, S. 26-27).*

	1999	2000	2001	2002	+/-
Füssen	173.581	205.659	241.567	225.714	52.133
Schwangau	146.193	160.460	168.437	165.589	19.396
Oberstdorf	297.374	308.710	312.981	314.524	17.150
Hindelang	128.305	135.622	135.680	k. A.	7.375
Oberstaufen	151.697	154.300	160.113	159.068	7.371

„Rund 75 Prozent aller Schneeurlaube führen nach Österreich" (Bachleitner & Penz, 2000, S. 9), und auch im Sommer ist Urlaub in der „Alpenrepublik" sehr beliebt. 1950 werden 12,1 Millionen Übernachtungen gezählt, 1960 bereits 42 und 1997 schon 109 Millionen (ebd., S. 13). 2002 sind es schließlich über 116 Millionen Nächtigungen. Davon verweilen etwa 56 Millionen Gäste im Winter 2001/02 und 60 Millionen im darauf folgenden Sommer in Österreich (Tirol Werbung, 2002, S. 44). *Vorarlberg* zählt 2002/2003 knapp 1,8 Millionen Ankünfte. Im Vergleich zu den 1,4 Mio. Ankünften 1983/84 ist dies eine Zunahme von 26 Prozent (Land Vorarlberg, o. J.). Die Entwicklung der Ankunftszahlen im Land *Steiermark* spricht eine noch deutlichere Sprache (Abbildung 30).

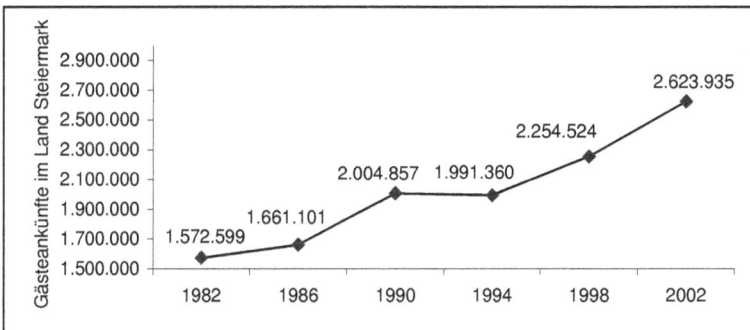

Abb. 30   Entwicklung der Gästeankünfte im österreichischen Bundesland Steiermark zwischen 1982 und 2002 (mod. n. Landesstatistik Steiermark, o. J. a; o. J. b; o. J. c).

1985 verzeichnet die Steiermark noch 1,6 Millionen Ankünfte, und 2002 sind es schon 2,6 Millionen, was einer Zunahme von 64 Prozent entspricht (Landesstatistik Steiermark, o. J. a; o.J. c).
Wie in Abbildung 31 deutlich wird, verbucht auch das Land *Salzburg* (2002) einen Anstieg der Gästemeldungen, und zwar um mehr als 20 Prozent: von 3,7 Millionen Ankünften im Jahr 1982 auf über 4,7 Millionen in 2002.

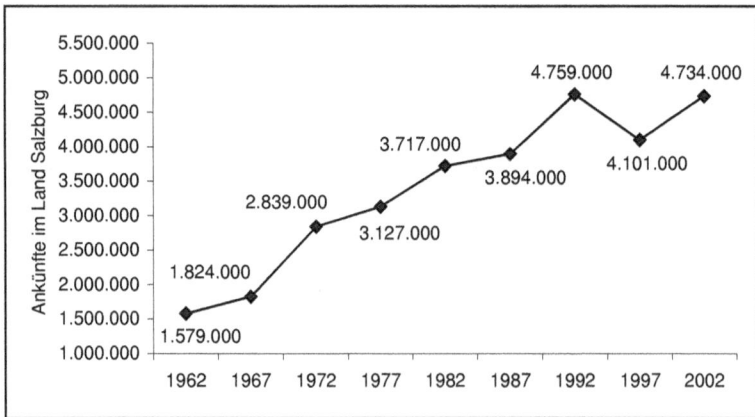

Abb. 31 Entwicklung der Gästeankünfte im österreichischen Bundesland Salzburg 1962 bis 2002 (mod. n. Land Salzburg, 2002).

Ein Vergleich mit Zahlen aus der Anfangszeit des Sporttourismus macht das Ausmaß der Entwicklung im Salzburger Land noch deutlicher:
Im Jahr 1894 zählte Salzburg gerade einmal 100.000 Ankünfte pro Jahr. 1910 wurden 180.500 Gäste gemeldet. In den 1920er Jahren stieg die Zahl schließlich auf rund 500.000 (Land Salzburg, 2002), was Anlass für Klagen über den „Massenbetrieb in den Bergen" (Moriggl, 1929, S. 334) [im Orig. gesperrt] war. Heute ist die Zahl der Ankünfte in Salzburg mit 4,7 Millionen um beinahe das Zehnfache höher.
Das Land *Tirol* registriert im Jahre 2002 über acht Millionen Ankünfte. Bei einer durchschnittlichen Aufenthaltsdauer von etwas mehr als fünf Tagen werden insgesamt 41,5 Millionen Nächtigungen gezählt; das sind 36 Prozent aller Übernachtungen in Österreich (Tirol Werbung, 2002, S. 40-44). Die Landesstatistik Tirols (2003) zeigt außerdem, dass die Ankünfte im Sommer im Zeitraum zwischen 1985 und 2002 auf hohem Niveau stagnieren oder schwach zunehmen; sie verzeichnen ein Plus von drei Prozent. Im Winter dagegen nehmen sie stetig zu, nämlich von 2,85 Millionen 1985 auf 4,46 Millionen 2002 (Abbildung 32). Das ist ein Plus von 56 Prozent. Insgesamt steigt die Zahl der Ankünfte zwischen 1985 und 2002 um 26 Prozent.

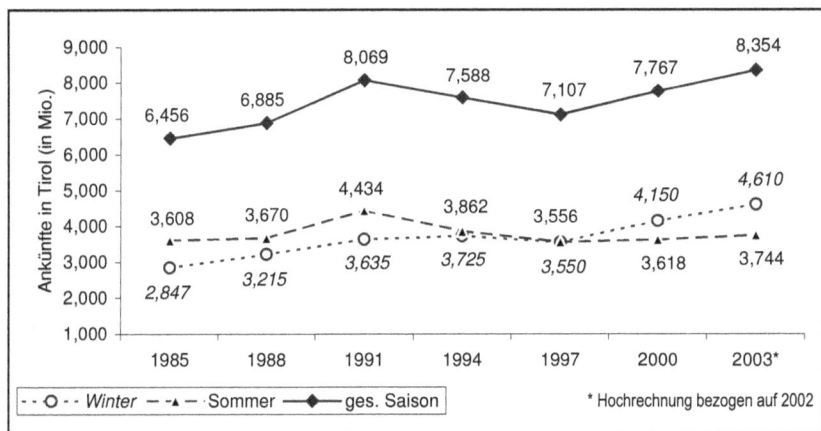

Abb. 32 Saisonabhängigkeit der Zahl der Ankünfte im österreichischen Bundesland Tirol seit 1985 (mod. n. Landesstatistik Tirol, 2003).

Die *Berghütten der Alpenvereine* beherbergen pro Jahr rund zwölf Millionen Besucher und vier Millionen Übernachtungsgäste (Ehm, 1998, S. 260). Der DAV zählt trotz des verregneten Sommers 2002 in seinen 327 Hütten 686.797 Übernachtungsgäste, und im Jahre 2003 auch aufgrund des „Supersommers" mehr als 800.000.[286] Die 247 Hütten des ÖAV werden 2003 von 375.000 Übernachtungsgästen besucht (Bucher, 2004a, S. 16).

Bilanzierend ist festzuhalten, dass die Inklusion in das Sporttourismussystem weiter fortschreitet. Die Zahl der Gästeankünfte hat bei allen hier analysierten voralpinen und alpinen Regionen seit Mitte der 1980er Jahre stark zugenommen. Spitzenreiter ist das österreichische Bundesland Steiermark mit einem Plus von 64 Prozent, gefolgt von Oberbayern mit 57 Prozent. Allerdings ist das Ausgangsniveau der Ankünfte in Oberbayern fast viermal höher als das der Steiermark. Die österreichischen Bundesländer Vorarlberg, Salzburg und Tirol verzeichnen Zuwächse um jeweils rund ein Viertel. Tirol und Oberbayern verbuchen die höchsten Ankunftszahlen aller hier analysierten Regionen. Die 574 Berghütten des DAV und ÖAV werden im Jahre 2003 von über einer Million Übernachtungsgästen besucht (ebd., S. 16). In jeder Hütte nächtigen mehr als 2.000 Menschen pro Jahr. Hinzu kommt noch eine wachsende Anzahl von Tagesgästen.

5.1.1.2   „Blechlawinen"

„Im Österreichtourismus dominiert ... nach wie vor die ‚Automobilität'", stellt Bachleitner (1998, S. 277) fest. „Bis Ende April quält sich ... jedes Wochenende eine stattliche Armada von Reisebussen und Autos aus dem gesamten Bundesgebiet stockend in Richtung der Alpenhänge", ist in der Zeitschrift *Focus* (48/2000, S. 235) zu lesen. Sporttourismus ist einer der größten – wenn nicht sogar der größte – Verursacher des Freizeitverkehrs im Alpenraum,[287] und das Automobil ist das Hauptverkehrsmittel der Sporttouris-

---

[286]   Die exakten Werte von 2003 liegen bei Bucher (2004a, S. 16) noch nicht vor.

[287]   „Freizeitverkehr ist ein Segment des Personenverkehrs. Verkehr zu Arbeits- oder Bildungszwecken, also auch der klassische Pendlerverkehr, zählt nicht dazu" (Haubner, 2003, S. 2).

ten: „Wer ein Auto besitzt, fährt mit dem Auto in die Berge" (Mountain Wilderness Schweiz, 1996, S. 10) und in den Bergen umher (Abbildung 33).[288]

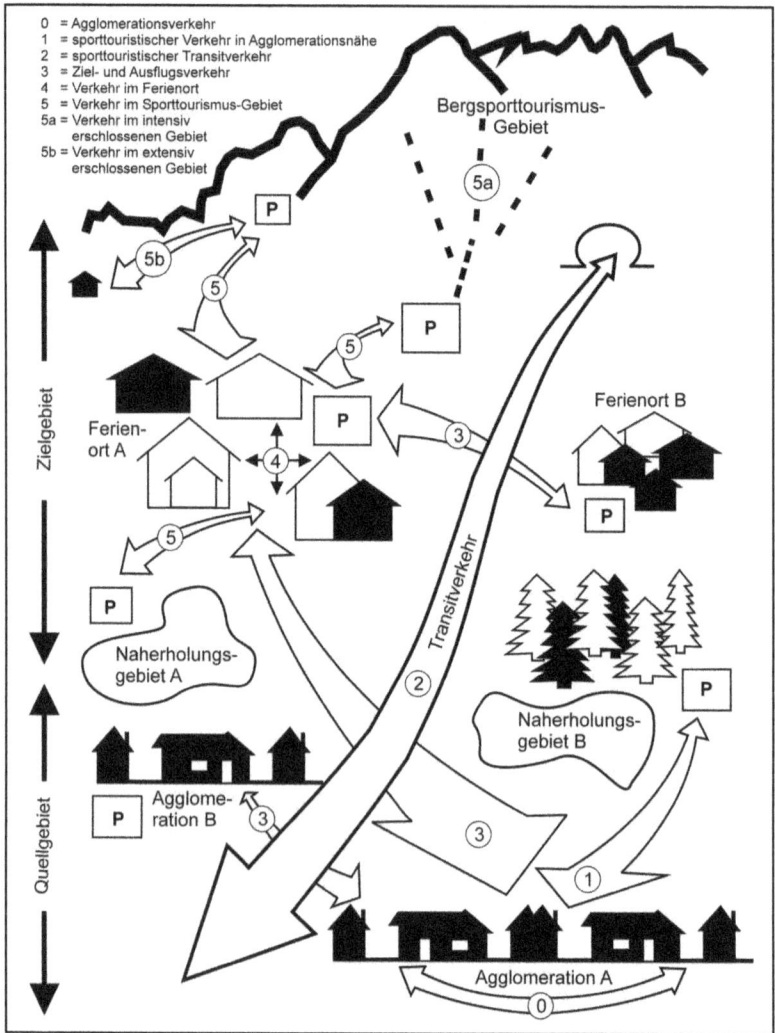

Abb. 33 Sporttouristisch induzierte Verkehrsströme in einer Alpenregion (mod. n. Kautzky, 1995, S. 28).

---

[288] Nach Veit (2002, S. 215; Luger & Rest, 2002, S. 23) reisen aktuell 70 Prozent der Österreichurlauber mit dem Auto an. Das Bayerische Staatsministerium für Wirtschaft, Verkehr und Technologie (BMVIT, 2003) geht sogar davon aus, dass 79 Prozent der Bayernurlauber im Auto ankommen, und nur 16 Prozent in Bus und Bahn. Die Studie von Mountain Wilderness Schweiz (1996, S. 10) ergibt, dass 87 Prozent der Schweizer Autobesitzer mit dem Pkw in die Berge fahren; von den ausländischen Gästen sind es sogar 93 Prozent (Beobachter, 1/2001, S. 17).

Wie Abbildung 33 außerdem zeigt, ist die fortschreitende Inklusion in das Sporttourismussystem nur eine, wenn auch bedeutende Ursache dafür, dass das allgemeine Verkehrsaufkommen[289] auf den Schnellstraßen und Autobahnen Österreichs von 1980/81 bis
2000/01 um 4,6 Prozent pro Jahr und im gesamten Zeitraum um fast 100 Prozent ansteigt
(BMVIT, 2003, S. 28). Der Transitverkehr und der Verkehr der „Naherholer" in und an
den Bergen tragen ebenso zur Erhöhung der Verkehrsdichte bei. „Was sich an schönen
Wochenendtagen auf der Garmischer und Salzburger Autobahn abspielt, erinnert ... nur
allzu häufig an den Nürburgring", schreibt die Zeitschrift *Alpin* (1/1985, S. 3) schon Mitte
der 1980er Jahre.
Weil der Trend immer mehr zu häufigen und dafür nur kurzen Aufenthalten im Gebirge
geht – beispielsweise geben 72 Prozent der im Rahmen der Mountain-Wilderness-Studie
Befragten an, dass sie vor allem für Tages- und Wochenendtouren in die Berge fahren[290]
und ihr Auto so nahe wie möglich am Ausgangspunkt ihrer Tour parken wollen (Mountain Wilderness Schweiz, 1996, S. 8-9; 13) – ist davon auszugehen, dass die in die Berge
rollende Blechlawine weiter anwachsen wird; „das Auto, Umweltmuffel Nr. 1, ist und
bleibt die heilige Kuh" (Alpin, 12/1989, S. 3).

5.1.1.3 Grad der infrastrukturellen Erschließung und Intensität der sport-touristischen Nutzung

Die bestehende Infrastruktur wird nicht nur, aber hauptsächlich für den Wintersporttourismus weiter ausgedehnt und optimiert. Straßen und Wege, Freizeitanlagen, Schipisten
und Aufstiegshilfen werden neu erbaut oder erweitert. So haben die Alpen von allen Gebirgen der Erde die höchste Dichte an Infrastrukturen (Veit, 2002, S. 218), wobei die Angaben über die Flächenbeanspruchung großteils auf Schätzungen beruhen und stark vari-
ieren. Bezogen auf die Gesamtfläche der einzelnen Länder ist beispielsweise der Anteil
reiner Schipistenfläche auf den ersten Blick recht gering; in Tirol beträgt er 0,55 Prozent,
in Salzburg 0,77 Prozent und in Südtirol 0,34 Prozent (ebd., S. 218-219). Folgeeinrich-
tungen wie Parkplätze, Hotels, Straßen, Liftanlagen, Restaurants sowie Ver- und Entsor-
gungseinrichtungen nehmen aber deutlich mehr Raum ein. In Österreich steigt die Zahl
der Seilbahnen und Lifte in der Zeit zwischen 1955 und 1980 von 350 auf 3.700 an, bei
ebenfalls steigender Transportkapazität (Bachleitner & Penz, 2000, S. 29). Für den gesamten Alpenraum zählen Luger und Rest (2002, S. 21) 1952 noch 44 Einer- oder
Zweier-Sessel- und 74 Schlepplifte. 1968 sind es über 2.000 Lifte, und Anfang der 1990er
Jahre können rund 600 Seilbahnen und Mehrfach-Sessellifte sowie rund 2.700 Schlepplifte noch mehr Sporttouristen transportieren. Ähnlich stark steigt die Anzahl der Hotels,
Pensionen und Privatunterkünfte. Im Salzburger Land wächst die Bettenzahl von ca.
65.000 im Jahr 1956 auf über 190.000 im Jahr 1995 (Bachleitner & Penz, 2000, S. 31).
Allein die acht Alpenvereine besitzen 1.607 Hütten und Biwaks mit ungefähr 90.000

---

[289] Zum allgemeinen Verkehrsaufkommen zählen neben dem Freizeitverkehr der Sporttouristen auch der
„hausgemachte" und der Transitverkehr (Luger & Rest, 2002, S. 23).

[290] 22 Prozent fahren mehrmals pro Woche oder fast jedes Wochenende in die Berge, 39 Prozent etwa
einmal im Monat. Der Aufenthalt im Gebirge dauert für 29 Prozent i. d. R. einen Tag, für 40 Prozent
eine Übernachtung und für nur 26 Prozent mehrere Übernachtungen (Mountain Wilderness Schweiz,
1996, S. 24). Die Tagesbesucher des Schigebiets Stubaier Gletscher reisen vor allem aus dem Großraum München mit dem Auto an. Gäste, die einmal übernachten, kommen aus dem Raum Stuttgart
und Nürnberg. Touristen mit zwei Übernachtungen fahren aus dem Raum Frankfurt/Main über die
Inntal-Autobahn ins Stubaital (Bätzing, 1984, S. 151).

Schlafplätzen (Ehm, 1998, S. 260). Tabelle 15 gibt einen Überblick über den Hüttenbestand des Alpenraums im Jahr 2003.

Tab. 15   *Bergjütten im Alpenraum, Stand 2003 (mod. n. Bucher, 2004a, S. 16).*

Hütten im gesamten Alpenraum	
gesamt	davon im Besitz alpiner Vereine
9.215	1.465
Hütten in den bayerischen Alpen	
gesamt	davon im Besitz des *Deutschen Alpenvereins*
250	67
Hütten in Österreich (inkl. Privathütten)	
gesamt	davon im Besitz des
	... *Deutschen Alpenvereins* 181
1.000	... *Österreichischen Alpenvereins* 247
	... *Österreichischen Touristenklubs* 52

Der Flächenverbrauch konzentriert sich auf einige wenige sporttouristische Zentren mit intensiver infrastruktureller Durchdringung, während andere Gebiete vergleichsweise wenig Infrastruktur aufweisen. In den bayerischen Alpen beispielsweise sind 75 Prozent des Tourismus auf nur 23 Gemeinden verteilt (Bätzing, 1984, S. 61). Vor diesem Hintergrund ist anzunehmen, dass der Grad der infrastrukturellen Erschließung die Intensität der sporttouristischen Nutzung[291] bestimmt. Die Tiroler *Ötztal Arena*[292] wird deshalb als Beispiel für ein sporttouristisches Zentrum mit intensiver infrastruktureller Durchdringung und stetigem Ausbau der Infrastruktur, mit Maßnahmen der Qualitätsverbesserung und Steigerung der Beförderungskapazität mit entsprechend intensiver sporttouristischer Nutzung als typisches Gebiet des Aufenthalts-Sporttourismus vorgestellt. Im Vergleich dazu wird das weitläufige Gebiet des *Naturparks Karwendel*, dessen infrastrukturelle Erschließung auf das Allernötigste beschränkt geblieben ist, als Beispiel für extensive sporttouristische Nutzung beschrieben.[293]

5.1.1.3.1   *Ötztal Arena*

Das Tiroler Ötztal zählt zu den sporttourismusintensivsten Regionen im Alpenraum, wie das Verhältnis der Gästebetten (Sölden: 10.230, Vent: 912) zur Einwohnerzahl (Sölden: 2.800, Vent: 158) der *Ötztal Arena* zeigt.[294] Je Einwohner stehen 3,8 Gästebetten zur Verfügung. Vor allem Sölden versucht sich derzeit „alpenweit für ein junges Publikum als Trendsetter im modischen, fun- und event-orientierten Wintertourismus zu profilieren" (Bätzing, 2002b, S. 1), mit Erfolg: Sölden, Hauptort der *Ötztal Arena*, ist im Winter 2001/02 mit 1.717.281 Übernachtungen die übernachtungsstärkste Gemeinde Tirols. Im

---

[291]   Die Intensität sporttouristischer Nutzung von Ortschaften wird über das Verhältnis der Gästebetten-zur Einwohnerzahl bestimmt. Zur Methode der Berechnung touristischer Intensität vgl. ausführlich Bätzing und Perlik (1995, S. 62).

[292]   Die *Ötztal Arena* umfasst die Orte Sölden und Vent (DSV, 2000, S. 170-171).

[293]   Intensiver Sporttourismus: Zahlreiche Sporttouristen tummeln sich auf einer kleinen Fläche. Extensiver Sporttourismus: Wenige Sporttouristen verteilen sich auf ein weitläufiges Gebiet.

[294]   Die Daten sind dem DSV-Skiatlas (2000, S. 170) entnommen, da der *Tourismusverband Ötztal Arena* leider keine aktuelleren Daten zur Verfügung stellen konnte oder wollte.

Sommer 2002 belegt Sölden mit 390.493 Übernachtungen immerhin noch Platz sechs (Tirol Werbung, 2002, S. 43). Dies zeigt, dass die *Ötztal Arena* hauptsächlich auf Wintersporttourismus ausgerichtet ist. 81 Prozent der 2,1 Mio. Gesamtnächtigungen gehen auf sein Konto.

Die *Ötztal Arena* wirbt mit 147 hervorragend präparierten Pistenkilometern in den Winterschigebieten Gaislachkogl und Giggijoch, die über Verbindungslifte mit den beiden 1.350 bis 3.250 Meter hoch gelegenen, 1975 erschlossenen Ganzjahres-Schigebieten Retten- und Tiefenbachferner verbunden sind (TVB Ötztal Arena & Bergbahnen Sölden, o. J. a; Bätzing, 2002b, S. 2).[295] Das sind 4,2 Prozent aller Pistenkilometer des Landes Tirol (Presse Tirol, 2003). „Absolute Schneegarantie" von November bis in den Mai hinein verspricht die *Ötztal Arena*, da „alle[n] Abfahrten unterhalb von 2.200 m Höhe" (TVB Ötztal Arena & Bergbahnen Sölden, o. J. c) maschinell beschneit werden. Fast 20 Hütten und Restaurants sind über das Schigebiet verteilt, „von der urigen Berghütte, über Schirmbars bis hin zu modernen, großen SB-Restaurants ist alles geboten" (ebd.). Des weiteren ist Sölden der einzige Schi-Ort Österreichs, der drei Dreitausender-Gipfel über Aufstiegshilfen erschlossen hat, die sogenannte „Big3-Rallye" (ebd., o. J. b). Stolz sind die Söldener auf die „Schwarze Schneide, mit 3.370 m eindeutig der Gigant unter Söldens Skibergen und der ,jüngste' noch dazu, weil seit Oktober 2003 mit einer neuen Einseil-Umlaufbahn erschlossen" (ebd.) [im Orig. hervorgeh.].

Der „Ballermann in den Alpen" (Bätzing, 2002b, S. 1) gilt als typisches Beispiel für umweltunverträgliche Sporttourismusentwicklung. Die Erschließung der Berge um Sölden für die trendigen Funsportarten des Wintersporttourismus geht weiter und dringt, je weniger schneesicher die Winter sind,[296] in immer größere Höhen vor.

5.1.1.3.2 *Naturpark Karwendel*

Ein Gebiet mit vergleichsweise unerheblicher infrastruktureller Durchdringung – „ein für eine Hochgebirgserholungsregion ungewöhnlicher Zustand, der wesentlich den Wert ... ausmacht" (Georgii & Elmauer, 2002, S. 54) – ist das seit Mitte des 19. Jahrhunderts als Erholungsregion besuchte und seit 1928 als Naturpark ausgewiesene Karwendel (ebd., S. 42; Tiroler Landesregierung, o. J. a), ein Felsland zwischen Inn und Isar, Achensee und Seefelder Senke. Der 8.100 Einwohner beherbergende Ort Mittenwald liegt am Fuß der Westlichen Karwendelspitze und verfügt über maximal 5.153 Gästebetten.[297] Die Intensität sporttouristischer Nutzung liegt mit 0,6 Gästebetten pro Einwohner knapp über des von Bätzing und Perlik (1995, S. 62) angegebenen mittleren Bereichs von 0,5 Betten pro Einwohner und weist den Ort als „touristisch geprägte Gemeinde" (ebd.) aus.

Das Verhältnis der sporttouristischen Intensität zur Gesamtfläche des Karwendel, mit mehr als 920 Quadratkilometern Gesamtfläche eines der größten Naturschutzgebiete der Ostalpen (Tiroler Landesregierung, o. J. a), zeigt, dass die Region ein Paradebeispiel für extensive sporttouristische Nutzung ist. Insgesamt elf Schutz- oder Ruhegebiete sind hier

---

[295] Das Schigebiet Hochsölden wird bereits 1922 erschlossen. Die Gaislachkogl-Bahn führt seit 1966 auf den Gaislachkogl und in das gleichnamige Schigebiet, das fünf Jahre später mit dem Hochsöldener Schigebiet zusammengeschlossen wird. 1975 folgt die Erschließung des Gletscherschigebiets Rettenbachferner auch für den Sommerschilauf (TVB Ötztal Arena & Bergbahnen Sölden, o. J. c).

[296] „Die Schneesicherheit eines Gebietes ist gewährleistet, wenn in der Zeitspanne vom 16. Dezember bis zum 15. April an mindestens 100 Tagen eine für den Skisport ausreichende Schneedecke von mindestens 30 cm (Ski alpin) bzw. 15 cm (Ski nordisch) vorhanden ist" (Abegg, 1996, S. 62).

[297] Persönl. Mitteilung der Tourist-Info Mittenwald, 26. Februar 2004. Stand der Bettenstatistik: 1. April 2003.

zusammengeschlossen.[298] Von Seilbahnen und sonstigen Aufstiegshilfen blieb das Karwendel seither bis auf wenige Ausnahmen verschont (Garnweidner, 2002, S. 3), so dass Georgii und Elmauer (2002, S. 13) das Gebiet „als eine der großflächig unberührtesten ... alpinen Naturlandschaften Europas" bezeichnen. Die vier Bergbahnen befinden sich außerhalb der Schutzgebietsgrenzen.[299] Jedoch besitzt das Gebiet 70 Hütten und Almen, die Unterkunft und/oder Verpflegung bieten (Tiroler Landesregierung, o. J. a) und die untereinander durch ein recht dichtes Netz von dem Hochgebirgscharakter angepassten Forststraßen, Bergwegen und -pfaden zu einer Gesamtlänge von rund 1.500 Kilometern verbunden sind (BLU, 2002, S. 6). Nicht selten führen weglose Touren auf die Gipfel.

Mit Ausnahme der in der Sommersaison geöffneten Mautstraße in die von der deutschen Seite aus erreichbare Eng gibt es keine Fahrstraßen in das Karwendel hinein.[300] Der Große Ahornboden in der Eng aber ist ein Besuchermagnet und wird zu jeder Jahreszeit, vor allem aber im Herbst zur Zeit der Laubfärbung der Ahornbäume und an schönen Sommer-Wochenenden von Tagesausflüglern wie Urlaubern überflutet (Garnweidner, 2002, S. 22; Georgii & Elmauer, 2002, S. 49). Im Einzugsbereich der Alpenrandstädte liegend, ist die Nordseite des Karwendel ein beliebtes Nah- und Nächsterholungsgebiet und verursacht dementsprechend viel Verkehr. „Von praktisch allen Orten im Einzugsbereich ... werden Bustouren zum Großen Ahornboden organisiert" (Georgii & Elmauer, 2002, S. 49). Auf engstem Raum stehen mehr als 700 Kraftfahrzeug-Stellplätze zur Verfügung (ebd.). Die Initiative gegen den Ausverkauf des Karwendel *Jetz werds Eng* (o. J.) zählt an der Mautstelle Alpenhof bei 180 Tagen Saisondauer nicht selten über 1.000 Fahrzeuge pro Tag.

Alpinschilaufen ist im Karwendelgebirge wegen fehlender Aufstiegshilfen nur sehr eingeschränkt in wenigen Randgebieten möglich. Statt dessen tummeln sich je nach den Schneeverhältnissen zahlreiche Langläufer und ab Dezember, vor allem aber nach der Öffnung der Mautstraße im Frühjahr bis in den Mai hinein, Schitourengänger sowie zunehmend auch Schneeschuhwanderer. Auf sie folgen wenig später im Jahr die Wanderer und Mountainbiker (Georgii & Elmauer, 2002, S. 55-58; 65-66). Dass die Touren ohne jede Unterstützung von Bergbahnen und -liften durchgeführt werden müssen, hält die Sporttouristen nicht davon ab, das Karwendel zu durchstreifen, im Gegenteil: Gerade der Charakter des Unerschlossenen, Unberührten ist es, der vor allem Mountainbiker und

---

[298] Zwei Ruhegebiete, drei Naturschutzgebiete und sechs Landschaftsschutzgebiete. *Ruhegebiete* (Gebiete, die sich durch besondere Ruhe auszeichnen. Lärmerregende Betriebe, öffentlicher Kraftfahrzeugverkehr sowie Seilbahnen und Lifte sind darin verboten): Ruhegebiet Eppzirl und Achental-West. *Naturschutzgebiete* (Bewahrung der Natur vor schädlichen Einflüssen des Menschen; dort ausgewiesen, wo sich die Natur in weitgehend unberührtem Zustand zeigt oder wo seltene Arten und Lebensgemeinschaften von Tieren und Pflanzen in besonderer Vielfalt vorkommen): Naturschutzgebiet Karwendel, Martinswand und Fragenstein. *Landschaftsschutzgebiete* (Bereiche, in denen die vom Menschen gepflegte Kulturlandschaft überwiegt): Landschaftsschutzgebiet Bärenkopf, Falzthurntal-Gerntal, Großer Ahornboden, Martinswand-Solstein-Reither Spitz, Nordkette und Vorberg (Tiroler Landesregierung, o. J. a; o. J. b; o. J. c; o. J. d).

[299] Wenige kleine Gebiete an der Peripherie des Naturparks – um Mittenwald (D), Seefeld, Innsbruck und Achensee (Ö) – sind durch Aufstiegshilfen und Pisten für den alpinen Schilauf erschlossen. Bergbahnen: Karwendel Bahn (Mittenwald, D), Bergbahnen Rosshütte (Seefeld, Ö), Innsbrucker Nordkettenbahn (Ö), Karwendel-Bergbahn zum Zwölferkopf (Pertisau, Ö).

[300] Einige der geschotterten Forstwege werden aber mit Taxis befahren. Die von Scharnitz Richtung Kastenalm bringen unter anderemWildwasserkajakfahrer an die Einstiegsstelle unterhalb der Isarquellen. Weitere Taxis verkehren von Scharnitz zum Karwendelhaus und zur Mösslam.

Bergwanderer zu einem Besuch veranlasst (BLU, 2002, S. 12).[301] An manchen Karwendelportalen dominieren die Mountainbiker, an anderen wiederum die Wanderer (Georgii & Elmauer, 2002, S. 52), die beide in der Sommersaison von Mai bis Oktober die Hauptwegenutzer sind (ebd., S. 55). Es finden sich aber auch Kletterer im Karwendel ein, wo es „mehrere Routen und entsprechend viele Einstiege" (ebd., S. 59) gibt. Eine Klassifizierung der Wege nach ihrer Nutzungsintensität durch Sporttouristen ergibt, dass an Spitzentagen auf den intensiv und regelmäßig genutzten Wegen „nahezu permanent alle 100 bis 200 m Einzelpersonen oder Personengruppen unterwegs" (ebd., S. 53) sind. Gelegentlich und unregelmäßig genutzte Wege werden an Wochenenden sehr viel stärker frequentiert als an Werktagen. Die „Zeitabstände zwischen dem Auftauchen von Personen" (ebd., S. 54) betragen im Schnitt „eine bis mehrere Stunden" (ebd.). Auf den selten aufgesuchten Wegen sind vor allem Einheimische oder „Karwendelkenner" aus den Quellregionen – zu diesen zählen alpennahe Ballungsgebiete wie die Großräume München, Stuttgart, Augsburg, Nürnberg, Würzburg und Frankfurt – unterwegs. Insgesamt kommen jedes Jahr schätzungsweise 900.000 bis 1,2 Millionen Besucher in das Karwendel (ebd., S. 50).[302]

5.1.1.3.3   Fazit

Die Intensität der sporttouristischen Nutzung wird bestimmt durch den Grad der infrastrukturellen Erschließung einer Region. Ein Gebiet mit wenig Infrastruktur wird eher sporttouristisch extensiv genutzt, eines mit gut ausgebauter Infrastruktur eher intensiv. Zwar ist bei beiden vorgestellten Regionen das Quantitätenproblem sichtbar, aber dieses ist jeweils verschiedener Art. Das Karwendel wird durch nah- und nächsterholungssuchende Sporttouristen, die mit ihren Aktivitäten kaum auf Infrastrukturen angewiesen sind, wie Mountainbiking, Wandern, Bergsteigen, Klettern, Schneeschuhwandern, Schilanglauf und Schitourengehen, extensiv sporttouristisch genutzt. Doch sie verursachen ein sehr hohes Verkehrsaufkommen mit Folgewirkungen für die Naturumwelt an den wenigen Zufahrtsstellen. Die Intensität sporttouristischer Nutzung des Karwendelportales Mittenwald liegt mit 0,6 Gästebetten pro Einwohner knapp über dem mittleren Bereich, und die Gäste verteilen sich im Karwendel auf die sehr große Fläche von mehr als 920 Quadratkilometern. Die *Ötztal Arena* dagegen stellt je Einwohner 3,8 Gästebetten zur Verfügung und beherbergt überwiegend Nächtigungs-Sporttouristen, die sich im Winter im extremsten Fall auf einer sehr kleinen Fläche von 147 Pistenkilometern bewegen. Obwohl der An- und Abreiseverkehr der nächtigenden Gäste nicht außer acht gelassen werden darf, ist das Hauptproblem des Gebiets die intensive infrastrukturelle Durchdringung und Nutzung einer relativ kleinen Fläche in ökologisch sehr sensiblen hochalpinen Regionen.

---

[301] R. Brämer bspw. weist dies in der Profilstudie *Wandern Tirol 2003* nach. 870 Bergwanderer wurden im September 2003 in sechs nur zu Fuß zugänglichen Hütten des Karwendel- und Rofangebirges mit umfangreichen Fragebögen konfrontiert. Ergebnisse u. a.: Breite, bequeme Wege lehnen 16 Prozent der Befragten ab. 64 Prozent bevorzugen schmale Pfade und 58 Prozent aussichtsreiche Kammwege. Der Wanderer möchte in erster Linie Natur genießen (87 %), sich körperlich bewegen (83 %), unbekannte Regionen kennen lernen (56 %) (Behrendt, 2003).

[302] Die Schätzungen basieren auf einer Hochrechnung fünf ganztätiger Zählungen an den Hauptzugängen des Karwendel und an weiteren Örtlichkeiten während der Monate Mai bis Oktober 2000. Zur Hochrechnung dient die Frequenzstatistik der Mautstraße Hinterriss – Eng (Georgii & Elmauer, 2002, S. 50).

Massensporttourismus ist damit nicht nur als rein quantitatives Problem zu werten, das nur die intensiv erschlossenen Regionen betrifft, denn die Quantitäten, die der Sporttourismus insgesamt hervorruft, haben in ökologischer Perspektive fragwürdige Qualitäten: Sporttourismus ist auch ein qualitatives Problem.

5.1.2   Sporttourismus als qualitatives Problem

5.1.2.1   Die Folgen des Massenandrangs...

5.1.2.1.1   ... auf Pfaden, Wegen und am Fels, auf und abseits von Pisten

Im Sommer sind es die Massen der Wanderer, Bergsteiger, Kletterer und Mountainbiker, im Winter die Pistenschiläufer, die Varianten- oder Tourenfahrer abseits der Pisten und die Langläufer, die für regen Betrieb in den Alpen sorgen. Waren es früher nur wenige „echte" Alpinisten, die in die entlegensten Refugien der Welt der Tiere und Pflanzen eindrangen, so sind es heute zunehmend mehr Sporttouristen, die, begünstigt durch das dichte Infrastrukturnetz und die technologischen Innovationen auf der Ebene der sporttouristischen Ausrüstung, in immer höhere Bergregionen und in die abgeschiedensten Täler vorstoßen.

Zwar gehört das Wandern zu den umweltverträglichsten Aktivitäten, und trotzdem kann ein hohes Wanderer-Aufkommen in den Höhenlagen der Alpen zu ökologischen Problemen führen, denn auf Trittschäden reagieren alpine Pflanzendecken ausnehmend empfindlich. Das massenhafte Wandern auf immergleichen Pfaden trägt langsam aber sicher die Grasnarbe ab, zerstört die Vegetation – je nach Pflanzenart ist die Resistenz gegen Trittbelastung verschieden – und verursacht Bodenerosion. Weichen die Fußgänger, oder auch die Mountainbiker,[303] auf parallel dazu verlaufende Bereiche aus, bilden sich bald breite Schneisen mit intensivem Bodenabtrag (Veit, 2002, S. 225). Nichts anderes gilt für den Fall, dass Abschneider die viel begangenen Wege ganz verlassen. Weil ihnen serpentinenreiche Wege zu lang sind, kürzen sie den Weg in Fall-Linie ab und sorgen dort für die relativ rasche Zerstörung der Vegetation. Der Boden wird verdichtet mit der Folge verringerter Durchwurzelbarkeit, Luft- und Wasserkapazität. Regen und Schmelzwasser haben leichtes Spiel. Der im Laufe von Jahrzehnten bis Jahrhunderten entstandene Feinboden wird ausgewaschen. Flächen- und Tiefenerosion sind die Folge (Alpin, 11/1989, S. 40-41).[304] Durch das Klettern werden die auf felsigem Untergrund, in kleinen Felsvorsprüngen oder Rissen wachsenden Pflanzen geschädigt, wenn ihr Standort dem Kletterer

---

[303] Mountainbiker sind dort aber illegal unterwegs, denn das Fahren abseits der Straßen ist in Österreich, Frankreich und Deutschland generell verboten. In Liechtenstein und in der Schweiz gilt das Verbot nur im Wald, nur in Italien gibt es noch keine Verbote. Für Österreich gilt: „Radfahren ist in ganz Österreich auf Forstwegen und auch auf den meisten Almwegen verboten. Es gibt jedoch die Möglichkeit, daß Wegerhalter ihre Wege freiwillig für das Radfahren öffnen. Diese Möglichkeit wird seit 1997 aktiv vom Land Tirol durch das Tiroler Mountainbikemodell unterstützt" (ATL, 2002c). Solche „ausgetretenen Pfade" sind in den allermeisten Fällen nicht für das Mountainbiken freigegeben. Ausnahmen bestätigen aber auch hier die Regel.

[304] Vor allem auf Kalkuntergrund wie am oberbayerischen Herzogstand (1.731 m) dehnen sich Erosionsrinnen stark aus. 1989 hatte sich dort bereits eine mehrere hundert Meter lange Erosionsrinne, oft zwei, drei Meter tief, gebildet (Alpin, 11/1989, S. 40-41), so dass der DAV eine Initiative gegen die Abschneider ins Leben rief. Die Weganlagen sind auch heute noch an den entscheidenden Stellen mit Sperrvorrichtungen und Warnschildern versehen, welche die Wanderer vom Abkürzen abhalten sollen.

als Haltepunkt dient. Das Klettern in Felswänden stört außerdem zahlreiche Reptilien und Vogelarten beim Brüten und bei der Aufzucht des Nachwuchses.

In der Wintersaison sind einige Regionen der Alpen wesentlich stärker frequentiert als im Sommer. „Der Massencharakter des Pistenskilaufs ist ... der entscheidende Faktor" (Eggers, 1993, S. 40) bei der Analyse der ökologischen Auswirkungen des Schilaufs. Hauptsächlich konzentriert sich das Geschehen auf die infrastrukturell intensiv erschlossenen Schigebiete mit einer großen Zahl an Aufstiegshilfen und „Schi-Autobahnen" (Bätzing, 1992, S. 157). Dort führt das Schwingen und Gleiten schilaufender Massen und das Carven und Rutschen der Snowboarder an immer denselben Stellen zu einer Freilegung und regelrechten Abrasion der Vegetation durch die Stahlkanten der Schier und Boards. Vor allem die seit Ende der 1990er Jahren populären Carving-Schi sind für permanenten Kanteneinsatz gebaut, so dass die Carving-Technik das Problem der Vegetationsabrasion zusätzlich verstärkt. In der Praxis ist die Abrasion der Vegetation „meist gleichbedeutend mit einem Abtrag von Bodenmaterial, so daß ... schon von einer Schädigung der Humusdecke gesprochen wird. Sie ist ... der ... Landschaftsschaden, der häufig und regelhaft in allen Skigebieten vorkommt" (Eggers, 1993, S. 40). Hinzu kommt, dass sich die „Transportleistung der österreichischen Skianlagen ... in den letzten knapp 20 Jahren fast verdoppelt" (Focus, 48/2000, S. 235) hat.[305] Die immer schnellere Beförderung von immer mehr Sporttouristen pro Zeiteinheit hat ihren Preis. Je größer die Transportkapazität, um so öfter kann jeder Schisporttourist pro Tag über die Pisten ins Tal gleiten, und um so öfter müssen die stark beanspruchten Pisten mit schwerem Gerät neu präpariert werden. Die Gefahr von Schädigungen von Boden und Vegetation nimmt dadurch immer mehr zu.

Der Massenandrang auf den Pisten verleitet so manchen Pistenschiläufer mit Bergbahn-Abo zum Variantenschilaufen; er sucht sich Abfahrten abseits der präparierten Pisten. Am Berchtesgadener Aussichtsberg Jenner geben 80 Prozent der Schifahrer an, die Piste zu verlassen. 56 Prozent davon entfernen sich sogar weiter als 400 Meter von der Piste (Mahngabati & Ammer, 1988, S. 109). Oder die Schiläufer kehren den erschlossenen Schigebieten ganz den Rücken und unternehmen Schitouren in einsameren Berggegenden. Veit (2002, S. 222) berichtet von über einer Million Schibergsteigern pro Winter im gesamten Alpenraum, Tendenz steigend. Beide, Varianten- und Tourenschiläufer, beeinträchtigen die Lebensräume von Tieren wie vom Rauhfuß-, Birk-, Alpenschnee- und Auerhuhn sowie des Hasel-, Rot-, Reh- und Gamswilds (ebd.; Scheuermann, 1996, S. 15). Das Abscheren der Vegetation durch Schikanten – der Grasnarbe, von Zwergsträuchern oder anderen Pflanzen – ist vor allem ein Problem, das bei zu geringer Schneelage auftritt. „Kleine Bäume in Bergwald-Altbeständen, in Aufforstungsgebieten oder an der Waldgrenze sind besonders gefährdet, durch Schikanten mechanisch geschädigt zu werden. Sie

---

[305] Kapazitätssteigerungen werden realisiert durch das Ersetzen von Schlepp- und Einersessylliften durch Zweier-, Dreier- bis hin zu Sechsersessylliften oder durch den Umbau von Großraumkabinenbahnen zu modernen und schnellen Bahnen mit Umlaufgondeln, in denen bis zu sechs Personen Platz finden. Das Merkmal Steigerung der Transportleistung von Aufstiegshilfen ist nicht auf österreichische Schigebiete beschränkt: Der überregionale Liftverbund Zugspitz-Arena befördert pro Stunde im Winter 35.500 Gäste auf die Berge. Dagegen bringt es das Schigebiet Kronplatz (Südtirol) schon auf 56.680 Schneesportler, und die Schiregion Arlberg befördert 115.261 Gäste pro Stunde dem Gipfel entgegen. Im französischen La Plagne werden sogar 120.600 Schiläufer pro Stunde auf den Berg gewuchtet (Focus, 48/2000, S. 235). Sölden wirbt mit der Förderleistung seiner Anlagen: „Hochmodernste Liftanlagen mit einer Förderleistung von 60.000 Personen/h garantieren eine schnelle und bequeme Beförderung ohne Wartezeiten" (TVB Ötztal Arena & Bergbahnen Sölden, o. J. a) [im Orig. hervorgeh.].

sind oft in tiefem Neuschnee kaum zu sehen oder werden von den Schifahrern zu wenig beachtet" (Scheuermann, 1996, S. 15).

5.1.2.1.2   ... auf den Straßen und in den Beherbergungsbetrieben im Tal

Massenhaftes Anreisen mit dem Auto hilft mit, gerade das zu zerstören, was der Sporttourist nach langer Anfahrt zu finden sucht: intakte Natur und reine Bergluft.[306] Sporttourismus wirkt damit als Erzeuger des massenhaften Anreisens mit dem Pkw indirekt als Umweltverschmutzer. Zwar gilt der Transitverkehr genauso als Luftverpester und Lärmerzeuger, und die Klagen und Proteste über seine Zunahme häufen sich,[307] aber er beschränkt sich auf die großen Transitrouten. Der sporttouristische Kraftfahrzeug-Verkehr dagegen verteilt sich flächenhaft über große Teile des Alpenraums und sorgt auch abseits der Transitstrecken für Luftverschmutzung und Lärm. Seit das österreichische Kaunertal 1979 durch eine Panoramastraße erschlossen und am Gletscher ein Schigebiet eingerichtet ist, ist die Hochgebirgslandschaft tagsüber mit permanentem Lärm und Gestank erfüllt. 1.000 Autos pro Tag bringen fünf bis zehn Millionen Kubikmeter Abgase – Ruß- und Bleipartikel, Stickoxide, Kohlenwasserstoffe, Kohlendioxid – in die Hochgebirgsluft, berichtet die Zeitschrift *Alpin* (10/1989, S. 37-41). Die Heizungen der Hotels und Gasthöfe sind Mitverursacher; durch den Massensporttourismus vervielfacht sich die Zahl an Einwohnern in vielen Regionen der Alpen (Bätzing, 1991, S. 153).

Weil verschmutzte Luft in Becken- und Tallagen nur schwer entweichen kann, nehmen Schadstoffanreicherungen in alpinen Tälern großstädtische Ausmaße an (Veit, 2002, S. 230). Austauscharme Inversionswetterlagen, wie sie vor allem im Winter vorkommen, verstärken dies noch, so dass die Konzentration von Luftverschmutzung im Bergland erheblich stärker ist als im Flachland (Bätzing, 1991, S. 153); Veit (2002, S. 230) geht davon aus, dass die Immissionsbelastung durch ein Fahrzeug im Bergland bis zu dreimal höher ist. Hinzu kommt, dass Pkw-Abgase in Höhen um 2.000 Meter unter dem Einfluss der starken Sonnenstrahlung besonders aggressiv reagieren (Bätzing, 1991, S. 182).

5.1.2.1.3   ... in Hütten und Gaststätten an und auf den Bergen

Allein die hochgelegenen Hütten der Alpenvereine beherbergen ungefähr zwölf Millionen Besucher pro Jahr (Ehm, 1998, S. 260). Hinzu kommen die zahlreichen Gäste der Berggasthäuser. Probleme bereiten dort neben der Energieversorgung vor allem Wasserverbrauch, Abwasser und Abfall, genauer: die Wahl der passenden Technologien. Versuche, die Energie für die Alpenvereinshütten mit Windkraftanlagen zu erzeugen, misslan-

---

[306] Zahlreiche Studien belegen die Auswirkungen des Straßenverkehrs auf die Luftverschmutzung. Für die Schadstoffe, die von den verschiedenen Verkehrsmitteln ausgestoßen werden (CO, CO_2, NO_X, usw.), sind die tatsächlichen Auswirkungen des durch Sporttourismus induzierten Verkehrs nur schwer quantifizierbar, da in den Statistiken für die Schadstoffemissionen alle Gründe für die Benutzung dieser Verkehrsmittel zusammengenommen sind. Sporttourismus ist nur ein Grund unter vielen (Schmidt, 2002, S. 7). Eggers (1993, S. 67) führt außerdem ins Feld, dass Fernemissionen, bspw. aus dem Ruhrgebiet, eine entscheidende Rolle im Waldsterbensprozess spielen.

[307] In Österreich bspw. nimmt der Transitverkehr zwischen 1991 und 2003 rund 60 Prozent zu. Auf Initiative der Bürgerinitiative *Transitforum Austria-Tirol* blockieren deshalb Transit-Gegner vor Ostern 2004 zahlreiche Autobahnen in Österreich und feiern auf den Fahrbahnen ein Volksfest (Bergsteiger, 06/2004, S. 12).

gen bisher kläglich.[308] Inzwischen werden verstärkt Solar-Photovoltaik- oder thermische Solaranlagen[309] sowie Hybridsysteme eingesetzt, doch eine flächendeckende Installation solcher Anlagen scheitert an den sehr hohen Kosten, die der Umbau aller Berghütten mit sich bringen würde (Bucher, 2004a, S. 18). Das Problem der Entsorgung des von den Sporttouristen zurückgelassenen Mülls ist vor allem in seiner Menge ein gravierendes. In Schigebieten sammelte Ringler (1986, S. 146) pro Quadratmeter bis zu 50 verschiedene Abfallteile. Und auch die Abwasserentsorgung ist schwierig. Zwar können Verunreinigungen in den hydrogeologisch und ökologisch äußerst sensiblen Hochlagen durchaus vollbiologisch abgebaut werden, doch Bio-Kläranlagen verursachen unverhältnismäßig hohe Kosten für Investition, Betrieb und Wartung (Ehm, 1998, S. 263). Ein Anschluss an die Kanalisation ist selten, so dass das Abwasser versickern muss. In Bayern beispielsweise sind im Jahre 1989 in den 150 untersuchten Schigebieten nur 38 Prozent der Restaurationsbetriebe an eine Abwasserentsorgung angeschlossen (Eggers, 1993, S. 43). 2003 ist eine Abwasserentsorgung über Kanalableitung bei nur 35 der 248 DAV-Hütten möglich, und rund 90 Hütten entsorgen das Abwasser mechanisch oder teilbiologisch (Bucher, 2004a, S. 16). Besonders bedeutend ist dies in Anbetracht der Abwassermenge. Alle Berghütten und sonstigen Einrichtungen im Alpenraum verursachen eine Abwassermenge von 100.000 Einwohnergleichwerten, was einem Drittel des Abwasseranfalls der Stadt Innsbruck entspricht (Ehm, 1998, S. 261). Dies scheint zwar auf den ersten Blick gering, aber alle Verunreinigungen gelangen in die nächste Quelle oder direkt ins Tal, weil der Boden kaum Filterwirkung besitzt. Angesichts des besonders hohen Wasserverbrauchs des Durchschnittssporttouristen ist dies noch kritischer zu sehen, denn dieser verbraucht im Schnitt zehnmal so viel Wasser wie ein Einheimischer (Bätzing, 1991, S. 154).[310]

5.1.2.2   Ausdehnung der sporttouristischen Infrastruktur

Durch die Ausdehnung der sporttouristischen Infrastruktur wird die Naturumwelt großflächig zerstört. Planierte Wiesen, gerodete Wälder, verrohrte und verdohlte Bäche, verdrahtete Hänge, gesprengte Felsen, betonierte Parkflächen, Selbstbedienungsrestaurants, Maschinenhallen, Pistenwalzen, Lawinenfangeinrichtungen, Straßen und Hotels ruinieren die Alpennatur (Alpin, 2/1989, S. 3).

5.1.2.2.1   Landschafts- und Flächenverbrauch in Talboden und Talnähe

Der Bau weiterer Hotels, Gasthöfe, Restaurants, Bergbahnen, Maschinenhallen, Sportartikel- und Servicegeschäfte, Parkplätze und Straßen in den Sporttourismuszentren trägt zur Bodenversiegelung und damit zur Erhöhung des Oberflächenabflusses bei. Außerdem beanspruchen diese Infrastruktureinrichtungen sehr viel Raum,[311] der im Alpenraum äußerst

---

[308] Die Windkraftanlage der Meilerhütte z. B. „wurde bereits vom ersten Winter grausam verstümmelt. Der zweite Versuch ... ging auch nicht besser aus: Die Rotorblätter hingen wie ausgefranste Palmwedel herunter" (Bucher, 2004a, S. 18), obwohl die Anlage in der Arktis erprobt worden war.

[309] Bspw. sind die Dächer des Watzmannhauses in den Berchtesgadener Alpen, des Brandenburger Hauses in den Ötztaler und der Mindelheimer Hütte in den Allgäuer Alpen mit Solarmodulen bestückt. Auch die private Heimgartenhütte oberhalb des Walchensees bezieht ihre Energie teilweise aus einer Solaranlage.

[310] Die Rudolfshütte bei Salzburg verzeichnet Ende der 1990er Jahre um die 25.000 Besucher pro Jahr, woraus ein durchschnittlicher Wasserverbrauch von 25 bis 40 Kubikmeter pro Tag resultiert. Die Abwassermenge ist ähnlich hoch (Ehm, 1998, S. 261).

[311] Ferner hat sich die Zahl der Einheimischen in diesen Zentren seit rund 100 Jahren verdrei- oder sogar vervierfacht, weil dort das Angebot an Arbeitsplätzen größer ist als in Gegenden ohne Tourismus.

begrenzt ist. Steilhänge können nicht oder nur unter großem Aufwand bebaut werden, so dass sich alle Infrastrukturanlagen im Talboden und in Talnähe drängen (Bätzing, 1991, S. 158). Dadurch wird die Landwirtschaft von ihren wichtigsten Flächen, den intensiv genutzten Talauen und unteren Hangbereichen, verdrängt (ebd., S. 158). Eggers (1993, S. 45) schätzt, dass das 71.1000 Kilometer lange Straßennetz der Schweiz eine Fläche von ungefähr 87.900 Hektar beansprucht, was die Existenzgrundlage für immerhin 5.700 landwirtschaftliche Betriebe wäre. Bätzing (2002, S. 2) zeigt am Beispiel des Tiroler Ötztals die Veränderung der Landwirtschaft zwischen 1981 und 1991. Sie wandelt sich in diesem Zeitraum „auf eine dramatische Weise" (ebd.) – die Zahl der Beschäftigten geht um 50 Prozent zurück. Mit am stärksten vom Wandel betroffen ist die Gemeinde Sölden als Hauptort der *Ötztal Arena*. 1990 beträgt der Anteil des landwirtschaftlichen Sektors nur noch 3,3 Prozent, der des Dienstleistungssektors aber bereits 82 Prozent. „Wenn diese Entwicklung so weitergeht, ist der Zeitpunkt absehbar, wann es gar keine Landwirtschaft im Ötztal mehr gibt" (ebd.).

Die Verdrängung der Landwirtschaft zieht tiefgreifende Veränderungen in der Vegetation sowie in der jetzt nicht mehr genutzten Kulturlandschaft der Talauen und der unteren Hangbereiche nach sich. Das einst bewirtschaftete Land verwildert, und die Herausbildung von standortgemäßen Waldflächen dauert im günstigsten Fall 100 bis 150 Jahre (Bätzing, 1991, S. 194).[312] Bis dahin befinden sich alle Vegetationsgesellschaften in einem ökologisch instabilen Stadium, was die Lawinen-, Erosions- und Hochwassergefahr erheblich vergrößert (Wurzer, 1972, S. 73). Ähnliches gilt im übrigen auch für den Neu- oder Ausbau von Weganlagen, der die Labilität der Berghänge und damit die Gefahr von Lawinen- und Murenabgängen erhöht.

5.1.2.2.2   Bau und Präparation von Schipisten

Zwar wirkt der Flächenanteil der Pisten von etwa 0,9 Prozent der gesamten Verkehrsflächen des Alpengebiets auf den ersten Blick gering, doch die ökologischen Auswirkungen sind durch die Zerschneidung von ökologisch sensiblen Naturräumen weit gravierender, als die Zahlen vermuten lassen (Güthler, 2003, S. 6).

Das Anlegen von Schipisten hat negative und teils irreversible Auswirkungen auf Vegetation, Biodiversität, Oberflächenabfluss und Bodenerosion. Die Auswirkungen sind mehr oder weniger stark je nachdem, ob die Piste durch Sprengung, Waldrodung oder Planierung und Neuansaat oberhalb der Waldgrenze oder unterhalb auf unveränderten Wiesen angelegt wird. Waldrodung und Sprengungen störender Felsen für den Bau von Schipisten und Liftanlagen erhöhen die Lawinen-, Muren-, Steinschlag-, Hangrutsch- und Hochwassergefahr für die Talregionen. Aus großflächigen Rodungen und Planierungen können sich Muren- und Lawinenabgänge entwickeln.

Von 25.000 Hektar Pistenfläche sind in Österreich ca. 20.000 Hektar künstlich eingeebnet, und die Standortverhältnisse sind dort „für die meisten Arten der ursprünglichen Vegetation ungeeignet" (Veit, 2002, S. 219). Bei der Planierung von Schipisten werden die

---

Eine steigende Einwohnerzahl zieht den Bau von Wohngebäuden, Schulen und sonstigen Einrichtungen nach sich. Der Individualverkehr nimmt entsprechend zu, und mit ihm die Notwendigkeit des Ausbaus von Straßen und Parkflächen. Autobahnen und Bundesstraßen nehmen in den teils engen Alpentälern viel mehr Raum ein als Eisenbahngleise (Bätzing, 1991, S. 158; 178).

[312] An weniger steilen Stellen verläuft der Prozess schneller und problemloser, aber an stärker geneigten geht er einher mit flächigen Bodenverwundungen, die ähnliche Folgen haben können wie bspw. der Bau von Schipisten (Bätzing, 1984, S. 69).

Böden stark bis vollständig abgetragen und die Bodeneigenschaften als Pflanzenstandort damit entscheidend beeinflusst. Außerdem wird der Oberflächenabfluss vergrößert und der Bodenabtrag forciert; planierte Schipisten ohne Erosionsflächen lassen 80 Prozent des Wassers abfließen, der intakte Mischwald dagegen nur fünf Prozent. Im Mischwald beträgt der Bodenabtrag pro Hektar zehn Kilogramm, auf Schiabfahrten ohne Erosionsflächen aber knapp elf Tonnen und auf solchen mit Erosionsvorgängen sogar mehr als 100 Tonnen (Bätzing, 1991, S. 155). Entscheidend für den Wasserabfluss von der Oberfläche und die Stabilität des Bodens gegen Erosion ist neben dem Bedeckungsgrad auch die Durchwurzelung. Diese ist im Vergleich zu naturbelassener Vegetationsdecke selbst auf begrünten älteren Schipisten sehr gering. Pflanzen auf begrünten Schipisten haben nach acht bis zehn Jahren eine Wurzelmasse von nur 300 bis 700 Gramm pro Kubikmeter, die Krautschicht in Bergwäldern dagegen 2.000 bis 3.000 (Grabherr, Mähr & Reisigl, 1978, zit. n. Veit, 2002, S. 220). Planierungen schneebedeckter Pisten mit Pistenraupen schädigen Boden und Vegetation mechanisch, und sie verdichten die Schneedecke. Die Wärmeisolation ist schlechter und der Boden friert durch, so dass der Ausaperungsprozess um drei bis vier Wochen nach hinten verschoben wird (Alpin, 5/1987, S. 27). Dies führt zu einer Beeinträchtigung der Bodenaktivität sowie zu Schäden an der Vegetation durch Sauerstoffmangel, der unter ungestörten Naturschneedecken außerhalb der Pisten niemals auftritt (Newesely & Cernusca, 1999, S. 5). In Hochlagen über ca. 1.500 Metern ist das Ökosystem so empfindlich, sind Störungen von Vegetation und Böden auf planierten Schipisten so stark, dass eine Wiederbegrünung schwierig bis unmöglich ist. Die Vegetationszeit in den alpinen Regionen ist kürzer und die Pflanzen wachsen in alpinen Höhenlagen über 1.500 bis 1.800 Metern langsamer. Falls eine Wiederbegrünung gelingt, ist die Artenvielfalt stark reduziert. Vor allem in Hochlagen ist die Erhaltung der einheimischen Flora durch Neubegrünung nicht möglich (Veit, 2002, S. 219-220).

5.1.2.3   Luftverschmutzung und die Folgen...

5.1.2.3.1   ... für das Ökosystem Bergwald

Vor allem in den 1980er und 1990er Jahren machen Schlagworte wie „Waldsterben"[313] und „saurer Regen" nicht nur in der Umweltforschung die Runde. Der Geograph W. Bätzing (1991, S. 124) stellt fest, dass das „größte, weil die Existenz der Wälder bedrohende Problem im Alpenraum ... das Waldsterben" sei. Auf „hohem Schadniveau" (Froese, 1996) stabilisiert sich der Waldzustand Mitte der 1990er Jahre, bessert sich bis 1999 vorübergehend und verschlechtert sich seitdem erneut (BVMEL, 2003, S. 26). Vor allem in den Alpen ist der direkte Zusammenhang von Luftverschmutzung und Waldsterben deutlich erkennbar (Bätzing, 1991, S. 124). Die Zeitschrift *Alpin* (12/1985, S. 14) berichtet, dass seit Mitte der 1970er Jahre durch Luftverschmutzungen geschädigte Waldbestände um 600 Prozent zugenommen hätten und mindestens elf Prozent des Waldes in Österreich

---

[313] Waldsterben ist als auffälliger Vitalitätsverlust der Bäume ein „komplexes Phänomen ..., das auf vielfältigen Wechselwirkungen zwischen abiotischen, biotischen und anthropogenen Faktoren (Luft, Boden, Vegetation, Luftverschmutzung, Waldnutzung usw.) beruht" (Bätzing, 1991, S. 124); es gibt noch keine abgesicherte wissenschaftliche Theorie. Waldsterben äußert sich bspw. durch Blattverfärbung und Nadelverluste (Veit, 2002, S. 207). Seit 1984 wird jährlich eine Waldschadenserhebung durchgeführt (Froese, 1996).

geschädigt seien.[314] Eine der Ursachen sind saure Immissionen in Verbindung mit Ozon und Photooxidantien (Veit, 2002, S. 207-208). „Saurer Regen" hat direkte Wirkung auf die Bäume, da er Ätzschäden hervorruft, und indirekte als Säurebildner im Boden, weil er die Nährstoffaufnahme der Bäume behindert und das Feinwurzelwerk schädigt. Durch das Absterben der Bäume verliert der Wald „gerade dort zuerst und am schnellsten seine Schutzfunktion, wo die Nutzung des Alpenraums besonders intensiv und dicht ausgeprägt ist und wo daher das Schutzbedürfnis vor Lawinen, Hochwasser, Muren und Steinschlag am allergrößten ist" (Bätzing, 1991, S. 125). Wo Bergwald fehlt, ändert sich die Zusammensetzung des Bodens, der Tier- und Pflanzenwelt sowie die Wasserführung an Oberfläche und im Untergrund. Nur ein intakter Bergwald bietet Schutz vor Erosion. Ein beschädigter Bergwald kann die Dörfer im Tal vor Überschwemmungen, Muren- und Schneeabgängen nicht mehr schützen. Die Ergebnisse einer Studie im Tegernseer Tal Anfang der 1990er Jahre zeigen, dass in einem gesunden Wald kein nennenswerter Oberflächenabfluss und damit auch kein Bodenabtrag auftritt. Hat ein Wald aber die Hälfte seiner ursprünglichen Bestockung oder mehr verloren, ist nach starken Regenfällen die transportierte Materialmenge um 50 Prozent erhöht, und mit ihr die Gefahr von Überschwemmungen und Schlammlawinen (von Wedel, 2003).[315]

5.1.2.3.2   ... für das Klima: Klimawandel und die Folgen für den Sporttourismus...

Zwar können Klimamodelle die Wirklichkeit nur sehr beschränkt voraussagen, weil es sehr viele verschiedene Einflussfaktoren gibt und ihr Zusammenwirken kaum zu berechnen ist. Eine Analyse langer meteorologischer Reihen zeigt trotzdem drastische Klimaveränderungen in der jüngeren Vergangenheit, die sich nicht in die Periodik der natürlichen Klimaschwankungen einreihen lassen.

Für die Abschätzung der Folgen auf den Sporttourismus spielen neben der Durchschnittstemperatur vor allem Parameter wie Sonnenscheindauer, Schwüle, Nebelhäufigkeit und Niederschläge eine wichtige Rolle, ebenso Variabilität der Werte und Extremereignisse (Bürki, 2000, S. 19). Die Temperatur hat seit Ende der kleinen Eiszeit global um 0,6 bis ein Grad Celsius zugenommen, in den Alpen sogar um zwei Grad und mehr (IPCC, 2001; Veit, 2002, S. 276-278). Die Jahre Ende der 1990er sind die wärmsten des 20. Jahrhunderts. Auf den Kontinenten der mittleren und höheren Breiten der nördlichen Hemisphäre nehmen Niederschläge mit jedem Jahrzehnt des 20. Jahrhunderts um 0,5 bis ein Prozent zu. Die Häufigkeit heftiger Niederschläge steigt in der zweiten Hälfte des 20. Jahrhunderts um zwei bis vier Prozent (Zimmerl, 2001, S. 34).

Durch ihre Gliederung in Höhenstufen sind die Alpen ein „Frühwarnsystem" (Veit, 2002, S. 276) für Klima- und Umweltveränderungen; Wald-, Schnee- und Permafrostgrenze verschieben sich bei Veränderungen nach oben oder unten. Global wird bei Verdoppelung des Kohlendioxyd-Gehalts in der Atmosphäre bis zum Jahr 2100 eine Erwärmung von 1,4 bis 5,8 Grad Celsius prognostiziert. Für die Alpen dürften die Werte deutlich höher liegen

---

[314] Spitzenreiter zu dieser Zeit ist der Wald der Bayerischen Alpen, der Schadensanteile von 80 Prozent vor allem in Staulagen des nördlichen Alpenrandes und in Höhenlagen infolge des häufigen Auftretens von Nebel aufweist (Veit, 2002, S. 207).

[315] 1986 sind rund 58 Prozent aller oberbayerischen Berghänge „labil". Dies ist das Ergebnis der Hanglabilitätskartierung für Oberbayern, worin 90 Prozent (283.000 ha) des oberbayerischen Alpenraums erfasst wurden. 45 Prozent sind stark, 13 Prozent mäßig rutschgefährdet und nur 32 Prozent stabil. Die restlichen zehn Prozent betreffen Fels- und Schuttpartien (Alpin, 11/1986, S. 14).

(ebd.), denn Gebirgsgegenden reagieren auf Klimaveränderungen äußerst empfindlich (Bürki, Elsasser & Abegg, 2003, S. 1).

5.1.2.3.2.1 ... im Sommer

Zwar werden die Folgen eines Klimawandels für den Sommersporttourismus wegen der höheren Temperaturen eher positiv eingeschätzt (Bürki, 2000, S. 27). Trotzdem dürfen Negativeffekte nicht übersehen werden. Allgemein werden häufigere und extremere Wetterereignisse – wie langanhaltende Hitzeperioden, sintflutartige Regenfälle, Überschwemmungen, Stürme und Zyklone – vorhergesagt. Muren, Steinschlag, Erdrutsche und Hochwasser werden durch ein wärmeres Klima in den Alpen ebenso stark begünstigt und bedrohen immer stärker auch bisher verschont gebliebene Alpenregionen (Greenpeace Deutschland, 2002). Der Sporttourist muss deshalb auch in solchen Bereichen auf unerwartete Naturereignisse gefasst sein, die bisher als sicher galten. Der Rückzug der Gletscher und der Anstieg Permafrostgrenze[316] als Folgen der Klimaerwärmung werden allgemein für die zunehmende Häufigkeit von Naturkatastrophen verantwortlich gemacht. In den letzten 100 Jahren hat sich die Permafrostgrenze um 150 bis 200 Meter nach oben verschoben. Bei einer Erwärmung um ein bis zwei Grad Celsius bis 2100 droht ein weiterer Anstieg der Grenze um 200 bis 750 Meter (Greenpeace Deutschland, 2002). Steigt die Permafrostgrenze an, steigt auch die Temperatur des Bodens. Taut der Boden auf, ist die sporttouristische Infrastruktur am Berg stark gefährdet. Gebäude der Bergbahnen, Liftmasten und andere Bauwerke im Permafrostbereich werden instabil (Bürki, Elsasser & Abegg, 2003, S. 2) und drohen abzurutschen.

5.1.2.3.2.2 ... im Winter

Von globaler Erwärmung am stärksten betroffen sein wird das Festland der nördlichen Hemisphäre in den Wintermonaten (Bürki, Elsasser & Abegg, 2003, S. 1), also vor allem Zeit und Raum des schneegebundenen Wintersporttourismus. Schneearmut im Winter bedroht seine Existenz vor allem in tieferen Lagen, und das Abschmelzen der Gletscher bedeutet das Ende des Gletscherschilaufs. Die Gletscher haben im gesamten Alpenraum seit 1850 rund 50 bis 60 Prozent ihres Eisvolumens verloren.[317] Allein im Rekordsommer 2003, der um 3,3 Grad Celsius wärmer ist als im langjährigen Mittel, gehen die Gletscherzungen durchschnittlich um fast 23 Meter zurück (Benedikter, 2004). Wird die Gletscher-Schneegrenze durch einen Temperaturanstieg von 0,5 bis 0,6 Grad Celsius um 100 Meter nach oben verschoben, werden 20 bis 25 Prozent der Schweizer Gletscher verschwinden. Bei einer Erwärmung um 2,5 bis 3 Grad Celsius werden die Gletscher bis auf einen kleinen Rest abschmelzen (Veit, 2002, S. 288-289). Damit wird das Schilaufen auf den Gletschern nicht mehr möglich sein.

Die Anzeichen, „dass unser Wintertourismus bald auf schneelose Events setzen wird müssen" (Graggaber, 2001, S. 16), verdichten sich. Die Winter der Zukunft werden gekennzeichnet sein durch weniger Schnee- und mehr Regenfälle.

---

[316]   Bereich, in dem der Boden nie auftaut; in Höhen von 2.700 bis 2.800 Metern ist ca. 50 Prozent des Bodens dem Permafrost-Bereich zuzurechnen. In Höhen über 3.300 Metern sind es 100 Prozent (Veit, 2002, S. 222).

[317]   Die Pasterze (Großglockner, Österreich) schmilzt ununterbrochen durchschnittlich zehn bis 20 Meter pro Jahr. Der Höchststand war 1856, seither wurde eine Fläche von rund zehn Quadratkilometern eisfrei. Von 1980 bis 84 schmolzen dort 97 Millionen Kubikmeter Eis ab (Veit, 2002, S. 288-289).

In den Alpenländern Frankreich, Schweiz, Italien, Österreich und Deutschland wird der Wintertourismus in den Regionen mittlerer Höhe bei einem ungebremsten Verlauf der Treibhausgasemissionen in ca. 20 Jahren kaum mehr möglich sein. In ca. 30 Jahren wird auch in Höhen über 1.500m und in den Gletschergebieten der Wintertourismus seine Basis verlieren (Greenpeace Deutschland, 2002).

In Salzburg hat sich die Zeitspanne der geschlossenen Schneedecke in Lagen um 1.000 bis 1.500 Meter bereits um eine bis zwei Wochen reduziert. In höheren Lagen sind zwar noch keine Änderungen erkennbar, aber wenn die Temperatur auch nur wenig ansteigt, zieht dies erhebliche Folgen für den Wintersporttourismus nach sich. Unterhalb der Höhengrenze für Schnee, die auf ungefähr 1.500 Metern liegt, hat die Scheemächtigkeit in den letzten Jahrzehnten stark abgenommen und die Schneedeckendauer ist um 20 bis 40 Prozent verkürzt (Veit, 2002, S. 279). Die Schigebiete, die unter 1.500 Metern liegen, müssen damit künftig mit deutlich weniger Schnee rechnen (Graggaber, 2001, S. 16). Konkret bedeutet dies, dass 86 von 230 Skigebieten in den Alpen direkt gefährdet sind, schneearm zu werden (Hamele, Perret, Bernt, Siegrist & Camanni, 1998, S. 240).

Ausweichen des Schneesporttourismus in höhere Lagen und künstliche Beschneiung

Doch das Bedürfnis des Sporttouristen nach uneingeschränkter Schneesicherheit ist groß, wie eine Gästebefragung ergab: Während einer Phase schneearmer Winter würden 49 Prozent der Schiläufer ein schneesicheres Schigebiet wählen, 32 Prozent würden seltener schilaufen, und nur vier Prozent der Befragten würden den Schneesport ganz aufgeben (Bürki, Elsasser & Abegg, 2003, S. 3). Das Bedürfnis nach Schneesicherheit wird zum einen dazu führen, dass der Schneesporttourismus in immer höhere Lagen ausweicht und sich auf die Hochlagen konzentriert. Gebiete mit guten Prognosen werden solche sein, in denen das Schneesporttreiben in Höhen über 2.000 Metern möglich ist (ebd.). Immer mehr Hochlagen werden für Schneesporttourismus immer intensiver genutzt. Neue Infrastruktur – Pistenplanierung und -präparation, Liftbau, Restaurant- und Hüttenbau – wird immer öfter in den Permafrost-Bereich hineingebaut (Veit, 2002, S. 222), wie das Beispiel Sölden mit der Erschließung der Schwarzen Schneide auf 3.370 Metern zeigt, so dass die oben bereits ausgeführten Probleme des Massenandrangs und der Ausdehnung der Infrastruktur auf immer höhere Lagen ausgedehnt werden. Umweltschutzverbände „erachten den Ausbaudrang der Bergbahnen als eine der grössten Naturbedrohungen im Alpenraum", konstatiert R. Rodewald (Beobachter, 1/2002, S. 13) mit Blick auf die Erschließung völlig unberührter Berggipfel und Täler. Tabelle 16 gibt einen Überblick über Erschließungs- und Ausbauvorhaben von Schigebieten im gesamten Alpenraum im Jahr 2000.

Tab. 16   *Schneesporttouristisches Wettrüsten in den Alpen – Erschließungs- und Bauvorhaben der Schigebiete im gesamten Alpenraum (mod. n. Focus, 48/2000, S. 237).*

Schigebiets-	F	CH	D	I	Ö	SLO
Neubauten	1	9	0	14	3	0
Erweiterungen	9	11	6	12	36	4
Zusammenschlüsse	5	5	0	11	18	1
Grenzüberschreitungen	1	6	3	8	13	3

Die Belastung der ökologisch sensiblen alpinen Hochregionen wird mit dem Ausbau der Sporttourismusinfrastruktur weiter zunehmen. Alpenweit gibt es mindestens 300 Projekte, die den Bau neuer Lifte, von Schneekanonen mit Wasserreservoirs und Pistenplanierungen vorsehen (Bürki, Elsasser & Abegg, 2003, S. 3-4). Die *Frankfurter Allgemeine Zeitung* schreibt im März 2004 (S. 6):

> Das wohl größte Wintersportparadies in Österreich – die Skiwelt am Wilden Kaiser – umfaßt Pistenkilometer, von denen mittlerweile 160 künstlich beschneit werden können; 350 vernetzte Schneekanonen sorgen selbst dann für gute Bedingungen, wenn der Himmel es mit den Wintersportlern einmal nicht ganz so gut meint.

Die Infrastruktur des Wintersporttourismus wird seit 1965 kontinuierlich an die aktuelle klimatische Situation angepasst. In den ersten beiden schneereichen Dekaden werden neue Aufstiegshilfen gebaut. In der letzten, wärmsten Dekade des Untersuchungszeitraumes konzentrieren sich die Aktivitäten dagegen vornehmlich auf den Bau von Beschneiungsanlagen, um die Nutzung der Infrastrukturanlagen sicherstellen zu können (Breiling, Charamza & Skage, 1997, S. 19). Dies belegt auch Veit (2002, S. 223): Ab den 1960er Jahren verbreitet sich vereinzelt, in den 1980er Jahren explosionsartig die Schnee-Erzeugung mit Schneekanonen. In zahlreichen Schigebieten wird so seit den 1980er Jahren versucht, Schneesicherheit zu garantieren (Alpin, 12/1986, S. 24-27), und jährlich kommen mehr Schigebiete und mehr Pistenkilometer hinzu, die, um den Schibetrieb weiter aufrechterhalten zu können, wegen Schneemangels beschneit werden müssen. Statt Punktwerden immer mehr Flächenbeschneiungen oder gar Beschneiungen ganzer Gebiete vorgenommen (Doering & Hamberger, 2001, S. 9), so dass sich die Zahl der Beschneiungsanlagen von 1990 bis 1996 mehr als verdoppelt (Veit, 2002, S. 223). Abbildung 34 zeigt die Zunahme der künstlich beschneiten Flächen im bayerischen Alpenraum seit 1987.

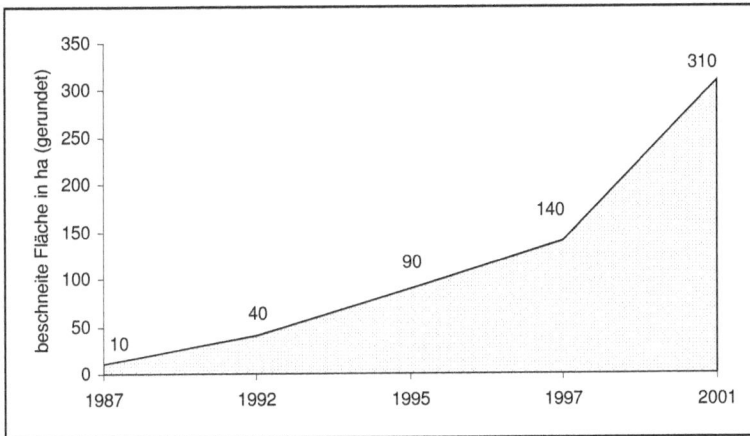

Abb. 34 Zunahme der künstlich beschneiten Flächen im bayerischen Alpenraum seit 1987. Stand: 7. Dezember 2001 (mod. n. Doering & Hamberger, 2001, S. 15).

Zur Umweltproblematik der maschinellen Schnee-Erzeugung

Schon der Bau der Beschneiungsanlagen, bei dem Wasser-, Luft- und Stromleitungen mit schwerem Gerät in der Erde verlegt werden müssen, ist ein massiver Eingriff in die Natur. Schädigungen von Vegetation und Humusschicht sowie Störungen der Fauna sind die Folgen (Doering & Hamberger, 2001, S. 5). Im Mittelpunkt der Diskussion um das Für und Wider von Schneekanonen steht außerdem die Energie-, Vegetations-, Wasser- und Gewässer- sowie die Lärmproblematik (Alpin, 3/1989, S.29). Beschneiungsanlagen verbrauchen große Mengen Energie. Allein die „Anlagen im Raum Tirol benötigen zehn Prozent der Energie, die das Innkraftwerk Langkampfen bei Kufstein jährlich liefern kann" (Newesely, 2001, S. 13). Konkret schwanken die Werte zwischen 45 und 65 Kilowatt pro Hektar beschneiter Fläche bei Niederdruck- und 80 bis 130 Kilowatt pro Hektar bei Hochdruckanlagen. Gesamtenergiewirtschaftlich gesehen haben die Anlagen mit einem Verbrauch von zwei bis drei Prozent der Jahresenergie zwar wenig Bedeutung (Newesely & Cernusca, 1999, S. 17), doch das Problem ist die Jahreszeit, in der die Anlagen Schnee produzieren. Laufen an klaren, kalten Winterabenden alle Anlagen zugleich an, wird die Energieversorgung zu einer Zeit, in welcher der Stromverbrauch sowieso hoch ist, sehr schwierig. Trotzdem ist der Verbrauch großer Anlagen mit mehreren Schneekanonen von über 500.000 Kilowattstunden pro Saison beachtlich; das ist mindestens das 70fache des jährlichen Stromverbrauchs von 3.000 bis 7.000 Kilowattstunden eines Vierpersonenhaushalts (Doering & Hamberger, 2001, S. 3).

Schneekanonen versprühen Wasser mit einer großen Luftmenge in feinste Tröpfchen. Der größte Teil der Wassertropfen gefriert noch in der Luft und fällt als Kunstschnee zu Boden. Der Rest des Wassers gefriert erst, wenn er durch die Kunstschneedecke gesickert ist. Dabei bilden sich „größere, ökologisch äußerst ungünstige Eislinsen" (ebd., S. 2). Kunstschnee ist insgesamt dichter, nasser und härter als Naturschnee; er hat die Dichte von Altschnee oder altem Firnschnee, isoliert Boden und Vegetation schlechter als Naturschnee und verzögert im Frühjahr die Vegetationsentwicklung beträchtlich, oft um zehn bis 20 Tage oder noch länger, wenn die künstliche Beschneiung statt zur Saisonsicherung zur Verlängerung der Schisaison eingesetzt wird (Eggers, 1993, S. 38). Mit zunehmender Höhenlage wird die Verkürzung der Vegetationsperiode immer kritischer, da die Samenbildung und damit die vegetative Vermehrung erschwert wird (Alpin, 3/1989, S. 30). Die Bildung massiver Eisschichten an der Bodenoberfläche reduziert die Luftdurchlässigkeit der Schneedecke stark, so dass an Vegetation und Boden „Erstickungserscheinungen" (Newesely & Cernusca, 1999, S. 5) möglich sind. Zusätzlich vergrößert wird die Gefahr des Verlusts der Artenvielfalt durch den zusätzlichen Düngungseffekt von Beschneiungswasser (Veit, 2002, S. 224).

Der hohe Wasserverbrauch einer Beschneiungsanlage ist ein weiteres Problem. Pro Sekunde verbraucht eine Schneekanone 20 bis 75 Liter Wasser (Mosimann, 1991, zit. n. Veit, 2002, S. 224). Alle Tiroler Beschneiungsanlagen verbrauchen pro Jahr zusammen 659.000 Kubikmeter Wasser. Das ist ein Viertel jener Brauchwassermenge der 120.000 Einwohner Innsbrucks (Newesely, 2001, S. 13; Newesely & Cernusca, 1999, S. 1). Auch im wasserreichen Hochgebirge führt ein so hoher Verbrauch zu beträchtlichen Konsequenzen, denn die Entnahme erfolgt immer dann, wenn die Bäche und Flüsse ohnehin Niedrigwasser führen, so dass die dort ansässige Tier- und Pflanzenwelt gefährdet wird (Alpin, 3/1989, S. 30; Eggers, 1993, S. 37). Der Gefahr des teilweisen oder vollständigen Austrocknens der Gewässer durch die Wasserentnahme aus Seen und Bächen der Umgebung wird mit dem Bau von – optisch wenig ansprechenden – Wasserspeicherseen im Schigebiet begegnet. Hinzu kommt, dass der Mineral- und Nährstoffgehalt des Quellwassers deutlich höher und von anderer Zusammensetzung ist als das Regenwasser, was zur Veränderungen der Artenvielfalt der Vegetation führt. Wenn das zur Beschneiung entnommene Wasser bei der Schneeschmelze wieder abfließt – die Gesamtmenge des Schmelzwassers ist im Beschneiungsbereich deutlich erhöht –, nimmt bei labilen, trittanfälligen, meist vernässten Boden und ungünstigen Vegetationsverhältnissen die Erosionsgefahr zu (Newesely & Cernusca, 1999, S. 11-12). Hinzu kommt, dass planierte Pisten wegen mangelhafter Begrünung und gestörter Bodenverhältnisse ohnehin außerordentlich erosionsgefährdet sind (ebd., S. 15).

Der Einsatz von Schneefestiger[318] in der Pistenpflege wird dann zum Problem, wenn die Schneedecke abtaut, die Chemikalien in den Boden gelangen und das Grundwasser belasten. Im Gletschereis werden derartige Verschmutzungen über Jahre unbemerkt gespeichert, bis sie plötzlich austreten und das Trinkwasser verunreinigen, das oft in großer Höhe abgezapft wird. Die Gefahr, dass die Alpen als europäisches Trinkwasserreservoir umkippen, ist groß, weil die Belastung genau zu der Zeit besonders hoch ist, wenn Bäche und Flüsse Niedrigwasser führen. Dann droht sauberes Trinkwasser knapp zu werden. Dieser Aspekt könnte künftig weiter an Bedeutung gewinnen, wenn im Zuge der Klimaerwärmung unterhalb der Gletscherregionen Schilauf nicht mehr möglich wäre und deshalb der Einsatz von Schneefestiger und Kristallisationskernen[319] intensiviert würde (Bätzing, 1991, S. 154).

Der Lärm der Beschneiungsanlagen führt zu nachhaltigen Störungen bei den im Winter auf Ruhe eingerichteten Tierarten wie Birk- und Auerwild. Der Erhalt vieler Arten ist dadurch auf Dauer gefährdet (Doering & Hamberger, 2001, S. 7). Selbst die im Gegensatz zu den schrillen Hochdruckkanonen „leiseren" Niederdruckkanonen sind immer noch so laut wie starker Verkehrslärm (Newesely & Cernusca, 1999, S. 17).

5.1.3   Gefährdung und Zerstörung der Alpennatur durch Massensporttourismus: Ergebnisse

Die Alpen wandelten sich im Verlauf der Genese des Sporttourismussystems vom einstigen Ort des Schreckens über ein Objekt der verklärenden Betrachtung hin zum Nutzungsobjekt zahlreicher Sporttouristen. Heute ist die Alpenregion ein schutzbedürftiger Ort, denn die Quantitäten des Sporttourismus der zweiten Moderne haben aus ökologischer Sicht äußerst zweifelhafte Qualitäten. Immer mehr Menschen bereisen immer kürzer und daher immer öfter hauptsächlich mit dem Pkw die Sporttourismusregionen der Alpen. Sporttourismus ist Verkehrserzeuger und wirkt damit indirekt als Umweltverschmutzer. Abgase der Pkw und Hotelanlagen sind Mitverursacher der Luftverschmutzung, die erstens Waldsterben und damit zunehmende Labilität der Berghänge sowie zweitens Klimaerwärmung mit all ihren Folgen nicht nur, aber vor allem für den Wintersporttourismus nach sich zieht. Auch deshalb hat das Subsystem des alpinen Schilaufs eine unheilvolle Entwicklung hinter sich: Die Natursportart von einst entwickelt sich immer mehr zu einer Sportart auf Kosten der Natur. Seilbahnen, Lifte, Pistenpräparierungen und -planierungen, hochgelegene Schiarenen und Gletscherschigebiete sind die Abschnitte einer grotesken Entwicklung, deren letzter lebenserhaltender Versuch die Erzeugung von Kunstschnee ist,

---

[318] Mixturen von Düngesalzen verschiedenster Art, wie Kochsalz, Kalziumchlorid oder Harnstoffprodukte (Eggers, 1993, S. 36; Veit, 2002, S. 222).

[319] Bakteriell erzeugter Schnee hat einen um bis zu fünf Grad höheren Gefrierpunkt, so dass auch bei Temperaturen über null Grad Celsius Schneeerzeugung möglich ist (Eggers, 1993, S. 39). Der Einsatz dieser Präparate sorgt für trockeneren, leichteren Schnee und für einen um ein Drittel geringeren Energieverbrauch (Alpin, 3/1989, S. 30). *Snowmax* (Hersteller: *Kodak Bio-Products Division*) bspw. besteht aus gefriergetrocknetem Granulat von inaktiven Pseudomonas-syringae-PS-31-Zellen (Bakterien) mit einem Protein, das die Eiskristallisation auslöst (Alpin, 3/1989, S. 30). Der Einsatz ist in Deutschland und Österreich verboten (Doering & Hamberger, 2001, S. 3).

welche ebenfalls zahlreiche negative kurz- wie langfristige Auswirkungen auf die ökologische Umwelt mit sich bringt.

Das massenhafte Auftreten der Sporttouristen vor allem in sensiblen Hochregionen stört sommers wie winters die Fauna, schädigt die Flora und führt zu Bodenerosion mit all ihren Nachwehen. Auf Berghütten und Berggasthäusern verursacht der Massenandrang vor allem Probleme durch den hohen Verbrauch von Wasser, das wieder entsorgt werden muss. Weil der Sporttourist in dem Moment das, was er gezielt aufsucht, auch schon wieder zerstört – die Einsamkeit unberührter Bergnatur nämlich –, weicht die sporttouristische Infrastruktur in bisher intakte Regionen aus und verbraucht weitere, teilweise seither agrarisch genutzte Flächen. Daraus resultieren zum einen Veränderungen in der Flora, die ihrerseits die Stabilität der Berghänge gefährden, und zum anderen verursacht die Bodenversiegelung durch Asphalt oder Beton erhöhten Oberflächenabfluss in Richtung Tal.

Die Umweltbelastung ist aber nicht überall die selbe: Je nach Grad der infrastrukturellen Erschließung ist die Intensität der sporttouristischen Nutzung auch abhängig von der Jahreszeit verschieden. Insgesamt gesehen zieht der Massenandrang der Sporttouristen während einer Saison weitreichende Folgen für die alpine Umwelt nach sich. Die Komplexität dieses Ursache-Wirkungs-Gefüges wird in Abbildung 35 deutlich:

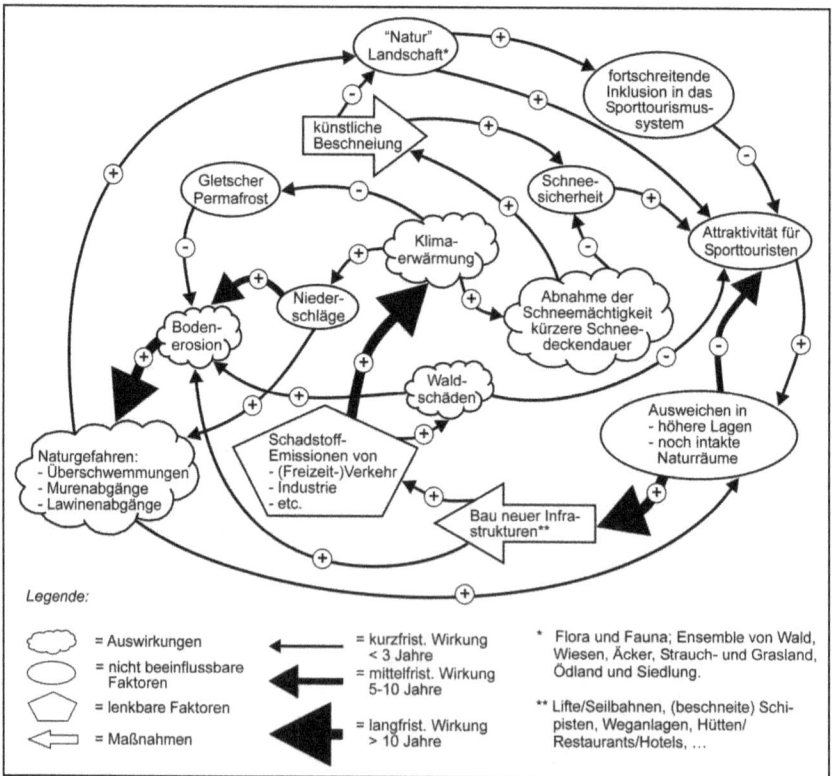

Abb. 35 Netzwerk von Ursache und Wirkung (mod. n. Birkenhauer, 1980, S. 75; Brücker, 2003, S. 20).

5.2   Gefährdung und Zerstörung der Alpennatur durch Massensporttourismus: Begründungswege der Systemtheorie

Ulrich Beck beschäftigt sich in seinem Werk *Risikogesellschaft* von 1986 mit der Frage der Selbstgefährdung oder sogar Selbstvernichtung der Gesellschaft. Seine Diagnose des Wandels von der Vormoderne über die erste hin zu einer zweiten Moderne ist theoretisch „am angemessensten im Rahmen der Theorie funktionaler Differenzierung reformulierbar", wie Nassehi (1999, S. 24) konstatiert; „so gesehen, könnte sich das meiste, was Beck in Risikogesellschaft anführt, als ‚Folgeproblem funktionaler Differenzierung' erweisen" (ebd.).

Ausgangspunkt des Übergangs von der ersten zur zweiten Moderne ist, so Beck (1986, S. 25), die *ökologische Frage*. Funktionale Differenzierung als Mittel der Effektivitätssteigerung und Rationalisierung war nur möglich, indem Nebeneffekte wie Schadstoffe in Luft, Wasser und Erde sowie psychische und physische Schadstoffe beim Menschen systematisch ignoriert und externalisiert wurden. Der technische Fortschritt führte zur Mehrung des Reichtums bei überschaubarem Risiko für den Einzelnen. Am Ausgang der ersten Moderne aber ist eine Situation eingetreten, in der die ökologischen „Risiken und Selbstbedrohungspotentiale" (ebd.) global unübersehbare Ausmaße angenommen haben. Die Risikoverteilung ist zunehmend weniger abhängig von direkten Einwirkungs- und Handlungsmöglichkeiten des Einzelnen; dieser kann etwas tun, ohne es persönlich verantworten zu müssen. Erschließt eine Seilbahngesellschaft ein Seitental großflächig für den Schilauf, haben die Talbewohner den Schaden (Bätzing, 1992, S. 59). „Man handelt sozusagen in eigener Abwesenheit. .... Der generalisierte andere – das System – handelt in einem und durch einen hindurch. Auf diese Weise wird angesichts des drohenden ökologischen Desasters schwarzer Peter gespielt" (Beck, 1986, S. 43). Funktionale Differenzierung wird reflexiv, das heißt, ihre Probleme fallen auf sie selbst zurück. Das Gesellschaftssystem gefährdet seine eigene Zukunft. Reflexive Modernisierung meint also nicht reflektiert, geplant, gewollt, sondern ungewollt und mit unabschätzbaren Konsequenzen (Beck, Giddens & Lash, 1996, S. 9).[320]

Folglich ist die rapide Differenzierung und Spezialisierung der modernen Gesellschaft das „Schlüsselproblem" (Bätzing, 1992, S. 59) auch der alpinen Ökologie. Im folgenden werden die Möglichkeiten zur Begründung der Gefährdung und Zerstörung der ökologischen Umwelt des Alpenraums, die die Systemtheorie bereithält, analysiert und in Einzelprobleme aufgeschlüsselt, um auf dieser Basis Möglichkeiten ihrer Lösung herauszuarbeiten.

Problem 1: Zur Bearbeitung ökologischer Probleme hat sich kein System ausdifferenziert

Weil ökologische Problemlagen keine beabsichtigten Folgen des Operierens der jeweiligen Sozialsysteme sind, sondern „Abfallprodukte spezieller Funktionssysteme, die man in kein einzelnes System abschieben kann" (Cachay & Thiel, 2000, S. 265), haben sich keine eigens für ökologische Fragen zuständigen Systeme ausdifferenziert. Natur ist „ungesellschaftlicher Restbestand" (Metzner, 1993, S. 174). Die ökologische Umwelt der Gesellschaft bezieht sich auf die natürlichen Lebensgrundlagen der Gesellschaft, „unterschieden von Menschen und von der Gesellschaft im übrigen" (Luhmann, 1988b, S. 113-

---

[320] Dies gilt, so Luhmann (1997, S. 801-805), sowohl für gesellschaftsinterne – wie wirken sich Optionssteigerungen und wechselseitige Kontrollverluste auf die Struktur der Gesellschaft aus? – wie für externe Problemlagen im Sinne von Problemen der psychischen („menschlichen") wie auch der „natürlichen" (ökologischen) Umwelt der Gesellschaft.

114). Beide Umwelten, die ökologische und die personale, sind materiale Bedingungen der Möglichkeit von Gesellschaft. Für das Wirtschaftssystem ist Natur ein Rohstoff, für die Religion etwas Sakrales, für das politische System ein räumliches Territorium, für das Sporttourismussystem ein nicht-alltäglicher Erfahrungsraum. Als die Summe der natürlichen Lebensgrundlagen und Ressourcen der Gesellschaft sind für die ökologische Umwelt „zahllose Systeme relevant, ohne daß die Einheit dieser Systeme und ihrer Umwelt mit der Ökologie der Gesellschaft, das heißt dem System/Umwelt-Verhältnis der Gesellschaft identifiziert werden dürfte" (ebd., S. 21-22, Anm. 17).

Wie gehen die einzelnen Funktionssysteme der Gesellschaft mit ökologischen Problemlagen, mit den nicht-intendierten Nebenfolgen ihrer Aufgabenerfüllung um?

Problem 2: Gesellschaft und ihre Teilsysteme können die ökologische Herausforderung weder wahr- noch annehmen

Um herauszufinden, „wie eine Gesellschaft auf ökologische Gefährdungen reagieren kann" (Beck, 1988, S. 48), muss die Einschränkung der Möglichkeiten der Gesellschaft und ihrer Teilsysteme in dieser Hinsicht überprüft werden. Jedes soziale System operiert ausschließlich nach der Maßgabe seiner binären Codierung. Ein soziales System ist autopoietisch, das heißt, es stellt sich selbst her. Wie in Abbildung 36 deutlich wird, erzeugt es sich „als eine Form, die eine Innenseite, das System, und eine Außenseite, die Umwelt, trennt" (Luhmann, 1995a, S. 13), und es steuert sich selbst in einem selbstreferentiell-zirkulär geschlossenen Zusammenhang der Reproduktionen (ebd., 1987a, S. 62).

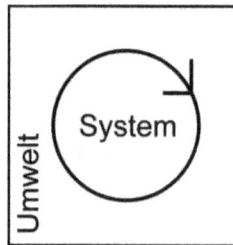

Abb. 36 Prozess der Autopoiese (mod. n. Simon, 2001, S. 42).

Ein selbstreferentielles System bedient nur seine eigene Funktion und übersieht die feedback-Schleifen der eigenen Operationen auf seine Umwelt. Es ist stets bestrebt, seine eigene Funktion zu hypostasieren (Luhmann, 1980b, S. 28), und es bildet aus eigenem Impuls „keine Stoppregeln" (ebd., 1983, S. 37) aus. Es gibt keinen „Anhaltspunkt ... für Argumente gegen die bestmögliche Erfüllung der Funktion" (ebd., S. 29); es gibt keine systeminternen Gründe, die dagegen sprechen, nicht noch mehr Menschen in das System des Sporttourismus – als Schiläufer, Wanderer, Mountainbiker, Kletterer oder Bergsteiger – einzubeziehen, auch wenn dadurch die ökologische Umwelt gefährdet wird. Das Sporttourismussystem ist, wie alle Funktionssysteme, blind für alle anderen Betrachtungsweisen außerhalb seiner Leitunterscheidung. Es sägt an dem Ast, auf dem es sitzt. „Man muß mindestens auch mit der Möglichkeit rechnen, daß ein System so auf seine Umwelt einwirkt, daß es später in dieser Umwelt nicht mehr existieren kann. Die primäre Zielsetzung autopoietischer Systeme ist immer die Fortsetzung der Autopoiese ohne Rücksicht auf Umwelt" (ebd., 1988b, S. 38). Hinsichtlich der Naturumwelt, fasst Bette (1989, S. 25) zusammen, hat die Gesellschaft „eine Dynamik entfaltet, die ... die Bedingungen der menschlichen Existenz auf dem erreichten evolutionären Niveau in Frage stellt." Wie können selbstbezüglich operierende Systeme darüber informiert werden, dass sie mit ihren Operationen die Existenz ihrer ökologischen Umwelt gefährden?

Problem 3: Erst, wenn sein Autopoiese-Prozess irritiert wird, nimmt ein System seine Umwelt wahr

Die Umwelt des Gesellschaftssystems hat keine Möglichkeit, mit der Gesellschaft zu kommunizieren. „Kommunikation ist eine exklusiv gesellschaftliche Operation. Es gibt auf der Ebene dieser spezifisch gesellschaftlichen Operationsweise weder Input noch Output" (Luhmann, 1988b, S. 63). Demzufolge kann die Naturumwelt das Gesellschafts-system nicht darüber informieren, dass sie durch die systemischen Operationen in Gefahr gebracht wird. Ein autopoietisches System kann seine Umwelt erst wahrnehmen, wenn es in seinem Prozess der Autopoiesis durch eine Störung aus der Umwelt irritiert wird (Ab-bildung 37).

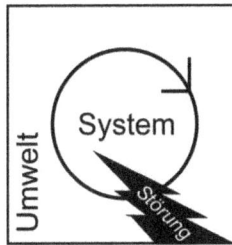

Abb. 37 Störung des Autopoiese-Prozesses aus der Systemumwelt (mod. n. Simon, 2001, S. 42).

Allerdings registriert das System nicht den Störfaktor, hier: den Hilferuf der Alpennatur an sich, sondern lediglich die Störung seiner Autopoiese; das System wird „durch Fakto-ren der Umwelt irritiert, aufgeschaukelt, in Schwingung versetzt" (Luhmann, 1988b, S. 40). Obwohl der Ursprung der Störung in der Umwelt ist, erfolgt die „Thematisierung" systemintern. Die Auswirkung einer Störung aus der Umwelt im System nennt Luhmann (ebd., S. 40-50) *Resonanz*. Diese löst jedoch nicht etwa die Beseitigung des störenden Umweltfaktors aus, sondern die Aufrechterhaltung der Autopoiese, und zwar weiterhin ohne Rücksicht auf die Belange der alpinen Naturumwelt.

Die Resonanzfähigkeit der Subsysteme auf ökologische Probleme ist bestimmt durch die immanente Logik der Teilsysteme; jeder Code beansprucht „weltuniversale Geltung, aber nur für seine Perspektive" (ebd., 207). Was immer also an „Umweltverschmutzung auf-tritt, kann nur nach Maßgabe des einen oder des anderen Code wirkungsvoll behandelt werden" (ebd., S. 218). Das Sporttourismussystem operiert mit der Codierung *körperliche Leistung im nicht-alltäglichen Erfahrungsraum/körperliche Nicht-Leistung im alltägli-chen Erfahrungsraum*, und es ist nur so weit resonanzfähig, als ökologische Krisen sich in exakt dieser Logik niederschlagen. Kann das Subsystem Schilauf seine Autopoiese nicht fortsetzen, weil der Schnee ausbleibt – wozu es ja mit der Verursachung von Luftver-schmutzung und der Klimaerwärmung als Folgewirkung beiträgt –, versucht es das Prob-lem zu lösen, indem es Schnee maschinell erzeugt, das heißt: Das System führt seine selbstreferentiellen Operationen ohne Rücksicht auf die ökologische Umwelt fort.

Wie könnte das Risiko für die ökologische Umwelt dann abgepuffert werden? Welche Möglichkeiten gibt es aus Sicht der Systemtheorie?

5.3   Die Lösung: Risikoabpufferung durch Doppelcodierung

Zwar besitzt die moderne Gesellschaft keine Spitze oder Herrschaftszentrum mehr, das den anderen Systemen Grenzen vorschreiben könnte (Luhmann, 1987a, S. 261). Trotzdem stellt sich J. Bauch (1996, S. 82) die Frage, ob es „nicht für ganze geschichtlich gewordene Gesellschaftsformationen ‚Leitcodes'" geben könnte, „die die Variabilität und Autonomie der an sich autopoietischen Systeme ‚einschränken'", indem sie „Spannbreiten der Variabilität und Kontingenz für Einzelsysteme vorgeben, dessen Eckpunkte nicht überschritten werden dürfen". Vielleicht, so Bauch (ebd.) weiter, verfügten die Industriegesellschaften der ersten Moderne über einen Leitcode, der die selbstreferentielle Autonomie der Teilsysteme zu seinem Anliegen machte. Der Leitcode der Nachkriegsgesellschaften wäre dann *produktivitätssteigernd/produktivitätsmindernd* oder *effektiv/ineffektiv* gewesen. Er trat als solcher aber nicht in Erscheinung, da er den Einzelsystemen keine künstlichen Grenzen für ihre Entwicklung vorschrieb, sondern funktionale Differenzierung als Moment gesellschaftlicher Produktivitätssteigerung förderte. Sein primäres Programm war damit funktionale Differenzierung.

Es ist anzunehmen, dass mit zunehmender ökologischer Gefährdung die Zeit des funktionale Differenzierung fördernden Leitcodes abläuft.

> Die gegenwärtig vorherrschende Form der Differenzierung des Gesellschaftssystems hat so starke Auswirkungen auf dessen Umwelt ..., daß die Umwelt zum zentralen Zukunftsfaktor zu werden beginnt. Man muß damit rechnen, daß diese rasch zunehmende Relevanz der Umwelt weitreichende Anpassungen in der internen Differenzierungsstruktur des Gesellschaftssystems erzwingen und insgesamt die Bedeutung der internen Differenzierung wieder mindern, also auch das Anspruchsniveau in bezug auf Spezialfunktionen wieder senken wird (Luhmann, 1981a, S. 24).

Luhmann (ebd.) folgend, würde die funktionale Differenzierung teilweise wieder rückgängig gemacht werden. Auslöser dieses Prozesses wäre im wesentlichen die Diskussion um ökologische Gefährdungslagen, denen mit weiterer funktionaler Differenzierung nicht begegnet werden kann: „*Differenzierung selbst wird zum gesellschaftlichen Problem, das nicht mehr durch Differenzierung bewältigt werden kann*" (Beck, 1996, S. 46). Die Nebenfolgen lassen sich nicht durch Ausdifferenzierung weiterer Systeme bewältigen, sondern das Gegenteil ist der Fall. Daher müsste es, so Bette (1989, S. 55), eine „gesamtgesellschaftliche Rationalität" geben, die „in einem Akt des vernünftigen Entscheidens in die Gesellschaft intervenieren" könnte. Die Gesellschaft müsste die unbeabsichtigten Nebenfolgen der Operationen ihrer Teilsysteme erkennen und ihnen entgegenwirken können. Die ausdifferenzierten, relativ autonom operierenden gesellschaftlichen Teilsysteme müssten untereinander abgestimmt werden. Dies aber ist unter den Bedingungen funktionaler Differenzierung nicht zu erwarten.[321] Daher fordert Bette (ebd., S. 56) einen „Gleichklang funktional spezifizierter Sozialsysteme", der durch Doppel- und Mehrfachcodierungen der Sozialsysteme erreicht werden kann (Bauch, 1996, S. 84). „Alle Zeichen sprechen dafür, daß die Risikoakkumulationen bei Mensch/Natur einen neuen gesellschaftlichen Leitcode aktivieren, der der autopoietischen Freiheit funktional ausdifferen-

---

[321] „Aus einer bloßen Aggregation vieler teilsystemischer Identitäten läßt sich keine Gesamtidentität der Gesellschaft ableiten" (Bette, 1989, S. 55).

zierter Systeme Grenzen setzt" (ebd.). Einst hatten die Systeme alle Mehrfachcodierungen der Tradition, wie Konfession, Familie und soziale Schicht, abgestreift, um sich ausschließlich auf ihre Funktion zu konzentrieren. Doch nun ist das Institutionalisieren einer Mehrfachabsicherung zwingend notwendig, um den Selbstlauf der Sozialsysteme abzubremsen, die autopoietische Freiheit der Systeme einzugrenzen und so den Risikotransfer zu den Umwelten der Systeme zu minimieren. Dazu muss der permissive Leitcode der ersten Moderne ersetzt werden durch einen restriktiven Leitcode, der die Autonomie der Sozialsysteme soweit einschränkt, dass der Risikotransfer zur Umwelt der Systeme wenigstens abgebremst wird. Ein solcher Code zwingt die Subsysteme, neben der Bedienung der eigenen Funktion auch einen neuen Aspekt zu berücksichtigen. Systeme sind jedoch erst zur Doppelcodierung fähig, wenn sie ein Beobachten zweiter Ordnung institutionalisiert haben; erst, wenn ein System beobachtet, wie systemintern Umwelt beobachtet wird, ist es in der Lage, Mehrfachcodierungen einzuführen (Luhmann, 1992, S. 93-128). Wie alle Teilsysteme der Moderne hat auch das Sporttourismussystem die Beobachtung zweiter Ordnung institutionalisiert. Es beobachtet beispielsweise anhand der DOeAV-*Mitteilungen*, der *Zeitschrift* und der *Jahrbücher*, wie es in der Vergangenheit beobachtet hat. Der „Supercode" des Gesundheitssystems *lebensförderlich/lebenshinderlich* hat, so Bauch (1996, S. 84), gute Chancen, die Stelle eines neuen gesellschaftlichen Leitcodes einzunehmen, denn er hat zum einen den Vorteil, dass er weit genug gefasst ist, um „Neben-Codes" (ebd., S. 81) wie *genetisch i. O./genetisch bedenklich* integrieren zu können. Der Supercode ist auch für „ökologische Kommunikation" (ebd., S. 87; Luhmann, 1988b) zuständig, weil die Gefährdung der Natur kaum von der der menschlichen Körpernatur zu trennen ist (Bauch, 1996, S. 91). Mit dieser Doppelcodierung operieren die Funktionssysteme nicht mehr „blind" in bezug auf ökologische Gefährdungspotentiale. Sie sind jetzt resonanzfähig für ökologische Gefahren. Wie die Operationen aller Systeme laufen die des Sporttourismussystems nur dann weiter, wenn die Bereitstellung *körperlicher Leistung im nicht-alltäglichen Erfahrungsraum lebensförderlich* ist. Ist sie *lebenshinderlich*, wird der Selbstlauf des Systems gestoppt.

6   Ökologische Nachhaltigkeit im Sporttourismus

Liefert die aktuelle sporttouristische Praxis Indizien dafür, dass der von Bauch (1996, S. 84) angeführte neue gesellschaftliche Leitcode *lebensförderlich/lebenshinderlich* aktiviert ist und der autopoietischen Freiheit des Sporttourismussystems Grenzen setzt? Die Diskussion über die Grenzen der Belastbarkeit der Alpenregion wird im allgemeinen unter dem Begriff des *Nachhaltigen Tourismus* geführt (Luger & Rest, 2002, S. 36).[322] Der Begriff der Nachhaltigkeit stammt ursprünglich aus der Forstwirtschaft des 18. Jahrhunderts[323] und wird 1987 von der Politik, genauer: von der *Kommission für Umwelt und Entwicklung der Vereinten Nationen* aufgegriffen. Um wirksam zu werden, muss „ökologische Kommunikation" (Luhmann, 1988b) auf den Verantwortungsbereich eines Sozialsystems zielen. Ökologische Gefährdung muss als nicht-kommunikative Folgewirkung gesellschaftlicher Kommunikation identifiziert und die Verantwortlichkeit einem dafür zuständigen Sozialsystem übertragen werden; „in der Regel wird diese Zuständigkeit dem politischen System zugeschrieben ..., weil diesem System ... die Rolle eines Ordnungsfaktors für die Gesamtgesellschaft zugedacht wird" (Bauch, 1996, S. 90). Angesichts der Gefahr, dass zu viel Resonanz produziert und so das System der Politik überfordert werden könnte, vertritt Bauch (ebd., S. 91) die These, dass das politische System die Zuständigkeiten anderen Sozialsystemen übertrage und damit den unmittelbaren Reaktionsdruck abfedere. Folglich werden zuerst im politischen System allgemeine Richtlinien und Vereinbarungsmöglichkeiten im Sinne der Nachhaltigkeit und von lokaler (Orte und Städte), regionaler (Talschaften, Gebiete), nationaler und globaler Gültigkeit ausgearbeitet (Abschnitt 6.1) und anschließend im Sporttourismussystem als *Good Pracitces* in die Tat umgesetzt (Abschnitt 6.2).

Unter seiner englischen Bezeichnung *Sustainable Development* ist das Konzept der Nachhaltigen Entwicklung im *Brundtlandbericht* so definiert: „Dauerhafte Entwicklung ist Entwicklung, die die Bedürfnisse der Gegenwart befriedigt, ohne zu riskieren, dass künftige Generationen ihre eigenen Bedürfnisse nicht befriedigen können" (Hauff, 1987, S. 46). Der *Brundtlandbericht* ist die Basis der Umweltkonferenz in Rio de Janeiro 1992, auf der das Konzept zur verbindlichen Leitlinie für eine allgemeine soziale, wirtschaftliche und ökologische Entwicklung formuliert wird (Baumgartner, 2002a, S. 4; Hauptmann, 2002, S. 9). Zugleich wird die *Agenda 21*, die politische Agenda für das 21. Jahrhundert, verabschiedet und von 181 Staaten unterzeichnet. Diese hat als weltweites Aktionsprogramm die Vernetzung von ökologischen, sozialen und wirtschaftlichen Entwicklungsfaktoren sowie eine integrierte Umsetzung der Vernetzung in einem *Sustainable-Development*-Konzept zum Ziel (Baumgartner, 2002b, S. 321; Rebstock, 2000, S. 74). Im April 1999 befasst sich die siebente jährliche Nachfolgekonferenz von Rio, die zur Überwachung der Umsetzung sowie zur Fortentwicklung der *Agenda 21* einberufene *Commission on Sustainable Development* (CSD-7) (BMUNR, o. J. a), erstmals intensiv mit dem Thema Tourismus. Nachhaltiger Tourismus hat danach unter anderem auf lange Sicht hin

---

[322]   Vorläufer der Nachhaltigkeitsdebatte ist der Begriff des *Sanften Tourismus*. Er geht zurück auf den Artikel von R. Jungk in der Zeitschrift GEO (10/1980, S. 154-156), in dem sanftes Reisen als Alternative zum harten Tourismus herkömmlicher Art angeboten wird (Baumgartner, 2002b, S. 321).

[323]   Carl von Carlowitz prangert in seiner Schrift *Sylvicultura Oeconomica* im Jahre 1713 die rücksichtslose Rodung der Wälder seiner Heimat an und prognostiziert die Folgen. Nachhaltigkeit bedeutet, dass dem Wald nur so viel Holz entnommen werden darf, wie nachwachsen kann (Hauptmann, 2002, S. 9).

ökologisch tragfähig zu sein (Baumgartner, 2002a, S. 4). „Ziel ist die dauerhafte Siche-rung der Lebensqualität", heißt es 1994 in der *Charta von Aalborg* (zit. n. Baumgartner, 2002b, S. 322). Die Zielsetzung der Nachhaltigen Entwicklung im Sporttourismus steht damit in Einklang mit dem Positivwert des Leitcodes der zweiten Moderne: mit *lebens-förderlich*.

6.1   Internationale Vereinbarungen zur ökologischen Nachhaltig-keit im Sporttourismus

Nachhaltiger Sporttourismus ist langfristig möglich, kulturell verträglich, sozial ausgewo-gen, ökologisch tragfähig, wirtschaftlich sinnvoll und ergiebig (Luger & Rest, 2002, S. 36). Intakte Natur- und Lebensräume sind die Voraussetzung für die Zukunft des Sport-tourismus, wie Baumgartner (2002c, S. 40; ebd., 2002b, S. 324-325) unter der Überschrift „ökologische Dimension" der Nachhaltigkeit betont. Sporttouristische Entwicklung ist stets hinsichtlich ihrer Auswirkungen auf die Naturumwelt zu bewerten. Die Naturumwelt ist das Referenzkriterium, das sowohl Entwicklung und Fortschritt zulassen wie Vorhan-denes bewahren soll (Wöhler, 2002, S. 275). Gesteuert wird der Prozess der Bewertung der sporttouristischen Entwicklung über politische Aktionsprogramme und Vereinbarun-gen auf lokaler, regionaler, nationaler und globaler Ebene. Für den Sporttourismus im Al-penraum maßgebend ist vor allem das Aktionsprogramm der *Agenda 21*, auf welchem wiederum das Vertragswerk der *Alpenkonvention* basiert.

6.1.1   Das Aktionsprogramm *Agenda 21*

Agenda stammt aus dem Lateinischen und bedeutet, „was zu tun ist". Das Aktionspro-gramm *Agenda 21* bestimmt das ökologische „to do" des 21. Jahrhunderts. Es spricht in 40 Kapiteln „alle wesentlichen Politikbereiche einer umweltverträglichen, nachhaltigen Entwicklung" (BMU, o. J., S. 1) an und gibt detaillierte Handlungsaufträge, „um einer weiteren Verschlechterung der Situation entgegenzuwirken, eine schrittweise Verbesse-rung zu erreichen und eine nachhaltige Nutzung der natürlichen Ressourcen sicherzustel-len. Wesentlicher Ansatz ist dabei die Integration von Umweltaspekten in alle anderen Politikbereiche" (ebd.); Hintergrund ist vor allem die „fortschreitende Schädigung der Ökosysteme, von denen unser Wohlergehen abhängt" (ebd., S. 4). Alle Subbereiche des Politiksystems, so wird deutlich, werden gezwungen, neben der eigenen Codierung auch die Leitcodierung der zweiten Moderne – *lebensförderlich/lebenshinderlich* – in ihren politischen Konzepten, Plänen, Leitsätzen und Prozessen zu berücksichtigen. Die Funkti-onssysteme, die sich an diesen verbindlichen Vorgaben orientieren müssen, sind nun re-sonanzfähig und operieren nicht mehr „blind" hinsichtlich ökologischer Gefährdungspo-tentiale.

Das Programm der *Agenda 21* enthält wichtige Festlegungen zur globalen Umwelt-, Klima- und Energiepolitik. Es äußert sich zu der Problematik der verkehrsinduzierten Luftverschmutzung und dem damit in Verbindung stehenden Klimawandel sowie zum Problem der Zerstörung alpiner Ökosysteme. Es gibt konkrete Ziele und Maßnahmen vor und zeigt für jeden Bereich Instrumente der Umsetzung auf. Alle Maßnahmen sollen auf internationaler und regionaler Zusammenarbeit und Koordinierung basieren (ebd., S. 111). Weil sie als „Politik- und Verwaltungsebene, die den Bürgern am nächsten ist, ... eine entscheidende [*sic!*] Rolle bei der Informierung und Mobilisierung der Öffentlichkeit und ihrer Sensibilisierung für eine nachhaltige umweltverträgliche Entwicklung" (ebd., S.

252) spielen, werden alle Kommunen der Welt aufgefordert, eigene Strategien zur Umsetzung einer nachhaltigen Entwicklung vor Ort zu verfolgen (ebd., S. 252-253).

Die globalen, nationalen, regionalen und lokalen Politiken einer nachhaltigen Entwicklung erhalten damit ein übergeordnetes Leitbild, das den jeweiligen Problemen, Erfordernissen und Potentialen angepasst und differenziert umgesetzt wird in der *Lokalen Agenda 21* (ebd., 1999, S. 10). Impulse erhält der Umsetzungsprozess durch die einzelnen Nationen und deren Institutionen, durch deren Länder mit ihren Institutionen, deren kommunale Spitzenverbände sowie durch sonstige Kräfte wie Nichtregierungsorganisationen,[324] Foren, Stiftungen, Netzwerke, Kampagnen und andere mehr (ebd., S. 18-28). Verantwortlich für die Umsetzung der Richtlinien der *Agenda 21* im Alpenraum ist ein Übereinkommen zum Schutz der Alpen, die *Alpenkonvention*.

6.1.2   Umsetzung der *Agenda 21*-Richtlinien im Alpenraum: Die *Alpenkonvention*

Die *Alpenkonvention* ist ein hauptsächlich von der Nichtregierungsorganisation *Internationale Alpenschutzkommission CIPRA* auf den Weg gebrachter, völkerrechtlich bindender Vertrag der acht Alpenanrainerstaaten Deutschland, Frankreich, Italien, Liechtenstein, Monaco, Österreich, Schweiz, Slowenien und der EU, welcher sich das Ziel einer nachhaltigen Entwicklung des Alpenraumes ganz im Sinne der *Agenda 21* setzt (Fritz, o. J.; Mayr, 1999). Absatz 1 des zweiten Artikels der Rahmenkonvention schreibt vor:

> Die Vertragsparteien stellen unter Beachtung des Vorsorge-, des Verursacher- und des Kooperationsprinzips eine ganzheitliche Politik zur Erhaltung und zum Schutz der Alpen unter ausgewogener Berücksichtigung der Interessen aller Alpenstaaten, ihrer alpinen Regionen sowie der Europäischen Union unter umsichtiger und nachhaltiger Nutzung der Ressourcen sicher. Die grenzüberschreitende Zusammenarbeit für den Alpenraum wird verstärkt sowie räumlich und fachlich erweitert (CIPRA, 1991a).

Die primär umweltpolitisch motivierte *Alpenkonvention* hat Modellcharakter, denn sie schafft für verschiedene Handlungsbereiche einheitliche Rahmenbedingungen für Schutz und nachhaltige Entwicklung im Alpenraum. Zur Erreichung dieser Ziele sind Maßnahmen insbesondere in folgenden Bereichen zu ergreifen (ebd., Abs. 2): Bevölkerung und Kultur, Raumplanung, Luftreinhaltung, Bodenschutz, Wasserhaushalt, Naturschutz und Landschaftspflege, Berglandwirtschaft, Bergwald, Tourismus und Freizeit, Verkehr, Energie und Abfallwirtschaft. Einzelheiten zur Durchführung des Übereinkommens werden in den einzelnen Durchführungsprotokollen festgelegt (ebd., 1991a, Art. 2, Abs. 3).[325] Siegrist (2002, S. 343) kritisiert, dass Natur- und Trendsportarten wenig Berücksichtigung fänden; auch in der *Alpenkonvention* wird das Definitions- und Abgrenzungsproblem von Sport, Tourismus, Sporttourismus deutlich. Die ersten beiden Begriffe werden zwar verwendet, nicht aber näher erläutert, und letzterer findet gar keine Anwendung. Doch viel-

---

[324]   Nichtregierungsorganisationen „engagieren sich in allen denkbaren Themen- und Handlungsbereichen und unterscheiden sich stark in ihrer Größe, Rechtsform, Organisationsstruktur sowie personeller und finanzieller Ausstattung" (BMU, 1999, S. 16).

[325]   Die Alpenkonvention umfasst die Durchführungsprotokolle *Berglandwirtschaft, Bergwald, Bodenschutz, Energie, Naturschutz und Landschaftspflege, Raumplanung und nachhaltige Entwicklung, Tourismus* sowie *Verkehr* (CIPRA, 1991b-h), außerdem das Protokoll *Streitbeilegung*. Die übergeordneten Ziele der Alpenkonvention sind im Rahmenvertrag formuliert (ebd., 1991a). Noch zu erarbeitende Protokolle sind: *Bevölkerung und Kultur, Wasserhaushalt, Luftreinhaltung* und *Abfallwirtschaft* (ebd., 2002).

fach ist dann, wenn von Tourismus die Rede ist, Sporttourismus gemeint, denn der Tourismus-Begriff fällt besonders im Zusammenhang mit sporttouristischen Betätigungsformen oder Infrastrukturen (bspw. CIPRA, 1991b, Art. 14, Abs. 1). Gleichsam zwischen den Zeilen wird deutlich, dass Alpentourismus im wesentlichen mit „Bergsporttreiben auf Reisen" gleichgesetzt wird.

Im folgenden wird nach Anhaltspunkten dafür gesucht, wie, inwiefern und inwieweit die *Alpenkonvention* in ihren Durchführungsprotokollen das Ziel verfolgt, zur Entschärfung der in Kapitel 5 ausgeführten Konflikte von Sporttourismus und Naturumwelt zugunsten eines nachhaltigen Sporttourismus beizutragen.

6.1.2.1   Zur Bewältigung des Problems „Massenandrang auf den Straßen und in den Beherbergungsbetrieben" und seinen Folgewirkungen

Im Protokoll *Tourismus* wird eine generelle Einschränkung des motorisierten Verkehrs in den Sporttourismuszentren gefordert. Zu unterstützen sind private oder öffentliche Initiativen, welche die Erreichbarkeit touristischer Orte und Zentren mit öffentlichen Verkehrsmitteln verbessern und die Benutzung solcher Verkehrsmittel durch Touristen fördern (CIPRA, 1991g, Art. 13). Die von Siegrist (2002, S. 350) vorgeschlagene „Optimallösung", den touristischen Verkehr weitestgehend auf öffentliche Verkehrsmittel zu verlagern, ist dem Tourismusprotokoll nicht eindeutig zu entnehmen. Ebenso fehlen Ausführungen über die Auswirkungen des motorisierten Massenverkehrs. Dafür befasst sich das Protokoll *Verkehr* (CIPRA, 1991h) mit den ökologischen Folgewirkungen der auch durch den Sporttourismus hervorgerufenen „Blechlawinen" im Alpenraum und konkretisiert damit die allgemein gehaltenen Ausführungen des Tourismusprotokolls. Der Verkehr[326] muss Umweltbelangen grundsätzlich Rechnung tragen. „Belastungen und Risiken im Bereich des inneralpinen und alpenquerenden Verkehrs" (ebd., Art. 1) sind auf ein Maß zu senken, „das für Menschen, Tiere und Pflanzen sowie deren Lebensräume erträglich" (ebd.) ist.[327] Zu erreichen ist dies, indem der Ressourcenverbrauch so gesenkt, die Stofffreisetzung so reduziert und die Stoffeinträge in die Umwelt so begrenzt werden, dass Beeinträchtigungen ökologischer Strukturen wie der Waldökosysteme vermieden werden können (ebd., Art. 3). Umwelt- und ressourcenschonendere, kundenfreundliche Verkehrsträger sind zu fördern (ebd., 1991h, Art. 1). Dabei ist dem öffentlichen Verkehr Vorrang einzuräumen (ebd., Art. 13), denn dieser kann der Forderung nach einer „nachhaltigen Aufrechterhaltung und Verbesserung ... der Erholungs- und Freizeitattraktivität des Alpenraumes" (ebd., Art. 9) besonders gerecht werden. „Für die Bewältigung des Verkehrs über lange Distanzen" (ebd., Art. 10) und damit auch als Transportmittel von Sporttouristen hin zum Alpenraum eignet sich die Eisenbahn am besten. Darum sollen Bahninfra-

---

[326] Im Verkehrsprotokoll der Alpenkonvention wird unterschieden zwischen dem *alpenquerenden Verkehr*: „Verkehr mit Ziel und Quelle außerhalb des Alpenraumes" (CIPRA, 1991h, Art. 2), und dem *inneralpinen Verkehr*: „Verkehr mit Ziel und Quelle im Alpenraum (Binnenverkehr) inklusive Verkehr mit Ziel oder Quelle im Alpenraum" (ebd.). Der durch sporttouristische Aktivitäten hervorgerufene Verkehr zählt zu beiden Bereichen. Seine Quelle liegt in den meisten Fällen außerhalb des Alpenraumes, sein Ziel aber innerhalb. Darüber hinaus werden auch während des Aufenthaltes im Alpenraum Fahrten unternommen.

[327] Erträgliche Belastungen und Risiken sind „im Rahmen von Umweltverträglichkeitsprüfungen und Risikoanalysen zu definieren ... mit dem Ziel, einem weiteren Anstieg der Belastungen und Risiken Einhalt zu gebieten und diese sowohl bei Neubauten wie bei bestehenden Infrastrukturen mit erheblichen räumlichen Auswirkungen durch entsprechende Massnahmen soweit erforderlich zu verringern" (CIPRA, 1991h, Art. 2).

strukturen und Bahnbetrieb verbessert und modernisiert werden mit dem Ziel der ver-
stärkten Nutzung im Personenfern-, im Regional- sowie im Ortsverkehr (ebd.). Auf den
Bau neuer hochrangiger Straßen für den alpenquerenden Verkehr, wie Autobahnen und
mehrspurige, kreuzungsfreie oder in der Verkehrswirkung ähnliche Straßen, ist weitgehend zu verzichten (ebd., Art. 2; Art. 11). Dagegen muss die „Schaffung und Erhaltung
von verkehrsberuhigten und verkehrsfreien Zonen, die Einrichtung autofreier Tourismusorte sowie Maßnahmen zur Förderung der autofreien Anreise und des autofreien Aufenthalts von Urlaubsgästen" (ebd., Art. 13) gefördert werden.
Mit dem Problem der Treibhausgasemission der Gastronomiebetriebe befasst sich keines
der Protokolle explizit. Lediglich im Protokoll *Energie* (ebd., 1991d) wird ganz allgemein
das Einsparen von Energie sowie eine umweltverträglichere Energienutzung in großen
Hotelbetrieben, Sport- und Freizeitanlagen verlangt (ebd., Art. 5). Erneuerbare Energieträger wie Wasser-, Biomasse- und Sonnenenergie sind zu bevorzugen (ebd., Art. 2; Art.
6). Auch zur Frage der Wasser- und Energieversorgung sowie der Abwasser- und Abfall-
entsorgung der Hütten und Gaststätten in höheren alpinen Regionen finden sich lediglich
ganz allgemeine Richtlinien nur im Energieprotokoll, wie jene zur Optimierung der
„energietechnischen Infrastrukturen im Hinblick auf die unterschiedlichen Empfindlich-
keits-, Belastbarkeits- und Beeinträchtigungsgrade der alpinen Ökosysteme" (ebd.).

6.1.2.2   Zur Bewältigung des Massenandrangs in alpiner Natur

Zum Vorteil einer nachhaltigen Entwicklung des Alpenraums, heißt es im Protokoll *Tou-*
rismus (CIPRA, 1991g), muss die Schonung von Natur und Landschaft im Mittelpunkt
stehen. Deshalb ist umweltverträglicher Sporttourismus grenzüberschreitend zu fördern
(ebd., Art. 1; 2). Vor allem in Schutzgebieten sind die Besucherströme so zu leiten, dass
sie dem Fortbestand der Gebiete nicht entgegenstehen (ebd., Art. 8). Nach ökologischen
Gesichtspunkten müssen Ruhezonen ausgewiesen werden, „in denen auf touristische Erschließungen verzichtet wird" (ebd., Art. 10). Dies ist eine der wichtigsten Forderungen
der *Alpenkonvention*, da die Bestimmung von Ruhezonen in den meisten Alpenländern
ungenügend oder nicht in die Praxis umgesetzt ist (Siegrist, 2002, S. 341).
Der Appell erfährt eine Präzisierung zum einen im Protokoll *Raumplanung und nachhal-*
tige Entwicklung (CIPRA, 1991f), das die „Harmonisierung der Raumnutzung mit den
ökologischen Zielen und Erfordernissen" (ebd., Art. 1) verlangt. Das ökologische Gleichgewicht und die biologische Vielfalt der alpinen Regionen müssen erhalten oder wieder
hergestellt werden (ebd., Art. 3). Die natürlichen Ressourcen, „Boden, Luft, Wasser, Flora
und Fauna sowie ... Energie" (ebd.), sind sparsam und umweltverträglich zu nutzen, seltene Ökosysteme, Arten und Landschaftselemente zu schützen. Zum anderen schlägt das
Protokoll *Naturschutz und Landschaftspflege* (ebd., 1991e) zum Thema Massenandrang
die Einrichtung von „Schon- und Ruhezonen" (ebd., Art. 11) vor, „die wildlebenden Tier-
und Pflanzenarten Vorrang vor anderen Interessen garantieren" (ebd.). In diesen Zonen
kann „die für den ungestörten Ablauf von arttypischen ökologischen Vorgängen notwendige Ruhe" (ebd.) sichergestellt werden. Dagegen sollen alle „Nutzungsformen, die mit
den ökologischen Abläufen in diesen Zonen nicht verträglich sind" (ebd.), reduziert oder
verboten werden.[328] Im Protokoll *Bergwald* (ebd., 1991b) wird die Lenkung oder, wenn
notwendig, eine Einschränkung der Besucherströme in Bergwaldgebieten verlangt: „Die

---

[328] Freilich ist dies keine Garantie gegen die Ausführung wenig umweltverträglicher Großprojekte, wie
das Beispiel Tirol zeigt. Dort erfolgte die Genehmigung eines neuen Ruhegebietes erst dann, nachdem
die umstrittene Skigebietsverbindung *Wilde Krimml* genehmigt worden war (Siegrist, 2002, S. 346).

Inanspruchnahme des Bergwalds für Erholungszwecke wird soweit gelenkt und notfalls eingeschränkt, daß die Erhaltung und Verjüngung von Bergwäldern nicht gefährdet werden" (ebd., Art. 2).

6.1.2.3   Zur Abhängigkeit des Grades der infrastrukturellen Erschließung und der Intensität der sporttouristischen Nutzung

Im Protokoll *Tourismus* wird zwischen intensiven und extensiven touristischen Formen unterschieden (CIPRA, 1991g). An ihnen werden die Ziele differenziert und wird die Richtung der Entwicklung des Sporttourismus bestimmt. Allerdings mangelt es den Ausführungen an Schärfe. Für intensiven Tourismus –Beispiel: *Ötztal Arena* – fordert das Tourismusprotokoll die „Anpassung der bestehenden touristischen Strukturen und Einrichtungen an die ökologischen Erfordernisse sowie die Entwicklung neuer Strukturen in Übereinstimmung mit den Zielen dieses Protokolls" (ebd., Art. 6). Hinsichtlich des extensiven Tourismus – Beispiel: *Naturpark Karwendel* – steht die „Erhaltung oder die Entwicklung eines naturnahen und umweltschonenden Tourismusangebots sowie die Aufwertung des natürlichen und kulturellen Erbes der Feriengebiete" (ebd.) im Vordergrund. In Gebieten mit starker sporttouristischer Nutzung ist ein ausgewogenes Verhältnis zwischen intensiven und extensiven Tourismusformen anzustreben.

6.1.2.4   Maßnahmen gegen die weitere Ausdehnung der sporttouristischen Infrastruktur

Seit Mitte der 1990er Jahre herrscht in den Alpenregionen ein wahrer Planungsboom zur Erschließung neuer Bahnen und Lifte vor allem für den Wintersporttourismus (Siegrist, 2002, S. 347). Die *Bergsteiger*-Ausgabe Juni 2004 (S. 10) beispielsweise berichtet:

> Wer im April nach Hochfügen [Zillertal, Österreich, d. Verf.] kam und dort bis zum Finsinggrund gefahren ist, dem bot sich folgendes Bild: Der Wald wurde großflächig abgeholzt und schwere Maschinen waren beim Betonieren einer Brücke über den Finsingbach zugange. Überall lagen Baumstämme und der Boden bestand aus Schlamm und Dreck. Die Arbeiten am Lift zum Hüttenkogel hatten eben begonnen ...

Das Wettrüsten der Wintersporttourismus-Regionen kann deshalb munter weitergehen, weil die Alpenanrainerstaaten bisher darauf verzichteten, über eine alpenweite Begrenzung des Schigebietsausbaus zu verhandeln. Entsprechend unverbindlich formuliert sind die Richtlinien hinsichtlich der Ausrichtung der sporttouristischen Entwicklung im Protokoll *Tourismus* (CIPRA, 1991g). Diese ist auf die „umweltspezifischen Besonderheiten sowie die verfügbaren Ressourcen des jeweiligen Ortes oder der jeweiligen Region" (ebd., Art. 9) abzustimmen. Sind erhebliche Umweltauswirkungen zu erwarten, ist eine Bewertung voranzustellen, deren Ergebnisse bei der Entscheidung berücksichtigt werden müssen. Es sind möglichst nur landschafts- und umweltschonende Projekte zu fördern (ebd., Art. 6). Dieser Aspekt muss auch bei Genehmigungsverfahren für den Bau neuer Aufstiegshilfen beachtet werden. „Neue Betriebsbewilligungen und Konzessionen für Aufstiegshilfen haben den Abbau und die Entfernung nicht mehr gebrauchter Anlagen und die Renaturierung nicht mehr benutzter Flächen vorrangig mit heimischen Pflanzenarten vorzusehen" (ebd., Art. 12). Bau, Unterhalt und Betrieb von Schipisten haben möglichst landschaftsschonend und unter Berücksichtigung der natürlichen Kreisläufe sowie der Empfindlichkeit der Biotope zu erfolgen. Geländekorrekturen sind so wenig wie möglich vorzunehmen (ebd., Art. 14).

Wesentlich nachdrücklicher verfasst sind diesbezügliche Forderungen im Protokoll *Bodenschutz* (ebd., 1991c): Alle Großvorhaben im Infrastrukturbereich des Sporttourismus müssen dem begrenzten Flächenangebot im alpinen Raum Rechnung tragen (ebd., Art. 7). „Nachteilige Auswirkungen von touristischen Aktivitäten auf die alpinen Böden" (ebd., Art. 14) sind zu vermeiden. Genehmigungen für den Bau und die Planierung von Schipisten „in Wäldern mit Schutzfunktionen" (ebd.) dürfen „nur in Ausnahmefällen und bei Durchführung von Ausgleichsmaßnahmen ... und in labilen Gebieten nicht erteilt werden" (ebd.). Im Protokoll *Naturschutz und Landschaftspflege* (ebd., 1991e) werden die Ausführungen in bezug auf bestehende Schutzgebiete ergänzt. Diese sind „im Sinne ihres Schutzzwecks zu erhalten, zu pflegen und, wo erforderlich, zu erweitern sowie nach Möglichkeit neue Schutzgebiete auszuweisen" (ebd., Art. 11). Es müssen geeignete Maßnahmen ergriffen werden, „um Beeinträchtigungen oder Zerstörungen dieser Schutzgebiete zu vermeiden" (ebd.).

6.1.2.5   Zur Berücksichtigung der Folgen des Klimawandels für den Wintersporttourismus

Zwar wird die maschinelle Erzeugung von Schnee, welche vor allem der Sicherung exponierter Zonen dienen soll und dann zulässig ist, wenn es die jeweiligen örtlichen hydrologischen, klimatischen und ökologischen Bedingungen erlauben (ebd., Art. 14), im Protokoll *Tourismus* (CIPRA, 1991g) thematisiert, aber es fehlt eine eindeutige Stellungnahme zur Flächenbeschneiung und deren Folgewirkungen. Immerhin wird dieser Punkt im Protokoll *Bodenschutz* um die Anordnung ergänzt, dass chemische und biologische Zusätze für die Pistenpräparierung nur dann zugelassen werden dürfen, wenn sie nachgewiesenermaßen umweltverträglich sind (ebd., 1991c, Art. 14).
Stillegung und Abbau nicht mehr benötigter Infrastrukturen des Wintersporttourismus sind Thema im Tourismus- wie im Bodenschutzprotokoll: „Neue Betriebsbewilligungen und Konzessionen für Aufstiegshilfen haben den Abbau und die Entfernung nicht mehr gebrauchter Anlagen und die Renaturierung nicht mehr benutzter Flächen vorrangig mit heimischen Pflanzenarten vorzusehen" (ebd., 1991g, Art. 12), und „nicht mehr genutzte oder beeinträchtigte Böden" (ebd., 1991c, Art. 7), insbesondere Schipisten und andere Infrastrukturen seien zu renaturieren oder zu rekultivieren. Die Folgewirkungen der Klimaerwärmung wie die Abnahme der Schneesicherheit aber werden nicht angesprochen, obwohl sie gegenwärtig bereits erkennbar sind. Allgemein sind Alternativangebote ein Schwachpunkt der sporttouristischen Praxis (Baumgartner, 2000, S. 334), und auch in der *Alpenkonvention* fehlen konkrete Hinweise auf die Förderungsnotwendigkeit vom Schnee unabhängiger Winteraktivitäten wie beispielsweise Winterwandern.

6.1.2.6   Zusammenfassung

Zwar werden die Ausführungen des Tourismusprotokolls durch die Argumente der anderen Durchführungsprotokolle ergänzt. So wird beispielsweise die Eingrenzung des Kraftfahrzeug-Verkehrs im Alpenraum, die Bevorzugung erneuerbarer Energieträger, die Einrichtung von Zonen, in denen sporttouristische Erschließungsmaßnahmen verboten sind, oder die Berücksichtigung der Begrenztheit des alpinen Raums bei Neuerschließungen gefordert. Doch dürften die vagen Formulierungen der Alpenkonvention vor allem im hauptsächlich dafür zuständigen Protokoll *Tourismus* kaum zu einer nachhaltigen Entschärfung der Konflikte von Sporttourismus und Naturumwelt beitragen. Deutlich wird die Zahnlosigkeit des Protokolls an der Stellungnahme zur intensiven sporttouristischen

Nutzung einzelner Regionen, welche an die „ökologischen Erfordernisse" (CIPRA, 1991g, Art. 6) angepasst werden soll – eine Anpassung der *Ötztal Arena* an die „ökologischen Erfordernisse" der Alpenkonvention käme fast einer Schließung der Destination gleich! –, sowie an der Position zur weiteren Ausdehnung der Infrastruktur. Die inflationäre Verwendung des Wortes „möglich(st)" unterstreicht den wenig verpflichtenden Charakter der Formulierungen. Außerdem weist das Tourismusprotokoll gerade hinsichtlich der aktuellsten Problembereiche Lücken auf, wie etwa hinsichtlich der Forschungsergebnisse zum Klimawandel, angesichts derer Alternativangebote zum herkömmlichen Wintersporttourismus dringendst geboten wären. Trotzdem bietet das Gesamtvertragswerk der *Alpenkonvention* ausreichend Ansätze für eine nachhaltige Entwicklung des Sporttourismus in den Alpen. Anhand von ausgewählten Beispielen – von sogenannten *Good Practices* – wird im folgenden der aktuelle Stand der Umsetzung der Richtlinien der *Alpenkonvention* vorgestellt und diskutiert.

6.2   Good Practices zur Umsetzung der Alpenkonvention

Die *Alpenkonvention* schreibt vor, dass auf eine nachhaltige touristische Entwicklung zu achten und zu diesem Zweck die Ausarbeitung und Umsetzung von Leitbildern, Entwicklungsprogrammen sowie von branchenspezifischen Plänen zu fördern ist, die diesem Ziel Rechnung tragen (CIPRA 1991g, Art. 5), und dass eine verstärkte internationale Zusammenarbeit zwischen den jeweils zuständigen Institutionen, insbesondere bei der Ausarbeitung von Plänen und/oder Programmen für die Raumplanung und nachhaltige Entwicklung unterstützt werden muss (ebd., 1991f, Art. 4). Die Alpen sind keine sporttouristisch erschlossene Gesamtfläche, sondern es bestehen extreme räumliche Gegensätze und verschiedene Intensitäten sporttouristischer Nutzung (Baumgartner, 2002b, S. 322). Vor diesem Hintergrund kann es keine allgemein für den Alpenraum gültigen Regeln für Praxismodelle geben, welche die Leitlinien der Nachhaltigkeit von *Agenda 21* und *Alpenkonvention* praktisch umzusetzen versuchen, sondern es existieren lokale Konzepte auf Gemeinde- und allenfalls auf regionaler Ebene. Auch wurde die Umsetzung bisher keineswegs flächendeckend im gesamten Alpenraum vorgenommen.

Österreich, Deutschland und Italien kooperieren in einem gemeinsamen Pilotaktionsprogramm zur nachhaltigen Entwicklung des Alpenraums, das gefördert wird nach Artikel 10 des *Europäischen Fonds für regionale Entwicklung.* Die Themen der regionalen Teilprojekte des Aktionsprogramms müssen einen Bezug zur Alpenkonvention und ihren Protokollen aufweisen (CIPRA, o. J. a). Als Beispiel für ein transnationales Projekt in einem Sporttourismusgebiet mit extensiver Nutzung wird in Abschnitt 6.2.1 das EU-Interreg II-Projekt *Freizeit und Erholung im Karwendel – naturverträglich* (Georgii & Elmauer, 2002) vorgestellt.[329] Die Ausführungen werden ergänzt durch die Beschreibung bereits existierender Projekte. Strategien und Maßnahmen für eine nachhaltige Sporttourismusentwicklung in einem Gebiet mit intensiver Nutzung werden in Abschnitt 6.2.2 am Beispiel des Tiroler Ötztals aufgezeigt.

---

[329] Transnational deshalb, weil das Projekt eine Kooperation der Karwendel-Anrainer Bayern (D) und Tirol (Ö) ist. Projektträger: Bayerisches Staatsministerium für Landesentwicklung und Umweltfragen, Amt der Tiroler Landesregierung, Abteilung Umweltschutz. Projektkoordination: VAUNA e. V., Oberammergau (Georgii & Elmauer, 2002).

6.2.1   *Good Practices* in einem Sporttourismusgebiet mit extensiver Nutzung: Naturverträgliche Erholungsnutzung im Karwendel

Forschungsergebnisse belegen zahlreiche Konflikte zwischen den Belangen des Naturschutzes und sporttouristischen Aktivitäten im Karwendel (Georgii & Elmauer, 2002, S. 76-102; 113), so dass es notwendig ist, „ein grenzübergreifendes Konzept für eine nachhaltige, naturverträgliche Erholungsnutzung des Gebiets" (ebd., S. 3) zu erarbeiten, das den Interessen des Naturschutzes ebenso Rechnung trägt wie denen der Sporttouristen. Ziel ist die schonende Naturnutzung bei gleichzeitiger Erhaltung der Natur, auch deshalb, um den sporttouristischen Wert zu steigern (ebd., S. 115). Realisiert werden kann dies zum einen dann, wenn die Aktivitäten der Sporttouristen entsprechend gelenkt werden (ebd., S. 119-146), und zum anderen, wenn es mit Hilfe von Verkehrskonzeptionen gelingt, die Sporttouristen von einer Kraftfahrzeug-Anreise abzuhalten und sie zum Umsteigen auf alternative Verkehrsmittel zu bewegen (ebd., S. 160-161).

6.2.1.1   Besucherlenkung

Ein detailliert ausgearbeiteter Maßnahmenkatalog zur Lenkung der Sporttouristen in einzelnen Gebieten im Karwendel sieht zum einen die Lenkung vor Ort zur Reduzierung von Konflikten (Georgii & Elmauer, 2002, S. 119-141) und zum zweiten die Lenkung durch Maßnahmen im Infrastrukturbereich (ebd., S. 142-146) vor. Drittens ist eine Beeinflussung durch Öffentlichkeitsarbeit vorgesehen (S. 147-156). Ziel ist die Bewusstseinsbildung zum Schutzstatus des Gebietes, denn: „Nur was man kennt, das schätzt, nur was man schätzt, das schützt man" (ebd., S. 147). Die Idee der Besucherlenkung sieht sanfte Maßnahmen der Lenkung vor, die auf Verständnis und freiwillige Rücksichtnahme der Nutzer baut. Harte Maßnahmen wie Sperrungen werden nur dann gewählt, wenn die sanften nicht zum Ziel führen (ebd., S. 119).

Da die Beschilderung im Projektgebiet ziemlich desolat und für Mountainbiking völlig unzureichend ist, und weil davon auszugehen ist, dass die meisten Sporttouristen nicht auf den Besuch des Projektgebiets vorbereitet sind in dem Sinne, dass sie keine Führer oder Karten benutzen und sich deshalb im Gelände auch nicht orientieren können (ebd., S. 142), sollen folgende Maßnahmen im Infrastrukturbereich zur Lenkung von Bergwanderern und Mountainbikern ergriffen werden (ebd., S. 119-146): Das bestehende Wegenetz im Projektgebiet und seine Kennzeichnung sind zu verbessern. Zum einen muss das Wanderwege- und Mountainbike-Routennetz ausgedünnt, genauer: die Wegdichte durch Auflassung von Wegen oder durch Abbau von Markierungen reduziert, zum anderen die Beschilderung modernisiert und karwendelweit vereinheitlicht werden. Wichtig ist vor allem die Kennzeichnung der Freigabe der Strecke für Wanderer und/oder für Mountainbiker, die Information, ob die Strecke ein Rundkurs ist oder welche Anschlusswege verfügbar sind, sowie Angaben zur Wegverlaufsbeschreibung, Streckenlänge und Schwierigkeitsgrad (ebd., S. 143). In manchen Regionen sollen tageszeitabhängige Nutzungseinschränkung festgelegt werden. Die Kartenwerke und die Führerliteratur sind zu aktualisieren, um ein „Verirren" der Sporttouristen und die damit verbundenen Störungen der Flora und Fauna zu vermeiden. Außerdem sollen selbsterklärende Übersichts- oder Orientierungstafeln mit Prospektboxen an allen Eingängen des Karwendel, an wichtigen Stellen und an Unterkunftshäusern aufgestellt werden, welche an strategisch wichtigen Punkten wie Parkplätzen, Bergbahnen, Gasthäusern durch sich harmonisch in das Landschaftsbild einfügende Gebietsinformationstafeln ergänzt werden (ebd., S. 145).

Die Idee der einheitlichen und eindeutigen Beschilderung einer Mountainbikeroute ist bereits seit 1997 als Bestandteil des *Tiroler Mountainbikemodells* umgesetzt.[330] Die *Tirol Vital Route* ist ein 4.000 Kilometer umfassendes, sehr gut ausgeschildertes Netz von Mountainbike- und Radwanderwegen (Tirol Werbung, 2003), dessen dritte Etappe ca. 75 Kilometer durch das Karwendel führt, von Scharnitz zum Karwendelhaus, über den Hochalmsattel zum Kleinen Ahornboden, durch das Johannes- und Risstal über den Plumssattel nach Pertisau am Achensee. Ähnlich den Schipisten sind die offiziellen Mountainbikestrecken in Schwierigkeitsgrade unterteilt. Ziel ist die Vorinformation des Bergradlers über die zu erwartenden Weg- und Geländeverhältnisse. Ausschlaggebend für die Einstufung in blau (leicht), rot (mittelschwierig) und schwarz (schwierig) sind in erster Linie die Neigungsverhältnisse sowie der Wegzustand (ATL, 2002b). Wie Abbildung 38 zeigt, informiert die einheitliche Beschilderung über Routenverlauf, Schwierigkeitsgrad, Ziel der Route, Streckencharakteristik und Streckenprofil. Eine Tour, die den richtungsweisenden Angaben folgt, endet nie in einer Sackgasse, beispielsweise vor einer Schlucht, in unwegsamem oder besonders schützenswertem Gelände (Land Tirol, 2003b).

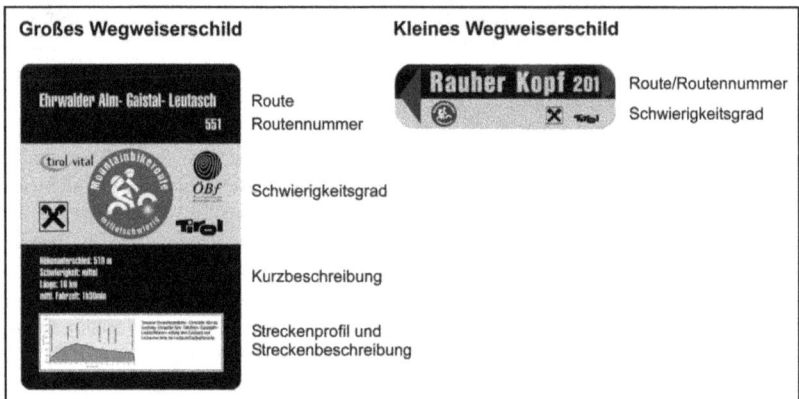

Abb. 38   Beschilderung der Tiroler Mountainbikestrecken (mod. n. Land Tirol, 2003b).

Für die Lenkung der Schibergsteiger sind Maßnahmen wie die Beschilderung wildverträglicher Routen, welche durch Übersichtstafeln ergänzt werden soll, das Entfernen irreführender Wegweiser, die für den Sommersporttourismus angebracht wurden, das konsequente Kontrollieren von Fahrverboten sowie das Vermeiden des Bekanntwerdens selten begangener Touren und ihres Eintrags in Führer oder Karten vorgesehen (Georgii & Elmauer, 2002, S. 137-140).

---

[330] Eckpfeiler des Modells: In einem Vertrag zwischen Grundbesitzer und Gemeinden oder Tourismusverbänden wird der Weg für das Radfahren freigegeben. Das Land Tirol fördert das zwischen Wegerhalter und Tourismusverband oder Gemeinde vereinbarte Entgelt mit einem jährlichen Landesbeitrag in Höhe von 0,11 € pro laufenden Meter Weglänge. Das Land Tirol finanziert die landesweit einheitliche Beschilderung der freigegebenen Routen und schließt eine Wegerhalter- und Betriebshaftpflichtversicherung für alle Wege inkl. Rechtsschutzversicherung für Wegerhalter und Bewirtschafter ab (ATL, 2002c).

Das DAV-Projekt *Skibergsteigen Umweltfreundlich* beispielsweise setzt die Überlegungen der sanften Schibergsteiger-Lenkung durch gut erkennbare Routenmarkierungen im gesamten Bayerischen Alpenraum und damit auch in Teilen des Karwendel um (CIPRA, o. J. c).

6.2.1.2   *Bergsteigerbus* und *Mobil mit der Bahn*: Verkehrskonzepte

Lärmbelästigung und Umweltbelastung durch Massenandrang von Kraftfahrzeugen sind auch im Karwendel ein Problem, vor allem auf den Mautstraßen in die Eng und von Wallgau nach Vorderriss sowie auf den Durchgangsstraßen B2, B13 und B307. Dieses ist nur zu lösen, wenn der Transport der Gäste mit einem ähnlich attraktiven, vor allem ebenso flexiblen Transportmittel wie dem Pkw sichergestellt werden kann (Georgii & Elmauer, 2002, S. 160-161). Da eine effektive Lenkung der Sporttouristen schon bei der Anfahrt beginnt, sind die Hauptzugänge als Karwendel-Portale auszuweisen. Dort sollen die Besucher zum Umsteigen auf öffentliche Verkehrsmittel oder auf Fahrräder animiert werden (ebd., S. 145).
Weitere Konzepte zur Lösung des Verkehrsproblems finden sich in der Idee des *Bergsteigerbusses* sowie in den Umsetzungsbemühungen der Modellgemeinden des Umweltverbunds *Interessengemeinschaft für Autofreie Kur- und Fremdenverkehrsorte.*

6.2.1.2.1   Der *Bergsteigerbus*

Der *Bergsteigerbus* verkehrt von Juni bis Oktober am Nordrand des Karwendel und ist ein Ansatz zur Lösung des Massenverkehrsproblems. Die DAV-Sektionen Oberland und München richten im Jahre 2001 gemeinsam mit dem *Regionalverkehr Oberbayern* die *Bergsteigerbus*-Linie von Lenggries in die Eng ein und leisten „damit einen erheblichen Beitrag für eine umweltfreundliche, öffentliche Anreise in das Naturschutzgebiet" (DAV, 2003a). Eine zweite Buslinie verbindet den Bahnhof Tegernsee und die Gramai-Alm im Falthurntal.[331] Beide Fahrpläne sind abgestimmt mit dem der *Bayerischen Oberlandbahn* sowie ganz auf die Bedürfnisse von Wanderern und Bergsteigern zugeschnitten, die früh morgens Richtung Karwendel starten und ausgedehnte Ein- oder Mehrtagestouren unternehmen möchten. Das Bus- und Bahn-*Kombiticket Eng & Gramai-Alm* gilt samstags, sonn- und feiertags für eine Hin- und Rückfahrt auf der Strecke von München über Tegernsee bis in die Eng oder bis zur Gramai-Alm von einer beliebigen Starthaltestelle aus. Samstags gekaufte Tickets können für die Rückfahrt am Sonntag genutzt werden. Mitglieder des DAV erhalten ungefähr zehn Prozent Ermäßigung (DAV, 2003b; RVO, o. J.). Fast 2.700 Wanderer und Bergsteiger nehmen im Jahre 2001 das Angebot zur umweltfreundlichen Anreise in die Eng an, was einer Entlastung des Kraftfahrzeug-Verkehrs um mehr als 1.000 Pkw entspricht (Alpenverein Krefeld, 2002). Doch weil das *Bergsteigerbus*-Angebot nur die Bahnreisenden anspricht, reist der überwiegende Teil der Eng- und Gramai-Alm-Besucher nach wie vor mit dem Kraftfahrzeug an. Ziel muss es deshalb sein, auch sie zur Fahrt mit dem *Bergsteigerbus* zu animieren.

---

[331] Von dort aus sowohl Touren im Karwendel- als auch im Rofangebirge möglich.

6.2.1.2.2   *Interessengemeinschaft für Autofreie Kur- und Fremdenverkehrsorte* – das Beispiel Mittenwald: *Mobil mit der Bahn*

Die *Interessengemeinschaft für Autofreie Kur- und Fremdenverkehrsorte* ist ein 1993 gegründeter Umweltverbund mit dem Ziel,

> die Reduzierung verkehrsbedingter Umweltbelastungen zu fördern (zumindest für Kernbereiche oder wesentliche Kur- oder Erholungsbereiche eines Gemeindegebietes), unter Einbeziehung der Autofreiheit und des Einsatzes schadstofffreier oder besonders schadstoffarmer Kraftfahrzeuge (unter Ausschluss konventioneller Antriebe mit Otto- oder Dieselmotoren) im Rahmen von Ersatzverkehren (Reiner, Hamele & Tödter, 1998, S. 368).

Der öffentliche sowie der Fußgänger- und Fahrradverkehr hat stets Vorrang. So sollen Schadstoffe und Lärm deutlich verringert werden (BLU, o. J.). Der bayerische Luftkurort Mittenwald am Nordrand des Karwendelgebirges ist eine der Modellgemeinden der *Interessengemeinschaft*. Unter dem Motto *Mobil mit der Bahn* hat die Tourist-Information Mittenwald ein preislich attraktives Pauschalpaket entwickelt, in dem die An- und Abreise mit der Eisenbahn ab Heimatort enthalten und die Mobilität am Urlaubsort durch viele Zusatzleistungen gewährleistet ist: Die Gäste werden im Taxi vom Bahnhof zur Unterkunft und zurück transportiert. Inbegriffen ist weiterhin eine Berg- und Talfahrt mit der Karwendelbahn inklusive Brotzeit-Gutschein im Restaurant der Bergstation. Im Winter ist die Benützung des Schi- und Gästebusses kostenlos (Tourismusgemeinschaft Zugspitzregion, 2002).

6.2.2   *Good Practice* in einem Sporttourismusgebiet mit intensiver Nutzung: Nachhaltige Sporttourismusentwicklung im Ötztal

6.2.2.1   Ausweisung von Ruhegebieten

Trotz seiner hohen sporttouristischen Nutzungsintensität weist das Ötztal noch großflächig hochalpine Landschaften auf, die nicht oder nur an ihren Rändern durch infrastrukturelle Erschließungen belastet sind (Bätzing, 2002b, S. 5). In diesen Regionen sind größere Ruhegebiete ausgewiesen, die unter anderem auch die Fläche der Gemeinde Sölden berühren.[332] Damit wird der im Tourismusprotokoll der *Alpenkonvention* gestellten Forderung Rechnung getragen, dass nach ökologischen Gesichtspunkten Ruhezonen auszuweisen sind, „in denen auf touristische Erschließungen verzichtet wird" (CIPRA, 1991g, Art. 10). In den Ruhegebieten dürfen bisherige Nutzungsformen wie das Bewirtschaften von Schutzhütten sowie Land-, Alm- und Waldwirtschaft fortgeführt werden. Modernisierungen wie Neu-, Zu- und Umbau von Wirtschaftsgebäuden der Land- und Forstwirtschaft und von Einfriedungen sind als Sonderregelungen möglich. Die Verwendung von Kraftfahrzeugen in den Gebieten ist verboten. Ausgenommen ist aber die Kfz-Nutzung im Rahmen des land- und forstwirtschaftlichen Betriebs sowie zur Ver- und Entsorgung von Schutzhütten (Haid, 2000, S, 9). Das Ziel ist nicht „*absoluter* Naturschutz" (Bätzing, 2002b, S. 5) vor allen Formen menschlichen Handelns; die traditionelle Almwirtschaft soll erhalten bleiben, eine weitere infrastrukturelle sporttouristische Durchdringung in den Ruhegebieten dagegen soll vermieden werden. Mit der Anlage großflächiger Ruhegebiete

---

[332] *Ruhegebiet Ötztaler Alpen* (396 km²), *Ruhegebiet Stubaier Alpen* (352 km²), *UNESCO-Biosphärenreservat Gurgler Kamm* (15 km²). Jüngstes Projekt: *Naturpark Kaunergrat* (350 km²) (Bätzing, 2002b, S. 5; Naturpark Kaunergrat, 2004; ÖROK, 1997).

wird ein Ausgleich geschaffen zu den kleineren Bereichen sporttouristischer Intensivnutzung mit dem Ziel, die Gesamtsituation im Tal zu entlasten (ebd.). Die Akzeptanz der Ruhegebiete im Ötztal aber ist sehr gering. Weder die Bevölkerung, noch die Gemeinden und das Land engagieren sich für ihre Einrichtung und Erhaltung (ebd., S. 6),[333] im Gegenteil: 1997 wird das *Ruhegebiet Ötztaler Alpen* in Obergurgl, Gemeinde Sölden, für den Bau einer Schiliftanlage um 1,3 Quadratkilometer reduziert (Haid, 2000, S. 11).

6.2.2.2   Sanfte Wege kontra harte Erschließung: Aktion *Pro Vent*

Die Aktion *Pro Vent* ist ein Zusammenschluss von Vertretern des *Deutschen* und des *Österreichischen Alpenvereins*, der im hinteren Ötztal hüttenbesitzenden Sektionen des DAV, der Einwohner von Vent, der Vertreter der Gemeinde Sölden und der Sektion Innerötztal des OeAV (DAV-Panorama, 6/2003, S. 57). Ziel der Aktion ist es, einen ökologisch nachhaltigen Sommer- wie Wintersporttourismus zu fördern, welcher ohne weitere Erschließungsmaßnahmen auskommt, aber dennoch konkurrenzfähig ist. *Pro Vent* ist eine Reaktion auf Baupläne für einen Skilift im Venter Tal, dem einzigen noch beschaulich gebliebenen Seitenarm des Ötztals. Der Lift sollte von Vent durch eine ausgewiesene Ruhezone auf das Taufkarjoch führen und würde die bislang weitgehend unberührte Region rund um die 3.768 Meter hohe Wildspitze dem Massensporttourismus opfern (DAV-Panorama, 6/2003, S. 57).
Mit der Wiedereröffnung des Hochjochhospizes (DAV-Sektion Berlin) für den Wintersporttourismus im Winter 2003/04, die eine Heizungsanlage nach modernsten Umweltstandards vorweisen kann, ist das Venter Tourengebiet dank *Pro Vent* für Schibergsteiger wieder attraktiv, die vollständige Begehung der Ötztaler Schirundtour wieder möglich (DAV, 2003; DAV-Panorama, 6/2003, S. 57). Für den Sommersporttourismus wird unter der Obhut der *Wegegemeinschaft Innerötz* die Infrastruktur der Zugangswege zu den Hütten, der Höhenwanderwege und Hüttenübergänge rund um Vent saniert und optimiert, denn „die DAV-Wander- und Bergwege stellen das unverzichtbare Rückgrat für einen naturverträglichen Wander-Urlaub im Bergsteigerdorf Vent dar" (DAV-Panorama, 6/2003, S. 57). Insgesamt sollen Voraussetzungen für eine regional verträgliche touristische Infrastruktur geschaffen werden, ohne dabei die Nachteile in Kauf nehmen zu müssen, die vor allem der extensive Skisporttourismus beispielsweise durch seinen großen Flächenverbrauch mit sich bringt (DAV, 2003).

6.2.3   Fazit

Die Doppelcodierung des Sporttourismussystems mit *lebensförderlich/lebenshinderlich* als gesellschaftlicher Leitcode der zweiten Moderne drückt sich aus in der Auseinandersetzung mit der Notwendigkeit eines ökologisch nachhaltigen Sporttourismus. Gleichsam „im Auftrag" des politischen Systems wird die *Agenda 21* als „Öko-Aktionsprogramm" des 21. Jahrhunderts im Sporttourismussystem in Form von Vereinbarungen auf internationaler, nationaler, regionaler und lokaler Ebene umgesetzt. Verantwortlich für die Umsetzung der Handlungsrichtlinien im Alpenraum ist das überwiegend umweltpolitisch motivierte Übereinkommen zum Schutze der Alpen, die *Alpenkonvention*. Sporttourismus ist ein Querschnittsbereich dieses Vertragswerks, denn fast alle Durchführungsprotokolle befassen sich mit sporttouristischen Belangen. Jedoch weist vor allem das Tourismusproto-

---

[333]   Zu den Ursachen mangelnder Akzeptanz im einzelnen vgl. Bätzing (2002b, S. 6).

koll (CIPRA, 1991g) große Lücken hinsichtlich aktueller Problemlagen wie der Auswirkungen des Klimawandels auf den Wintersporttourismus auf, was die anderen Protokolle, obwohl sie wesentlich präzisere Aussagen zu sporttouristischen Themen enthalten, nur eingeschränkt kompensieren können.

Trotz der vielfach vage gehaltenen Formulierungen und des oft sehr wenig verpflichtenden Charakters der Bestimmungen werden die Leitlinien der *Alpenkonvention* in einigen Regionen in die Praxis umgesetzt. Intensiv erschlossene und genutzte Gebiete des Wintersporttourismus aber sind hinsichtlich der Maßnahmen zur ökologischen Nachhaltigkeit „eine harte Nuss" (Baumgartner, 2003, S. 22). Während sich die Region *Karwendel* mit ihrem Konzept für nachhaltige, naturverträgliche sporttouristische Nutzung darum bemüht, den Gästen alternative Anreisemöglichkeiten schmackhaft zu machen und die Sporttouristen im Gebiet ökologisch sinnvoll zu lenken, stoßen in der Tiroler *Ötztal Arena* Versuche einer nachhaltigen Sporttourismusentwicklung durch die Ausweisung von Ruhegebieten auf sehr geringe Akzeptanz. Die Expansion der wintersporttouristischen Infrastruktur steht weiterhin im Vordergrund und damit in Opposition zur Idee der ökologischen Nachhaltigkeit. Immerhin hat die Aktion *Pro Vent* das Ziel, bei der Förderung des Sporttourismus im Sinne ökologischer Nachhaltigkeit ohne weitere Erschließungsmaßnahmen auszukommen und trotzdem konkurrenzfähig zu bleiben.

7   Zusammenfassung und Ausblick

Im Mittelpunkt dieser Arbeit steht die Frage, ob zwischen Prozessen gesellschaftlicher Modernisierung und der Entwicklung des Sporttourismus ein funktionaler Zusammenhang besteht, und ob sich Sporttourismus als ein funktionales Teilsystem der modernen Gesellschaft ausdifferenziert hat. Die Wissenschaft schenkte solchen Fragestellungen, wie dem Bereich Sporttourismus insgesamt, seither nur wenig Aufmerksamkeit. Die Entstehungsgeschichte des Sporttourismus wird aus Gründen der Komplexitätsreduktion am Beispiel des Bergsports in den Alpen rekonstruiert mit dem Ziel, das Phänomen unter inhaltlichen Aspekten stärker in den Gesichtskreis der Wissenschaft im allgemeinen und der Sportwissenschaft im besonderen zu rücken. Weil sich die Studie mit einem disziplinübergreifenden Thema befasst – unter anderem beschäftigen sich Sportwissenschaft, Tourismuswissenschaft, Soziologie, Geographie, Geoökologie und Kulturwissenschaft mit Themen rund um Sport und Tourismus –, liefert sie Anregungen für eine interdisziplinäre Betrachtung des Sporttourismus und gibt erste Hinweise auf Möglichkeiten seiner wissenschaftlichen Einordnung.

Aus den Ergebnissen der Analyse der Sporttourismusentwicklung als ein soziales System können Erkenntnisse abgeleitet werden, die Informationen darüber geben, wie Entwicklungen in Vergangenheit und Gegenwart interpretiert und künftige Entwicklungen prognostiziert werden können. Die Arbeit liefert Erkenntnisse und Einsichten hinsichtlich der Attraktivität sporttouristischer Unternehmungen, der Art und Weise ihrer Durchführung sowie der Entwicklung immer neuer sporttouristischer Betätigungsformen. Indem sie Weltbild, Natursicht, Mensch und Hochgebirge in einen Kausalzusammenhang stellt, erweitert und schärft die Analyse das Bewusstsein für komplexe Probleme, deren Entstehung wir vor allem auf das massenhafte Auftreten von Sporttouristen in den Destinationen zurückführen; die bedenkliche Entwicklung des Sporttourismus im Hochgebirge und die damit zusammenhängende Gefährdung und Zerstörung der Naturumwelt ist ein Beispiel unter vielen.

7.1   Kritische Reflexion von Methode und Vorgehensweise

Der theoretische Bezugsrahmen

Als theoretischer Bezugsrahmen dient die funktional-strukturelle Systemtheorie Niklas Luhmanns, weil sich diese bei der Analyse der Systemgenese und -konstitution des Sports (Cachay, 1988; Cachay & Thiel, 2000; Schimank, 1988) wie des Tourismus (Hömberg, 1977) erfolgreich bewährt hat. Ferner einbezogen werden Modelle, die an Luhmanns Überlegungen anschließen, auf ihnen aufbauen, sie weiterentwickeln oder anwenden. Die Theorie wird übertragen auf die Problemstellung dieser Arbeit und ergänzt durch einen ideengeschichtlichen Erklärungsansatz.

Die funktional-strukturelle Systemtheorie gestattet die Betrachtung des Phänomens Sporttourismus unter einem ganz bestimmten Fokus, indem sie Regeln zur Eingrenzung der unendlich großen Menge an Möglichkeiten bereitstellt. Sie vermittelt zwischen der Weltkomplexität und der Komplexitätsverarbeitungskapazität des Forschenden; sie ist der handlungsleitende Rahmen, mit dem der Forschende unbestimmbare Komplexität reduzieren und problembezogene Komplexität vermehren kann (Luhmann, 1969, S. 130). So ist es dem Forschenden möglich, seine Aufmerksamkeit auf Ausschnitte von Gegebenheiten zu fokussieren, die sonst im Chaos der unendlich vielen Möglichkeiten untergegangen wären.

Je höher das Abstraktionsniveau einer Theorie ist, desto mehr Ausschnitte der sozialen Realität kann die Theorie erfassen. „Systemtheorie ist eine besonders eindrucksvolle Supertheorie", konstatiert Luhmann (1987a, S. 19), und auch die funktional-strukturelle Theorie besitzt Universalitätsanspruch: Als soziologische Theorie behandelt sie „*alles* Soziale ... und nicht nur Ausschnitte" (ebd., S. 9). Ihr sehr hohes Abstraktionsniveau ermöglicht es, die Genese des sozialen Systems Sporttourismus nachzuzeichnen und außerdem die Grenzen des Systems, seine Funktion, seine Strukturen und Strukturveränderungen sowie die Bildung von Subsystemen zu analysieren. Die theoretische Rekonstruktion des sozialhistorischen und -strukturellen Fundaments des Sporttourismus wird ergänzt durch einen ideengeschichtlichen Erklärungsstrang. Philosophien, Theorien, Politiken, Text- und Kunsterzeugnisse werden dahingehend analysiert, ob sie als Anschlussofferten für die Ausdifferenzierung des Sporttourismussystems Hinweise liefern können, die einerseits Aufschluss geben über die Art der geistigen und körperlichen Beziehung des Menschen zum Hochgebirge im Wandel der Zeit. Andererseits wird nach Zeichen gesucht, die belegen, dass sie direkt auf diese Beziehung eingewirkt haben.

Insgesamt eignet sich das Feld des Sporttourismus ausgezeichnet für eine solche Untersuchung: Die Anwendung der systemtheoretischen und ideengeschichtlichen Rahmenkonzeption im interdisziplinären Forschungsfeld Sporttourismus verlief erfolgreich.

Zur Wahl der Untersuchungsmethode

Die Rekonstruktion der Geschichte des Sporttourismus, also das Rekonstruieren einer Realität, die eine gewisse Zeit zurückliegt, ist auf die Analyse von Quellen angewiesen, welche die Wirklichkeit des zu analysierenden Zeitraums konstruiert haben; dies sind in der Regel schriftlich überlieferte sozialhistorische Daten und Fakten. Da diese die „Daten"-Grundlage der Arbeit bilden, fällt die Wahl der Untersuchungsmethode auf die historisch-hermeneutische Textinterpretation. Mit ihr ist es möglich, die geschichtliche Realität, die für die Nachwelt in Textform festgehalten wurde, in die Gegenwart hereinzuholen und zu interpretieren. So kann nach vergangenen wie aktuellen Wirkfaktoren gesucht werden, welche die Ausdifferenzierung des Sporttourismussystems initiiert und vorangetrieben haben und noch immer vorantreiben.

Auch in dieser Studie tritt die Besonderheit eines hermeneutischen Zugangs deutlich hervor: Das fortschreitende Verstehen der Quellen zur Rekonstruktion historischer Realität vollzieht sich in Form der Spiralbewegung des *Hermeneutischen Zirkels*, in deren Verlauf sich das Untersuchungsfeld immer stärker ausweitet. Voraussetzung hierfür ist, dass der Forschende gewisse Vorkenntnisse im zu analysierenden Bereich besitzt. Nur dann ist er in der Lage, Texte und andere Kulturerzeugnisse wie das historische Umfeld, in dem sie entstanden sind, zu verstehen und ihren Sinngehalt zu deuten. Trägt er dieses Vorwissen an den Text heran, vertieft es sein Textverständnis. Das neu gewonnene Textverständnis wiederum vertieft sein Vorwissen, usf. So kristallisieren sich immer neue Aspekte, Frage- und Problemstellungen heraus, die Ideen und Ansätze für weiterführende und tiefer gehende Untersuchungen der Thematik liefern. Diese werden in Abschnitt 7.3 vorgestellt und diskutiert.

7.2   Zusammenfassung der Ergebnisse

Die Untersuchungsergebnisse bestätigen die erkenntnisleitenden Thesen: Es ist ein funktionaler Zusammenhang zwischen Prozessen gesellschaftlicher Modernisierung und der Entwicklung des Teilsystems Sporttourismus erkennbar. Am Beispiel der Entwicklung des Bergsports in den Alpen kann nachgewiesen werden, dass sich Sporttourismus als eigenständiges Teilsystem der modernen Gesellschaft neben anderen Teilsystemen ausdifferenziert und etabliert hat und sich intern weiter differenziert.

Die „Daten-"Grundlage der Arbeit

Die Genese des Systems Sporttourismus vermag nahezu ausschließlich auf der Basis tourismusgeschichtlicher Literatur rekonstruiert werden, denn: Einerseits ist es möglich, die Entwicklung des Sports zu einem beträchtlichen Teil aus dem touristischen Bereich abzuleiten, denn früher alltägliche Reise- und Fortbewegungsformen wie Schilaufen und Zu-Fuß-Gehen wurden – zumindest in den Gesellschaften der westlichen Welt – aus ihrer Verbindung mit anderen Sinnbereichen der Gesellschaft herausgelöst und vom Sportsystem übernommen. Andererseits beschäftigt sich die Sportwissenschaft größtenteils erst dann mit dem Thema „Sporttreiben auf Reisen", wenn die Folgen der Ausdifferenzierung des Sportsystems für die natürliche Umwelt Gegenstand der Betrachtungen sind; der Sport weicht bei seinen Versuchen, das Programm *Sport für alle* zu optimieren, in noch intakte Natur aus, lautet die These. In dieser Perspektive ist Sporttourismus ein sehr junges Phänomen, aber die Quellen der Tourismusgeschichte stellen eine Fülle an Anhaltspunkten dafür bereit, dass sich die Geschichte des Sporttourismus sehr viel weiter zurückverfolgen lässt.

Auf dem Weg zur Ausdifferenzierung des Sporttourismussystems...

Weil sich Sporttourismus aus unzähligen Einzelgegebenheiten und vielschichtigen Entwicklungsprozessen in den verschiedensten Bereichen der Gesellschaft entwickelt, steht die Suche nach historischen Gegebenheiten und Entwicklungsprozessen, welche die Ausdifferenzierung des Sporttourismussystems auf den Weg bringen und vorantreiben, im Vordergrund. Entwicklungsprozesse im Wissenschafts- und Religionssystem, im politischen sowie im Gesundheitssystem werden auf Anschlussofferten für die Entwicklung des Untersuchungsfelds Bergsporttourismus hin untersucht.
Der Entwicklungsgang des Systems Sporttourismus steht in engem Zusammenhang mit dem im geschichtlichen Verlauf jeweils vorherrschenden Weltbild. Weil die Wertschätzung von natürlicher Umwelt und geographischer Mobilität unmittelbar von der Weltsicht der jeweiligen Epoche abhängt, verändert sich die Wahrnehmungsweise der Bereisung wilder Natur mit der Wendung des Weltbilds vom Mittelalter bis zur ersten Moderne grundlegend: Das Reisen in und über die Alpen wandelt sich vom notwendigen Übel hin zur aus freien Stücken unternommenen Alpenreise weniger Angehöriger gehobener Gesellschaftsschichten.

... von der traditionalen Gesellschaft...

Die Weltanschauung der traditionalen Gesellschaft ist stark jenseitsbezogen und von Kirche und Bibel geprägt. Die Erde ist der Mittelpunkt des Alls, der Himmel die Wohnstätte Gottes, welcher den Menschen als Herrscher über die von ihm erschaffene Natur eingesetzt hat. Als Gegenraum zur Kultur gilt wilde Natur als profan und böse; der Mensch soll sie planen, ordnen, nutzbar machen. Das biblische Gleichnis vom verlorenen Sohn wird als Lehre ausgelegt, die Reisen als Zeichen moralischer Verderbnis ablehnt. Grund dafür dürfte unter anderem die Tatsache sein, dass das Unterwegssein sehr gefährlich ist, weil Überfälle an der Tagesordnung sind und Witterungseinflüsse den Reisenden stark zusetzen. Vor allem bei einer Überquerung der Alpen erscheint die Natur als bedrohliches Gegenüber, so dass die Angst vor den Bergen dominiert. Hinzu kommen extreme Anforderungen an den Reisenden im weglosen Gebirge, denn eine Alpenreise ist verbunden mit größter physischer und psychischer Anstrengung. Trotzdem sind viele Menschen in den Alpen unterwegs, aber ihr Unterwegssein ist kein Alpenreisen in sporttouristischem Sinne. Sie reisen niemals freiwillig durch das Gebirge, sondern aus einem ganz bestimmten Grund, der nichts mit dem Wunsch nach körperlicher Bewegung in freier Alpennatur zu tun hat.

Die ästhetische Erfindung der Alpenlandschaft geht einher mit allgemeinen Wandlungsprozessen in der Renaissance. Im 14. und 15. Jahrhundert wird die freie Bergnatur Gegenstand der Betrachtungen der Literatur und der Kunst. Der Lyriker Francesco Petrarca preist nicht mehr Gottes Natur, sondern beschreibt seine Gefühle beim Anblick der Landschaft. Auch die Maler wenden sich ausschließlich dem Irdischen zu und verzichten beim Abbilden der Alpennatur auf religiöse Bezüge; allerdings malen Dürer und da Vinci das Gebirge nur aus der Talperspektive. In unbekannte mittlere Höhen der Alpen dringen erstmals Schweizer Humanisten vor. Ihre Besteigungen sind aber nicht Selbst-, sondern Mittel zum Forschungszweck, und sie finden keine Nachahmer, da mittelalterliche Anschauungen eine Renaissance erleben.

... bis in die erste Moderne hinein

Ende des 15. Jahrhunderts führen Erkenntnisse der Astronomie zu einem Paradigmenwechsel und zur Akzeptanz eines naturwissenschaftlichen, dynamischen und diesseitsbezogen Weltbilds. Die astronomische Theorie Kopernikus' stellt die gesamte biblische Überlieferung in Frage. Auch die Philosophie kehrt der antiken Weltsicht den Rücken und wendet sich der mathematisch objektiv messbaren Natur zu. Weil es nun als sicher gilt, dass Naturgesetze den Gang der Dinge bestimmen, ist die „Hypothese Gott" überflüssig. Über die Kluft, die sich zwischen der jenseitsgewandten Weltbetrachtung und dem neuen Weltbild auftut, schlägt die Physiko-Theologie im 17. und 18. Jahrhundert eine Brücke. Sie definiert die Natur als das Werk Gottes; ihre sinnvoll aufeinander abgestimmten Vorgänge sind Beweise seiner aktiven Umsicht. Die allgemeine Hinwendung zum Diesseits im Zuge des Weltbildwandels bewirkt ein Umdenken in der Sichtweise wilder Natur, und die Alpennatur wandelt sich vom Feind des Menschen in eine als schön und interessant beurteilte Berglandschaft. Auch das Gleichnis vom verlorenen Sohn wird uminterpretiert und liest sich nun als eine Rechtfertigung der Neugierde und Leidenschaft. Reisen wird fortan als Voraussetzung aller Welt- und Menschenkenntnis betrachtet. Vermehrte innere Sicherheit, Fortschritte in der Transporttechnologie, der Ausbau des Straßennetzes sowie neue Hilfsmittel machen das Reisen allgemein problemloser und weniger gefährlich. An der Wende vom 17. zum 18. Jahrhundert wird aus den schrecklichen Alpen die erhabene Gebirgslandschaft. Als im Anschluss an die Lehren der Physiko-Theologie der Besuch wilder Alpennatur ausdrücklich befürwortet wird, besteigen Gelehrte erneut die Berge der Alpen. Ihr Ziel ist es, Gottes Schöpfung wissenschaftlich zu erforschen. Forscher und Dichter der geistigen Eliten Zürichs und Berns preisen Nützlichkeit und Schönheit der Alpennatur und belegen an der Zweckmäßigkeit des Schöpfungsplans die Weisheit Gottes.

Der Fortschrittsorientierung funktionaler Differenzierung, die sich auch in den Zielen der Aufklärung als geistiger Basis von Staat und Macht äußert, stellt die Romantik eine gefühlsbetonte Rückwärtsgewandtheit entgegen. Die Romantiker entdecken in der abgeschiedenen Alpennatur den „guten" Widerpart zur „bösen", weil dekadenten Kultur. J. J. Rousseau wandert in den Schweizer Alpen umher und beschreibt die Schönheit der Landschaft. Seine Schilderungen werden begeistert aufgenommen und die Unternehmungen seiner Helden eifrig nachgeahmt: Man wandert um des Wanderns willen durch einsame Schweizer Bergnatur, meist jedoch nur in Tallagen, und bestaunt die Berge aus sicherer Entfernung.

Weil die Gesundheit der Arbeitskraft durch Verstädterung und Zunahme der sitzenden Lebensweise immer stärker gefährdet ist, aber nur der Gesunde das Leistungsethos der bürgerlichen Gesellschaft leben kann, wird immer größerer Wert auf die Förderung der Gesundheit der Gesamtbevölkerung gelegt. So wird unter Bezug auf medizinisch-philosophische Theorien des Aufklärungszeitalters im 17. und 18. Jahrhundert körperliche Bewegung in freier Natur als präventives und kuratives Mittel befürwortet. Schließlich trägt die Naturheilbewegung im 19. Jahrhundert entscheidend dazu bei, dass die These von der Möglichkeit der Erhaltung und Wiederherstellung von Gesundheit mit Hilfe von Bewegung in der Natur im allgemeinen und in alpinen Höhenlagen im speziellen immer mehr Gewicht bekommt, und sie weckt mit ihren Erfolgen das Interesse der Medizin. Diese belegt die Annahmen der gesundheitsfördernden Wirkung körperlicher Bewegung in alpiner Natur, konkretisiert sie und etabliert im Laufe des 19. Jahrhunderts einen blühenden Kurtourismus in den Alpen. Immer mehr Erholungsbedürftige reisen ins Hochgebirge und wandern während ihres Kuraufenthalts in den Bergen umher.

Schlussfolgerungen

Reisende sind in der traditionalen Gesellschaft fast ausschließlich aufgrund von außen auferlegten Mussmotiven unterwegs. Geographische Mobilität ist fest eingebunden in andere Sinnbezüge der Gesellschaft und untrennbar verbunden mit intensivster körperlicher wie psychischer Anstrengung. Eine Ausgrenzung von Formen freiwilliger außerheimatlicher Bewegungsaktivität aus anderen Sinnbereichen der Gesellschaft ist nicht feststellbar. Als Folge von Entwicklungsprozessen im Wissenschafts- und Religionssystem, in Politik- und Gesundheitssystem in der ersten Moderne tauschen immer mehr Menschen ihre Verwunderung und Angst gegen einen praktischen Umgang mit der Natur und gegen das gezielte Bereisen der Alpen zu Zwecken wissenschaftlicher Forschung, der Emanzipation aus überkommenen Strukturen oder der Rekonvaleszenz. Damit sind die Voraussetzungen für die Ausdifferenzierung des Sporttourismussystems geschaffen; Ende des 18., Anfang des 19. Jahrhunderts besteht die Möglichkeit der Übernahme der Formen freiwilliger außerheimatlicher Bewegungsaktivität in den Kompetenzbereich eines sich funktional ausdifferenzierten Systems.

Die Ausdifferenzierung des Sporttourismussystems

Zur Lösung welchen Problems differenziert sich das Sporttourismussystem aus? Was ist seine Funktion?

Das System bildet sich zur Lösung eines Problems heraus, dessen Kern in Veränderungsprozessen des Lebens- und Arbeitsalltags zu suchen ist. Der moderne Alltag ist gekennzeichnet durch eine überwiegend sitzende Lebensweise, durch widersprüchlichste Rollenanforderungen, zunehmende Beschleunigung menschlicher Lebensverhältnisse und Monotonie. Das Sporttourismussystem bietet die Möglichkeit der vorübergehenden Entlassung aus dem Alltag in Naturräume, in welchen das individuelle Abenteuer unter Einsatz des Körpers in dosierten Risikosituationen erlebbar ist. Fernab von den Verkehrsrouten des Alltags wird der Naturraum erobert und gewinnt durch die „Wiederentdeckung der Langsamkeit", die mit den sporttouristischen Bewegungsformen verbunden ist, an Qualität zurück. Der Weg ist das Ziel des Sporttouristen, der außerhalb des Alltagstheaters nur eine Rolle spielt und so für begrenzte Zeit den Ambivalenzerfahrungen der Moderne entkommen kann. So stellt das Sporttourismussystem sicher, dass die „Außenstützen" der Gesellschaft, Körper und Psyche des Menschen, nicht überfordert werden oder gar zusammenbrechen.

Die Funktion des Sporttourismussystems ist also das Anbieten der Möglichkeit körperlicher Leistung in einem nicht alltäglichen Erfahrungsraum, hier: in den Alpen.

Wie kann sich das System Sporttourismus stabilisieren und auf Dauer etablieren?

Durch den Aufbau einer Binnenstruktur wird das Sporttourismussystem auf Dauer etabliert. Die Ausgrenzung der Formen außerheimatlicher Bewegungsaktivität erfolgt in zeitlicher Hinsicht (Ausübung um ihrer selbst willen als Auszeit vom Alltag), in räumlicher Hinsicht (Schaffung spezieller Plätze, Infrastrukturen und Ausrüstungen für ihre Ausübung), in formal-organisatorischer Hinsicht (Bildung von Organisationen, die auf die Bereitstellung von Möglichkeiten *körperlicher Leistung im nicht-alltäglichen Erfahrungsraum* spezialisiert sind), sowie in sozialer Hinsicht (Ausbildung sozialer Rollen). Um seinen Fortbestand zu sichern, muss sich das System von Anfang an um die Inklusion möglichst aller Bevölkerungsteile bemühen.

-   Ausgrenzung in zeitlicher Hinsicht

Ausgangspunkt ist der Forscherdrang einer Avantgarde. Pioniere erobern, unterstützt durch einheimische Führer, die Alpen. Ihre reiseliterarischen Werke wecken die Alpenreiselust auf breiter Basis, und auf die forschenden Pioniere folgen Angehörige der Oberschicht alpenferner Städte Europas. Vor allem die Briten ersteigen einen Gipfel nach dem anderen, sowohl um der Forschung als auch um des Bergsteigens selbst willen, aber im unwegsamen Gelände sind sie immer auf die Dienste von Führern angewiesen. Dies ändert sich, als sich weniger finanzkräftige Forschungswillige führerlos auf den Weg machen und zahlreiche Nachahmer finden. Die Tendenz geht hin zum selbstzweckbezogenen führerlosen Bergsteigen, das sich in zwei Richtungen entwickelt: einerseits in die wettsportliche Suche nach Schwierigkeiten, andererseits in die zwecksportliche Suche nach einer Auszeit vom Alltag mit den Begleitmotiven des ästhetischen Genusses und der Erholung.

-   Ausgrenzung in formal-organisatorischer Hinsicht

Vereine, *die* Lebens- und Organisationsform des Bürgertums schlechthin, bilden die organisatorische Grundlage für die Weiterentwicklung und Existenzsicherung des Sporttourismus, denn sie gestalten das Alpenerlebnis für ein immer größer werdendes Publikum. Der *Deutsche und Österreichische Alpenverein* verfolgt primär zwei Ziele, ein ideelles: die Kenntnis der Alpen zu erweitern und ein praktisches: ihre Bereisung zu erleichtern. Die Erforschung der Alpen und der Aufbau einer Infrastruktur am Berg sind zentrale Maßnahmen der Zielerreichung. Fremdenverkehrsvereine und -verbände haben das allgemeiner formulierte Ziel der „Hebung des Fremdenverkehrs", das sie durch Öffentlichkeitsarbeit und den Aufbau der Infrastruktur im Tal verfolgen. In Führervereinen schließen sich die Bergführer organisatorisch zusammen, und aus der Nebenbeschäftigung der Bergbauern wird ein Berufsstand. Mit fortschreitender Inklusion in das System steigen die Unfallzahlen; sie sind die Ursache dafür, dass das alpine Rettungswesen auf Initiative des DOeAV immer mehr professionalisiert wird.

- Ausgrenzung in räumlicher Hinsicht

Der Aufbau der Infrastruktur ist erstens das Verdienst der alpinen Vereine, zweitens das des Subsystems Personenverkehr und zum dritten das eines sich neu herausbildenden Industriezweigs. Die infrastrukturelle Durchdringung der Alpen ist eine wichtige Voraussetzung für die Inklusion der Gesamtbevölkerung in das Sporttourismussystem. Mit ihrer Tätigkeit verändern die alpinen Vereine die natürlichen Grenzen, welche die Hochgebirgsnatur der Alpen setzt, und schaffen die Voraussetzungen für die Entwicklung des Sporttourismus. Mit dem Bau von Bergwegen und -hütten schaffen die Sektionen des DOeAV Übernachtungsgelegenheiten in größerer Höhe, erleichtern die Begehbarkeit des alpinen Geländes durch die Anlage von Wegen und stellen die selbständige Orientierung der Sporttouristen durch Wegmarkierungen sicher. Für den weniger zahlungskräftigen Vereinsnachwuchs errichtet der DOeAV zahlreiche Studentenherbergen, und weil die Gefahr plötzlicher Wetterstürze groß und oft Ursache von Unglücksfällen ist, installiert und betreibt er meteorologische Observatorien im Gebirge, um Wetterkarten zu erstellen, die an öffentlichen Plätzen ausgehängt werden. Das Subsystem Personenverkehr trägt ebenfalls zum Aufbau der sporttouristischen Infrastruktur bei. Talbahnen erleichtern die Anreise der Sporttouristen in den Alpenraum wesentlich, und Bergbahnen bringen auch Ungeübte schnell hinauf auf die Gipfel. Der Ausbau des Beherbergungswesens im Tal ist Angelegenheit der Fremdenverkehrsvereine und -verbände und entwickelt sich fast parallel zum Anstieg der Eisenbahn-Schienenkilometer. Unter dem Eindruck des prosperierenden Sporttourismus wird das Gasthofwesen zunehmend professionalisiert, Hotel- und Bettenkapazitäten werden stark erweitert. Die Weiterentwicklung der Alpenreiseführer und Wanderkarten ist von großer Wichtigkeit, denn sie ersetzen in Kombination mit den markierten und ausgeschilderten Wegen weitgehend die kostspieligen Dienste des Bergführers.

- Ausgrenzung in sozialer Hinsicht

Mit dem Eintritt in das System des Sporttourismus ist die Übernahme einer Rolle untrennbar verbunden. Es bildet sich die Rolle des Sporttouristen heraus, des Bergführers, des gastgewerblichen Unternehmers und des Angestellten, des Seilbahnbetreibers, des aktiven Bergretters sowie des Funktionärs in den formalen Organisationen des Sporttourismussystems. Bezeichnung und rollenspezifische Aufgaben des DOeAV-Funktionärs sind in der Vereinssatzung definiert. Als der Verein an Größe zunimmt, offenbaren die ehrenamtlichen Entscheidungsgremien Funktionsschwächen, die er mit ihrer Ausweitung und, damit einhergehend, mit der Einrichtung neuer Funktionärsrollen zu bewältigen versucht. Die Möglichkeit einer diametralen Entwicklung von Laien- und Expertenrollen wird am Beispiel des Sporttouristen und des Bergführers deutlich: In dem Maße, in dem der Sporttourist sich vom Laien zum Experten wandeln kann, weil die alpinen Vereine die Voraussetzungen dafür geschaffen haben, büßt der Bergführer an Bedeutung ein.

- Inklusionsbemühungen zur Sicherung des Fortbestands

Um seinen Fortbestand zu sichern, muss sich das neue System um die Einbeziehung möglichst breiter Bevölkerungsschichten bemühen. Weil die Inklusion in der ersten Moderne vor allem über die Vereinsmitgliedschaft läuft, bemühen sich die alpinen Vereine intensiv um Mitgliederzuwächse und führen gezielt Argumente ins Feld. In der Anfangszeit geht es dem DOeAV vor allem um die Inklusion wissenschaftlich Gebildeter – deshalb wirbt er mit der Notwendigkeit der wissenschaftlichen Erforschung der Alpen – und um die Ausweitung des Sektionsbestands vor allem in alpinen Regionen und im Flachland fern der Alpen. Die Eingliederung der akademischen alpinen Jugendbewegung ist ein probates Mittel zur Nachwuchssicherung und gleichzeitig der Ausgangspunkt der Verbreitung des führerlosen Bergsteigens. Im weiteren Verlauf der Vereinsgeschichte weitet der DOeAV seine Zielgruppe aus und wirbt mit der Vergünstigung der Reisepreise für Mitglieder, mit der „schönen Aussicht" vom Berge, mit der Übung körperlicher Kräfte, mit der Alpenlandschaft als Gesundbrunnen sowie, abermals zur Nachwuchssicherung, mit der Einrichtung von Jugendwandergruppen in den einzelnen Sektionen. Die Bemühungen haben Erfolg. Immer mehr Menschen wandern, steigen und klettern vor allem nach dem ersten Weltkrieg in den Alpen umher, und es sind zunehmend auch Nicht-Vereinsmitglieder unterwegs. Trotzdem bleibt Sporttourismus in den Alpen weiterhin das Privileg Angehöriger gehobener Schichten.

Insgesamt verzeichnet der DOeAV zwischen 1878 und 1926 einen Anstieg seiner Mitgliederzahl von 7.590 auf 197.510 und seiner Sektionszahl von 65 auf 437. Die Entwicklung der Gästemeldungs- und -übernachtungszahlen, der Beherbergungskapazitäten sowie der Anzahl alpiner Urlaubsorte und -regionen führt ähnlich steil aufwärts. Zwischen 1894 und 1912 verdoppelt oder verdreifacht sich die Anzahl der Übernachtungsgäste wie die Zahl der Beherbergungsbetriebe Tirols, Vorarlbergs und Salzburgs. Nach dem Ersten Weltkrieg verläuft die Entwicklung weniger kontinuierlich, aber es ist dennoch insgesamt eine Zunahme der Ankunftszahlen, der Anzahl der Beherbergungsbetriebe sowie der Bettenkapazität festzustellen; zu den Hotels und Gasthöfen gesellen sich Privatvermieter, und die Gesamtzahl der Unterkünfte nimmt zwischen 1925 und 1937 um mehr als das Zweifache zu. Auch in den einzelnen Regionen und Ortschaften steigt die Besucherzahl, und die Infrastruktureinrichtungen werden entsprechend stärker frequentiert. Die durchschnittliche Besucherzahl der DOeAV-Hütten steigt von 60 Besuchern 1869 auf 2.183 im Jahre 1928.

Wachstum durch Binnendifferenzierung, ...

Veränderungen des Lebens- und Arbeitsalltags gehen in der zweiten Moderne einher mit einem gesellschaftlichen Bedeutungswandel von Arbeit und Freizeit. Freie Dispositionszeit erhält immer größere Bedeutung in qualitativer wie quantitativer Hinsicht; sie entwickelt sich zum erlebnisorientierten Zeitsegment. Sekundäre und tertiäre Individualisierungsschübe zwingen den Einzelnen immer stärker zur eigenständigen Gestaltung der Biographie, was mit Unsicherheiten und einem hohen Risiko des Scheiterns verbunden ist. Auf der Suche nach Sicherheit wendet er sich verstärkt dem eigenen Körper zu; Selbsterleben und Köpererfahrung, und nicht mehr Naturgenuss und Bergeinsamkeit stehen im Mittelpunkt seines Handelns. Landschaft ist nur noch Kulisse. Sporttouristische Betätigungsformen werden nach Lust und Laune ausgeübt, und auf eine langfristige Alpenvereinssozialisation traditioneller Prägung wird verzichtet.

Deshalb differenzieren sich mit Schilauf, Klettern und Mountainbiking Subsysteme aus, die zwar eine Ausgrenzung in zeitlicher und räumlicher Hinsicht erkennen lassen, in denen aber eine Ausgrenzung in organisatorisch-formaler und sozialer Hinsicht nur geringfügig oder gar nicht feststellbar ist. Der Sporttourist der zweiten Moderne ist nicht mehr mit dem ganzen Herzen und ein Leben lang Bergsteiger, und er ist weitgehend jenseits institutioneller Anbindung aktiv. Ferner ist die Ausdifferenzierung aller drei hier analysierten Subsysteme das Resultat von Abgrenzungsbewegungen Einzelner, und die Ausgrenzung der Bewegungsformen in zeitlicher Hinsicht ist vielfach nicht mehr von jener in räumlicher Hinsicht zu trennen, denn technologische Innovationen bilden die Voraussetzung für die Herausbildung neuartiger Formen sporttouristischen Handelns. Im Subsystem Schilauf sind es Bergsteiger, die das Hochgebirge auch im Winter durchstreifen möchten. Sie entdecken den norwegischen Schi für sich und entwickeln ihn weiter, bis er schließlich in alpinem Gelände zur Fortbewegung eingesetzt werden kann. Dabei sind Prozesse der Aus- und zugleich der Binnendifferenzierung zu beobachten, und Schisport und Schitourismus hängen in ihrer Entwicklung eng zusammen und voneinander ab. Im System Klettern sind es Jugendliche, die sich bevorzugt abseits der viel begangenen Aufstiegsrouten betätigen und außerdem das leistungs- und wettkampforientierte Moment des Bergsteigens in den Vordergrund stellen. Aus der Auseinandersetzung mit dem materialintensiven künstlichen geht schließlich das alpine Freiklettern als Sieger hervor. Die Entwicklung des Mountainbiking geht auf Distinktionsbemühungen von Straßenradfahrern im System des Sports zurück. Die Radrennfahrer nutzen schwergewichtige alte Räder für Bergabfahrten auf Schotterwegen und modifizieren sie immer wieder, bis sie so leichtgewichtig und vielseitig einsetzbar sind, dass sie das Radfahren auf Wegen weit abseits des öffentlichen Straßennetzes für die breite Masse der Sporttouristen möglich machen. Insgesamt gesellen sich heute zu den Betätigungsformen Bersteigen und -wandern der Anfangszeit, deren Ausübung auf die Sommersaison begrenzt war, mindestens 15 Sommer- und elf Wintersportformen, die ihrerseits wieder binnendifferenziert sind.

... Folgeprobleme und die Möglichkeit ihrer Lösung

Das Sporttourismussystem differenzierte sich zur Lösung des Problems der Alltagserfahrung aus. Mit zunehmender Binnendifferenzierung und Inklusion steht in der zweiten Moderne nicht mehr die Problemlösung im Vordergrund, sondern die Wirkungen der Bereitstellung der Möglichkeit körperlicher Leistung im nicht-alltäglichen Erfahrungsraum. Es hat sich eine über das ganze Jahr stark frequentierte alpintouristische Infrastruktur entwickelt, die in der zweiten Moderne vor allem in ökologischer Hinsicht gegen eine kritische Grenze konvergiert.

Was sind die Konfliktbereiche von Sporttourismus und Naturumwelt?

Immer mehr Sporttouristen reisen immer öfter und vor allem im Pkw in die Alpen. Sie wohnen in Hotels und Gasthöfen, deren Emissionen ebenso wie die der Pkw zur Luftverschmutzung beitragen, die ihrerseits wieder Ursache für Waldsterben und Klimawandel ist. Ein sterbender Wald beeinträchtigt die Stabilität der Berghänge und birgt Gefahren für die Talbewohner, und die Klimaerwärmung trifft hauptsächlich den Wintersporttourismus, der seine Existenz nur mit der Erzeugung von Schnee aufrecht erhalten kann, die wiederum die ökologische Umwelt in vielfacher Hinsicht negativ beeinflusst. Das massenhafte Auftreten der Sporttouristen in ökologisch sensiblen Hochregionen fast über das ganze Jahr hinweg stört die Fauna und schädigt die Flora, und die zahlreichen hochgelegenen Berghütten und -gasthäuser verursachen vor allem mit ihrem immensen Wasser- und Energieverbrauch große Probleme. Die Ausdehnung der sporttouristischen Infrastrukturanlagen verdrängt die Landwirtschaft und trägt zur Bodenversiegelung bei. Ebenso vergrößern tiefgreifende Veränderungen in der Vegetation einst bewirtschafteter Flächen und erhöhter Oberflächenabfluss die Lawinen-, Muren-, Steinschlag-, Hangrutsch- und Hochwassergefahr für die Talregionen. Letzteres gilt ebenso für die Anlage und Planierung neuer Schipisten, wodurch außerdem ökologisch sensible Naturräume zerschnitten werden. Ihre Präparation zieht oft irreversible Schäden an der Vegetation nach sich. Weil die Winter im Zuge des Klimawandels schneeärmer werden, müssen die Pisten immer öfter und immer großflächiger beschneit werden. Der Bau der Beschneiungsanlagen belastet die Natur, und die Schnee-Erzeugung selbst steht wegen des hohen Energie- und Wasserverbrauchs sowie der Lärmproblematik in der Kritik.

Das Ausmaß der Umweltbelastung durch Sporttourismus hängt insgesamt aber stark vom Grad der infrastrukturellen Erschließung und damit von der Intensität sporttouristischer Geländenutzung ab.

Welche Begründungswege hält die Systemtheorie für die zunehmende ökologische Gefährdung des Alpenraums bereit?

Weil ökologische Gefährdungen „Abfallprodukte" der Operationen der Funktionssysteme sind, hat sich für die Bearbeitung ökologischer Probleme kein System ausdifferenziert. Außerdem können die Teilsysteme die selbsterzeugten Problemlagen in ihrer Umwelt nicht erkennen, weil sich ihre Operationen ausschließlich an der binären Codierung orientieren. Ihr einziges Ziel ist die Erfüllung der ihnen zugewiesenen Funktion. Das System nimmt seine Umwelt erst wahr, wenn der Prozess der Autopoiese irritiert wird. Sein Ziel ist es dann aber nicht, der Umweltprobleme Herr zu werden, sondern es versucht, den Autopoiese-Prozess aufrechtzuerhalten, und zwar um jeden Preis – auch zu dem, dass die Naturumwelt noch stärker gefährdet und zerstört wird.

Welche Möglichkeiten der Risikoabpufferung sind aus Sicht der Systemtheorie denkbar?

In Anbetracht zunehmender ökologischer Probleme ist ein übergeordneter gesellschaftlicher Leitcode notwendig, der die Systeme resonanzfähig macht für die selbsterzeugten ökologischen Gefahren. Der Selbstlauf der Sozialsysteme muss abgebremst, die autopoietische Freiheit der Systeme eingegrenzt und damit der Risikotransfer zu den Umwelten der Systeme minimiert werden. Der „Supercode" des Gesundheitssystems *lebensförderlich/lebenshinderlich*, der auch für „ökologische Kommunikation" (Luhmann, 1988b) zuständig ist, könnte die Stelle eines neuen gesellschaftlichen Leitcodes einnehmen. Dockt dieser an den Code der Funktionssysteme an, operieren sie nicht mehr „blind" in bezug auf ökologische Gefährdungspotentiale, sondern sie sind resonanzfähig für ökologische Gefahren: Das Sporttourismussystem kann seine Operationen nur dann fortsetzen, wenn die Bereitstellung *körperlicher Leistung im nicht-alltäglichen Erfahrungsraum lebensförderlich* ist. Ist sie *lebenshinderlich*, wird der Selbstlauf des Systems gestoppt.

Ökologisch nachhaltiger Sporttourismus in Theorie und Praxis

Dass der systemübergreifende Leitcode *lebensförderlich/lebenshinderlich* der Fortschrittsorientierung auch des Sporttourismussystems Grenzen setzt, zeigt sich darin, dass im Politiksystem Vereinbarungen zur ökologischen Nachhaltigkeit auf internationaler, regionaler und lokaler Ebene getroffen werden, die auch im Sporttourismussystem in die

Praxis umgesetzt werden. Das Aktionsprogramm *Agenda 21* bestimmt das ökologische „to do" des 21. Jahrhunderts und bildet die Grundlage für das Vertragswerk der *Alpenkonvention*, das die nachhaltige Entwicklung des Alpenraums sicherstellen soll. Sporttourismus ist ein typischer Querschnittsbereich der *Alpenkonvention*, da sich alle Ausführungsprotokolle in irgendeiner Weise mit sporttouristischen Themen auseinandersetzen. Die Bestimmungen der *Alpenkonvention* dürften jedoch kaum zur nachhaltigen Entschärfung der Konflikte zwischen Sporttourismus und Naturumwelt beitragen können, denn sie sind insgesamt wenig verpflichtend formuliert und bieten zu oft die Chance, die Bestimmungen zu umgehen. Die Analyse des aktuellen Standes der Umsetzung der Richtlinien der *Alpenkonvention* vermittelt ein disparates Bild. Wie das Beispiel *Ötztal Arena* zeigt, sind intensiv erschlossene und genutzte Regionen hinsichtlich der Umsetzung eine harte Nuss. Die Bemühungen um die Berücksichtigung der Richtlinien stoßen dort auf sehr wenig Akzeptanz, weil der Expansion der wintersporttouristischen Infrastruktur weiterhin Vorrang eingeräumt wird. Dagegen werden in wenig erschlossenen und extensiv genutzten Regionen große Anstrengungen unternommen, um eine naturverträgliche Erholungsnutzung zu garantieren, wie das Beispiel *Karwendel* deutlich macht.

7.3 Ausblick

Sporttourismus hat sich als eigenständiges Teilsystem der modernen Gesellschaft neben anderen Teilsystemen ausdifferenziert, mit eigener Infrastruktur, Organisationsstruktur, sozialer Rollen etabliert und intern weiter differenziert. Damit kann Sporttourismus weder dem Bereich des Sports noch dem des Tourismus eindeutig zugeordnet werden, was die Erklärung dafür sein dürfte, dass diesem Problembereich seither so wenig Aufmerksamkeit entgegengebracht wurde. Weiterführende Untersuchungen in dieser Richtung sollten diese These wissenschaftlich absichern.

Müller (1996, S. 125) konstatiert: „Eine eigenständige Tourismuswissenschaft kann es nicht geben, weil eine Isolierung weder vom Begriff her noch vom systemtheoretischen Ansatz her sinnvoll erscheint." Und auch Freyer (2000, S. 23) denkt darüber nach, ob es nicht mehrere Teil-Tourismuswissenschaften geben sollte. In Anbetracht der Ergebnisse dieser Arbeit wäre es tatsächlich sinnvoll, statt einer Tourismuswissenschaft mehrere zu konstituieren; die Begründung einer Disziplin, die sich ausschließlich mit Fragen rund um Sporttourismus befasst, wäre denkbar. Weil aber eine wissenschaftliche Thematisierung des Sporttourismus, vor allem hinsichtlich seiner aktuellen Erscheinungsformen, eine hohe Affinität zu sportwissenschaftlichen Frage- und Problemstellungen offenbart, wäre es zweckmäßiger, den Bereich der Sportwissenschaft zuzuordnen. Als sportwissenschaftliche Teildisziplin kann Sporttourismus Problemlagen und Forschungsansätze bündeln, denen sich seither die verschiedensten Disziplinen, vor allem die Wirtschaftswissenschaft und die Betriebswirtschaftslehre des Tourismus, aber auch die Geographie, die Kulturwissenschaft oder die (Geo-)Ökologie angenommen haben. Ferner kann eine sportwissenschaftliche Teildisziplin Sporttourismus wertvolle Erkenntnisse über die Erschließung und Gestaltung von Destinationen liefern, denn: „Touristiker verstehen den Sport ‚nicht richtig'. Hierzu sind Sportexperten gefragt" (Freyer, 2000, S. 494). Wichtig ist die Institutionalisierung des Sporttourismus als Teildisziplin der Sportwissenschaft auch hinsichtlich des Berufsqualifizierung des Sportlehrers und -wissenschaftlers. Eine Hochschulausbildung im Schwerpunkt Sporttourismus dürfte ihm ein weites Tätigkeitsfeld eröffnen, in das er ohne zusätzliche Qualifikationen wie beispielsweise eine Animateur- oder eine betriebswirtschaftliche Ausbildung vermutlich kaum Eingang finden würde.[334] Auch dies sollten weiterführende Untersuchungen bestätigen.

Vor allem die Sportwissenschaft muss sich um die weitere Erforschung des Phänomens Sporttourismus wesentlich intensiver bemühen als bisher. In dieser Hinsicht können weitere Untersuchungsergebnisse der vorliegenden Arbeit als Ausgangspunkte auch empirischer Untersuchungen im sporttouristischen Bereich herangezogen werden. Wie weiter oben bereits ausgeführt wurde, ist es eine Besonderheit der hermeneutischen Analyse, dass sich im Verlauf der Untersuchung der Analysebereich immer stärker ausweitet. Es ergeben sich immer neue Aspekte, die Ideen und Ansätze, Frage- und Problemstellungen für weiterführende und tiefergehende Untersuchungen der Thematik liefern. Diese werden im folgenden vorgestellt.

Wie stark ist der Grad der Alleinzuständigkeit des Sporttourismussystems für sporttouristisches Handeln?

Jedes Teilsystem besitzt für eine bestimmte Art des Handelns Alleinzuständigkeit. Der Grad der Alleinzuständigkeit des betreffenden Handelns kann sich von System zu System deutlich unterscheiden, je nachdem, inwieweit es den formalen Organisationen oder den Funktionsrolleninhabern gelingt, die Exklusivität ihrer Zuständigkeit für eine bestimmte Leistung oder Art von Tätigkeit durchzusetzen. Die Antwort auf diese Frage ist bedeutsam für die Wahrnehmung der abgegrenzten Existenz eines Teilsystems durch die Gesellschaftsmitglieder selbst, für sein Operieren und für seine politische Steuerbarkeit (Mayntz, 1988, S. 22).

Wie stark und in welcher Weise reflektiert das System über seine eigene Entwicklung und Bedeutsamkeit?

Ein neu ausdifferenziertes System denkt von Beginn an über seine eigene Entwicklung und über seine Bedeutsamkeit nach. Es versucht die Frage zu beantworten, warum gerade es als ausdifferenziertes Teilsystem existieren soll (Cachay & Thiel, 2000, S. 97). Damit legitimiert es sein Ziel, Relevanz zu gewinnen und sich auszudifferenzieren, immer wieder neu. Das System thematisiert sich selbst und stellt so ein Verhältnis zu sich selbst her. Es beobachtet Wirkungen der eigenen Identität in der Umwelt und Rückwirkungen dieser Wirkungen auf sich selbst im Unterschied zu den Wirkungen, die andere Systeme in ihrer Umwelt erzeugen (Luhmann, 1986, S. 73). Günther (1996) zeigt dies mit Hilfe „eines Ensembles von Diskursformationen" (ebd., S. 24) des *Deutschen und Österreichischen Alpenvereins*. Literarisch fassbare Zeugnisse bergsteigerischer Selbstreflexivität, wie zum Beispiel die Erforschung geistiger Grundlagen und seelischer Motive des Bergsteigens, sind konstitutiv für das Sporttourismussystem. Die Geschichte des Bergsports erschließt sich also auch aus der Geschichte seiner Literatur (ebd., S. 18-19). Dieser Prozess könnte am Beispiel des Schrifttums des *Deutschen und Österreichischen Alpenvereins*, vor allem der *Mitteilungen* und der *Zeitschrift*, aber auch der anderen schriftlichen Erzeugnisse des Vereins rekonstruiert werden. In (fast) jeder Ausgabe finden sich Diskurse über Sinn und Zweck des Alpinismus und seines Vereinswesens. Ähnliches gilt vermutlich auch für literarische Erzeugnisse anderer alpiner Vereine.

---

[334] Die These der Notwendigkeit einer betriebswirtschaftlichen Ausbildung belegt die Antwort J. F. Jeneweins auf die Frage nach den „Faktoren, die allen erfolgreichen Spitzenmanagern im Tourismus gemein sind" (Heffeter, 2002, S. 389): „Sie sind Quereinsteiger und sie haben eine fundierte Ausbildung im Finanzmanagement" (Jenewein, 2001, zit. n. ebd.).

Welche Leistungen, die weiterführend analysiert werden könnten, erbringt das Sporttourismussystem für andere gesellschaftliche Teilsysteme?

Das Sporttourismussystem erbringt Leistungen (oder Funktionen) für

... die *Weltgesellschaft*: Sporttourismus provoziert und produziert mündliche, fernmündliche und schriftliche Kommunikation über weniger bekannte oder unbekannte Teile der Erde und trägt so zu deren Integration in die Weltgesellschaft bei; dies könnte unter der Überschrift *Sporttourismus und Globalisierung* thematisiert werden.

... das System *Personenverkehr*: Sporttourismus trug und trägt noch immer zum Aufbau einer einheitlichen Verkehrsinfrastruktur bei, wie am Beispiel des Alpenstraßen- oder Eisenbahnstreckenbaus im 19. und 20. Jahrhundert zu sehen ist.

... das *Politiksystem*: In Österreich beispielsweise werden gute Beziehungen zu den Ländern angestrebt, aus denen Gäste einreisen. Innenpolitisch werden aus Rücksicht auf den Sporttourismus Krisen vermieden und währungspolitische Maßnahmen auf seine Erfordernisse abgestimmt. Außerdem ist die österreichische Wirtschaftspolitik großteils durch den Sporttourismus bestimmt (Hömberg, 1977, S. 77).

... das *Gesundheitssystem*: Im Zuge der Gesundheitsreform 2004 prämieren zahlreiche deutsche Krankenkassen das gesundheitsbewusste Verhalten ihrer Versicherten. Bonuspunkte winken beispielsweise den Teilnehmern an High-Nordic-Walking-Kursen in alpinen Regionen.

... das System der *Wirtschaft*: Erstens kann die Erschließung seither nicht sporttouristisch genutzter Regionen diesen zu Wohlstandsgewinnen, zu Industrialisierungsprozessen, zu besserer infrastruktureller Erschließung und zu höherem zivilisatorischen Niveau verhelfen. Zweitens offeriert das System des Sporttourismus eine Gegenwelt zum Alltag mit dem Ziel der Regeneration der Systemmitglieder des Wirtschaftssystems: der Arbeitskräfte. Zum Dritten sind Betätigungsformen des Sporttourismus wie Mountainbiking, Klettern und immer stärker auch Wandern sehr ausrüstungsintensiv, so dass sich ein ganzer Industriezweig mit großem Erfolg auf die Herstellung von Gütern des sporttouristischen Bedarfs spezialisiert hat. Das Beispiel Mountainbiking zeigt: Für jedes Gelände, für jeden Geldbeutel, für jedes Geschlecht, für jedes Alter, für jede Witterung gibt es das passende Rad, passende Schuhe, Hosen, Unterwäsche, Socken, Trikots, Westen, Jacken, Helme, Brillen, Handschuhe, Trinkflaschen, Rucksäcke, Trinksysteme u. a. m.

Ist der Sporttourist nur Sporttourist oder wiederholt sich die Rollendifferenzierung des Alltags im Sporttourismussystem?

Eine weiterführende Analyse der Sporttouristen-Rolle könnte zur Klärung beitragen, inwieweit der Sporttourist tatsächlich nur Sporttourist ist, oder ob und vor allem in welchem Ausmaß sich die Rollendifferenzierung des Alltags auch im Sporttourismussystem widerspiegelt.

Ist Sporttourismus ausschließlich eine „männliche" Angelegenheit?

In der vorliegenden Arbeit wird auf einen Geschlechterdiskurs bewusst verzichtet. Es wäre aber dennoch denkbar, bei einer Analyse der historischen Begebenheiten im Bergsporttourismus nach Geschlecht zu differenzieren, also herauszuarbeiten, ob und warum „das Wandern zunächst fast ausschließlich eine männliche Angelegenheit" (Kaschuba, 1991, S. 171) war, ob und weshalb Frauen an den ersten Bergbesteigungen der Geschichte teilnahmen oder nicht, usf. Wurde die überlieferte Geschichte des Sporttourismus von Männern über Männer geschrieben? Kamen Frauen, obwohl sie faktisch an der Genese des Bergsports beteiligt waren (Schmidkunz, 1931, S. 336-445), in der Geschichtsschreibung zu kurz, oder wurden sie bewusst negiert? K. Kinzel, Autor des Reiseführers *Wie reist man in Oberbayern und Tirol?* von 1910, richtet „seine Zeilen vornehmlich an Leserinnen" (Halbritter, 2002, S. 144), was ebenfalls beweist, dass Frauen, und hier vor allem Engländerinnen (ebd., S. 150-151), durchaus an der Entwicklung des Bergsports beteiligt waren. H. Heiss (2002, S. 129) liefert in seiner Abhandlung Indizien dafür, dass Frauen als Gastwirtinnen „im Umfeld des aufsteigenden Tourismus eine zentrale Rolle" einnahmen, und betont: „Eine systematische Auswertung von Unternehmerinnen-Biografien des Gastgewerbes ... im 19. Jahrhundert hätte gute Erfolgsaussichten" (ebd., S. 139). Eine tiefergehende Klärung der Fragen aber steht noch aus, denn „Frauenreisen ist ein recht junges Forschungsthema" (ebd., S. 153).

In welcher Form und in welchem Maße beeinflusst(e) der Sporttourismus die Entwicklung des Tourismus insgesamt?

Dem Bergsteiger kommt in der Geschichte des Tourismus eine Schlüsselrolle zu, konstatiert Enzensberger (1958, S. 710). Ob und in welcher Weise „der Bergsteiger" tatsächlich Einfluss auf die Entwicklung des touristischen Reisens nahm, ist bisher nicht erforscht. Trug das Bergsteigen oder -wandern wesentlich zur Entwicklung des Tourismus als Ganzes bei? Ist Bergsteigen eine der ältesten, wenn nicht sogar die älteste Form des touristischen Reisens?

Wie entwickelte sich der Sporttourismus im Arbeiterwander- und Touristenverein Die Naturfreunde?

Was ist – vor dem Hintergrund gesamtgesellschaftlicher Wandlungsprozesse – das Ziel des sozialistischen Vereins *Die Naturfreunde*? Wie, mit welchen Maßnahmen, Mitteln, Argumenten verfolgt er sein Ziel? Welchen Beitrag leistet er zum Aufbau der sporttouristischen Infrastruktur? Wie stellt er wachsende Inklusivität sicher? Günther (1996) liefert in ihrer Diskursanalyse Einsichten zur An- und Einbindung des Alpinsmus im Touristenverein *Die Naturfreunde*, auf denen eine weiterführende Studie aufbauen könnte.

Wie entwickelte sich das System Sporttourismus im Zweiten Weltkrieg und in den Wirtschaftswunderjahren der Nachkriegszeit?

Denkbar wäre beispielsweise eine Analyse der Sporttourismusentwicklung und -instrumentalisierung durch die *Nationalsozialistische Gemeinschaft Kraft durch Freude*, eine Rekonstruktion des Neuorganisationsprozesses der alpinen Vereine nach Kriegsende sowie eine Untersuchung der Sporttourismusentwicklung in den Aufbau- und Wirtschaftswunderjahren.

Gibt es ein System des Wasser- und des Luftsporttourismus?

Nicht nur die Alpen entwickeln sich im 19. Jahrhundert zu einem beliebten Betätigungsfeld der Sporttouristen; auch die Meeresküsten werden als Urlaubsregion entdeckt (Spode, 1987, S. 8), was bisher jedoch noch nicht Gegenstand wissenschaftlicher Forschungsarbeiten war:

> Bis heute steht diese gesellschaftliche Praxis ganz am Rande der Reise(literatur)forschung. Weder in Arbeiten, die den Forschungsstand der letzten Jahre querschnittartig resümieren, ... noch in einschlägigen Sammelbänden rangiert die Badereise an prominenter Stelle. ... Stattdessen befasste man sich wiederholt mit der Geschichte einzelner Badeorte. ... Werke, die ih-

ren engeren Gesichtskreis verlassen und einen umfassenden Überblick darüber geben, wie sich die Badekultur im Laufe des Mittelalters oder der Neuzeit wandelte, liegen dagegen nicht vor (Leibetseder, 2003).

Ob sich daraus der Wassersporttourismus entwickelt hat, wie seine Entwicklung abgelaufen ist, welche Strukturen und Handlungsorientierungen sich herausgebildet haben und welche Maßnahmen zur Inklusion ergriffen worden sind, könnte mit vorliegendem Untersuchungsinstrumentarium analysiert werden. Das selbe gilt für den Bereich des Luftsports und im übrigen auch für die vielen neuen sporttouristischen Betätigungsformen, die in dieser Arbeit als Subsysteme vorgestellt oder lediglich am Rande erwähnt werden. Eine Analyse der Entwicklung des Wasser- und des Luftsporttourismus würde, wie die vorliegende Arbeit, Neuland betreten.

Literatur

Monographien, Sammelbände, Online-Dokumente, Zeitschriften-Artikel

AAWG – Arbeitsgemeinschaft der ARD-Werbegemeinschaft (1998). *Basisdaten zur Mediensituation in Deutschland 1998.* 25. Juli 1999, aus http://www.dshs.isp.dshs-koeln.de

Abegg, B. (1996). *Klimaänderung und Tourismus – Klimaforschung am Beispiel des Wintertourismus der Schweizer Alpen.* Schlussbericht NFP 31. Zürich.

Addison, J. (1753). *Remarks on Several Parts of Italy.* London: J. & R. Tonson.

AGIR – Archiv zur Geschichte des individuellen Reisens (1996). *Eine Geschichte der Fußreisen.* 24. Mai 2002, aus http://www.reisegeschichte.de/geschich/index.htm

Aichinger, J. (1919). Zur Entwicklungsgeschichte des Alpinismus und des alpinen Schneeschuhlaufs. In *ZDOeAV 50,* 140-167.

Alexanderhausklinik Davos (o. J.). *Pressetexte. Berichte über das Hochgebirgsklima und die Alexanderhausklinik Davos.* 23. April 2004, aus http://www.hochgebirgstherapie.de/presstx2.htm

Alpenverein Krefeld (2002, 15. Oktober). *Öffentliche Verkehrsmittel in den Alpen: Deutschland und Österreich: RVO-Bergsteigerbusse.* 4. Januar 2004, aus http://www.alpenverein-krefeld.de/verkehr/rvo.htm

Am Sonnenhang (2003). *Kurze Chronik von Ruhpolding,* aus http://www.sonnenhang.com/Page_chronik.htm

Ammer, U. (Hrsg.) (1991). *Bericht zu den Untersuchungen über einen möglichen Zusammenhang zwischen Wintersportanlagen und den Unwetterkatastrophen des Jahres 1987 im Alpenraum.* München: DSV.

Amstädter, R. (1996). *Der Alpinismus. Kultur – Organisation – Politik.* Wien: Universitäts-Verlag.

Andersen, A. (1997). *Der Traum vom guten Leben: Alltags- und Konsumgeschichte vom Wirtschaftswunder bis heute.* Frankfurt/M.: Campus.

Ariès, P. & Duby, G. (Hrsg.) (1989). *Geschichte des privaten Lebens. Band 1: Vom Römischen Imperium zum Byzantinischen Reich.* Frankfurt/M.: Fischer.

Ariès, P. & Duby, G. (Hrsg.) (1990). *Geschichte des privaten Lebens. Band 2: Vom Feudalzeitalter zur Renaissance.* Frankfurt/M.: Fischer.

Ariès, P. & Duby, G. (Hrsg.) (1991). *Geschichte des privaten Lebens. Band 3: Von der Renaissance zur Aufklärung.* Frankfurt/M.: Fischer.

Ariès, P. & Duby, G. (Hrsg.) (1992). *Geschichte des privaten Lebens. Band 4: Von der Revolution zum großen Krieg.* Frankfurt/M.: Fischer.

Arnold, B., Berewinkel, B., Erben, B., Gaile, J., Giertz, G., Hennig, A. u. a. (1995). *Ereignisse, die Deutschland veränderten. Eine Reise durch 12 Jahrhunderte.* Stuttgart: Das Beste.

Ars Dramatica – Akademie für dramatisches Erzählen (2003). *Heimatfilm.* 21. März 2004, aus http://www.arsdramatica.de/wtd/news/archiv/01abbb944f0fbf107.html

Arvidsson, B. (1991). *Fysikoteologiska aspekter i bildkonsten efter reformationen, i Tro og bilde i Norden i Reformasjonens århundre,* Universitetets Oldsaksamling, Oslo (Abstract), aus http://hem.bredband.net/tdbengt/Physiko.html

Aschenbeck, N. (o. J.). *Nackt der Sonne entgegen. Betrachtungen zur 100jährigen Geschichte des Monte Verità bei Ascona* [elektronische Version]. 16. August 2003, aus http://www.die-admin.net/subs/aschenbeck/var_pdf_archivnackt_der_sonne.PDF

Asimov, I. (o. J.). Geschichte der Biologie. In Vorarlberger Bildungsserver, *Geschichte der Biologie - Evolutionstheorie: Die Abstammung des Menschen (13).* 19. April 2002, aus http://www.vobs.at/bio/spezial/x-hist13.htm

Athanæum (1998). John Tyndall. Irish Physicist, Naturalist, and Educator. In *The Athanæum. Science History and Biography Books and Ephemera.* 3. August 2003, aus http://www.lexicorps.com/Tyndall.htm

ATL – Amt der Tiroler Landesregierung, Land Tirol (2000). *Wander- und Bergwegekonzept des Landes Tirol.* 22. Oktober 2003, aus http://www.tirol.gv.at/themen/sport/bergundski/downloads/Bergwege_Konzept.pdf

ATL – Amt der Tiroler Landesregierung, Land Tirol (2002a, 27. November). *Mountainbike Beschilderung.* 29. Oktober 2003, aus http://www.tirol.gv.at/themen/sport/radfahren/mountainbike/modell/beschilderung.shtml

ATL – Amt der Tiroler Landesregierung, Land Tirol (2002b, 27. November). *Schwierigkeitsgrade.* 29. Oktober 2003, aus http://www.tirol.gv.at/themen/sport/radfahren/mountainbike/modell/schwierigkeitsgrade.shtml

ATL – Amt der Tiroler Landesregierung, Land Tirol (2002c, 2. Dezember). *Tiroler Mountainbikemodell.*29. Oktober 2003, aus http://www.tirol.gv.at/themen/sport/radfahren/mountainbike/modell/index.shtml

ATL – Amt der Tiroler Landesregierung, Land Tirol (2003a, 24. Oktober). *Mountainbiken in Tirol.* 29. Oktober 2003, aus http://www.tirol.gv.at/themen/sport/radfahren/mountainbike/index.shtml

ATL – Amt der Tiroler Landesregierung, Land Tirol (2003b, 9. Mai). *Routenfreigabe.* 29. Oktober 2003, aus http://www.tirol.gv.at/themen/sport/radfahren/mountainbike/modell/routenfreigabe.shtml

ATL – Amt der Tiroler Landesregierung, Land Tirol (2003c, 19. August). *Tirol-Vitalroute.* 29. Oktober 2003, aus http://www.tirol.gv.at/themen/sport/radfahren/mountainbike/tirol-vitalroute.shtml

Aufmuth, U. (1986). Risikosport und Identitätsbegehren: Überlegungen am Beispiel des Extrem-Alpinismus. In G. Hortleder & G. Gebauer (Hrsg.), *Sport – Eros – Tod* (S. 188-215). Frankfurt/M.: Suhrkamp.

Aulitzky, H. (1994). Musterbeispiele vermeidbarer Erosions-, Hochwasser- und Lawinenschäden. In H. Franz (Hrsg.), *Gefährdung und Schutz der Alpen* (S. 105-147). Wien: Österreichische Akademie der Wissenschaften.

Bachleitner, R. & Penz, O. (2000). *Massentourismus und sozialer Wandel. Tourismuseffekte und Tourismusfolgen in Alpenregionen.* München: Profil.

Bachleitner, R. & Weichbold, M. (2000). Die multioptionale Gesellschaft: Von der Freizeit- zur Tourismusgesellschaft [elektronische Version]. In *Online-Kongresspublikation des Jubiläumskongresses der Österreichischen Gesellschaft für Soziologie.* 2. Mai 2003, aus http://www.univie.ac.at/OEGS-Kongress-2000/On-Line-Publikation/Bachleitner-Weichbold.pdf

Bachleitner, R. & Weichbold, M. (2002). Immer wieder Alpen? Anfragen zur Nachfrage im Alpentourismus. In K. Luger & F. Rest (Hrsg.), *Der Alpentourismus. Entwicklungspotenziale im Spannungsfeld von Kultur, Ökonomie und Ökologie* (S. 213-225). Innsbruck: Studien-Verlag.

Bachleitner, R. (1998). Freizeit – Tourismus – Sport. Zur Entdifferenzierung und Pluralisierung in der Postmoderne. In M. Preglau & R. Richter (Hrsg.), *Postmodernes Österreich? Konturen des Wandels in Wirtschaft, Gesellschaft, Politik und Kultur* (S. 267-288). Wien: Signum.

Bächtold, H.-U. (1999). Simler (Simmler), Josias. In *Biographisch-Bibliographisches Kirchenlexikon Band XIV* (Spalten 1298-1303), aus http://www.bautz.de/bbkl/ SIMLER(Simmler)_Josias.htm

Bacon, F. (1620). *Novum Organum Scientiarum.* Londinii: J. Billium.

Baer, H. (1999). *Akademischer Alpenclub Basel. 100 Jahre Alpinismus – 80 Jahre AACBS.* 12. Januar 2002, aus http://www.unibas.ch/aacb/about/gschichtli/aacb80a.html

Bahr, E. (Hrsg.) (1975). *Kant, Erhard, Hamann, Herder, Lessing, Mendelssohn, Riem, Schiller, Wieland: Was ist Aufklärung? Thesen und Definitionen.* Stuttgart: Reclam.

Balogh, M. (2004). Die wiederentdeckte Langsamkeit. In *Credit Suisse Bulletin 1,* 10-13.

Balzac, H. de (1911). *Briefe an die Fremde.* Bd. 1. Übers. v. E. Faber Leipzig: Insel.

Bätzing, W. & Perlik, M. (1995). Tourismus und Regionalentwicklung in den Alpen 1870-1990. In K. Luger & K. Inmann (Hrsg.), *Verreiste Berge. Kultur und Tourismus im Hochgebirge* (S. 43-78). Innsbruck: Studien-Verlag.

Bätzing, W. (1984). *Die Alpen. Naturbearbeitung und Umweltzerstörung.* Frankfurt/M.: Sendler.

Bätzing, W. (1991). *Die Alpen. Entstehung und Gefährdung einer europäischen Kulturlandschaft.* München: Beck.

Bätzing, W. (1992). Vom verhindernden zum gestaltenden Natur- und Umweltschutz. In E. Gnaiger & J. Kautzky (Hrsg.), *Umwelt und Tourismus* (S. 52-62). Thaur: Kulturverlag.

Bätzing, W. (2002a). *Der Stellenwert des Tourismus in den Alpen und seine Bedeutung für eine nachhaltige Entwicklung des Alpenraumes.* 20. September 2003, aus www.geographie.uni-erlangen.de/wbaetzing/lit/stellenwert_tourismus.pdf

Bätzing, W. (2002b). Leitideen für eine nachhaltige Tourismusentwicklung im Ötztal/Tirol. In K. Luger & F. Rest (Hrsg.), *Der Alpentourismus. Entwicklungspotenziale im Spannungsfeld von Kultur, Ökonomie und Ökologie* (S. 465-490). Innsbruck: Studien-Verlag.

Bauch, J. (1981). *Motiv und Zweck. Studien zum Verhältnis von Individuum und bürgerlicher Gesellschaft.* Köln: Boehlau.

Bauch, J. (1996). *Gesundheit als sozialer Code. Von der Vergesellschaftung des Gesundheitswesens zur Medikalisierung der Gesellschaft.* Weinheim: Juventa.

Bauer, A. W. (1998). Körperbild und Leibverständnis. Die Sicht vom kranken und gesunden Menschen in der Geschichte der Medizin – dargestellt an ausgewählten Beispielen. In Evangelische Akademie Iserlohn (Hrsg.), *Tagungsprotokoll 82-1997: „Kalte Embryonen" und „Warme Leichen". Körperverständnis und Leiblichkeit. Christliche Anthropologie und das Menschenbild der Medizin* (S. 21-38). Iserlohn: Ev. Akademie Iserlohn.

Baumann, W. (1969). *Das kleine Kneippbuch.* München: Moewig.

Baumer, F. L. (1977). *Modern European Thought: Continuity and Change in Ideas, 1600-1950.* New York: Macmillan.

Baumgartner, C. (2002a, Dezember). *Vom Ökotourismus zum nachhaltigen Tourismus in den Alpen.* AlpMedia Hintergrundbericht. Schaan: o. V.

Baumgartner, C. (2002b). Best-Practise-Modelle in den Alpen. In K. Luger & F. Rest (Hrsg.), *Der Alpentourismus* (S. 321-336). Innsbruck: Studien-Verlag.

Baumgartner, C. (2002c). *Prozessorientiertes Bewertungsschema im Nachhaltigen Tourismus.* Dissertation. Wien.

Baumgartner, C. (2003, 23. Mai). Und täglich grüßt das Murmeltier. Erfolgreiche Ansätze für Nachhaltigen Tourismus im Alpenraum [elektronische Version]. In Die Grünen, *Die Zukunft des (Winter-) Tourismus in den Alpen. Fachtagung am 11. April 2003 in Bad Hindelang* (S. 19-30), aus www.adi-sprinkart.de/archiv/touris/tourismustagung.pdf

Baumgärtner, J. & Sandtner, K. (1911). Schneeschuhfahrten in den Niederen Tauern. In *ZDOeAV 42*, 203-225.

Bausinger, H., Beyrer, K. & Korff, G. (Hrsg.) (1991). *Reisekultur: von der Pilgerfahrt zum modernen Tourismus.* München: Beck.

Bautz, F. W. (1990a). BROCKES, Barthold Heinrich. In *Biographisch-Bibliographisches Kirchenlexikon Band I* (Spalten 752-753), aus http://www.bautz.de/bbkl/b/brockes_b_h.shtml

Bautz, F. W. (1990b). FABRI, Felix. In *Biographisch-Bibliographisches Kirchenlexikon Band I* (Spalten 1586-1587), aus http://www.bautz.de/bbkl/f/fabri_f.shtml

Bayernsport (1996, 16. Januar). *„Der Winter, der is mir net z'wider". Jubiläum im „weissen Paradies": 100 Jahre Skisport auf dem Sudelfeld.* 2. Dezember 2003, aus http://www.sudelfeld.de/historie/historie_01.htm

Bazalka, E. (1977). *Skigeschichte Niederösterreichs. Verfasst im Auftrag des Landesskiverbandes Niederösterreich.* Waidhofen/Ybbs. 17. Oktober 2003, aus http://www.tiwald.com/ski/erich_bazalka1.doc

Beck, U. (1983). Jenseits von Stand und Klasse? In R. Kreckel (Hrsg.), *Soziale Ungleichheiten* (S. 35-74). Göttingen: Schwartz.

Beck, U. (1986). *Risikogesellschaft. Auf dem Weg in eine andere Moderne.* Frankfurt/M.: Suhrkamp.

Beck, U. (1988). *Gegengifte. Die organisierte Unverantwortlichkeit.* Frankfurt/M.: Suhrkamp.

Beck, U. (1995). Die „Individualisierungsdebatte". In B. Schäfers (Hrsg.), *Soziologie in Deutschland. Entwicklung – Institutionalisierung und Berufsfelder – Theoretische Kontroversen* (S. 185-198). Opladen: Westdeutscher Verlag.

Beck, U. & Beck-Gernsheim, E. (1996). Individualisierung in modernen Gesellschaften – Perspektiven und Kontroversen einer subjektorientierten Soziologie. In U. Beck & E. Beck-Gernsheim (Hrsg.), *Riskante Freiheiten* (S. 10-39). Frankfurt/M.: Suhrkamp.

Beck, U. (1996). Das Zeitalter der Nebenfolgen und die Politisierung der Moderne, in U. Beck, A. Giddens & S. Lash, *Reflexive Modernisierung.* Frankfurt/M.: Suhrkamp.

Beck, U. (1997). *Von der Risiko- zur Möglichkeitsgesellschaft. Florian Rötzer im Gespräch mit dem Soziologen Ulrich Beck am 14.01.1997.* 6. Juni 1999, aus http://www.telepolis.de/deutsch/inhalt/co/2099/1.html

Beck, U. & Beck-Gernsheim, E. (1994). Individualisierung in modernen Gesellschaften – Perspektiven und Kontroversen einer subjektorientierte Soziologie. In U. Beck & E. Beck-Gernsheim (Hrsg.), *Riskante Freiheiten* (S. 10-42). Frankfurt/M.: Suhrkamp.

Beck, U., Giddens, A. & Lash, S. (1996). *Reflexive Modernisierung.* Frankfurt/M.: Suhrkamp.

Behrendt, H. (2003). Mitte 40, individuell und ein Wanderer. Beim Tourismusforum 2003 im Congress Innsbruck stand der Megatrend Wandern im Mittelpunkt. In *Tourismusmagazin.com – Die Online-*

Zeitung für Hotellerie und Gastronomie. 1. Januar 2004, aus http://www.tourismusmagazin.com/ Sites/T06_Trends_0343.html

Bell, D. (1975). *Die nachindustrielle Gesellschaft*. Frankfurt/M.: Campus.

Bendix, R. (1969). Modernisierung in internationaler Perspektive, in W. Zapf (Hrsg.), *Theorien des sozialen Wandels* (S. 505-512). Köln: Kiepenheuer & Witsch.

Benedikter, G. (1992). Trendsportarten im Zwielicht? Freizeit im Wandel. In E. Gnaiger & J. Kautzky (Hrsg.), *Umwelt und Tourismus* (S. 132-144). Thaur: Kulturverlag.

Benedikter, G. (2004, 13. Februar). *Gletscherschwund weiterhin dramatisch*. 15. Februar 2004, aus http://www.alpenverein.at/portal/hp-meldung-erst.asp?MeldungID=2761

Beratende Kommission für Fremdenverkehr des Bundesrates (1979). *Das Schweizerische Tourismuskonzept, Grundlagen für die Tourismuspolitik. Schlussbericht*. Bern: o. V.

Bereuter, D. (o. J.). *Die Schwabenkinder. Die Geschichte des Kaspanaze. Geschichtlicher Überblick*. 14. Juli 2003, aus http://www.schwabenkinder.de/Seiten/geschichtlich.html

Berger, P. A. (1996). *Individualisierung. Statusunsicherheit und Erfahrungsvielfalt*. Opladen: Westdeutscher Verlag.

Berger, P. L., Berger, B. & Kellner, H. (1973). *Das Unbehagen in der Modernität*. Frankfurt/M.: Campus.

Bergeron, L., Fuet, F. & Koselleck, R. (1975). *Das Zeitalter der europäischen Revolutionen 1780-1848*. Fischer Weltgeschichte, Bd. 26. Frankfurt/M.: Fischer.

Bergnews.com (o. J.). *Biwak am „gespießten" Berg – Großglockner*. 27. Oktober 2002, aus http://www.bergnews.com/touren/europatouren/grossglockner.htm

Bergrettung Salzburg (o. J.). *Entwicklung des alpinen Rettungswesens. Chronik zum Jubiläum*. 6. Februar 2004, aus http://www.bergrettung-salzburg.at/top-stories-self/chronik.htm

Bergwacht Bad Reichenhall (o. J.). *Bergrettung*. 6. Februar 2004, aus http://bergwacht-reichenhall.bei.t-online.de/aktuelles/bw-100jahre/bergrettung.htm

Berghold, F. (1988). Notärztliche Erstversorgung am alpinen Unfallort. In *Österreichisches Journal für Sportmedizin* 18, 1, 12-16.

Berktold-Fackler, F. & Krumbholz, H. (1997). *Reisen in Deutschland. Eine kleine Tourismusgeschichte*. München: Oldenbourg.

Berneck, M. Koch von (1879). *In dreissig Tagen durch die Schweiz* (3. Aufl.). Zürich: Caesar Schmid.

Bertiller, R. & Weber, R. (1997). *Mountainbike*. Semesterarbeit. 13. Oktober 2003, aus http://www.musicline.ch/rayweber/mtbsa.htm

Bertrand, E. (1754). *Essai sur les usages des montagnes; avec une Lettre sur le Nil*. Zuric: Heidegguer & Comp.

Bette, K.-H. (1989). *Körperspuren. Zur Semantik und Paradoxie moderner Körperlichkeit*. Berlin: De Gruyter.

Bette, K-.H. (1992). Kultobjekt Körper. In R. Horak & O. Penz (Hrsg.), *Sport. Kult und Kommerz* (S. 113-137). Wien: Verlag für Gesellschaftskritik.

Bette, K.-H. (1999). *Systemtheorie und Sport*. Frankfurt/M.: Suhrkamp.

Beuttler, U. (o. J.). *Das neuzeitliche Naturverständnis und seine Folgen*. 8. August 2002, aus http://www.karl-heim-gesellschaft.de/Beuttler_1.htm

BFS – Bundesamt für Statistik Schweiz (2002). *Umwelt Schweiz 2002 – Statistiken und Analysen. Teilbericht Freizeit und Tourismus*. 2. Januar 2004, aus http://www.statistik.admin.ch/stat_ch/ber02/ env_ch/pdf/1.3.7_d.pdf

Bickelhaupt, R. (2000, April). *Allgäubahn*. 12. Dezember 2003, aus http://home.t-online.de/home/ Bickelhaupt.Allgaeu/allgaeu.htm

Biermeier, R. (o. J.). *Der Pfarrer von Ars. Sein Leben und sein Wirken*. Diplomarbeit. 31. Oktober 2002, aus http://www.members.aon.at/kathnet/jmvianney.html

Bing, W. (1931/32). Der weiße Rausch. Grundsätzliche Betrachtungen zum neuen Fanck-Film. In *Der Bergsteiger 2*, 1. Band, 359-362.

Birkenhauer, J. (1980). *Die Alpen*. Paderborn: Schöningh.

Blab, G. (1931). Bergunglück und Rettung. In DOeAV – Deutscher und Österreichischer Alpenverein (Hrsg.), *Alpines Handbuch Bd. II* (S. 227-264). Leipzig: Brockhaus.

Blanck, K. (1918). Zur Entwicklung der alpinen Motive. In *MDOeAV 44*, 57-59; 71-73; 86-88.

Blankertz, H. (1982). *Die Geschichte der Pädagogik. Von der Aufklärung bis zur Gegenwart*. Wetzlar: Büchse der Pandora.

Bleck, R. & Klingenberg, H. O. (o. J.). *SportPark StadtLandschaft. Teil II: Grundlagen zum Wandel des Sports*. 26. Februar 2002, aus http://www.tu-harburg.de/sb3/oekology/sportpark/teil2.pdf

BLU – Bayerisches Staatsministerium für Landesentwicklung und Umweltfragen (o. J.). *Modellvorhaben und Interessengemeinschaft Autofreie Kur- und Fremdenverkehrsorte in Bayern*. 4. Januar 2004, aus http://www.umweltministerium.bayern.de/bereiche/klima/mobil/autofrei.htm

BLU – Bayerisches Staatsministerium für Landesentwicklung und Umweltfragen (Hrsg.) (2002). *Freizeit und Erholung im Karwendel – naturverträglich*. München: o. V.

Blumenberg, H. (Hrsg.) (1980). *Galileo Galilei: Siderius Nuncius*. Frankfurt/M.: Suhrkamp.

BMI – Bundesministerium des Innern (Hrsg.) (1983): *Abschlussbericht der Projektgruppe „Aktionsprogramm Ökologie". Argumente und Forderungen für eine ökologisch ausgerichtete Umweltvorsorgepolitik*. Umweltbrief Nr. 29. Bonn.

BMU – Bundesministerium für Umwelt, Naturschutz und Reaktorsicherheit (Hrsg.) (o. J.). *Agenda 21* [elektronische Version]. Bonn: Köllen. 21. Februar 2004, aus http://www.bmu.de/files/agenda21.pdf

BMU – Bundesministerium für Umwelt, Naturschutz und Reaktorsicherheit (Hrsg.) (1999). *Lokale Agenda 21 im europäischen Vergleich*. Bonn: o. V.

BMVIT – Bundesministerium für Verkehr, Innovation und Technologie, Abt. II/STI (2003, Januar). *Statistik Straße und Verkehr, Jänner 2003*. Wien. 11. Februar 2004, aus http://www.bmvit.gv.at/sixcms_upload/media/157/statistik_stra_e___verkehr.pdf

BMVIT – Bundesministerium für Verkehr, Technologie und Innovation (2002). *Verkehr in Zahlen – Österreich 2002, Kapitel 5: Fahrzeugbestände – Motorisierung*. 11. Februar 2004, aus http://www.bmvit.gv.at/sixcms_upload/media/144/viz02_kap5.pdf

Böhm, G. (1886). Das Wendelsteinhaus. In *ZDOeAV 17*, 382-385.

Böhme, H. (o. J.). *Einführung in die Ästhetik. A. Exempla docent: auf dem Weg zu einer Theorie der ästhetischen Situation*. 20. August 2002, aus http://www.culture.hu-berlin.de/HB/texte/aestheti.html

Bollnow, O. F. (1963). *Mensch und Raum*. Stuttgart: Kohlhammer.

Bommes, M. & Scherr, A. (2000). *Soziologie der Sozialen Arbeit. Eine Einführung in Formen und Funktionen organisierter Hilfe*. Weinheim: Juventa.

Bonington, C. (2000). *Triumph in Fels und Eis. Die Geschichte des Alpinismus* (Spezialausgabe, 1. Aufl.). Stuttgart: Pietsch.

Bonß, W. (o. J.). *Mobilitätspioniere. Zum Strukturwandel der Mobilität unter den Bedingungen reflexiver Modernisierung*, Sonderforschungsbereich 536 „Reflexive Modernisierung", Teilprojekt B3 (Laufzeit: 7/99-6/02). 4. März 2002, aus http://www.rz.unibw-muenchen.de/~s51bppcn/main.htm

Bösch, W. & Schelling, M. (o. J.). *Schoren-Dornbirn-Austria Projekt Literatur*, aus http://webix.tele.net/borgschoren/litera.htm

Bourdeau, P. (1998). Die Alpen als Turngerät Europas. In CIPRA – Internationale Alpenschutzkommission (Hrsg.), *Alpenreport* (S. 252-259). Bern: Haupt.

Bourrit Marc Theodore. In *The 1911 Edition Encyclopedia*. 29. März 2003, aus http://100.1911encyclopedia.org/B/BO/BOURRIT_MARC_THEODORE.htm

Bouvenot, G. & Delboy, C. (2000). Geschichte der großen physiologischen Konzepte. In R. Toellner (Hrsg.) (2000e). *Illustrierte Geschichte der Medizin*, Band 5 (S. 2789-2818). Augsburg: Weltbild.

Brämer, R. (1999). *Trendmarkt Wandern. Argumente für einen radikalen Perspektivwechsel*. Referat im Rahmen des Reisemarktes Köln International 11/99. 18. November 2002, aus http://staff-www.uni-marburg.de/~braemer/koelln.htm

Brämer, R. (2000). *Resümee der Profilstudie 2000 Wandern neuer Trendsport*. 18. November 2002, aus http://www.staff.uni-marburg.de/~braemer/profil.htm

Brämer, R. (o. J.). *Was ist eine schöne Landschaft?* 18. November 2002, aus http://staff-www.uni-marburg.de/~braemer/schoela.htm

Brandt, J. (o. J.). *A Brief History of the Mountain Bike. From Joe Breezer and Gary Fisher's bikes to Specialized, Trek and a multi-million dollar industry*. 18. August 2003, aus http://www.bicyclesource.com/you/culture/mtb-history.shtml

Braudel, F. (1986). *L'Identité de la France*. Paris: Arthaud.

Bredt, E. W. (1906). Wie die Künstler die Alpen darstellten. In *ZDOeAV 37*, 57-97.

Breeze, J. (2001). *Repack History*. 18. August 2003, aus http://www.mtnbikehalloffame.com/history.cfm?page=3

Breiling M., Charamza, P. & Skage, O. R. (1997). *Klimasensibilität österreichischer Bezirke mit besonderer Berücksichtigung des Wintertourismus*. Auftragsarbeit Wirtschaftsministerium/Tourismuspolitik und Umweltministerium. Department of Landscape Planning, Swedish University of Agricultural Sciences [elektronische Version]. 11. März 2004, aus http://members.surfeu.at/meinki/klimwt.pdf

Briggs, A., Hall, A., Hawkes, N., Healey, T., Heritage, A., Kiener, N. u. a. (1996). *Wann, wo warum und wie es geschah. Ereignisse der Geschichte und wie sie die Welt veränderten.* Stuttgart: Das Beste.

Brockes, B. H. (1721-48/1999a). *Irdisches Vergnügen in Gott*. Hrsg. H.-G. Kemper. Stuttgart: Reclam.

Brockes, B. H. (1721-48/1999b). Die Erde. In B. H. Brockes, *Irdisches Vergnügen in Gott* (S. 140-148). Hrsg. H.-G. Kemper. Stuttgart: Reclam.

Brockes, B. H. (1724/1999c). Die Berge. In F. Brüggemann (Hrsg.) (1930), *Das Weltbild der deutschen Aufklärung. Philosophische Grundlagen und literarische Auswirkung: Leibniz – Wolff – Gottsched – Brockes – Haller* (S. 265-269). Leipzig: Reclam.

Brücker, J. (2003, 25. Juni). *Welche Zusammenhänge und Spannungsfelder ergeben sich für den Schweizer Wintertourismus hinsichtlich einer Erderwärmung?* [elektronische Version]. 5. November 2003, aus www.hsginfo.net/includes/extra/ downloadfile.php?file=hk_ipl_320.pdf

Brückner, E. (1919a). Die Förderung der Wissenschaft von den Alpen. In *ZDOeAV 50*, 30-46.

Brückner, E. (1919b). Hütten- und Wegebau. In *ZDOeAV 50*, 46-76.

Brune, T. (1991). Von Nützlichkeit und Pünktlichkeit der Ordinari-Post, in H. Bausinger, K. Beyrer & G. Korff (Hrsg.), *Reisekultur: von der Pilgerfahrt zum modernen Tourismus* (S. 123-130). München: Beck.

Bruni, L. (1495). *Leonardi Arretini epistole familiares, lib. IV*. Venice: Octavianus Scotus.

Bucher, T. (2004a). Hütten in den Alpen – gestern, heute, morgen. Quo Vadis? In *Der Bergsteiger 5*, 14-21.

Bucher, T. (2004b). Die Tegernseer Hütte. Die Größe der kleinen Dinge. In *Der Bergsteiger 5*, 24-26.

Buchner, H. (1876). Das Bergsteigen als physiologische Leistung betrachtet. In *ZDOeAV 7*, 129-162.

Burchfield, J. A. (1981). John Tyndall – a biographical sketch. In J. Tyndall, *Essays on a Natural Philosopher*. Dublin: Royal Dublin Society.

Burckhardt, J. (1928). *Die Kultur der Renaissance in Italien. Ein Versuch* (18. Aufl.). Stuttgart: Kröner.

Burkard, F.-P., Kunzmann, P. & Wiedmann, F. (2000). *dtv-Atlas Philosophie* (9. Aufl.). München: dtv.

Burke, E. (1757/1990). *A Philosophical Enquiry into the Origin of Our Ideas of the Sublime and Beautiful*. Ed. A. Phillips. Oxford: Oxford Press.

Burkhard, W. (1900). Das Observatorium auf der Zugspitze. In *ZDOeAV 31*, 1-7.

Bürki R., Elsässer, H. & Abegg, B. (2003). *Climate Change – Impacts on the Tourism Industry in Mountain Areas* [elektronische Version]. Proceedings, 1st International Conference on Climate Change and Tourism, Djerba, 9-11 April 2003. 11. März 2004, aus http://www.breiling.org/snow/djerba.pdf

Bürki, R. (2000). *Klimaänderung und Anpassungsprozesse im Wintertourismus*. St. Gallen: o. V.

Burmeister, H.-P. (1998). Vorwort und Einführung. In H.-P. Burmeister (Hrsg.), *Auf dem Weg zu einer Theorie des Tourismus* (1. Aufl.) (S. 5-10). Rehburg-Loccum: Evangelische Akademie Loccum.

Burnet, T. (1698). *Theoria sacra telluris. D. i. Heiliger Entwurff oder Biblische Betrachtung Des Erdreichs ... Anjetzo aber ins Hochteutsche übersetzt ... durch J. J. Zimmermann* (4. Aufl.) Hamburg: Liebernickel.

Burnie, D. (1998). *Milestones of Medicine. Meilensteine der Medizin*. London: Toucan.

BUWAL – Bundesamt für Umwelt, Wald und Landschaft (2000). *Das Klima in Menschenhand – neue Fakten und Perspektiven, Quellen der wichtigsten Treibhausgase (ohne internationalen Flugverkehr) in der Schweiz und deren Anteile an den Gesamtemissionen*. 22. Juni 2003, aus http://www.umwelt-schweiz.ch/buwal/de/fachgebiete/fg_klima/service/index.html

BVMEL – Bundesministerium für Verbraucherschutz, Ernährung und Landwirtschaft (2003). *Bericht über den Zustand des Waldes 2003 – Ergebnisse des forstlichen Umweltmonitorings* [elektronische Version]. 16. Februar 2002, aus http://www3.verbraucherministerium.de/data/000BC8667D791FDCB9F66521C0A8D816.0.pdf

Byron, G. (1895). *Poemata*. Warszawa: o. V.

Cachay, K. & Thiel, A. (1995). *Kindersport als Dienstleistung. Theoretische Überlegungen und empirische Befunde zur Einrichtung von Kindersportschulen in Sportvereinen*. Schorndorf: Hofmann.

Cachay, K. & Thiel, A. (2000). *Soziologie des Sports. Zur Ausdifferenzierung und Entwicklungsdynamik des Sports der modernen Gesellschaft.* Weinheim: Juventa.

Cachay, K. (1988). *Sport und Gesellschaft.* Schorndorf: Hofmann.

Cachay, K. (1990). Versportlichung der Gesellschaft und Entsportung des Sports – Systemtheoretische Anmerkungen zu einem gesellschaftlichen Phänomen. In H. Gabler & U. Göhner (Hrsg.), *Für einen besseren Sport* (S. 97-113). Schorndorf: Hofmann.

Camusso, L. (1990). *Reisebuch Europa 1492. Wege durch die Alte Welt.* Übers. F. Hausmann. München: Artemis.

Carlowitz, C. H. von (1713). *Sylvicultura Oeconomica oder Hauswirthliche Nachricht und Naturgemäße Anweisung zur wilden Baumzucht.* Leipzig: Braun.

Chartier, R. (1991). Die Praktiken des Schreibens. In P. Ariès & G. Duby (Hrsg.), *Geschichte des privaten Lebens. Band 3: Von der Renaissance zur Aufklärung* (S. 115-165). Frankfurt/M.: Fischer.

Christkatholische Kirche der Schweiz (2001). *Die englische Kirche im Göttibach.* 23. Juni 2003, aus http://www.christkath.ch/thun/goettibach.htm

CIPRA – Internationale Alpenschutzkommission (1991a). *Übereinkommen zum Schutz der Alpen (Alpenkonvention). Rahmenkonvention.* 18. Dezember 2003, aus http://www.cipra.org/d/alpenkonvention/Rahmenkonvention_d.pdf

CIPRA – Internationale Alpenschutzkommission (1991b). *Protokoll zur Durchführung der Alpenkonvention von 1991 im Bereich Bergwald. Protokoll „Bergwald".* 18. Dezember 2003, aus http://www.convenzionedellealpi.org/archive/protocols/Protokoll_d_Bergwald.pdf

CIPRA – Internationale Alpenschutzkommission (1991c). *Protokoll zur Durchführung der Alpenkonvention von 1991 im Bereich Bodenschutz. Protokoll „Bodenschutz".* 18. Dezember 2003, aus http://www.convenzionedellealpi.org/archive/protocols/Protokoll_d_Bodenschutz.pdf

CIPRA – Internationale Alpenschutzkommission (1991d). *Protokoll zur Durchführung der Alpenkonvention von 1991 im Bereich Energie. Protokoll „Energie".* 18. Dezember 2003, aus http://www.convenzionedellealpi.org/archive/protocols/Protokoll_d_Energie.pdf

CIPRA – Internationale Alpenschutzkommission (1991e). *Protokoll zur Durchführung der Alpenkonvention von 1991 im Bereich Naturschutz und Landschaftspflege. Protokoll „Naturschutz und Landschaftspflege".* 18. Dezember 2003, aus http://www.convenzionedellealpi.org/archive/protocols/Protokoll_d_Naturschutz.pdf

CIPRA – Internationale Alpenschutzkommission (1991f). *Protokoll zur Durchführung der Alpenkonvention von 1991 im Bereich Raumplanung und nachhaltige Entwicklung. Protokoll „Raumplanung und nachhaltige Entwicklung".* 18. Dezember 2003, aus http://www.convenzionedellealpi.org/archive/protocols/Protokoll_d_Raumplanung.pdf

CIPRA – Internationale Alpenschutzkommission (1991g). *Protokoll zur Durchführung der Alpenkonvention von 1991 im Bereich Tourismus. Protokoll „Tourismus".* 18. Dezember 2003, aus http://www.convenzionedellealpi.org/archive/protocols/Protokoll_d_Tourismus.pdf

CIPRA – Internationale Alpenschutzkommission (1991h). *Protokoll zur Durchführung der Alpenkonvention von 1991 im Bereich Verkehr. Protokoll „Verkehr".* 18. Dezember 2003, aus http://www.convenzionedellealpi.org/archive/protocols/Protokoll_d_Verkehr.pdf

CIPRA – Internationale Alpenschutzkommission (2001, 7. März). *Aktuelles zur Alpenkonvention in Kürze.* 8. Januar 2004, aus http://www.cipra.de/cipra/aktuell/alpenkonventionaktuell/Mai2000.html

CIPRA – Internationale Alpenschutzkommission (2002). *Ausführungsprotokolle.* 3. Januar 2004, aus http://www.alpenkonvention.org/page5_de.htm

CIPRA – Internationale Alpenschutzkommission (o. J. a). *Good Practice Handbuch zur nachhaltigen Entwicklung im* Alpenraum. *Einleitung.* 9. Januar 2004, aus http://www.provincia.tn.it/agenda21/D/Hand-d/Einleitung.htm

CIPRA – Internationale Alpenschutzkommission (o. J. b). *Good Practice Handbuch zur nachhaltigen Entwicklung im Alpenraum. Alpenpark Karwendel.* 9. Januar 2004, aus http://www.provincia.tn.it/agenda21/D/Hand-d/0211.htm

Cochrane, J. (1995). *Life in the Twenties and Thirties.* London: Toucan.

Cochrane, J. (1996). *Life at the Dawn of the 20th Century.* London: Toucan.

Cox, D. E. (1997). *Thomas Burnet and The Sacred Theory of the Earth.* 25. Mai 2003, aus http://www.sentex.net/~tcc/burnet.html

Creydt, M. (o. J.). *Die Grenzen des Konstrukts „Funktionale Differenzierung".* 24. November 2001, aus http://www.oeko-net.de/kommune/kommune12-96/dcreydt.htm

Cyba, E. (1998). Das Geschlechterverhältnis: traditional, modern oder postmodern? In M. Preglau & R. Richter (Hrsg.), *Postmodernes Österreich? Konturen des Wandels in Wirtschaft, Gesellschaft, Politik und Kultur* (S. 155-173). Wien: Signum.

Danz, W. (1972). Regelkreis alpine Umwelt. Konsequenz Integralplanung. In H. Wichmann (Hrsg.), *Die Zukunft der Alpenregion?* (S. 166-171). München: Hanser.

DAV – Deutscher Alpenverein (2003, 26. Juli). *Arbeitsgemeinschaft Innerötz. Wegebaumaßnahmen für einen natur- und landschaftsverträglichen Tourismus.* Pressemitteilung [elektronische Version]. 24. Februar 2004, aus http://www.alpenverein.de/pdf/amicaro/pdf768.pdf

DAV – Deutscher Alpenverein (o. J. a). *Bike am Berg.* München: o. V.

DAV – Deutscher Alpenverein Sektion Garching e.V. & Ortsgruppe Ismaning (2003a, 28. November). *Wiederbelebung des Karwendelbusses.* 4. Januar 2004, aus http://www.mucl.de/~davgarch/webpages/gruppen/Umwelt/Berichte.htm#karwendelbus

DAV – Deutscher Alpenverein Sektionen München und Oberland (2003b, 10. Dezember). *Bergsteigerbusse in die Eng und ins Rofan in Zusammenarbeit mit dem RVO.* 4. Januar 2004, aus http://bergtouren.info/rvo-bergsteigerbus/infoseite.htm

Dech, M., Kleine, C. & Pye, M. (1997). Ökologie und Religionen. Eine religionswissenschaftliche Darstellung. Ein Bericht für den Wissenschaftlichen Beirat der Bundesregierung Globale Umweltveränderung (WBGU) am Alfred-Wegener-Institut in Bremerhaven. In *Marburg Journal of Religion* 2 (1) [elektronische Version], aus http://www.uni-marburg.de/religionswissenschaft/journal/mjr/oekologie.html

Degenhardt, B. (1980). *Das touristische Potential des Hochgebirges und seine Nutzung, untersucht am Beispiel des Gurgler Tales (Ötztal/Tirol).* Dissertation, Freie Universität Berlin.

Delmas, A. (2000). Geschichte der Anatomie. In R. Toellner (Hrsg.) (2000b). *Illustrierte Geschichte der Medizin*, Band 2 (S. 851-910). Augsburg: Weltbild.

Derham, W. (1742). *Physico-theology: or, a demonstration of the being and attributes of God, from his works of creation; being the substance of 16 sermons, preached ... in 1711 and 1712; with ... many curious observations* (10. ed.). London : Inny.

Descartes, R. (1628/1948). *Regeln zur Leitung des Geistes. Die Erforschung der Wahrheit durch das natürliche Licht.* Übers. u. hrsg. v. A. Buchenau (unveränd. Abdr. der 2., durchges. Aufl. 1920). Leipzig: Meiner.

Descartes, R. (1637/1957). *Abhandlung über die Methode.* Übersetzt v. A. Buchenau. Hamburg: Meiner.

Dettling, S. & Schweizer, R. (1999). *Kommerzialisierung im Sport.* Unveröffentlichtes Manuskript, Institut für Sportwissenschaft, Universität Stuttgart.

Deutsche Schillergesellschaft (Hrsg.) (1955). *Schiller, Dramen und Gedichte.* Stuttgart: Schreiber.

Deutscher Bundestag (Hrsg.) (1980). *Fragen an die deutsche Geschichte. Ideen, Kräfte, Entscheidungen von 1800 bis zur Gegenwart: Historische Ausstellung im Reichstagsgebäude in Berlin* (5. erw. Aufl.). Bonn: Deutscher Bundestag.

Deutsches Museum (o. J.). *Johann Jakob Scheuchzer: „Physica sacra".* 27. Juli 2002, aus http://www.deutsches-museum.de/bib/entdeckt/alt_buch/buch0599.htm

DHS – Dictionnaire historique de la Suisse (2001, 27. August). *Bourrit, Marc-Théodore.* 21. November 2002, aus http://www.snl.ch/dhs/externe/protect/textes/F15879.html

Di Martino, E. (o. J.). *Albrecht Dürer: Die Modernität und das Mysterium.* 19. Oktober 2002, aus http://karaart.com/udine/durer/martino.a.html

Diderot, D. (1769/1943). *Diderot, interpreter of nature: selected writings.* Transl. by J. Stewart & J. Kemp. New York: International Publishers [elektronische Version], aus http://www.marxists.org/reference/subject/philosophy/works/fr/diderot.htm

Dieckmann, H. (1963). Religiöse und metaphysische Elemente im Denken der Aufklärung. In H. Meier (Hrsg.), *Wort und Text* (S. 333-354). Frankfurt/M: Klostermann.

Dietrich, K. & Heinemann, K. (Hrsg.) (1989). *Der nichtsportliche Sport: Beiträge zum Wandel im Sport.* Schorndorf: Hofmann.

Digel, H. & Burk, V. (2001). Sport und Medien. Entwicklungstendenzen und Probleme einer lukrativen Beziehung. In G. Roters, W. Klingler & M. Gerhards (Hrsg.), *Sport und Sportrezeption* (S. 15-32). Baden-Baden: Nomos.

Digel, H. (1986). Über den Wandel der Werte in Gesellschaft, Freizeit und Sport. In Deutscher Sportbund (Hrsg.), *Die Zukunft des Sports. Materialien zum Kongreß Menschen im Sport 2000* (S. 14-43). Schorndorf: Hofmann.

Digel, H. (1990). Die Versportlichung unserer Kultur und deren Folgen für den Sport - ein Beitrag zur Uneigentlichkeit des Sports. In H. Gabler & U. Göhner (Hrsg.), *Für einen besseren Sport* (S. 73-96). Schorndorf: Hofmann.

Digel, H. (1992). Zum Konflikt zwischen Sport und Umwelt. In E. Gnaiger & J. Kautzky (Hrsg.), *Umwelt und Tourismus* (S. 116-122). Thaur: Kulturverlag.

Digel, H. (1995). Sportentwicklung in Deutschland. Chancen und Risiken gesellschaftlicher Modernisierung. In J. Rode & H. Philip (Hrsg.), *Sport in Schule, Verein und Betrieb* (S. 13–42). St. Augustin: Academia.

Dijksterhuis, E. J. (1956). *Die Mechanisierung des Weltbildes.* Berlin: Springer.

DIMB – Deutsche Initiative Mountainbike (o. J.). *Was ist die DIMB?* 6. Oktober 2003, aus http://www.dimb.de/dimbarchiv/sitesdimb/dimbwasisdimb.html

Dinnebier, A. (2000). *Zur Zukunft der äs thetischen Landschaft.* 27. August 2002, aus http://www.theo.tu-cottbus.de/wolke/deu/Themen/themen992.htm#Dinnebier

Dirlinger, H. (1997). Das Buch der Natur. Der Einfluß der Physikotheologie auf das neuzeitliche Naturverständnis und die ästhetische Wahrnehmung von Wildnis. In M. Weinzierl (Hrsg.), *Individualisierung, Rationalisierung, Säkularisierung. Neue Wege der Religionsgeschichte* (S. 156-185). München: Oldenbourg.

Dirlinger, H. (2000). *Bergbilder: die Wahrnehmung alpiner Wildnis am Beispiel der englischen Gesellschaft 1700-1850.* Frankfurt/M.: Lang.

Dirlinger, H. (2001). Sermons in Stone – Theologie und die Wahrnehmung der Berge um 1700. In Institut zur Erforschung und Förderung österreichischer und internationaler Literaturprozesse, *Projekt „Kulturweg".* 18. November 2002, aus http://www.inst.at/berge/perspektiven/dirlinger.htm

Djongkil, K. (1993). *Zur Theorie der Moderne. „Ungleichzeitigkeit des Gleichzeitigen". Ein Beitrag zur Diskussion um die Moderne in soziologischen* Gesellschaftstheorien. Göttingen: Schmerse.

DOeAV – Deutscher und Österreichischer Alpenverein (1932). *Festschrift zum 70jährigen Bestand des Zweiges Austria, D. u. Ö. A. V. 1862-1932.* Wien: Zweig Austria.

DOeAV – Deutscher und Österreichischer Alpenverein (Hrsg.) (1925-1930). *Der Hochtourist in den Ostalpen, Bd. I-VIII* (5. Aufl.). Leipzig: Bibliographisches Institut.

Doering, A. & Hamberger, S. (2001). *Schneekanonen, Aufrüstung gegen die Natur* [elektronische Version]. Positionspapier zu Beschneiungsanlagen des Bundes Naturschutz in Bayern e. V.. 27. November 2003, aus http://www.bund-naturschutz.de/download/dokumente/Schneekanonen.pdf

Dreyer, A. (1914). Alpenreisen und Bergbesteigungen im 18. und zu Beginn des 19. Jahrhunderts. In *ZDOeAV 45*, 124-140.

Dreyer, A. (1931). Die alpinen Vereine. In DOeAV – Deutscher und Österreichischer Alpenverein (Hrsg.), *Alpines Handbuch Bd. II* (S. 403-422). Leipzig: Brockhaus.

Dreyer, A. (1995). Der Markt für Sporttourismus. In A. Dreyer & A. Krüger (Hrsg), *Sporttourismus – Management- und Marketing-Handbuch* (S. 9-52). München: Oldenbourg.

Dreyer, A. (2001). *Sport als strategischer Faktor im Tourismusmanagement.* Vortrag im Rahmen der Ringvorlesung „Sportmanagement" an der FH Braunschweig/Wolfenbüttel, Standort Salzgitter, 17. Dezember 2001.

DRV – Deutscher Reisebüro und Reiseveranstalter Verband e. V. (2003). *Fakten und Zahlen zum deutschen Reisemarkt.* Berlin: o. V.

DSB – Deutscher Sportbund (2002). *Fachtagung „Sport und Beschäftigung" der SMK und des DSB.* 8. Mai 2002, aus http://www.dsb.de/news/c_cont.html

DSV – Deutscher Skiverband (2000). *DSV-Atlas Ski Winter 2000.* Ostfildern: Fink-Kümmerly + Frey.

DSV-Skischule Mannheim (o. J.). *Alpiner Skilauf. Kurze Skigeschichte.* 25. März 2003, aus http://dsv-skischule-mannheim.de/ba/B1_H.htm

Dülmen, R. van (1975). *Entstehung des frühzeitlichen Europa 1550–1648,* Fischer Weltgeschichte Band 24. Frankfurt/Main: Fischer.

Dürer, A. (1528). *Hierin(n) sind begriffen vier bücher von menschlicher Proportion durch Albrechten Dürer...erfunden vnd beschriben....* Nürenburg: Jeronymus Formschneyder.

E.V.A – Energieverwertungsagentur Österreich (2003, 24. Juni). *Die Alpenkonvention – Ein Vertragswerk für den Lebensraum Alpen.* 10. Oktober 2003, aus http://www.eva.wsr.ac.at/service/alpenkonvention.htm

Ebel, J. G. (1809-1810). *Anleitung auf die nützlichste und genussvollste Art die Schweitz zu reisen.* Vier Theile (dritte ganz umgearbeitete und sehr vermehrte Aufl.). Zürich: Orell Füssli.

Ebnöther, E. (2001). Balneologie – Fitness, Kur oder Rehabilitation? In *PrimaryCare 1*, 676–677.

Eco, U. (o. J.). Auf dem Weg zu einem neuen Mittelalter, In W. Bösch & M. Schelling, *Schoren-Dornbirn-Austria Projekt Literatur*. 14. April 2003, aus http://webix.tele.net/borgschoren/lh/lh1.htm#eco

Egner, H. (Hrsg.)(2001). *Natursport – Schaden oder Nutzen für die Natur?* Hamburg: Czwalina.

Egner, J. (2000). Trend- und Natursportarten und Gesellschaft. In A. Escher, H. Egner & M. Kleinhans (Hrsg.), *Trend- und Natursportarten in den Wissenschaften. Forschungsstand – Methoden – Perspektiven* (S. 7-20). Hamburg: Czwalina.

Ehm, E. (1998). 10.000 Hütten auf dem Wasserschloss Europas. In CIPRA – Internationale Alpenschutzkommission (Hrsg.), *Alpenreport* (S. 260-264). Bern: Haupt.

Eichberg, H. (1980). Sport im 19. Jahrhundert – Genese einer industriellen Verhaltensform. In H. Überhorst (Hrsg.), *Geschichte der Leibesübungen*, Band 3/1 (S. 350-412). Berlin: Bartels & Wernitz.

Eichberg, H. (1983). Stimmung über der Heide. In G. Großklaus & E. Oldemeyer (Hrsg.), *Natur als Gegenwelt* (S. 197-233). Karlsruhe: von Loeper.

Eichenberger, L. (1994). *Damals: Schifahren*. Beitrag für die Zeitschrift DAMALS 3 [elektronische Version]. 4. Dezember 2003, aus http://de.encarta.msn.com/sidebar_721567909/DAMALS_Skifahren.html

Eichendorff, J. von (1826). *Aus dem Leben eines Taugenichts und das Marmorbild. Zwei Novellen nebst einem Anhange von Liedern und Romanzen von Joseph Freiherrn von Eichendorff*. Berlin: Vereinsbuchhandlung.

Elias, N. & Dunning, N. (1970). The Quest for excitement in unexciting societies. In G. Lüschen (Ed.), *The Cross-Cultural Analysis of Sport and Games* (p. 31-51). Champaign, Ill.: Stipes.

Elias, N. (1993). *Über den Prozeß der Zivilisation*, Band 1 (18. Aufl.). Frankfurt/M.: Suhrkamp.

Elias, N. (1994). *Über den Prozeß der Zivilisation*, Band 2 (18. Aufl.). Frankfurt/M.: Suhrkamp.

Emmer, J. (1894). Geschichte des Deutschen und Oesterreichischen Alpenvereins. In *ZDOeAV 25*, 177-358.

Emmer, J. (1909). Beiträge zur Geschichte des Deutschen und Österreichischen Alpenvereins in den Jahren 1895-1909. In *ZDOeAV 40*, 319-368.

Engelmann, R. (1924). Zur Geographie des Fremdenverkehrs in Österreich. In *Mitteilungen der Österreichischen Geographischen Gesellschaft*, 67. Bd. (S. 49-56). Wien: Österr. Geogr. Gesellschaft.

Engelmann, R. (1925). Der Fremdenverkehr in Österreich im Jahre 1924. In *Mitteilungen der Österreichischen Geographischen Gesellschaft*, 68. Bd (S. 143-146). Wien: Österr. Geogr. Gesellschaft.

Engels, F. (1972). Der Schweizer Bürgerkrieg. In K. Marx & F. Engels (Hrsg.), *Werke*. Band 4. Berlin (Ost): Dietz.

Enzensberger, H. M. (1958). Vergebliche Brandung der Ferne. Eine Theorie des Tourismus. In *Merkur XII 8*, 702-720.

Enzensperger, E. (1906). Zur touristischen Erschließung des Allgäus. In *ZDOeAV 37*, 244-263.

Enzensperger, E. (1923). Die alpine Jugendwanderbewegung. In *MDOeAV 49*, 3-26.

Enzensperger, E. (1924). *Handbuch der Leibesübungen, 6. Band: Bergsteigen*. Berlin: Weidmannsche Buchhandlung.

Enzensperger, J. (1905/1924). *Ein Bergsteigerleben. Sammlung von Alpinen Schilderungen*. München: o. V.

Enzensperger, J. (1931). Das alpine Jugendwandern. In DOeAV – Deutscher und Österreichischer Alpenverein (Hrsg.), *Alpines Handbuch Bd. II* (S. 371-383). Leipzig: Brockhaus.

Erdmann, W. (1991). Mit dem Wandern fing es an. Kurze Geschichte der Naturfreunde. In J. Zimmer & W. Erdmann (Hrsg.), *Hundert Jahre Kampf um die freie Natur. Illustrierte Geschichte der Naturfreunde* (S. 10-36). Essen: Klartext.

Erk, F. (1899). Die wichtigsten Bergobservatorien. In *ZDOeAV 30*, 28-42.

Escher, A., Egner, H. & Kleinhans, M. (Hrsg.) (2000). *Trend- und Natursportarten in den Wissenschaften. Forschungsstand – Methoden – Perspektiven*. Hamburg: Czwalina.

ETH-bibliophil (o. J.). *Johann Jakob Scheuchzer. Ausstellung alter Drucke*. 21. Oktober 2002, aus http://www.ethbib.ethz.ch/exhibit/eth-bibliophil/bibliophil27.html

Eurostat (2002). *Homepage*. 4. April 2002, aus http://europa.eu.int/comm/eurostat/Public/datashop/print-catalogue/DE?catalogue=Eurostat&theme=1-General%20Statistics

F.U.R. – Forschungsgemeinschaft Urlaub und Reisen e. V. (2003). *Reiseanalyse 2003. Erste Ergebnisse. ITB 2003 Berlin*. 4. April 2003, aus http://www.fur.de/downloads/Reiseanalyse_2003.pdf

Fabri, F. (1896). The Book of the Wanderings of Brother Felix Fabri (ca. 1480-1483 A. D.). Trans. by A. Stewart. 2 vols. London: Palestine Pilgrims' Text Society. In *Travelling to Jerusalem* [elektronische Version] 12. Januar 2003, aus http://www.uscolo.edu/history/seminar/fabri.htm

Faessler, P. (1991). Reiseziel Schweiz. Freiheit zwischen Idylle und „großer" Natur. In H. Bausinger, K. Beyrer & G. Korff (Hrsg.), *Reisekultur: von der Pilgerfahrt zum modernen Tourismus* (S. 243-248). München: Beck.

Feichtinger, J. (2002). *Einführung in das historisch-kulturwissenschaftliche Denken in der Neueren Geschichte, in der Zeitgeschichte und in der Österreichischen Geschichte.* 27. Dezember 2003, aus http://gewi.kfunigraz.ac.at/%7Ejohannes/HkD.pdf

Felden, H. von (1997). *Die Frauen und Rousseau. Zur Rousseau-Rezeption zeitgenössischer Schriftstellerinnen in Deutschland.* Frankfurt: Campus.

Fey, C. (1953). Zur Einführung. Die Kneippsche Krankheitsauffassung. In S. Kneipp (1897/1953), *So sollt ihr leben.* Hrsg. u. Bearb. C. Fey. München: Knaur.

Fischesser, B. (1998). Die Alpen – Natur- und Kulturerbe von europäischer Bedeutung. In CIPRA – Internationale Alpenschutzkommission (Hrsg.), *Alpenreport* (S. 32-45). Bern: Haupt.

Fitness.com (2004, 9. April). *Freizeit-Aktivitäten der Deutschen nehmen zu.* 3. Mai 2004, aus http://www.fitness.com/aspapps/news/1/list.htm?frmint_Offset=6

Förderverein Bibliothek des Mariengymnasiums e. V. Jever (o. J.). *Reiseliteratur in der Bibliothek am Beispiel der Bände XIII 185-188: „An historical account of all the voyages performed by English navigators".* 15. Juli 2002, aus http://www.jever-online.de/fvbiblio/reisen.html

Fortmüller, J. (1999). *Der Alpinismus.* Institut für Geographie und Raumforschung, Karl-Franzens-Universität Graz. 27. Juli 2003, aus http://www.kfunigraz.ac.at/geowww/lehre/exkursion/alpenex/alpinismus.htm

Foster, D. (1985). *Travel and Tourism Management.* Houndsmills: Macmillan.

Franco, J. (1973). Große Stunden des Alpinismus. In *Die Alpen* (2. Aufl.) (S. 209-213). Stuttgart: Das Beste.

Franz, L. (1967). Menschen und Gebirge in zwei Jahrtausenden. In *Jahrbuch des Deutschen Alpenvereins. Alpenvereinszeitschrift Band 92* (S. 181-191). München: Schmitt.

Freud, S. (1930). Das Unbehagen in der Kultur. In S. Freud (1952), *Gesammelte Werke* (18 Bde), Band XIV. London: Imago.

Freudenberg, M. (1999). Ges(s)ner, Konrad. In *Biographisch-Bibliographisches Kirchenlexikon Band XV* (Spalten 635-650). 3. März 2003, aus http://www.bautz.de/bbkl/GES(S)NER_Konrad.htm

Freyer, W. (2000). *Ganzheitlicher Tourismus. Beiträge aus 20 Jahren Tourismusforschung.* Dresden: FIT.

Friedenthal, R. (1963). *Goethe. Sein Leben und seine Zeit.* München: Piper.

Friederici M. (2000). *Wissen und Technik. Über die Entstehung und Verwendung von (Technik-)Wissen am Beispiel der Fahrrads.* Münster: Lit.

Fritz, G. (o. J.). *Auch Unternutzung kann ein Problem sein. Bücher über das Herz Europas – die Alpen.* 10. Oktober 2003, aus http://www.oeko-net.de/kommune/kommune4-98/kalpen.html

Froese, B. (1996, November). Waldzustandsbericht in der Diskussion. In *Fachinformationsdienst Lebenswissenschaften, Umwelt und Gesundheit* (2003, 8. Dezember); aus http://www.gsf.de/flugs/wald.phtml

Früh, W. (2001). *Inhaltsanalyse: Theorie und Praxis* (5. Aufl.). Konstanz: Universitäts-Verlag.

Garber, F. (1923). *Die Reisen des Felix Faber durch Tirol in den Jahren 1483 und 1484* [elektronische Version]. Innsbruck: Wagner. 21. September 2003, aus http://www.literature.at/webinterface/library/ALO-BOOK_V01?objid=10168

Garber, F. (1923). *Die Reisen des Felix Faber durch Tirol in den Jahren 1483 und 1484.* Innsbruck: Wagner.

Garnweidner, S. (2002). *Wanderbuch Karwendel.* Rum: Kompass.

Gebser, J. (1995). Einbruch der Zeit. In *Gebser Texte.* 20. Februar 2003, aus http://www.integraleweltsicht.de/Gebser_Texte/Haemmerli_Kap2-1/Haemmerli_Kap_2-1/haemmerli_kap.2-1.htm

Geigant, F. (1962). *Die Standorte des Fremdenverkehrs: Eine sozialökonomische Studie über die Bedingungen und Formen der räumlichen Entfaltung des Fremdenverkehrs.* Dissertation, Staatswirtschaftliche Fakultät, München.

Georgii, B. & Elmauer, K. (2002). *Freizeit und Erholung im Karwendel – naturverträglich. Ein EU-Interreg II Projekt.* Oberammergau: o. V.

Gessner, S. (1756). Der Wunsch. In S. Gessner, *Idyllen*. 8. Mai 2003, aus http://gutenberg.spiegel.de/gessner/idyllen/wunsch.htm

Giddens, A. (1995a). *Konsequenzen der Moderne*. Frankfurt/M.: Suhrkamp.

Giddens, A. (1995b). *Soziologie*. Hrsg. v. C. Fleck & H. G. Zilian. Wien: Nausner & Nausner.

Giesecke, H. (1985). *Das Ende der Erziehung*. Stuttgart: Klett-Cotta.

Glowacz, S. (o. J.). *1970er Jahre. „Frei denken, leben und klettern"*. 31. August 2003, aus http://www.mountainfuture.at/deutsch/epochen/00224Stefan.htm

Göbel, D. (1998). *Glanzlichter der Philosophie*. Wien: Bechtermünz.

Goffman, E. (1969). *Wir alle spielen Theater*. München: Piper.

Goffman, E. (1996). *Wir alle spielen Theater. Die Selbstdarstellung im Alltag* (5. Aufl.). München: Piper.

Gorsemann, S. (1995). *Bildungsgut und touristische Gebrauchsanweisung. Produktion, Aufbau und Funktion von Reiseführern*. Münster: Waxmann.

Goulemot, J. M. (1991). Neue literarische Formen. Die Veröffentlichung des Privaten. In P. Ariès & G. Duby (Hrsg.), *Geschichte des privaten Lebens. Band 3: Von der Renaissance zur Aufklärung* (S. 371-403). Frankfurt/M.: Fischer.

Grabherr, G. Mähr, E. & Reisigl, H. (1978). Nettoprimärproduktion und Reproduktion in einem Krummseggenrasen der Ötztaler Alpen, Tirol. In *Oecologia Plantarum 13* (3), 227-251.

Gräf, H. T. & Pröve, R. (1997). *Wege ins Ungewisse. Reisen in der Frühen Neuzeit 1500-1800*. Frankfurt/M.: Fischer.

Graggaber, M. (2001). Schnee von gestern. In *Kontexte 4*, 16-17.

Graubner, R. & Graubner, M. (1980). *Der große Alpenführer in Farbe: Westalpen*. Augsburg: Weltbild.

Greenpeace Deutschland (2002). *Die Alpen im Treibhaus*. 30. Juni 2003, aus http://www.greenpeace.org/deutschland/?page=/deutschland/fakten/klima/klimawandel-und-wetterextreme/die-alpen-im-treibhaus.htm

Grienberger, R. (1919). Allgemeine Vereinsgeschichte. In *ZDOeAV 50*, 4-16.

Grobshäuser, M. (1992). *Funktionen und Bedeutung von Sport und Sportangeboten im Tourismus*. Magisterarbeit, Institut für Sportwissenschaft, Universität Stuttgart.

Groh, R. & Groh, D. (1989). Von den schrecklichen zu den erhabenen Bergen. In D. Weber (Hrsg.), *Vom Wandel des neuzeitlichen Naturbegriffs* (S. 53-95). Konstanz: Universitäts-Verlag.

Großklaus, G. & Oldemeyer, E. (Hrsg.) (1983). *Natur als Gegenwelt. Beiträge zur Kulturgeschichte der Natur*. Karlsruhe: von Loeper.

Großklaus, G. (1983). Der Naturtraum des Kulturbürgers. In G. Großklaus & E. Oldemeyer (Hrsg.), *Natur als Gegenwelt* (S. 169-196). Karlsruhe: von Loeper.

Gruner, G. S. (1760). *Die Eisgebirge des Schweizerlandes / beschrieben von Gottlieb Sigmund Gruner*. 3 Bde. Bern: Wagner.

Gruner, G. S. (1775). *Die Naturgeschichte Helvetiens in der alten Welt.*. Bern: Wagner.

Gruner, Gottlieb Sigmund. In *The 1911 Edition Encyclopedia*, aus http://1911encyclopedia.org/G/GRUNER,_GOTTLIEB_SIGMUND.htm

Grupe, O. (1988). Menschen im Sport 2000. Von der Verantwortung der Person und der Verpflichtung der Organisation. In K. Gieseler, O. Grupe & K. Heinemann (Hrsg.), *Menschen im Sport 2000. Dokumentation des Kongresses „Menschen im Sport 2000"* (S. 44-66). Schorndorf: Hofmann.

Guarinoni, H. (1610). *Die Grewel der Verwüstung menschlichen Geschlechts. In 7 unterschiedliche Bücher ... sampt einem lustigen Vortrab, abgetheilt*. Ingolstatt: Angermayr.

Guggenbühl, H. (1998). Daten zu Verkehr und Transport. In CIPRA – Internationale Alpenschutzkommission (Hrsg.), *Alpenreport* (S. 442-454). Bern: Haupt.

Günther, D. (1998). *Alpine Quergänge. Kulturgeschichte des bürgerlichen Alpinismus (1870-1930)*. Frankfurt: Campus.

Güthler, A. (2003, Februar). *Aufrüstung im alpinen Wintersport. AlpMedia Hintergrundbericht* [elektronische Version], aus http://www.alpmedia.net/pdf/Hintergrundbericht_Wintersport_D.pdf

Haas, H. (2002). Die Zurichtung der Alpen. Mensch und Berg im touristischen Zeitalter. In K. Luger & F. Rest (Hrsg.), *Der Alpentourismus. Entwicklungspotenziale im Spannungsfeld von Kultur, Ökonomie und Ökologie* (S. 51-66). Innsbruck: Studien-Verlag.

Habermas, J. (1987). *Die neue Unübersichtlichkeit*. Frankfurt/M.: Suhrkamp.

Hacquet, B. (1783). *Mineralogisch-botanische Lustreise von dem Berg Terglou in Krain zu dem Berg Glockner in Tyrol im Jahr 1779 und 1781* (2., veränd. u. verm. Aufl.). Wien: Kraus.

Haeckel, E. (1899). *Die Welträthsel*. Stuttgart: Kröner.

Hahn, H. & Kagelmann, H. J. (Hrsg.) (1993). *Tourismuspsychologie und Tourismussoziologie*. München: Quintessenz.

Haid, H. (1992). Tatort Alpen – über die Auswirkungen des Tourismus in der „ersten Welt". In E. Gnaiger & J. Kautzky (Hrsg.), *Umwelt und Tourismus* (S. 245-249). Thaur: Kulturverlag.

Haid, H. (1997). Goa in den Alpen – Mit Mut, Witz und Widerstand für eine ökologische Regionalentwicklung. In Y. Kreib & A. Ulbrich (Hrsg.), *Gratwanderung Ökotourismus. Strategien gegen den touristischen Ausverkauf von Kultur und Natur* (S. 30-43). Gießen: Focus.

Haid, H. (2000). *Sölden im Ötztal. Natur und Kultur. Ruhegebiet Ötztaler Alpen*. Innsbruck: Loewenzahn.

Halbritter, R. (2002). „Wie reist frau in Oberbayern und Tirol?". Reisende Frauen in den Alpen und ihre Wahrnehmung des Gebirges am Beispiel einer Reisebeschreibung aus dem Jahre 1911. In K. Luger & F. Rest (Hrsg.), *Der Alpentourismus. Entwicklungspotenziale im Spannungsfeld von Kultur, Ökonomie und Ökologie* (S. 142-169). Innsbruck: Studien-Verlag.

Haller, A. von (1795). *Die Alpen. Ein Gedicht. Verfertiget auf einer Alpenreise*. 25. Juli 2002, aus http://www.snl.ch/d/fuehr/expvirt/etinhelv/hallerd.htm

Hamele, H., Perret, J, Bernt, D, Siegrist, D. & Camanni, E. (1998). Viele Tourismus-Philosophien in den Alpen. In CIPRA – Internationale Alpenschutzkommission (Hrsg.), *Alpenreport* (S. 231-243). Bern: Haupt.

Hann, J. (1889). Ueber den Nutzen der täglichen Wetterkarten für den Alpenreisenden. In *MDOeAV 15*, 141-147.

Hard, G. (1983). Zu Begriff und Geschichte der „Natur" in der Geographie des 19. und 20. Jahrhunderts. In G. Großklaus & E. Oldemeyer (Hrsg), *Natur als Gegenwelt. Beiträge zur Kulturgeschichte der Natur* (S. 139-167). Karlsruhe: von Loeper.

Haring, S. A. (2001). „Auf der Suche nach einer besseren Welt". Soziologische ‚Modernisierungstheorien' im Lichte dreier Jahrhunderte. In *newsletter MODERNE Sonderheft 1*, 4-10.

Hartmann, S. (1998). *Reisen zu Zeiten des Joos de Momper (1564-1635)*, 21. Mai 2002, aus http://tthist.zedat.fu-berlin.de/shartmann/reisen/inhalt.htm

Hartmann-Tews, I. (1997). Sport und Ökologie – Anmerkungen aus gesellschaftstheoretischer Sicht. In *dvs-Informationen 12* (2), 5-8.

Hasslacher, P. (1992). Mosaiksteine für eine umweltverträgliche und sozialverantwortliche Tourismuspolitik in den Alpen. In E. Gnaiger & J. Kautzky (Hrsg.), *Umwelt und Tourismus* (S. 29-39). Thaur: Kulturverlag.

Haubl, R. (1995). Des Kaisers Neue Kleider? Struktur und Dynamik der Erlebnisgesellschaft. In H. Allmer & N. Schulz (Hrsg.), *Erlebnissport – Erlebnis Sport* (S. 5-27). Sankt Augustin: Akademia.

Hauff, V. (Hrsg.) (1987). *Unsere gemeinsame Zukunft. Der Bericht der Weltkommission für Umwelt und Entwicklung (Brundtland-Bericht)*. Greven: Eggenkamp.

Hauptmann, S. (2002). *Nachhaltigkeit. Ein Leitbild einer reflexiven Gesellschaft?* 9. Oktober 2003, aus http://www.uni-bielefeld.de/iwt/general/iwtpapers/27_02.pdf

Haushofer, M. (1870/71). Ueber Alpenreisen. In *ZDAV 2*, I. Abth., 1-15.

Hawking, S. W. (1998). *Eine kurze Geschichte der Zeit*. Reinbek bei Hamburg: Rowohlt.

Heiland, S. (1992). *Naturverständnis: Dimensionen des menschlichen Naturbezugs*. Darmstadt: Wissenschaftliche Buchgesellschaft.

Heine, H. (1997). Lutetia. Berichte über Politik, Kunst und Volksleben. In H. Heine, *Sämtliche Schriften*, Bd. 5 (S. 217-548). Hrsg. K. Briegleb. München: dtv.

Heinemann, K. & Horch, H.-D. (1988). Strukturbesonderheiten des Sportvereins. In H. Digel (Hrsg.), *Sport im Verein und im Verband* (S. 108-122). Schorndorf: Hofmann.

Heinemann, K. (1986). Zum Problem der Einheit des Sports und des Verlusts seiner Autonomie. Iin Deutscher Sportbund (Hrsg.), *Die Zukunft des Sports. Materialien zum Kongreß „Menschen im Sport 2000"* (S. 112-128). Schorndorf: Hofmann.

Heinemann, K. (1989). Der „nicht-sportliche" Sport, in K. Dietrich & K. Heinemann (Hrsg.), *Der nichtsportliche Sport: Beiträge zum Wandel im Sport* (S. 11-28). Schorndorf: Hofmann.

Heiss, H. (2002). „… Ihre Frau Mutter ist ihrer Lebensaufgabe gewachsen". Pionierinnen des frühen Tourismus. Drei biographische Skizzen. In K. Luger & F. Rest (Hrsg.), *Der Alpentourismus. Entwicklungspotenziale im Spannungsfeld von Kultur, Ökonomie und Ökologie* (S. 127-142). Innsbruck: Studien-Verlag.

Helden, A. van (1995). Derham, William. In *Galileo Project, Catalog of the Scientific Community*. 20. Juni 2003, aus http://es.rice.edu/ES/humsoc/Galileo/Catalog/catalog.html

Hennig, C. (1998). Entwurf einer Theorie des Tourismus, in H.-P. Burmeister (Hrsg.), *Auf dem Weg zu einer Theorie des Tourismus* (1. Aufl.) (S. 54-70). Rehburg-Loccum: Evangelische Akademie Loccum.

Henning, F. (1917). Durchquerung der Walliser Alpen auf Schneeschuhen. In *ZDOeAV 48*, 84-101.

Henning, F.-W. (1984). *Die Industrialisierung in Deutschland 1800 bis 1914* (6. Aufl.). Paderborn: Schöningh.

Herbers, K. (1991). Unterwegs zu heiligen Stätten – Pilgerfahrten, in H. Bausinger, K. Beyrer & G. Korff (Hrsg.), *Reisekultur: von der Pilgerfahrt zum modernen Tourismus* (S. 23-30). München: Beck.

Heß, H. (1884). *Special-Führer durch das Gesäuse und durch die Ennsthaler Gebirge zwischen Admont und Eisenerz.* Wien: Artaria.

Heß, H. (1919). Vereinsschriften. In *ZDOeAV 50*, 16-30.

HGHS – Handels- und Gewerbekammer für das Herzogthum Salzburg (1883). *Statistischer Bericht über die volkswirthschaftlichen Verhältnisse des Herzogthums Salzburg: in den Jahren 1871 bis 1880 / erstattet von der Handels- und Gewerbekammer für das Herzogthum Salzburg an seine Excellenz den Herrn Handelsminister.* Salzburg: Kammer.

HGHS – Handels- und Gewerbekammer für das Herzogthum Salzburg (1892). *Statistischer Bericht über die volkswirthschaftlichen Verhältnisse des Herzogthums Salzburg: in den Jahren 1886 bis 1890 / erstattet von der Handels- und Gewerbekammer für das Herzogthum Salzburg an seine Excellenz den Herrn Handelsminister.* Salzburg: Kammer.

Hillebrandt, F. (1999). *Exklusionsindividualität: Moderne Gesellschaftsstruktur und die soziale Konstruktion des Menschen.* Opladen: Leske + Budrich.

Hindermeyer, J. (2000). Geschichte der physikalischen Therapie und der Rehabilitation. In Toellner, R. (Hrsg.) (2000e). *Illustrierte Geschichte der Medizin*, Band 5 (S. 2579-2610). Augsburg: Weltbild.

Hinterhuber, R. (1855). *Der Tourist im Hochgebirge. Ein Handbuch zur Bereisung der Hochlande Salzburgs.* Salzburg: Mayr.

Hitzler, R. & Honer, A. (1994). Bastelexistenz. Über subjektive Konsequenzen der Individualisierung. In U. Beck & E. Beck-Gernsheim (Hrsg.), *Riskante Freiheiten. Individualisierung in modernen Gesellschaften.* Frankfurt/M.: Suhrkamp.

HLS – Historisches Lexikon der Schweiz (2002a). *Alpen – Wahrnehmung und Ideologie, 5.1 Die Entdeckung der Alpen.* 2. Februar 2003, aus http://www.snl.ch/dhs/externe/protect/textes/D8569-1-64.html

HLS – Historisches Lexikon der Schweiz (2002b, 20. Juni). *Calvinismus.* 2. Februar 2003, aus http://www.snl.ch/dhs/externe/protect/textes/D11419.html

HLS – Historisches Lexikon der Schweiz (2002c, 5. Juni). *Alpinismus.* 2. Februar 2003, aus http://www.snl.ch/dhs/externe/protect/textes/D16338.html

Hobsbawm, E. J. (1962). *The Age of Revolution. Europe 1789-1848.* London: Weidenfeld & Nicolson.

Hoefler, M. (1884). Land und Leute im Isarwinkel. In *ZDOeAV 15*, 472-489.

Hoek, H. & Richardson, E. C. (1910). *Der Schi und seine sportliche Benutzung* (4. Aufl.). München: Lammers.

Hoferwirt (o. J.). *Tradition in Neustift im Stubaital ... Der Hoferwirt ... zentral im Ort.* 9. Juli 2003, aus http://www.hoferwirt.at/dhtml/geschichte.htm

Hoffmann, F. (1748-1753). *Opera Omnia Physico-Media.* 6 Theile. Genf: De Tournes.

Hoffmann, G. & Rösch, H. (1984). *Grundlagen, Stile, Gestalten der deutschen Literatur* (9. überarb. Aufl.). Frankfurt/M.: Hirschgraben.

Hoffmann, F. (1998). „Die Fremden sind jetzt unsere Götter". Tourismus und sozialer Wandel im Bundesland Salzburg, 1945 – 1997. In R. Bachleitner, H. J. Kagelmann & A. G. Keul (Hrsg.), *Der durchschaute Tourist. Arbeiten zur Tourismusforschung* (S. 83-95). München: Profil.

Hofmeier, W. (1931). Zurechtfinden im Gelände. In DOeAV – Deutscher und Österreichischer Alpenverein (Hrsg.), *Alpines Handbuch Bd. II* (S. 59-87). Leipzig: Brockhaus.

Hogenauer, E. (1885). Der Alpinismus als Element der Culturgeschichte. In *ZDOeAV 16*, 80-96.

Holzamer, K. (1961). *Philosophie. Einführung in die Welt des Denkens.* Gütersloh: Bertelsmann.

Holzer, M. (1912). Das Automobil. In *Die Aktion 2* (34), 1072–1073.

Hömberg, E. (1977). Reisen – zwischen Kritik und Analyse. Zum Stand der Tourismusforschung. In Institut für Auslandsbeziehungen (Hrsg.), *Tourismus und Kulturwandel* (S. 36-41). Stuttgart: Institut für Auslandsbeziehungen.

Hömberg, E. (1977). *Tourismus. Funktionen, Strukturen, Kommunikationskanäle.* München: tuduv.

Horkheimer, M. & Adorno, T. W. (1947/1971). *Dialektik der Aufklärung. Philosophische Fragmente.* Frankfurt/M.: Fischer

Horn, P. (1999). „Jener reine, kühle Lebensatem, den die Gebirgsvölker auf ihren Alpen einsaugen" (Eichendorff). Die imaginierten Berge des späten 18. und frühen 19. Jahrhunderts. In Institut zur Erforschung und Förderung österreichischer und internationaler Literaturprozesse, *Projekt „Kulturweg".* 28. Oktober 2002, aus http://www.inst.at/berge/virtualitaet/phorn.htm

Horx, M. (1998). *Gäste im Wandel.* 4. März 2002, aus http://www.bbn.at/wigem/Texte/Projekte/ Projekte_98/Horx.htm

Hradil, S. (1990). Postmoderne Sozialstruktur? Zur empirischen Relevanz einer „modernen" Theorie sozialen Wandels. In P. A. Berger & S. Hradil (Hrsg.), *Lebenslagen, Lebensläufe, Lebensstile* (S. 125-152). Göttingen: Schwartz.

Hubschmid, H. (1997). *Der Aufschwung Europas nach dem Jahr 1000* (1. Aufl.). Zürich: Orell Füssli.

Huf, S. (1998). *Sozialstaat und Moderne: Modernisierungseffekte staatlicher Sozialpolitik.* Berlin: Duncker und Humblot.

Hufeland, C. W. (1795/1823). *Makrobiotik oder Die Kunst das menschliche Leben zu verlängern* (5. verm. rechtmässige Aufl.). Berlin: Reimer.

Hufeland, C. W. (1795/1988). *Makrobiotik oder die Kunst, das menschliche Leben zu verlängern* (2. Aufl.). Frankfurt/M.: Insel.

Hunziker, W. & Krapf, K. (1942). *Grundriss der allgemeinen Fremdenverkehrslehre.* Zürich: Polygraphischer Verlag.

HVO – Historischer Verein Oberammergau 1999 e. V. (o. J.). *Ortsgeschichte.* 15. November 2003, aus http://www.historischer-verein.de/ortsgeschichte.htm

Ilwof, F. (1882). Erzherzog Johann und seine Beziehungen zu den Alpenländern. In *ZDOeAV 13*, 1-47.

IPCC – Intergovernmental Panel on Climate Change (2001). *3rd Assessment Report.* 9. März 2004, aus http://www.grida.no/climate/ipcc_tar/vol4/english/index.htm

IPK International (1999). *Winter-Urlaub in Österreich. Untersuchung am deutschen Markt. Studie im Auftrag des BM für Wirtschaft und Arbeit.* Kurzfassung [elektronische Version]. 23. Dezember 2004, aus http://www.seilbahn.net/thema/winterurlaub.pdf

Jahne, L. (1881). Die touristische Bedeutung der Karawanken. In *ZDOeAV 12*, 97-112.

Jetz werds Eng – Initiative gegen den Ausverkauf des Naturschutzgebiets Karwendel (o. J.). *Eng in Zahlen.* 21. November 2003, aus http://www.jetz-werds-eng.de/info.htm

Johannes Jacob Scheuchzer (1672-1733). Zürcher Naturforscher und Universalgelehrter. 21. Oktober 2002, aus http://home.tiscalinet.ch/biografien/biografien/scheuchzer.htm

Jontes, L. (1999). *Geschichte der Universitätsbibliothek Leoben.* 12. September 2002, aus http://www.unileoben.ac.at/~bibwww/Hb/gesch.html

Jost, K. (2004). *Dickes Kompliment an die INTERSPORT-Mitglieder. INTERSPORT-Pressekonferenz zur ispo Winter 2004 am 1. Februar 2004 in München.* 16. April 2004, aus http://www.sportpress.de/ intersport/2004/jost_bericht_ispowi2004.htm

Jungk, R. (1980). Wieviel Touristen pro Hektar Strand? In *Geo 10*, 154-156.

Junker, B. (1997). Geschichte des Kantons Bern seit 1798, Band III: Tradition und Aufbruch 1881 1995. In *Historischer Verein des Kantons Bern.* 7. Dezember 2002, aus http://www.stub.unibe.ch/ extern/hv/gkb/iii/kap2.html

Kälin–Schönbächler, E. (1997, Dezember). *Berufsbild Bergführer/Bergführerin.* 4. September 2002, aus http://www.4000plus.ch/docs/Berufsbild_d.pdf

KGWV – Kammer der Gewerblichen Wirtschaft für Vorarlberg (Hrsg.) (1952). *100 Jahre Handelskammer und gewerbliche Wirtschaft in Vorarlberg.* Feldkirch: Unterberger.

Kant, I. (1781/o. J.). *Kritik der reinen Vernunft.* 2 Bde. Hrsg. W. Weischedel. Frankfurt/M.: Suhrkamp.

Kant, I. (1790/1996). *Kritik der Urteilskraft* (2. Aufl.). Hrsg. W. Weischedel. Frankfurt/M.: Suhrkamp.

Kaschuba, W. (1991). Die Fußreise, in H. Bausinger, K. Beyrer & G. Korff (Hrsg.), *Reisekultur: von der Pilgerfahrt zum modernen Tourismus* (S. 165-173). München: Beck,.

Kaspar, C. (1991). *Die Tourismuslehre im Grundriss* (4. überarb. und erg. Aufl.). Bern: Haupt.

Kaspar, C. (1995). *Management im Tourismus. Eine Grundlage für die Führung von Tourismusunternehmen und -organisationen.* Bern: Haupt.

Katzschmann, D. (Red.) (1995). *Lebensalltag im Mittelalter.* Stuttgart: Das Beste.

Kautzky, H. (1992). Tourismus und alpine Umwelt – eine Einführung. In E. Gnaiger & J. Kautzky (Hrsg.), *Umwelt und Tourismus* (S. 10-13). Thaur: Kulturverlag.

Kautzky, R. (1995). *Autofreie Tourismusorte: Eine Vergleichsstudie Schweiz – Österreich*. Diplomarbeit, Universität für Bodenkultur, Wien.

Kempff, M (1901/02). Intermezzo, erschienen im Berliner Lokal-Anzeiger 1901/02. In *Märkischer Ruderverein e.V. Berlin* (2002). 6. März 2004, aus http://www.maerkischerrv.de/geschichte/lokalanzeiger06.htm

Kepser, M. (2002). *Die Alpen in der deutschsprachigen Literatur. Eine Spurensuche*. Überarbeitete Version des Vortrags vom 15. Januar 2002, gehalten im Rahmen der Ringvorlesung „Die Alpen", Pädagogische Hochschule Freiburg i. Br. 26. April 2003, aus http://home.ph-freiburg.de/kepser/alpen/alpdruck.htm

Kinder H. & Hilgemann W. (1986). *dtv-Atlas zur Weltgeschichte, Band 1 und 2* (21. Aufl.). München: dtv.

Kinzel, K. (1910). *Wie reist man in Oberbayern und Tirol? Ein Buch zum Lust- und Planmachen* (9. Aufl.). Schwerin: Fr. Bahn.

Kiss, G. (1989). *Evolution soziologischer Grundbegriffe*. Stuttgart: Enke.

Klein, R. (1900). Der Nordföhn zu Tragöss. In *ZDOeAV 31*, 61-79.

Kleinhans, M. (2001). Natursport und Naturschutz. In H. Egner (Hrsg.), *Natursport – Schaden oder Nutzen für die Natur?* (S. 7-20). Hamburg: Czwalina.

Kloeden, W. von (2002). Jean-Jacques Rousseau. In *Biographisch-Bibliographisches Kirchenlexikon Band VIII* (Sp. 845-857). 2. Mai 2003, aus http://www.bautz.de/bbkl/r/rousseau_j_j.shtml

Kloster Arenberg (o. J.). *Wellness: Körper – Geist – Seele. Die Gesundheitslehre von Pfarrer Sebastian Kneipp zeitgemäß interpretiert*. 27. August 2003, aus http://www.urlaub-im-kloster.de/wellness.htm

Klute, J. (2000). *Was kommt nach der Arbeitsgesellschaft?* 4. April 2002, aus http://www.reformwerkstatt-ruhr.de

Knebel, H.-J. (1960). *Soziologische Strukturwandlungen im modernen Tourismus*. Stuttgart: Enke.

Kneer, G. & Nassehi, A. (1993). *Niklas Luhmanns Theorie sozialer Systeme*. München: UTB.

Kneer, G. (1996). *Rationalisierung, Disziplinierung und Differenzierung. Zum Zusammenhang von Sozialtheorie und Zeitdiagnose bei Jürgen Habermas, Michel Foucault und Niklas Luhmann*. Opladen: Westdeutscher Verlag.

Kneipp, S. (1897/1953). *So sollt ihr leben*. Hrsg. u. Bearb. C. Fey. München: Knaur.

Knie, A. & Rammler, S. (1999). „Automobilität und Selbstbeweglichkeit". Soziologische Überlegungen zur besonderen Affinität von Moderne und Motorisierung. In A. v. Vegesack & M. Kries (Hrsg.), *„Automobility – Was uns bewegt". Katalog zur gleichnamigen Ausstellung des Vitra Design Museums* (S. 352-366). Weil am Rhein: o. V.

Köck, C. (1990). *Sehnsucht Abenteuer. Auf den Spuren der Erlebnisgesellschaft*. Berlin: Transit.

Köck, F. (o. J.). *Die Säumer. Die ersten Spediteure der Alpen*. 19. März 2004, aus http://meineseite.i-one.at/achlhof/Geschichte.htm

Krause, D. (1999). *Luhmann-Lexikon. Eine Einführung in das Gesamtwerk von Niklas Luhmann* (2. vollst. überarb., erw. u. aktualis. Aufl.). Stuttgart: Enke.

Krempien, P. (2000). *Geschichte des Reisens und des Tourismus. Ein Überblick von den Anfängen bis zur Gegenwart*. Limburgerhof: FBV.

Kreuter, F. (1884). *Ueber Eisenbahnen im Gebirge*. In *ZDOeAV 15*, 228-261.

Krippendorf, J. (1986). *Die Ferienmenschen. Für ein neues Verständnis von Freizeit und Reisen*. München: dtv.

Krippendorf, J., Kramer, D., & Müller, H. (1987). *Freizeit und Tourismus. Eine Einführung in Theorie und Politik*. Bern: FIF.

Kronbichler, E. (2001). Bewegungsökologie – zur Rettung der Natur? In H. Egner (Hrsg.), *Natursport – Schaden oder Nutzen für die Natur?* (S. 45-56). Hamburg: Czwalina.

Krüger, A. (1993). Cui Bono? Die Rolle des Sports in den Massenmedien. In A. Krüger & S. Scharenberg (Hrsg.), *Wie die Medien den Sport aufbereiten. Ausgewählte Aspekte der Sportpublizistik*. Berlin: Tischler.

Kruse, L. (1983). Katastrophe und Erholung – Die Natur in der umweltpsychologischen Forschung. In G. Großklaus & E. Oldemeyer (Hrsg), *Natur als Gegenwelt. Beiträge zur Kulturgeschichte der Natur* (S. 121-135). Karlsruhe: von Loeper.

Kübler, A. (1898). Das Thannheimer Thal. In *ZDOeAV 29*, 143-181.

Kuhfahl, G. A. (1908). Die Sächsische Schweiz als Klettergebiet. In *ZDOeAV 34*, 177-197.

Kulinat, K. (1984). *Geographie des Freizeit- und Fremdenverkehrs.* Darmstadt: Wissenschaftliche Buchgesellschaft.

Kurbad Meran (o. J.). *Willkommen im Kurbad Meran. History.* 28. August 2003, aus http://www.termemerano.com/dt/history.html

Kurtz, D. (1869/70). Ueber Alpen-Reisehandbücher und was zu ihnen gehört. In *ZDAV 1*, 99-111.

Kurz, R. (1997). Metaphysik der Arbeit. Die historische Karriere eines scheinbar überhistorischen Begriffs. In *Förderverein Krisis e. V.* 29. Mai 2003, aus http://www.diskussionsabend.de/metaphysikarbeit.htm

Küttner, K. G. (1785). *Briefe eines Sachsen aus der Schweiz an Seinen Freund in Leipzig.* Theil 2. Leipzig: Dyk.

Laermann, K. (1976). Raumerfahrung und Erfahrungsraum. Einige Überlegungen zu Reiseberichten aus Deutschland vom Ende des 18. Jahrhunderts. In H. J. Piechotta (Hrsg.), *Reise und Utopie. Zur Literatur der Spätaufklärung* (S. 57-97). Frankfurt/M.: Suhrkamp.

Laimer, C. (o. J.). Antiurbanismus und der Mythos vom natürlichen Leben. In *Schwerpunkt Stadtökologie.* 17. Februar 2003, aus http://www.derive.at/archiv/deriveNo4/Laimer_Antiurbanismus.htm

Lama, D. (o. J.). *1980er Jahre bis heute. „Sportklettern wird Massensport".* 31. August 2003, aus http://www.mountainfuture.at/deutsch/epochen/00225David.htm

Lammer, G. E. (1984). Worte eines Fessellosen. In *Alpin 7*, 64-65.

Lamprecht, M. & Stamm, H. (2000). *Sport Schweiz 2000. Sportaktivität und Sportkonsum der Schweizer Bevölkerung.* Basel: Schweizerischer Olympischer Verband, Sport-Toto-Gesellschaft.

Land Salzburg (2002). *Statistik Land Salzburg 1984-2002.* Salzburg: o. V.

Land Tirol (2003a). *Bike & Rad in Tirol. Tirol Vital Route – quer durch die Alpen.* 29. Oktober 2003, aus http://www.tirol.at/themen/touren_archiv_bl...1.html?_blid=21216&_thema=26410

Land Tirol (2003b). *Bike & Rad in Tirol. Modell Tirol.* 29. Oktober 2003, aus http://www.tirol.at/themen/thema_artikel_bl...1.html?_blid=21216&_thema=26410&_thues=&_rub=50447&_blest=&_thema_orig=&_thues_orig

Land Vorarlberg (o. J.). *Tourismusjahre seit 1983.* 14. Februar 2004, aus http://www.vorarlberg.at/pdf/5_tourismusjahreseit1983_.pdf

Landesmuseum Kärnten (2002). *Sonderausstellung Ansichten vom Berg – Der Wandel eines Motivs in der Druckgrafik von Dürer bis Heckel, vom 19. Juli bis 30. November 2002.* Pressemappe.

Landessstatistik Tirol (2003, 24. Oktober). *Tourismus in Tirol. Aktuelle Statistiken und die Entwicklung der letzten Jahre im Tiroler Tourismus,* aus http://www.tirol.gv.at/themen/zahlenundfakten/statistik/tourismus.shtml

Landesstatistik Steiermark (o. J. a). *Tourismusstatistik des Landes Steiermark. Ankünfte in allen Unterkunftsarten (insgesamt). Bezirke KLJ 1981-1990.* 15. Februar 2004, aus http://www.verwaltung.steiermark.at/cms/dokumente/10020073/481b9542/ZRgdKLJiauaANKU1981199043.pdf

Landesstatistik Steiermark (o. J. b). *Tourismusstatistik des Landes Steiermark. Ankünfte in allen Unterkunftsarten (insgesamt). Bezirke KLJ 1991-2000.* 15. Februar 2004, aus http://www.verwaltung.steiermark.at/cms/dokumente/10020073/1d604e3b/ZRbzKLJiauaANKU1991200043.pdf

Landesstatistik Steiermark (o. J. c). *Tourismusstatistik des Landes Steiermark. Ankünfte in allen Unterkunftsarten (insgesamt). Bezirke KLJ 2001-2010.* 15. Februar 2004, aus http://www.verwaltung.steiermark.at/cms/dokumente/10020073/dcdc9007/ZRbzKLJiauaANKU2001201043.pdf

LFS – Landesverband für Fremdenverkehr für Salzburg (Hrsg.) (1902). *Salzburg, Stadt und Land.* Red. H. Kerber. Salzburg: Kerber.

Landow, G. P. (o. J.). Thomas Burnet & Sublimity of the Ruined Earth. In *The Victorian Web. Literature, History & Culture in the age of Victoria.* 3. Oktober 2002, aus http://65.107.211.206/victorian/victov.html

Largiader, U. & Oelz, O (1993). Analyse von Überlastungsschäden beim Klettern. In *Schweizer Zeitschrift für Sportmedizin 41*, 3, 107-114.

Lass-Adelmann, A. (2002). Auf Petrarcas Spuren. Eine Geschichtsstunde am Mont Ventoux. In *Bietigheimer Zeitung*, 18. Mai 2002, 14.

Lauterwasser, E. (1989). *Skisport und Umwelt. Ein Leitfaden zu den Auswirkungen des Skisports auf Natur und Umwelt.* Weilheim: Stöppel.

Lay, M. G. (1994). *Die Geschichte der Straße.* Frankfurt/M., New York: Campus.

Le Goff, J. (1975). *Das Hochmittelalter.* Fischer Weltgeschichte, Bd. 11. Frankfurt/M.: Fischer.

Lehner, W. (1924). *Die Eroberung der Alpen*. Leipzig: Grethlein & Co.

Leibetseder, M. (2003, 5. Februar). *Baden gegangen? Einblicke in zwei Jahrtausende europäischer Bade- und Bäderkultur*. Literaturrezension: Matheus, M. (Hrsg.) (2001). Badeorte und Bäderreisen in Antike, Mittelalter und Neuzeit. Stuttgart: Steiner. 16. März 2004, aus http://www.iasl.uni-muenchen.de/rezensio/liste/leibetse.html

Leibniz, G. W. (1906). *Neues System der Natur und der Gemeinschaft der Substanzen, wie der Vereinigung zwischen Körper und Seele*; Übers. v. A. Buchenau. Leipzig: Meiner.

LfU – Landesanstalt für Umweltschutz Baden-Württemberg (Hrsg.) (2001). *Lokale Agenda 21 in kleinen Gemeinden. Ein Praxisleitfaden mit Beispielen*. Überarbeitete Fassung. Karlsruhe: o. V.

Limmroth-Kranz, S. (1997). *Lesen im Lebenslauf. Lesesozialisation und Leseverhalten 1930 bis 1996 im Spiegel lebensgeschichtlicher Erinnerungen* [elektronische Version]. Dissertation, Universität Hamburg, aus http://webdoc.gwdg.de/ebook/fk/1999/limmroth-kranz/pub2.html

Löffler, H. (1977). *Das große Lexikon der Naturheilkunde*. Bielefeld: Eska.

Loo, H. van der & Reijen, W. van (1992). *Modernisierung. Projekt und Paradox*. München: dtv.

LTV – Landesverband für Tourismus Vorarlberg (1993). *100 Jahre Landesverband für Tourismus*. Bregenz: Ruß.

Lüdtke, H. (1972). *Freizeit in der Industriegesellschaft. Emanzipation oder Anpassung?* Opladen: Leske + Budrich.

Luger, K. & Inmann, K. (Hrsg.) (1995). Die „verreisten Berge". Kultur und Tourismus im Hochgebirge – Eine Einleitung. In K. Luger & K. Inmann (Hrsg.), *Verreiste Berge. Kultur und Tourismus im Hochgebirge* (S. 9-17). Innsbruck: Studien-Verlag

Luger, K. & Rest, F. (2002). Der Alpentourismus. In K. Luger & F. Rest (Hrsg.), *Der Alpentourismus* (S. 11-50). Innsbruck: Studien-Verlag.

Luger, K. & Rest, F. (2002). *Der Alpentourismus*. Innsbruck: Studien-Verlag.

Luger, K. & Rest, F. (2002). Der Alpentourismus. Konturen einer kulturell konstruierten Sehnsuchtslandschaft. In K. Luger & F. Rest (Hrsg.), *Der Alpentourismus. Entwicklungspotenziale im Spannungsfeld von Kultur, Ökonomie und Ökologie* (S. 11-46). Innsbruck: Studien-Verlag.

Luger, K. (1995). Kulturen im Veränderungsstreß. Kulturtheoretische Überlegungen zur Tourismusdebatte, in K. Luger & K. Inmann (Hrsg.), *Verreiste Berge. Kultur und Tourismus im Hochgebirge* (S. 19-42). Innsbruck: Studien-Verlag.

Luger, K. (o. J.). *Kommunikation im Tourismus. Projektskizze für eine kommunikationswissenschaftliche Tourismusforschung*. 22. April 2002, aus http://www.aurora-magazin.at/gesellschaft/luger.htm

Luhmann, N. & Schorr, K.-E. (1979). *Reflexionsprobleme im Erziehungssystem*. Stuttgart: Klett-Cotta.

Luhmann, N. (1967). Soziologie als Theorie sozialer Systeme. In *Kölner Zeitschrift für Soziologie und Sozialpsychologie 19*, 615-644.

Luhmann, N. (1969). Die Praxis der Theorie. In *Soziale Welt 20*, 129-144.

Luhmann, N. (1972). *Soziologische Aufklärung 1. Aufsätze zur Theorie sozialer Systeme* (3. Aufl.). Opladen: Westdeutscher Verlag.

Luhmann, N. (1975a): Veränderungen im System gesellschaftlicher Kommunikation und die Massenmedien. In O. Schatz (Hrsg.), *Die elektronische Revolution. Wie gefährlich sind die Massenmedien?* Graz: Styria.

Luhmann, N. (1975b). *Soziologische Aufklärung 2*. Opladen: Westdeutscher Verlag.

Luhmann, N. (1977). *Funktion der Religion*. Frankfurt/M.: Suhrkamp.

Luhmann, N. (1978). Geschichte als Prozeß und die Theorie sozio-kultureller Evolution. In K.-G. Faber & C. Meier (Hrsg.), *Theorie der Geschichte. Beiträge zur Historik, Band 2: Historische Prozesse* (S. 413-440). München: dtv.

Luhmann, N. (1980a). *Soziologische Aufklärung 5*. Opladen: Westdeutscher Verlag.

Luhmann, N. (1980b). *Gesellschaftsstruktur und Semantik 1*. Frankfurt/M.: Suhrkamp.

Luhmann, N. (1981a). *Politische Theorie im Wohlfahrtsstaat*. München: Olzog.

Luhmann, N. (1981b). *Soziologische Aufklärung 3*. Opladen: Westdeutscher Verlag.

Luhmann, N. (1981c). Gesellschaftsstrukturelle Bedingungen und Folgeprobleme des naturwissenschaftlich-technischen Fortschritts. In R. Löw, P. Koslowski & P. Kreuzer (Hrsg.), *Fortschritt ohne Maß? Eine Ortsbestimmung der wissenschaftlich-technischen Zivilisation* (S. 113-131). München: Piper.

Luhmann, N. (1982). *Liebe als Passion*. Frankfurt/M.: Suhrkamp.

Luhmann, N. (1983). Anspruchsinflation im Krankheitssystem. In P. Herder-Dorneich & A. Schuller (Hrsg.), *Die Anspruchsspirale*. Stuttgart: Kohlhammer.

Luhmann, N. (1985). *Soziale Differenzierung. Zur Geschichte einer Idee*. Opladen: Westdeutscher Verlag.

Luhmann, N. (1987a). *Soziale Systeme*. Frankfurt/M.: Suhrkamp.

Luhmann, N. (1987b). Die gesellschaftliche Differenzierung und das Individuum. In T. Olk & H.-U. Otto (Hrsg.), *Soziale Dienste im Wandel. 1. Helfen im Sozialstaat* (S. 121-137). Neuwied: Luchterhand.

Luhmann, N. (1987c). *Soziologische Aufklärung 4. Beträge zur funktionalen Differenzierung der Gesellschaft*. Opladen: Westdeutscher Verlag.

Luhmann, N. (1988a). Soziologie für unsere Zeit, in M. Meyer (Hrsg.), *Wo wir stehen – Dreißig Beiträge zur Kultur der Moderne* (S. 53–59). München: Piper.

Luhmann, N. (1988b). *Ökologische Kommunikation: Kann die moderne Gesellschaft sich auf ökologische Gefährdungen einstellen?* (2. Aufl.). Opladen: Westdeutscher Verlag.

Luhmann, N. (1989). *Gesellschaftsstruktur und Semantik 3*. Frankfurt/M.: Suhrkamp.

Luhmann, N. (1990). *Die Wissenschaft der Gesellschaft*. Frankfurt/M.: Suhrkamp.

Luhmann, N. (1991). *Soziologie des Risikos*. Berlin: de Gruyter.

Luhmann, N. (1992). *Beobachtungen der Moderne*. Opladen: Westdeutscher Verlag.

Luhmann, N. (1994). Die Gesellschaft und ihre Organisationen. In H.-U. Derlien, U. Gerhardt & F. W. Scharpf (Hrsg.), *Systemrationalität und Partialinteresse: Festschrift für Renate Mayntz* (S. 189-201). Baden-Baden: Nomos.

Luhmann, N. (1995a). *Soziologische Aufklärung 6*. Opladen: Westdeutscher Verlag.

Luhmann, N. (1995b). *Gesellschaftsstruktur und Semantik 4*. Frankfurt/M.: Suhrkamp.

Luhmann, N. (1996a). *Die Realität der Massenmedien*. Opladen: Westdeutscher Verlag.

Luhmann, N. (1996b). *Liebe als Passion. Zur Codierung von Intimität*. Frankfurt/M.: Suhrkamp.

Luhmann, N. (1996c). *Protest. Systemtheorie und soziale Bewegungen*. Frankfurt/M.: Suhrkamp.

Luhmann, N. (1997). *Die Gesellschaft der Gesellschaft*. Frankfurt/M.: Suhrkamp.

Luhmann, N. (2000). *Organisation und Entscheidung*. Hrsg. D. Baeker. Opladen: Westdeutscher Verlag.

Lumpe, A. (1994). PTOLEMAIOS, Klaudios. In *Biographisch-Bibliographisches Kirchenlexikon Band VII* (Sp. 1045-1049). 17. Juni 2003, aus http://www.bautz.de/bbkl/p/ptolemaios_k.shtml

Lutz, R. (1992). Der subjektive Faktor. Ansätze einer Anthropologie des Reisens. In D. Kramer & R. Lutz (Hrsg.), *Reisen und Alltag. Beiträge zur kulturwissenschaftlichen Tourismusforschung* (S. 229-273). Frankfurt/M.: Inst. für Kulturanthropologie und Europ. Ethnologie.

Mahngabati, A. & Ammer, U. (1988). Auswirkungen des Tourismus auf den Bergwald. In *Jahrbuch des Vereins zum Schutz der Bergwelt 53*, 107-114.

Mainzer, K. (1989). Von der Naturphilosophie zur Naturwissenschaft. In D. Weber (Hrsg.), *Vom Wandel des neuzeitlichen Naturbegriffs* (S. 11-32). Konstanz: Universitäts-Verlag.

Manhart, M. (2001). Pro Kunstschnee. In *Kontexte 4*, 12.

Mann, T. (1924). *Der Zauberberg*. Berlin: Fischer.

Markert, J. (1998). *Merkmale der Gattung Idylle anhand Salomon Geßners „Der Wunsch"*. Hausarbeit, Universität Köln. 6. März 2003, aus http://www.hausarbeiten.de/archiv/germanistik/germsalomon-gessners-der-wunsch.shtml

Marx, K (1867). Über die Verelendung. In K. Marx (1962), *Das Kapital*, Bd. 1. Berlin/DDR: Dietz.

Marx, K. & Engels, F. (1956). *Werke*, Bd. I. Berlin/DDR: Dietz.

Maslow, A. M. (1943). A Theory of Human Motivation. In *Psychological Review 50*, 370-396.

Matheus, M. (Hrsg.) (2001). *Badeorte und Bäderreisen in Antike, Mittelalter und Neuzeit*. Stuttgart: Steiner.

Mayer, P. (2001). *Bertholt Brecht, Leben des Galilei*. 8. August 2002, aus http://books.prmweb.de/brecht/brecht1.html

Mayntz, R. (1988a). Funktionelle Teilsysteme in der Theorie sozialer Differenzierung. In R. Mayntz, B. Rosewitz, U. Schimank & R. Stichweh, *Differenzierung und Verselbständigung. Zur Entwicklung gesellschaftlicher Teilsysteme* (S. 11-44). Frankfurt: Campus.

Mayntz, R. (1988b). Zur Entwicklung technischer Infrastruktursysteme. In R. Mayntz, B. Rosewitz, U. Schimank & R. Stichweh, *Differenzierung und Verselbständigung. Zur Entwicklung gesellschaftlicher Teilsysteme* (S. 233-259). Frankfurt/M.: Campus.

Mayr, C. (1999, 5. März). Die Natur schlägt zurück. In *Freitag: Die Ost-West-Wochenzeitung*. 10. Oktober 2003, aus http://www.freitag.de/1999/10/99100301.htm

Mayring, P. (1997). *Qualitative Inhaltsanalyse: Grundlagen und Techniken.* Weinheim: Deutscher Studien-Verlag.

Meindl, L. (2003). *Die Outdoor-Branche bleibt ihrer Rolle als Speerspitze der funktionellen Innovation treu. Hauptpressekonferenz ispo winter 03 am 29. Januar 2003 in München.* 16. April 2004, aus http://www.ispo.de/media/presse/texte/35diswi03StatementMeindl.doc

Meinecke, E. (2001). *Über Volk, Gott und Erkenntnistheorie aus der Sicht von Naturwissenschaft und Philosophie. Absteckung eines Argumentationsrahmens,* 13. August 2001, aus http://www.hohewarte.de/MuM/Jahr2001/Volk0105.html

Meixner, W. (1994). „... dass es etwas gar zu viel Cultur in die Berge bringt." – Aspekte der Bewertung des frühen Fremdenverkehrs in Tirol durch Gäste und Einheimische. In B. Pöttler (Hrsg.), *Tourismus und Regionalkultur. Referate der Österreichischen Volkskundetagung 1992 in Salzburg* (S. 129-147). Wien: Selbstverlag.

Menger, H. (1931). Das Bergführerwesen. In DOeAV – Deutscher und Österreichischer Alpenverein (Hrsg.), *Alpines Handbuch Bd. II* (S.307-367). Leipzig: Brockhaus.

Merten, K. (1995). *Inhaltsanalyse. Einführung in Theorie, Methode und Praxis* (2. Aufl.). Opladen: Westdeutscher Verlag.

Messner, R. (1992). Schöne neue Welt vertikal. In *Der Bergsteiger 6,* 71-73.

Metscher, T. (2001). Kulturgeschichte der Bergwelt. Entwurf eines Forschungsprojektes. In Institut zur Erforschung und Förderung österreichischer und internationaler Literaturprozesse, *Projekt „Kulturweg".* 29. Dezember 2002, aus http://www.inst.at/berge/projekte/metscher_kulturgeschichte.htm

Metzner, A. (1993). *Probleme sozio-ökologischer Systemtheorie. Natur und Gesellschaft in der Soziologie Luhmanns.* Opladen: Westdeutscher Verlag.

Meurer, J. (1882). *Handbuch des Alpinen-Sport. Mit 7 Abbildungen und einer Karte der Alpen.* Wien: Hartleben.

Meyer, P. C. (2000). *Rollenkonfigurationen, Rollenfunktionen und Gesundheit.* Opladen: Leske + Budrich.

MHIZ – Medizinhistorisches Institut und Museum der Universität Zürich (2003).*MHIZ-Schaufenster-Galerie Juli 2003.* 26. August 2003, aus http://www.mhiz.unizh.ch/gallery/Galerie03.html#juli

Michel, P. (1999). Aufklärung aus Anlass der Finsternis. Johann Jakob Scheuchzer und die Sonnenfinsternis von 1706. In *Neue Zürcher Zeitung,* 9. August 1999, 16.

Michels, H. (1998). Wenn einer eine Reise tut, dann kann er was erleben! In H. Allmer & Schulz, N. (Hrsg.), *Erlebnissport – Erlebnis* Sport (S. 46-59). St. Augustin: Academia.

Mickel, W. & Mutschler, F. (1987). Die Revolution des Bürgertums 1789: Der Kampf um den demokratischen Verfassungsstaat. In W. Mickel & B. Wiegand (Hrsg.), *Geschichte, Politik und Gesellschaft, Band 1: Von der französischen Revolution bis zum Ende des 2. Weltkrieges* (S. 5-54). Frankfurt/M.: Hirschgraben.

Mickel, W. & Wiegand, B. (Hrsg.) (1987). *Geschichte, Politik und Gesellschaft, Band 1: Von der französischen Revolution bis zum Ende des 2. Weltkrieges.* Frankfurt/M.: Hirschgraben.

Mickel, W. (1987). Die gesellschaftlichen und politischen Veränderungen in Deutschland bis 1848. In W. Mickel & B. Wiegand (Hrsg.), *Geschichte, Politik und Gesellschaft, Band 1: Von der französischen Revolution bis zum Ende des 2. Weltkrieges* (S. 55-104). Frankfurt/M.: Hirschgraben.

Mickel, W. (1987). Die soziale Frage und die Kritik an der bürgerlichen Gesellschaft. In W. Mickel & B. Wiegand (Hrsg.), *Geschichte, Politik und Gesellschaft, Band 1: Von der französischen Revolution bis zum Ende des 2. Weltkrieges* (S. 206-257). Frankfurt/M.: Hirschgraben.

Miglbauer, E. (1995). Radtourismus als Element der regionalen Tourismusförderung. In A. Dreyer & A. Krüger (Hrsg), *Sporttourismus – Management und Marketing-Handbuch* (S. 341-361). München: Oldenbourg.

Miles, S. J. (1991). From Being to Becoming: Science and Theology in the Eighteenth Century. In *Perspectives on Science and Christian Faith 43,* 215 [elektronische Version]. 19. August 2002, aus http://www.asa3.org/ASA/PSCF/1991/PSCF12-91Miles.html

Modlmayr, H. (1893). Bergsport und Alpinismus. In *MDOeAV 19,* 180-191.

Moll, C. E. von (Hrsg.) (1799). *Jahrbuch für Berg- und Hüttenkunde,* Band 4. Salzburg: Mayersche Buchhandlung.

Mommsen, J. (1975). *Das Zeitalter des Imperialismus.* Fischer Weltgeschichte, Bd. 28. Frankfurt/M.: Fischer.

Moriggl, J. (1919). Führerwesen. In *ZDOeAV 50,* 100-125.

Morrigl, F. (1929). Zehn Jahre Vereinsgeschichte 1919-1929. In *ZDOeAV 60*, 301-355.

Morrigl, J. (1911). *Von Hütte zu Hütte. Führer zu den Schutzhütten*. 6 Bde. Leipzig: Hirzel.

Mosimann, T. (1991). Beschneiungsanlagen in der Schweiz. In *Geosythesis 2*, 1-91.

Mountain Wilderness Schweiz (1996). *Alpinismus und Umwelt. Verkehr, Hüttenbewirtschaftung, Umweltverhalten und Umweltbewusstsein von AlpinistInnen* [elektronische Version]. 24. Januar 2003, aus http://www.mountainwilderness.ch/index.php?id=319&no_cache=1&file=28&uid=435

Müller, H. (1996). Tourismus im ökologischen Spannungsfeld – Stand der Forschung und neue Forschungsparadigmen. In G. Fischer & C. Laesser (Hrsg.), *Theorie und Praxis der Tourismus- und Verkehrswirtschaft im Wertewandel* (S. 117-128). Bern: Haupt.

Müller, H. (2002). *Der Alpentourismus vor grossen Herausforderungen*. 13. Dezember 2002, aus http://www.kulturelemente.org/zeitschrift/33_01/33_01.html

Müller-Funk, W., Saurer, E. & Schmidt-Dengler, W. (o. J.). *Die Spur der Romantik in Wien*. Ein vom FWF gefördertes, interdisziplinäres Projekt zur Erforschung der Romantikrezeption in der ersten Hälfte des 19. Jahrhunderts in Wien. 13. März 2003, aus http://homepage.univie.ac.at/Romantik.Germanistik/eins.html

Müller-Schneider, T. (2000). Die Erlebnisgesellschaft - der kollektive Weg ins Glück? In *Aus Politik und Zeitgeschichte B 12*, 24-30.

Münch, P. (1995). *Über die Schwierigkeit der Natur*. 8. Januar 2002, aus http://www.wendelstein.com/privat/gegenwartsfragen/Ueber%20die%20Schwierigkeit%20der%20Natur.htm

Mundt, J. W. (1998). *Einführung in den Tourismus*. München: Oldenbourg.

Nadolny, S. (1983). *Die Entdeckung der Langsamkeit*. München: Piper.

Nafe, O. (1919). Rettungswesen. In *ZDOeAV 50*, 125-134.

Nansen, H. (1891/1948). *Auf Schneeschuhen durch Grönland*. Hrsg. v. E. Herrmann. Berlin: Safari.

Nassehi, A. & Nollmann, G. (1997). Inklusionen. Organisationssoziologische Ergänzungen der Inklusions-/Exklusionstheorie. In *Soziale Systeme 3*, 393-411.

Nassehi, A. (1997). Inklusion, Exklusion, Integration, Desintegration. Zur Theorie funktionaler Differenzierung und die Desintegrationsthese. In W. Heitmeyer (Hrsg.), *Bundesrepublik Deutschland: Auf dem Weg von der Konsens- zur Konfliktgesellschaft, Band 2: Was hält die Gesellschaft zusammen?* Frankfurt/M.: Suhrkamp.

Nassehi, A. (1998). Die „Welt"-Fremdheit der Globalisierungsdebatte, in *Soziale Welt 2*, 151-166.

Nassehi, A. (2000). *Endlich die Menschen entdeckt? Über einige Unschärfen im Diskurs um „Inklusion und Exklusion"*. Vortrag auf dem Workshop „Inklusion und Exklusion" an der Universität Mannheim am 6. Juli 2000. 21. Juli 2002, aus http://www.bernd-scheffer.de/dokumente/volltexte/www.lrz.de/%7Els_nassehi/menschen/pdf

Nationalpark Hohe Tauern (Hrsg.) (2002). *Glockner Treck. Ein kultur- und naturkundlicher Leitfaden rund um Österreichs höchsten Gipfel*. Matrei: o. V.

Naturfreunde Internationale (1996). *Manifest der Naturfreunde für eine soziale, ökologische und friedliche Zukunft*. 11. März 2003, aus http://www.nfi.at/deutsch/Arbeitsbereiche/europa/sustdev/documents/doc10-de.htm

Naturpark Kaunergrat (2004, 10. Februar). *Kennenlernen*. 24. Februar 2004, aus http://www.naturpark-kaunergrat.at/forschen.htm

Nefiodow, L. A. (1991). *Der fünfte Kondratieff. Strategien zum Strukturwandel in Wirtschaft und Gesellschaft* (2. Aufl.). Frankfurt/M.: Gabler.

Neuendorff, E. (o. J.). *Geschichte der neueren deutschen Leibesübung vom Beginn des 18. Jahrhunderts bis zur Gegenwart, Bd. IV: Die Zeit von 1860 bis 1932*. Dresden: Limpert.

Neutsch, C. & Witthöft, H. (1991). Kaufleute zwischen Markt und Messe. In H. Bausinger, K. Beyrer & G. Korff (Hrsg.), *Reisekultur: von der Pilgerfahrt zum modernen Tourismus* (S. 75-82). München: Beck.

Neutsch, C. (1991). Gelehrte und Enzyklopädisten. In H. Bausinger, C. Beyrer & G. Korff (Hrsg.), *Reisekultur: von der Pilgerfahrt zum modernen Tourismus* (S. 146-152). München: Beck.

Newesely, C. & Cernusca, A. (1999). *Auswirkungen der künstlichen Beschneiung von Schipisten auf die Umwelt* [elektronische Version]. 27. November 2003, aus http://www.botany.uibk.ac.at/abteilungen/oekologie/publikationen/nech/nech-pub-Dateien/anl99.pdf

Newesely, C. (2001). Kontra Kunstschnee. In *Kontexte 4*, 13.

Newton, I. (1872). *Sir Isaac Newton's Mathematische Principien der Naturlehre. Mit Bemerkungen und Erläuterungen*. Hrsg. v. J. P. Wolfers. Robert Oppenheim.

Nicolson, M. H. (1959). *Mountain Gloom and Mountain Glory: The Development of the Aesthetics of the Infinite*. New York: Ithaca.

Nietzsche, F. W. (1883). Also sprach Zarathustra. Ein Buch für Alle und Keinen. 4 Bände. Chemnitz: Verlag von Ernst Schmeitzner. In *Projekt Gutenberg-de*, aus http://www.gutenberg2000.de/nietzsch/ zara/als5009.htm

Nipperdey, T. (1990). *Deutsche Geschichte 1866-1918. Band 1: Arbeitswelt und Bürgergeist*. München: Beck.

Noack, J. & Kirste, H.-J. (1992). Touristik: Sport – Lebensweise – Lebenshaltung. In D. Kramer & R. Lutz (Hrsg.), *Reisen und Alltag. Beiträge zur kulturwissenschaftlichen Tourismusforschung* (S. 203-205). Frankfurt/M.: Inst. f. Kulturanthropologie u. Europ. Ethnologie.

Noë, H. (1889). Bäder in Tirol und Kärnten. In *ZDOeAV 20*, 193-212.

Novalis (1798/1965). Blüthenstaub. In P. Kluckhohn & R. Samuel (Hrsg.), *Novalis: Schriften. Die Werke Friedrich von Hardenbergs, Band 2: Das philosophische Werk I* (S. 413-463). Stuttgart: Kohlhammer.

Nürnberger, H. (1995). *Geschichte der deutschen Literatur* (24. Aufl.). München: Beck.

Oberhummer, E. (1902). Die Entwicklung der Alpenkarten im 19. Jahrhundert. I. Theil: Bayern. In *ZDOeAV 33*, 32-88.

Oberhummer, E. (1903). Die Entwicklung der Alpenkarten im 19. Jahrhundert. II. Theil: Österreich. In *ZDOeAV 34*, 30-41.

Obermair, L. (1881). Ueber Kartenlesen und Kartenbeurtheilung. In *ZDOeAV 12*, 143-163.

Ohler, N. (1991). *Reisen im Mittelalter*. München: dtv.

Ohnesorg, S. (1996). *Mit Kompaß, Kutsche und Kamel. (Rück-) Einbindung der Frau in der Geschichte des Reisens und der Reiseliteratur*. St. Ingbert: Röhrig.

Ohr, D. (1999). *Sport und Tourismus – Sporttourismus. Eine Untersuchung von Wechselbeziehungen unter inhaltlichen und funktionalen Gesichtspunkten*. Magisterarbeit, Institut für Sportwissenschaft, Universität Stuttgart.

Oldemeyer, E. (1983). Entwurf einer Typologie des menschlichen Verhältnisses zur Natur. In G. Großklaus & E. Oldemeyer (Hrsg), *Natur als Gegenwelt. Beiträge zur Kulturgeschichte der Natur* (S. 15-42). Karlsruhe: von Loeper.

Opaschowski, H. W. (1989). *Tourismusforschung*. Opladen: Leske + Budrich.

Opaschowski, H. W. (1993). *Freizeitökonomie. Marketing von Erlebniswelten*. Opladen: Leske + Budrich.

Opaschowski, H. W. (1996). *Tourismus. Systematische Einführung – Analysen und Prognosen* (2., völlig neu bearb. Aufl.). Opladen: Leske + Budrich.

Opaschowski, H. W. (1997). *Einführung in die Freizeitwissenschaft*. Opladen: Leske + Budrich.

Oppenheim, R. (1974). *Die Entdeckung der Alpen*. Frauenfeld: Huber.

Oppy, G. (2001). God, Freedom and Evil. In *First Year Philosophy 2001, PHL1010: Introduction to Philosophy A. Monash University, Faculty of Arts*. 11. Juni 2003, aus http://www.arts.monash. edu.au/subjects/phil/phl1010/secure/GFE_files/Notes5.htm

ÖROK – Österreichische Raumordnungskonferenz (1997). *Naturschutzrechtliche Festlegungen in Österreich* (überarb. Version). Wien.

Österreich Werbung (2002a). *Profil der österreichischen Gäste. Gästeprofil im Sommer*. 3. Januar 2004, aus http://cms.austria-tourism.biz/article/articleview/314/1/39/

Österreich Werbung (2002b). *Profil der österreichischen Gäste. Gästeprofil im Winter*. 3. Januar 2004, aus http://cms.austria-tourism.biz/article/articleview/314/2/39/

Österreichische Seilbahnen (o. J.). *Sport und Wirtschaft*. 14. Februar 2004, aus http://www.seilbahnen.at/ seilbahnen/brancheninfos/bedeutung/sportundwirtschaft

Österreichische Statistik (1905). *Gewerbliche Betriebszählung von 1902*, 8. Heft, Tirol und Vorarlberg.

Oury, M. (2000). Geschichte der Tuberkulose. In Toellner, R. (Hrsg.) (2000e). *Illustrierte Geschichte der Medizin*, Band 5 (S. 2735-2755). Augsburg: Weltbild.

Palmade, G. (Hrsg.) (1974). *Das bürgerliche Zeitalter*. Fischer Weltgeschichte, Bd. 27. Frankfurt/M.: Fischer.

Paracelsus-Gesellschaft Bad Hall (o. J.). *Forschungsthemen*. 24. August 2003, aus http://www.paracelsus-badhall.at/d4.htm

Parker, Samuel. In *The 1911 Edition Encyclopedia*. 27. November 2003, aus http://1911encyclopedia.org/ P/PARKER, SAMUEL.htm

Parsons, T. (1937). *The Structure of Social Action.* New York: Free Press.

Parsons, T. (1951). *The Social System.* Glencoe Ill.: Free Press.

Parsons, T. (1964). *Soziologische Theorie.* Hrsg. D. Rüschemeyer. Neuwied: Luchterhand.

Parsons, T. (1975). *Gesellschaften. Evolutionäre und komparative Aspekte.* Frankfurt: Suhrkamp.

Pavlovic, T. (2002). Des Müllers neue Lust. In *Sonntag Aktuell,* 8. September 2002, 27.

Penning, C. (1998). *Bike History. Die Erfolgsstory des Mountainbikes.* Bielefeld: Klasing.

Perfahl, J. (1984). *Kleine Chronik des Alpinismus.* Rosenheim: Rosenheimer.

Perrot, M. (1992a). Rollen und Charaktere. In P. Ariès & G. Duby (Hrsg.), *Geschichte des privaten Lebens. Band 4: Von der Revolution zum großen Krieg* (S. 127-194). Frankfurt/M.: Fischer.

Perrot, M. (1992b). Das Geheimnis des Individuums. In P. Ariès & G. Duby (Hrsg.), *Geschichte des privaten Lebens. Band 4: Von der Revolution zum großen Krieg* (S. 421-630). Frankfurt/M.: Fischer.

Petrarca, F. (1336/1980). An Francesco Dionigi von Borgo San Sepolcro in Paris. In Eppelsheimer, E. W. (Hrsg.), *Dichtungen. Briefe. Schriften* (S.88-98). Frankfurt/M.: Insel.

Pfister, C. (1997). Geschichte des Kantons Bern seit 1798: Band IV. Im Strom der Modernisierung: Bevölkerung, Wirtschaft und Umwelt 1700-1914. In *Historischer Verein des Kantons Bern.* 3. August 2003, aus http://www.stub.unibe.ch/extern/hv/gkb/iv/kap5.html

Piesche, P. (o. J.). *Epochenbestimmung im 18. Jahrhundert.* 11. Oktober 2002, aus http://www-ecd.let.uu.nl/~Peggy.Piesche/personal/eeuw18/epochen.html

Pohlmann, F. (1997). *Die europäische Industriegesellschaft. Voraussetzungen und Grundstrukturen.* Opladen: Leske + Budrich.

Pommer, J. (1896). Über das älplerische Volkslied, und wie man es findet. In *ZDOeAV* 27, 89-131.

Popert, H. (1911). Niederdeutsche auf Skiern. In *Hamburgischer Correspondent. Ältestes Hamburger Handels- und Börsenblatt. Bedeutendste und größte Schiffahrts-Zeitung Deutschlands,* 6. Dezember 1911.

Porr, B. (1999). *Die Systemtheorie Niklas Luhmanns aus der Sicht der Naturwissenschaften und ihre Anwendung in der Kommunikationswissenschaft.* Magisterarbeit, Ruhr-Universität Bochum.

Pott, H. G. (1999). *Globalisierung und regionale Identität,* 17. November 2001, aus http://www.phil-fak.uni-duesseldorf.de/germ4/pott/pott.htm

Pöttler, B. (Hrsg.) (1994). *Tourismus und Regionalkultur.* Wien: Verein f. Volkskunde.

Presse Tirol (2003, 15. Juni). *Tourismus in Tirol.* 10. Oktober 2003, aus http://www.presse.tirol.at/detail.html?_hm=about&id=88670&_lang=de&_basic=y

Purtscheller, L. & Hess, H. (1903). *Der Hochtourist in den Ostalpen* (3. Aufl.). Leipzig: Bibliographisches Institut.

Purtscheller, L. (1886). Das Bergsteigen als körperliche Uebung und als Beförderungsmittel der Gesundheit. In *MDOeAV* 22, 37-39.

Purtscheller, L. (1894). Zur Entwicklungsgeschichte des Alpinismus und der alpinen Technik in den Deutschen und Oesterreichischen Alpen. In *ZDOeAV* 25, 95-176.

Pyle, A. (2000). Introduction. In *The Boyle Lectures (1692-1732),* Vol. 1 (pp. vii-liii). Bristol: Thoemmes.

Radio-Radiis, A. von (1903). Der Nordzug der Palagruppe. In *ZDOeAV* 34, 367-412.

Rammler, S. (2001). Mobilität in der Moderne. Verkehrssoziologie – Geschichte und Theorie. In *WZB-Mitteilungen 94,* 14-16.

Ramsauen, F. (1902). Die Alpen im Mittelalter. In *ZDOeAV 33,* 71-95.

Ramsauer, F. (1989). Die Berechnung der Sehweite. In *ZDOeAV 29,* 81-97.

Rathburne, S. (2003). The Road less Traveled [elektronische Version]. In *CNC Machining Magazine 7* (26), 14-17, aus http://www.cncmagazine.com/v7i26/v7i26.pdf

Ray, J. (1691). *The Wisdom of God Manifested in the Works of the Creation.* London: Innys.

Raymond, P. (1993). *Von der Landschaft im Kopf zur Landschaft aus Sprache. Die Romantisierung der Alpen in den Reiseschilderungen und die Literarisierung des Gebirges in der Erzählprosa der Goethezeit.* Tübingen: Niemeyer.

Rebstock, M. (2000). *Autofreier Tourismus in den Alpen. Wechselwirkungen zwischen Tourismus und Verkehr unter besonderer Berücksichtigung eines nachhaltigen Entwicklungsansatzes. Fallstudie Braunwals, Kanton Glarus, Schweiz.* Diplomarbeit, Universität Trier.

Reese-Schäfer, W. (Hrsg.) (2000). *Politische Theorie heute: neuere Tendenzen und Entwicklungen.* München: Oldenbourg..

Reiner, K., Hamele, H. & Tödter, U. (1998). Beispielhafte Projekte und Initiativen für eine sanfte Mobilität. In CIPRA – Internationale Alpenschutzkommission (Hrsg.), *Alpenreport* (S. 366-371). Bern: Haupt.

Rest, F. (1995). Kulturelle Identität und transkulturelle Heimat. Tourismus als Bewahrer und Bedroher kultureller Identität. In K. Luger & K. Inmann (Hrsg.), *Verreiste Berge. Kultur und Tourismus im Hochgebirge* (S. 81-91). Innsbruck: Studien-Verlag.

Richter, D. (1991). Die Angst des Reisenden, die Gefahren der Reise. In H. Bausinger, K. Beyrer & G. Korff (Hrsg.), *Reisekultur: von der Pilgerfahrt zum modernen Tourismus* (S. 100-108). München: Beck.

Richter, E. (1894). *Die Erschließung der Ostalpen, III. Band. Die Centralalpen östlich vom Brenner und die südlichen Kalkalpen.* Berlin: Vlg. d. DÖAV.

Richter, E. (1894). Die wissenschaftliche Erforschung der Ostalpen seit der Gründung des Oesterreichischen und des Deutschen Alpenvereins. In *ZDOeAV 25*, 1-94.

Rick, S. (2000). Die Aufklärung. In Lindenthal, F. & Krug, M., *Geschi.de. 5.* Januar 2003, aus http://www.geschi.de/ artikel/aufklaerung.shtml

Riedmann, J. (1995). Verkehrswege, Verkehrsmittel. In S. de Rachewiltz & J. Riedmann, *Kommunikation und Mobilität im Mittelalter* (S. 61-76). Sigmaringen: Thorbecke.

Rieger, P. (1982). Die historische und die psychologische Dimension. Warum reiste man früher? Warum reisen wir heute? In H. Ringeling & M. Svilar (Hrsg.), *Tourismus – das Phänomen des Reisens* (S. 9-22). Bern: Haupt.

Ringler, A. (1986). Einflüsse des Bergsports auf die alpine Umwelt. In *Schul- und Sportstättenbau, 21* (4), 145-150.

Rittelmeyer, C. & Parmentier, M. (2001). *Einführung in die pädagogische Hermeneutik.* Darmstadt: Wiss. Buchgesellschaft.

Ritter, W. (1966). *Fremdenverkehr in Europa.* Leiden: Sijthoff.

Rittner, V. (1988). Sport als ökonomisches Interessenobjekt, in H. Digel (Hrsg.), *Sport im Verein und im Verband* (S. 158-187). Schorndorf: Hofmann.

Rittner, V. (1995). Sport in der Erlebnisgesellschaft. In H. Allmer & N. Schulz (Hrsg.), *Erlebnissport – Erlebnis Sport* (S. 28-45). St. Augustin: Academia.

Rittner, V. (2001). *Sport und Alpinistik zwischen Tradition und Zukunft. Notwendigkeit, Funktion und Nutzen neuer Leitbilder.* Vortrag zur Jahreshauptversammlung des Deutschen Alpenvereins in Duisburg, 16.6. 2001, Institut für Sportsoziologie, Deutsche Sporthochschule Köln.

Ritzer, G. (1995). *Die McDonaldisierung der Gesellschaft.* Frankfurt/M.: Fischer.

Roeper, M. (2003). *Auf Abwegen.* München: Rother.

Rohmer, E. & Witting, G. (2002). *Johann Jakob Scheuchzer: Physica Sacra.* 27. Juli 2002, aus http://www.phil.uni-erlangen.de/~p2gerlw/ressourc/epoc_3a.html

Romano, R. & Tenenti, A. (1975). *Die Grundlegung der modernen Welt. Spätmittelalter, Renaissance, Reformation.* Fischer Weltgeschichte, Bd. 12. Frankfurt/M.: Fischer.

Romeiß-Strake, F. (1998). Fünf Versuche zu einer Theorie des Tourismus, in H.-P. Burmeister (Hrsg.), *Auf dem Weg zu einer Theorie des Tourismus* (1. Aufl.) (S. 41-53). Rehburg-Loccum: Evangelische Akademie Loccum.

Roncière, C. de la (1990). Gesellschaftliche Eliten an der Schwelle zur Renaissance. In P. Ariès & G. Duby (Hrsg.), *Geschichte des privaten Lebens. Band 2: Vom Feudalzeitalter zur Renaissance* (S. 161-298). Frankfurt/M.: Fischer.

Rousseau, J.-J. (1755/2001). Aufgabe der Akademie zu Dijon: Welches ist der Ursprung der Ungleichheit unter den Menschen, und wird sie vom Naturgesetz bestätigt? Abhandlung über den Ursprung und die Grundlagen der Ungleichheit unter den Menschen. In J.-J. Rousseau, *Sozialphilosophische und Politische Schriften* (S. 59-161). Düsseldorf: Albatros.

Rousseau, J.-J. (1761/1978a). *Julie oder Die Neue Héloïse. Briefe zweier Liebenden aus einer kleinen Stadt am Fuße der Alpen.* Übers. v. J. G. Gellius. München: Winkler.

Rousseau, J.-J. (1762/1964). *Émile ou de l'éducation.* Introduction, bibliographie, notes et index analytique par F. et P. Richard. Paris: Garnier Frères.

Rousseau, J.-J. (1762/1979). *Emile oder Von der Erziehung.* Vollst. überarb. v. S. Schmitz. München: Winkler.

Rousseau, J.-J. (1768/1978b). Die Träumereien des einsamen Spaziergängers. Übers. v. D. Leube (nach einer anonymen Übertragung von 1783). In J.-J. Rousseau, *Die Bekenntnisse Die Träumereien des einsamen Spaziergängers* (S. 647-916). München: Winkler.

Rousseau, J.-J. (1768/1978c). Die Bekenntnisse. Übers. v. A. Semerau, durchges. v. D. Leube. München: Winkler. In J.-J. Rousseau, *Die Bekenntnisse Die Träumereien des einsamen Spaziergängers* (S. 7-647). München: Winkler.

Roux, J.-B. (o. J.). Deluc et Saussures. In *Collège de Saussure*. 5. August 2002, aus http://hypo.gedip.etat-ge.ch/www/saussure/html/HBS/node119.html

Russel, B. (2001). *Philosophie des Abendlandes. Ihr Zusammenhang mit der politischen und der sozialen Entwicklung*. Köln: Parkland.

RVO – Regionalverkehr Oberbayern (o. J.). *Sondertickets: Fahren & Sparen mit RVO*. 12. Januar 2004, aus http://www.rvo-bus.de/tickets/fahren_&_sparen.html

Sabitzer, B. (2001). Die Anschauungen der Berge – Seilbahnen. In Institut zur Erforschung und Förderung österreichischer und internationaler Literaturprozesse, *Projekt „Kulturweg"*. 27. Mai 2003, aus http://www.inst.at/berge/perspektiven/dirlinger.htm

Sachs, W. (1989). Die auto-mobile Gesellschaft. Vom Aufstieg und Niedergang einer Utopie. In F.-J. Brüggemeier & T. Rommelspacher (Hrsg.), *Besiegte Natur. Geschichte der Umwelt im 19. und 20. Jahrhundert* (2. Aufl.) (S. 106-123). München: Beck.

Sandro, V. (o. J.). Biken. *Die Geschichte des Mountainbikens*. 18. August 2003, aus http://valentinsandro.com/15429/?*session*id*key*=*session*id*val*

Schäfer, L. (1993). *Das Bacon-Projekt; von der Erkenntnis, Nutzung und Schonung der Natur*. Frankfurt/M.: Suhrkamp.

Schama, S. (1996). *Der Traum von der Wildnis. Natur als Imagination*. München: Kindler.

Scharfe, M. (1991). Die alte Straße. Fragmente. In H. Bausinger, K. Beyrer & G. Korff (Hrsg.), *Reisekultur: von der Pilgerfahrt zum modernen Tourismus* (S. 11-22). München: Beck.

Schellewald, B. (2001). Vorwort. In A.-M. Bonnet, *„Akt" bei Dürer*. Köln: Oktagon.

Schemel, H.-J. & Erbguth, W. (1992). Handbuch Sport und Umwelt. Ziele, Analysen, Bewertungen, Lösungsansätze, Rechtsfragen. Aachen: Meyer & Meyer.

Schemel, H.-J. (1992). Sanfter Tourismus – ein Begriff stiftet heilsame Verwirrung. In E. Gnaiger & J. Kautzky (Hrsg.), *Umwelt und Tourismus* (S. 40-49). Thaur: Kulturverlag.

Scheuchzer, J. J. (1718). *Beschreibung der Natur-Geschichten des Schweizerlands, Th. 6, Meteorologia et Oryctographia Helvetica, Oder Beschreibung Der Lufft-Geschichten, Steinen, Metallen und anderen Mineralien des Schweitzerlands, absonderlich auch der Uberbleibselen der Sündfluth. 3. oder eigentlich 6. Th. d. Natur-Geschichten des Schweitzerlands*. Zürich: Orell Füssli.

Scheuermann, M. (1996). Konflikte und Lösungen für den Bereich Skibergsteigen. In Kuratorium Sport und Natur (Hrsg.), *Sport in der Natur. Lösungsmodelle für ein harmonisches Miteinander* (S. 14-19). Stuttgart: o. V.

Schildmacher, A. (1998). Trends und Moden im Sport. In *dvs-Informationen 13* (2), 14-19.

Schiller, F. (1804/1955). Wilhelm Tell. In F. Schiller, *Dramen und Gedichte* (S. 901-990), Hrsg. Deutsche Schillergesellschaft. Stuttgart: Schreiber.

Schiller, F. (1803/1955). Die Braut von Messina. In F. Schiller, *Dramen und Gedichte* (S. 827-898), Hrsg. Deutsche Schillergesellschaft. Stuttgart: Schreiber.

Schimank, U. (1988). Die Entwicklung des Sports zum gesellschaftlichen Teilsystem. In R. Mayntz, B. Rosewitz, U. Schimank & R. Stichweh, *Differenzierung und Verselbständigung. Zur Entwicklung gesellschaftlicher Teilsysteme* (S. 181-232). Frankfurt: Campus.

Schimank, U. (1996). *Theorien gesellschaftlicher Differenzierung*. Opladen: Leske + Budrich.

Schipperges, H. (1970). *Moderne Medizin im Spiegel der Geschichte*. Stuttgart: Thieme.

Schlemmer, T. (1998). *Entwicklung des Kletterns als Hallen- und Wettkampfsport*. Dokumentation der Tagung „Zukunft des Klettersports in Baden-Württemberg" am 19. Sept. 1998 in Plochingen [elektronische Version]. 21. Mai 2003, aus http://www.alpenverein-bw.de/publ/ftg98/schlemm

Schleske, W. (1977). *Abenteuer – Wagnis – Risiko im Sport*. Schorndorf: Hoffmann.

Schlichting, H.-J. (1994). Die Erd' ist ein Planet... Vom physikalischen Blick am Beispiel von Galileis Blick durch das Fernrohr. In *Physik in der Schule 32* (4), 154-159.

Schmidkunz, W. (1931). Alpine Geschichte in Einzeldaten. In Deutscher und Österreichischer Alpenverein (Hrsg.), *Alpines Handbuch, Band 1* (S. 308-449). Leipzig: Brockhaus.

Schmidt, A. (2000). *Der Sturm und Drang – „Genie ist alles".* 11. Oktober 2002, aus http://www.hausarbeiten.de/faecher/hausarbeit/deh/8105.html

Schmidt, H.-W. (2002). *Statistik kurz gefasst.* Industrie, Handel und Dienstleistungen, Thema 4: Tourismus und Umwelt. O. O.: Eurostat.

Schmugge, L. (1995). Deutsche Pilger in Italien. In S. de Rachewiltz & J. Riedmann, *Kommunikation und Mobilität im Mittelalter* (S. 97-113). Sigmaringen: Thorbecke.

Schneider, H. J. (1999). Selbsterfahrung zu Fuss. Spaziergang und Wanderung als poetische und geschichtsphilosophische Reflexionsfigur im Zeitalter Rousseaus. In J. Söring & P. Gasser (Hrsg.), *Rousseauismus: Naturevangelium und Literatur* (S. 133-154). Frankfurt/M: Peter Lang.

Schnitzer, C. (1999). Harte Sitten im Isarwinkel. Eine Zeitreise in die Vergangenheit [elektronische Version]. In *Tölzer Kurier*, 18. Dezember 1999, aus http://home.t-online.de/home/joerg.buchert/toelz.htm

Schoder, G. (1998). *Sport und Tourismus, Sporttourismus und Tourismussport – (k)ein Thema für die Sportwissenschaft?* Unveröffentlichtes Manuskript, Universität Stuttgart, Institut für Sportwissenschaft.

Schoder, G. (1999). *Sport und Tourismus. Sporttourismus. Tourismussport. Studienmaterialien zum Thema Sport und Tourismus.* Unveröffentlichtes Manuskript, Universität Stuttgart, Institut für Sportwissenschaft.

Schoder, G. (2002). *Einführung in Sportpädagogik und Sportdidaktik.* Manuskript zur Vorlesung im Sommersemester 2002. Universität Stuttgart, Institut für Sportwissenschaft.

Schreier, M. (2003). *Einführung in die psychologische Methodenlehre. Skript zur Vorlesung Wintersemester 2002/2003.* Universität Köln.

Schultheisz, E. (2000). *Zur Geschichte der Pestinokulation im 18. Jahrhundert – zugleich ein Beitrag zur Geschichte der ungarisch-deutschen medizinischen Beziehungen* [elektronische Version]. Überarbeitete Fassung eines Vortrages gehalten auf dem XXXVII. Symposion der Gesellschaft für Wissenschaftsgeschichte in Budapest am 1. Juni 2000. In Comm. de. Hist. Artis. Med., 5-27; 170-173 [elektronische Version], aus http://vega.medinfo.hu/weblap/tudomanyt/pestinoc.html

Schultze, W. (1889). Der Petersgrat im Berner Oberland und die Traditionen über früher begangene, jetzt vergletscherte Schweizer Hochpässe. In *MDOeAV 24*, 117-121.

Schulz, B. (2000, 19. März). *Mythischer und profaner Wallfahrtsort. Der Berg in der Kulturgeschichte.* Kurzinformation zu einer Radiosendung von Bayern2Radio. 23. Februar 2002, aus http://stage.br-online.de/bayern2/duwelt

Schulz, K. (1995). Deutsche Handwerker in Italien. In S. de Rachewiltz & J. Riedmann, *Kommunikation und Mobilität im Mittelalter* (S. 116-133). Sigmaringen: Thorbecke.

Schulze, G. (2000). *Die Erlebnisgesellschaft. Kultursoziologie der Gegenwart* (8. Aufl.). Frankfurt/M: Campus.

Schulze, H. (1973). *Untersuchungen zur Fremdenverkehrsentwicklung im Montafon.* Dissertation, Philipps-Universität Marburg/Lahn.

Schwaiger, H. (1896). *Führer durch das Karwendel-Gebirge.* München: Lindauer.

Schwark, J. (2003). Sporttourismus. Spezifik, Handlungspotenziale und Zugänge. In H.-J. Neuerburg & T. Wilken (Red.), *Sport und Tourismus. Dokumentation des 10. Symposiums zur nachhaltigen Entwicklung des Sports vom 28.-29. November 2002 in Bodenheim/Rhein.* Frankfurt/M.: o. V.

Schwartz, K. (1977). *Ramsau am Dachstein. Fremdenverkehrsentwicklung und Strukturveränderung in einem Bergbauerndorf.* Dissertation, Johannes Gutenberg-Universität Mainz.

Schwinn, T. (1999). Gibt es eine „Zweite Moderne"? Über den Umgang mit soziologischen Diagnosen. In *Soziale Welt 50*, 423-432.

Seiffert, H. (1992). *Einführung in die Hermeneutik.* Tübingen: Francke.

Seilbahnen Schweiz (o. J.). *Geschichte.* 12. Mai 2003, aus http://www.seilbahnen.org/de/branche/geschichte/index.php4?navid=36

Seitz, G. (1987). *Wo Europa den Himmel berührt. Die Entdeckung der Alpen.* München: Artemis.

Seume, J. G. (1803). Spaziergang nach Syrakus im Jahre 1802. In *Projekt Gutenberg-de*, aus http://gutenberg.spiegel.de/seume/syrakus/Druckversion_syrakus.htm

Sieber, W. (2001). Hoch droben auf der Alm. Zukunftsbilder Inwieweit kann Tourismus in den Alpen überhaupt nachhaltig sein? In *Kontexte 4*, 3-4.

Siebert, W. (1991). Lawinenkunde im Rahmen einer Wintersportwoche. Ein Konzept für die Praxis. In *Leibesübungen Leibeserziehung 45*, 1, 17-20.

Sieger, R. (1923). Die neuen Grenzen in den Alpen. In *ZDOeAV 53*, 89-114.

Siegrist, D. (1998). Daten zu Tourismus und Freizeit. In CIPRA – Internationale Alpenschutzkommission (Hrsg.), *Alpenreport* (S. 418-441). Bern: Haupt.

Siegrist, D. (2002). Das Tourismusprotokoll der Alpenkonvention. K. Luger & F. Rest (Hrsg.), *Der Alpentourismus* (S. 337-355). Innsbruck: Studien-Verlag.

Siegrist, D., Stuppäck, S., Mosler, H.-J. & Tobias, R. (2002). *Naturnaher Tourismus in der Schweiz. Angebot, Nachfrage und Erfolgsfaktoren* [elektronisches Dokument]. Hochschule für Technik Rapperswil, Universität Zürich. 22. Januar 2004, aus http://www.ftl.hsr.ch/pdf/Naturnaher_Tourismus.pdf

Skofizh, H. & Tursky, F. (1913). Schneeschuhfahrten in den Hohen Tauern. In *ZDOeAV 44*, 195-220.

Sohm, H. (1984). *Zur Geschichte des Fremdenverkehrs in Vorarlberg*. Bregenz: Ruß.

Sommer, H. (1889). Die Bedeutung der landschaftlichen Schönheit für die menschliche Geistescultur. In *MDOeAV 15*, 110-113.

Söring, J. (1999). „Natürliche Dialektik" – Von den Kehrseiten Rousseaus. In J. Söring & P. Gasser (Hrsg.), *Rousseauismus: Naturevangelium und Literatur* (S. 9-37). Frankfurt/M.: Peter Lang.

Sournia, J.-C. (2000). Die Sozialmedizin. In Toellner, R. (Hrsg.) (2000d), *Illustrierte Geschichte der Medizin*, Band 4 (S. 2091-2135). Augsburg: Weltbild.

Spencer, H. (1877). *Die Principien der Sociologie*, Band I. Stuttgart: E. Schweizerbart'sche Verlagshandlung.

Spencer, H. (1887). *Die Principien der Sociologie*, Band II. Stuttgart: E. Schweizerbart'sche Verlagshandlung.

Spencer-Brown, G. (1972). *Laws of Form* (2nd ed.). New York: Julian Press.

Spencer-Brown, G. (1997). *Laws of Form. Gesetze der Form*. Lübeck: Bohmeier.

Spiehler, A. (1883). Das Lechthal. Geschichtliche und culturelle Studien. In *ZDOeAV 14*, 158-352.

Spiehler, A. (1885). Die Lechthaler Alpen. In *ZDOeAV*, Jg. 1885, Bd. 16 (S. 299-333).

Spieker, M. (2001). Zwischen Romantik und Revolution. Die Kirchen und die Soziale Frage im 19. Jahrhundert [elektronische Version]. In *Die neue Ordnung 55* (3), aus http://www.die-neue-ordnung.de/Nr32001/MS.html

Spitzenstätter, W. & Wiedmann, O. (o. J.). *1950/60er Jahre. „Technische Direttissimas"*. 31. August 2003, aus http://www.mountainfuture.at/deutsch/epochen/00223WalterOtti.htm

Spode, H. (1987). Zur Geschichte des Tourismus. Eine Skizze der Entwicklung der touristischen Reisen in der Moderne. Starnberg: StfT.

Spode, H. (1991). Die NS-Gemeinschaft „Kraft durch Freude" – ein Volk auf Reisen? In H. Spode (Hrsg.), *Zur Sonne, zur Freiheit! Beiträge zur Tourismusgeschichte* (S. 79-93). Berlin: Verlag für universitäre Kommunikation.

Spode, H. (1998). „Grau, teurer Freund..." Was ist und wozu dient Theorie? In H.-P. Burmeister (Hrsg.), *Auf dem Weg zu einer Theorie des Tourismus* (1. Aufl.) (S. 21-38). Rehburg-Loccum: Evangelische Akademie Loccum.

Sporthilfe e. V. (1997). *Merkblatt 1997 zum Sportversicherungsvertrag*. 14. Mai 2003, aus http://www.sportfreunde-sennestadt.de/rechtliches/versicherung/versicherung.htm

Stadelmann, C. (1994). „Was gond mi d'Gäscht a?!" Zum Zusammenhang von Tourismus und regionaler Identität am Beispiel des Bregenzerwaldes. In B. Pöttler (Hrsg.), *Tourismus und Regionalkultur. Referate der Österreichischen Volkskundetagung 1992 in Salzburg* (S. 259-276). Wien: Verein für Volkskunde.

Stadler, G. (1975). *Von der Kavalierstour zum Sozialtourismus. Kulturgeschichte des Salzburger Fremdenverkehrs*. Salzburg: Pustet.

Städtisches Berufskolleg für Wirtschaft und Verwaltung Leverkusen WirtschaftsWeb (o. J.). *Früher und heute – die Geschichte der Arbeitszeit*. 11. September 2002, aus http://www.berufskolleg-leverkusen.de/wirtschaftsweb/welcome.htm

Stadtmuseum Amberg (1998). *Das erste Mal in der Oberpfalz: Eine Ausstellung mit Werken von Albrecht Dürer – Die Kunst aus der Natur zu „reyssenn" – Welt, Natur und Raum in der Druckgraphik bei Dürer*. Presseinformation zur Sonderausstellung im Stadtmuseum Amberg vom 15.02.–26.04.1998, aus http://www.amberg.depresseinfo98/a_01_24.html

Staffler, J. J. (1841). *Tirol und Vorarlberg, statistisch und topographisch*, Band 1. Innsbruck: Rauch.

Stankiewitz, K. (2002). *65 Jahre Tourismusgeschichte. Alle lieben Oberbayern*. München: o. V.

Stark, C. (1994). *Autopoiesis und Integration. Eine kritische Einführung in die Luhmannsche Systemtheorie.* Hamburg: Kovac.

Starke, W. (1888). Der Blick für die Natur der Alpenwelt. In *ZDOeAV 19*, 97-109.

Statistik Austria (1987). *Der Fremdenverkehr in Österreich von 1875 bis 1985. Statistische Dokumentation über den Fremdenverkehr anläßlich des 100jährigen Jubiläums des Österreichischen Fremdenverkehrstages.* Wien: o. V.

Statistik Austria (2001). *Statistisches Jahrbuch für die Republik Österreich 2001.* Wien: o. V.

Statistik Austria (2002). *Statistisches Jahrbuch für die Republik Österreich 2002.* Wien: o. V.

Statistisches Bundesamt (2000). *Fünffache Wohlstandssteigerung in 50 Jahren.* Pressemitteilung. 25. Mai 2000, aus http://www.destatis.de/presse/deutsch/pm2000/zdw20.htm

Statistisches Bundesamt (2003). *Ausstattung privater Haushalte mit Fahrzeugen in Deutschland.* 25. März 2004, aus http://www.destatis.de/basis/d/evs/budtab61.htm

Statistisches Bundesamt (Hrsg.) (1993). *Tourismus in Zahlen 1992* (6. Aufl.). Wiesbaden: Metzler-Poeschel.

Stein, W. (1993). *Der große Kulturfahrplan.* München: F. A. Herbig.

Steinebach, M. (1999, 5. November). Sportwissenschaftler deckt Defizite im deutschen Breitensport auf. In *Informationsdienst Wissenschaft*, aus http://idw-online.de/public/pmid-15392/zeige_pm.html

Steiner, G. (1995). *Gelüste. Alpenreisen und Wanderkultur.* Salzburg: Müller.

Steinitzer, A. (1924). *Der Alpinismus in Bildern* (2. erg. Aufl.). München: Piper.

Steinmayr, D. (1998). *Der Physikotheologische Gottesbeweis in „Kritik der reinen Vernunft" von Immanuel Kant.* Unveröffentlichte Seminararbeit, Universität Innsbruck.

Sterne, L. (1760/1950). The Prodigal Son. In L. Sterne, *Memoirs of Mr. Laurence Sterne. The Life & Opinions of Tristam Shandy. A Sentimental Journey. Selected Sermons and Letters by Laurence Sterne.* Ed. D. Grant. London: Rupert Hart-Davis.

Stichweh, R. (1988). Inklusion in Funktionssysteme der modernen Gesellschaft. In R. Mayntz, B. Rosewitz, U. Schimank & R. Stichweh, *Differenzierung und Verselbständigung. Zur Entwicklung gesellschaftlicher Teilsysteme* (S. 261-293). Frankfurt: Campus.

Stichweh, R. (1990). Sport – Ausdifferenzierung, Funktion, Code. In *Sportwissenschaft 20*, 373-389.

Stichweh, R. (1992). Professionalisierung, Ausdifferenzierung von Funktionssystemen, Inklusion. Betrachtungen aus systemtheoretischer Sicht. In B. Dewe, W. Ferchhoff, F.-O. Radtke (Hrsg), *Erziehen als Profession: zur Logik professionellen Handelns in pädagogischen Feldern* (S. 37-48). Opladen: Leske + Budrich.

Stierle, K. (1989). Die Entdeckung der Landschaft in Literatur und Malerei der italienischen Renaissance. In D. Weber (Hrsg.), *Vom Wandel des neuzeitlichen Naturbegriffs* (S. 33-52). Konstanz: Universitäts-Verlag.

Stoessel, H. (1973). *Sport und Fremdenverkehr.* Bern: Haupt.

Stolz, O. (1927). Kenntnis der Hochgebirge Tirols vor dem Erwachen des Alpinismus. Erster Teil. In *ZDOeAV 58*, 8-36.

Stolz, O. (1928). Kenntnis der Hochgebirge Tirols vor dem Erwachen des Alpinismus. Zweiter Teil. In *ZDOeAV 59*, 14-66.

Strasdas, W. (1994). *Auswirkungen neuer Freizeittrends auf die Umwelt.* Aachen: Meyer & Meyer.

Stremlow, M. (1998). *Die Alpen aus der Untersicht. Von der Verheissung der nahen Fremde zur Sportarena.* Bern: Haupt.

Stüber, K. (1997). *Die Welträthsel von Ernst Haeckel, 1899, Siebzehntes Kapitel: Wissenschaft und Christenthum.* 2. Mai 2002, aus http://caliban.mpiz-koeln.mpg.de/~stueber/haeckel/weltraethsel/kapitel17.html

Stürzlinger, G. (1992). Verkehr und Fremdenverkehr. In E. Gnaiger & J. Kautzky (Hrsg.), *Umwelt und Tourismus* (S. 204-208). Thaur: Kulturverlag.

Sturm, G. & Zintl, F. (1976). *Sicheres Klettern in Fels und Eis* (3., neu bearb. Aufl.). München: BLV.

Tames, R. (1995). *Life during the Industrial Revolution.* London: Toucan.

Tarnas, R. (1997). *Idee und Leidenschaft. Die Wege des westlichen Denkens.* Hamburg: Rogner & Bernhard.

Taugwalder, H. & Jäggi, M. (1990). *Der Wahrheit näher. Die Katastrophe am Matterhorn 1865 und andere Erstbesteigungen.* Aarau: Glendyn.

Temme, G. (o. J. a). Wandern – die Anfänge. Reduzierung auf das Wesentliche. In *Genius Loci*. 24. Mai 2002, aus http://www.emmet.de/wandern.htm

Temme, G. (o. J. b). Horace-Bénédict de Saussure. Forscher, Alpinist & Abenteurer. In *Genius Loci*. 3. August 2002, aus http://www.emmet.de/por_saus.htm

Temme, G. (o. J. c). *Bergsteigen in den Alpen. Was der Berg ruft*. 21. Mai 2002, aus http://www.emmet.de/g_a_ber.htm

Temme, G. (o. J. d). *Tourismuslandschaften*. 21. Mai 2002, aus http://www.emmet.de/g_a_tour.htm

Thomä, D. (2001). *In welcher Moderne leben wir?* Manuskript der Antrittsvorlesung von Prof. Dr. Dieter Thomä, Universität St. Gallen, Kulturwiss. Abt. 12. April 2002, aus http://www.kwa.unisg.ch/org/kwa/phil.nsf/0/1ab41fae9c9fa610c1256a55003c30ed?OpenDocument

Tiedemann, C. (2003). *Was ist der Gegenstand der Sport-Wissenschaft?* Vortrag beim „Dies Academicus" des Fachbereichs Sportwissenschaft, Universität Hamburg. 16. Januar 2003, aus http://www.rrz.uni-hamburg.de/sport/infodoc/digitalepublikationen/tiedemann/vortrag_sport.pdf

Tirol Werbung (2002). *Geschäftsbericht 2002*. Innsbruck: o. V.

Tiroler Landesarchiv (o. J.). *Unterr., Nr. 49981/III*.

Tiroler Landesregierung (o. J. a). *Alpenpark Karwendel – Die offizielle Webseite*. 21. November 2003, aus http://www.karwendel.org

Tiroler Landesregierung (o. J. b). *Landschaftsschutzgebiete*. 21. November 2003, aus http://www.karwendel.org/html/park/landrgeb.htm

Tiroler Landesregierung (o. J. c). *Naturschutzgebiete*. 21. November 2003, aus http://www.karwendel.org/html/park/naturgeb.htm

Tiroler Landesregierung (o. J. d). *Ruhegebiete*. 21. November 2003, aus http://www.karwendel.org/html/park/ruhegeb.htm

Tiwald, H. (1995a). *Daten zur Skigeschichte*. 26. März 2003, aus http://www.tiwald.com/ski/ski_daten.doc

Tiwald, H. (1995b). *Alpiner Skilauf*. Beitrag zum hundertjährigen Jubiläum des alpinen Skilaufs im Jahre 1996. 26. März 2003, aus http://www.tiwald.com/ski/alpiner_skilauf.doc

Tiwald, H. (1995c). *Mathias Zdarsky und Hannes Schneider*. Beitrag zum hundertjährigen Jubiläum des alpinen Skilaufs im Jahre 1996. 26. März 2003, aus http://www.tiwald.com/ski/zdarsky_schneider.doc

Tiwald, H. (1996a). Mathias Zdarsky und Fridtjof Nansen [elektronische Version]. In *Zdarsky-Blätter 72*. Zdarsky-Archiv, Lilienfeld, aus http://www.tiwald.com/ski/zdarsky_nansen.doc

Tiwald, H. (1996b).Mathias Zdarsky und Wilhelm Rickmer Rickmers [elektronische Version]. Beitrag von 1996 anlässlich des hundertjährigen Jubiläums des alpinen Skilaufs. In *Zdarsky-Blätter 74*. Zdarsky-Archiv, Lilienfeld, aus http://www.tiwald.com/ski/zdarsky_rickmers.doc

Tiwald, H. (1996c). *Von Pflugbogen, Schlangenschwung und „Schuss-Bums-Technik" – Beiträge zur Geschichte des alpinen Skilaufs*. Hamburg: Edition Lietzberg.

Tiwald, H. (1996d). *Hamburg, das „Tor zum alpinen Skilauf". Das Jubiläum „100 Jahre Alpiner Skilauf" im Jahre 1996*. Zdarsky-Archiv, Lilienfeld, aus http://www.tiwald.com/ski/ski_2.doc

Tiwald, H. (2000). Der Fall „Zdarsky" aus psychologischer Sicht [elektronische Version]. In *Zdarsky-Blätter 91*. Zdarsky-Archiv, Lilienfeld, aus http://www.tiwald.com/ski/ski5.doc

Tödter, U. & Hasslacher, P. (1998). Randregion im Herzen Europas. In CIPRA – Internationale Alpenschutzkommission (Hrsg.), *Alpenreport* (S. 110-119). Bern: Haupt.

Toellner, R. (1985). Medizin in der Mitte des 18. Jahrhunderts. In R. Vierhaus (Hrsg.), *Wissenschaften im Zeitalter der Aufklärung* (S. 194-217). Göttingen: Vandenh. u. R.

Toellner, R. (Hrsg.) (1980). *Aufklärung und Humanismus*. Heidelberg: Lambert Schneider.

Toellner, R. (Hrsg.) (2000a). *Illustrierte Geschichte der Medizin*, Band 1. Augsburg: Weltbild.

Toellner, R. (Hrsg.) (2000b). *Illustrierte Geschichte der Medizin*, Band 2. Augsburg: Weltbild.

Toellner, R. (Hrsg.) (2000c). *Illustrierte Geschichte der Medizin*, Band 3. Augsburg: Weltbild.

Toellner, R. (Hrsg.) (2000d). *Illustrierte Geschichte der Medizin*, Band 4. Augsburg: Weltbild.

Toellner, R. (Hrsg.) (2000e). *Illustrierte Geschichte der Medizin*, Band 5. Augsburg: Weltbild.

Toellner, R. (Hrsg.) (2000f). *Illustrierte Geschichte der Medizin*, Band 6. Augsburg: Weltbild.

Tourismusgemeinschaft Zugspitz-Region (2002). *Natürlich schöner Urlaub. Mobil mit der Bahn*. 12. Januar 2004, aus http://www.zugspitz-region.de/index.shtml?mittenwald&s=pauschalen

Tourismusverband München-Oberbayern e. V. (2002). *Geschäftsbericht*. München: o. V.

Trenker, L. (o. J.). *Bergferien im Sommer*. Gütersloh: Bertelsmann.

Tress, G. (2000). Die Ferienhauslandschaft: Motivationen, Umweltbeeinträchtigungen und Leitbilder im Ferienhaustourismus in Dänemark. In Roskilde Universitetscenter (Hrsg.), *Forskningsrapport nr.*

120, Publikationer fra Geografi, Institut for Geografi og Internationale Udviklingsstudier. Roskilde Universitetscenter.

Trosien, G. (1998). Zur Einführung. „... und nun zum Sport!" In G. Trosien (Hrsg.), *Globalisierung und Sport* (S. 9-34). Aachen: Meyer & Meyer.

Trümper, T. (1995). Die touristische Entwicklung der Risiko- und Abenteuersportarten. In A. Dreyer & A. Krüger (Hrsg), *Sporttourismus – Management und Marketing-Handbuch* (S. 203-235). München: Oldenbourg.

Tschofen, B. (1994). Die Seilbahnfahrt. Gebirgswahrnehmung zwischen klassischer Alpenbegeisterung und moderner Ästhetik. In B. Pöttler (Hrsg.), *Tourismus und Regionalkultur. Referate der Österreichischen Volkskundetagung 1992 in Salzburg* (S. 107-128). Wien: Verein für Volkskunde.

Tschudi, I. (1899). *Tschudis Schweiz* (34. Aufl.). Zürich: Orell Füssli.

TVB Allgäu/Bayerisch-Schwaben (2001). *Geschäftsbericht 2000.* Augsburg: o. V.

TVB Allgäu/Bayerisch-Schwaben (2002). *Geschäftsbericht 2001.* Augsburg: o. V.

TVB Allgäu/Bayerisch-Schwaben (2003). *Geschäftsbericht 2002.* Augsburg: o. V.

TVB Ötztal Arena & Bergbahnen Sölden (o. J. a). *Sölden Skigebiets Facts.* 20. November 2003, aus http://www.soelden.com/main/DE/WI/Skigebiet_Ort/Skigebietsinfos/Facts/index,method= main.html

TVB Ötztal Arena & Bergbahnen Sölden (o. J. b). *Sölden BIG3 – BIG3 Rallye.* 20. November 2003, aus http://www.soelden.com/main/DE/WI/Skigebiet_Ort/Skigebietsinfos/Big3Rallye/index,method= main.html

TVB Ötztal Arena & Bergbahnen Sölden (o. J. c). *Zur Geschichte des Innerötztales.* 20. November 2003, aus http://www.soelden.com/main/DE/WI/Skigebiet_Ort/Ortsinfos/geschichte_chronik/index, method=main.html

Tyrell, H. (1978). Anfragen an die Theorie der gesellschaftlichen Differenzierung. In: *Zeitschrift für Soziologie 7,* 173-193.

UBA – Umweltbundesamt (2001). *Umweltfakten aus „Daten zur Umwelt –der Zustand der Umwelt in Deutschland 2000"* [elektronische Version]. 11. Februar 2004, aus http://www.umweltdaten.de/ down-d/dzu.pdf

UBA – Umweltbundesamt (Hrsg.) (2002). *Umwelt und Tourismus. Daten, Fakten, Perspektiven.* Berlin: Schmidt.

Ueberhorst, H. (1980). Sinn und Aufgabe einer Sportgeschichte in der modernen Sportwissenschaft. In H. Ueberhorst (Hrsg), *Geschichte der Leibesübungen, Band 3/1. Leibesübungen und Sport in Deutschland von den Anfängen bis zum Ersten Weltkrieg* (S. 7-25). Berlin: Bartels & Wernitz.

Universität Bern (2002). *Albrecht von Haller Projekt.* 26. Juli 2002, aus http://www.haller.unibe.ch/ pbiogr_d.html

Urry, J. (1990). *The Tourist Gaze: Leisure and Travel in Contemporary Societies.* London: Sage Publications.

VDS – Verband Deutscher Seilbahnen und Schlepplifte e. V. (o. J. a). *Bahn- und Liftsysteme.* 12. Mai 2003, aus http://www.seilbahnen.de/vds/artikel.php4?imxsession=1054554605973102b96ec93 82063e827&rub1=55&rub2=78

VDS – Verband Deutscher Seilbahnen und Schlepplifte e. V. (o. J. b). *Historische Daten. Wissenswertes zur Geschichte der Seilbahnen und Schlepplifte.* 12. Mai 2003, aus http://www.seilbahnen.de/vds/ artikel.php4?imxsession=1054554605973102b96ec9382063e827&artid=53&PHPSESSID=1054 554605973102b96ec9382063e827

Vedder, B. (2000). *Was ist Hermeneutik?* Stuttgart: Kohlhammer.

Veit, H. (2002). *Die Alpen – Geoökologie und Landschaftsentwicklung.* Stuttgart: Ulmer.

Venables, S. (2001). Vom Geist des Alpinismus. In *DAV-Panorama 4,* 6-7.

Veser, T. (2002). Karfreitagseier sind nicht zum Naschen. Mit Gottvertrauen gegen die Naturgewalt: Das Maderanertal im Innerschweizer Kanton Uri. In *Frankfurter Allgemeine Zeitung,* 7. März 2002, S. 21.

Vester, H.-G. (1998). Die soziale Organisation des Tourismus. Ein soziologischer Bezugsrahmen für die Tourismuswissenschaft. In *Tourismus-Journal. Zeitschrift für tourismuswissenschaftliche Forschung und Praxis, 2* (1), 133-154.

Vester, H.-G. (1999). *Tourismustheorie. Soziologische Wegweiser zum Verständnis touristischer Phänomene.* München: Profil.

Veyne, P. (1989). Das Römische Reich. In P. Ariès & G. Duby (Hrsg.), *Geschichte des privaten Lebens. Band 1: Vom Römischen Imperium zum Byzantinischen Reich.* Frankfurt/M.: Fischer.

Via Claudia Augusta (o. J.). 19. Oktober 2002, aus http://www.tantalo.net/meran_geschichte/roemer/ClaudiaAugusta.html

Via Claudia Augusta Net (2001). *Via Claudia Augusta. Geschichtliche Entwicklung.* 19. Oktober 2002, aus http://www.claudia-augusta.net/Index.html

Vieth, G. U. A. (1970). *Versuch einer Encyklopädie der Leibesübungen.* Frankfurt/M.: Limpert.

Volkmann, D. J. J. (1770). *Historisch-kritische Nachrichten von Italien,* Band 1. Leipzig: Fritsch.

Vorsteher, S. (1991). Bildungsreisen unter Dampf. In H. Bausinger, K. Beyrer & G. Korff (Hrsg.), *Reisekultur: von der Pilgerfahrt zum modernen Tourismus* (S. 304-311). München: Beck.

Wachter, F. von (1869/70). Die Eisenbahnen in den Alpen. In *ZDAV 1,* 364-382.

Wagner, E. (o. J.). *Die Marktgemeinde Mauterndorf.* 9. Juli 2003, aus http://www.vsmauterndorf.salzburg.at/heimatkunde/heimatkunde.htm

Waltenberger, A. (1880). Ueber Bergaussichten und Gebirgs-Panoramen. In *ZDOeAV 11,* 5-33.

Waltenberger, E. (1903). Die Revision der Landesgrenze zwischen Bayern und Tirol im Karwendel- und Wettersteingebirge. In *ZDOeAV 34,* 95-113.

Weber, D. (Hrsg.) (1989). *Vom Wandel des neuzeitlichen Naturbegriffs.* Konstanz: Universitäts-Verlag.

Weber, W., Schnieder, C., Kortlüke, N. & Horak, B. (1995) (Hrsg.). *Die wirtschaftliche Bedeutung des Sports.* Schorndorf: Hofmann.

Wedel, H. von (2003). *20 Jahre Stiftung Wald in Not – eine Bilanz* [elektronische Version]. 16. Februar 2004, aus http://www.wald-in-not.de/download/20_Jahre_Bilanz.pdf

Wehmer, R. (1889). Die häufigsten Gesundheitsstörungen des Alpinisten, ihre Verhütung und erste Behandlung. In *ZDOeAV 20,* 169-192.

Weiss, O., Norden, G., Hilscher, P & Vanreusel, B. (1999). Skitourismus und Umweltprobleme: Zum Ökologiebewusstsein unterschiedlicher Gruppen. In *Spectrum der Sportwissenschaften Supplement 1999,* 4-16.

Weiss, R. (1934). *Die Entdeckung der Alpen. Eine Sammlung schweizerischer und deutscher Alpenliteratur bis zum Jahr 1800.* Frauenfeld: Huber.

Wellmann, A. (2000). *Was der Berg ruft. Das Buch der Gipfel und Abgründe.* Leipzig: Reclam.

Wenger, M. (o. J.). *Die Epoche der Aufklärung und des Naturalismus – ein Rückschlag für die Spiritualität? Eine Entgegnung auf Stefan Giebels Gedanken in „Albion" – geprägt von der Hoffnung, eine geistige Auseinandersetzung in Gang zu setzen.* 14. September 2002, aus http://www.derhain.de/AufklaerungHeidentum.html

Wenneker, E. (1999). Tschudi, Aegidius. In *Biographisch-Bibliographisches Kirchenlexikon Band XII* (Sp. 665-670). 17. Mai 2003, aus http://www.bautz.de/bbkl/TSCHUDI, Aegidius.htm

Werber, N. (1997). Löcher in der Weltgesellschaft. Was passiert, wenn Menschen aus der Rolle fallen? Zum 70. Geburtstag von Niklas Luhmann beschäftigt sich eine Festschrift mit der Ausschlußlogik der Moderne. In *Tages-Anzeiger,* 8. Dezember 1997, 18.

Werber, N. (1998). Der Mensch als Umwelt der Gesellschaft. Zum Tode Niklas Luhmanns. In *Tages-Anzeiger,* 12. November 1998, 14.

Westfall, R. S. (1986). The Rise of Science and the Decline of Orthodox Christianity: A Study of Kepler, Descartes, and Newton. In D. C. Lindberg & R. L. Numbers (eds.), *God and Nature: Historical Essays on the Encounter between Christianity and Science.* Berkeley: University of California.

Weymann, A. (1998). *Sozialer Wandel. Theorien zur Dynamik der modernen Gesellschaft.* Weinheim: Juventa.

Wichmann, H. (1972). Freizeit, Fremden- und Naherholungsverkehr. In H. Wichmann (Hrsg.), *Die Zukunft der Alpenregion?* (S. 22-29). München: Hanser.

Wichmann, H. Danz, W. & Jobst, E. (1972). Land- und Forstwirtschaft. In H. Wichmann (Hrsg.), *Die Zukunft der Alpenregion?* (S. 13-21). München: Hanser.

Wildt, K. C. (1972). Daten zur Sportgeschichte, Teil II. Europa von 1750 bjs 1894. Schorndorf: Hofmann.

Wilhelm, H. (2000). *75 Jahre Sektion Hersbruck im Deutschen Alpenverein* [elektronische Version]. Festrede zur Jubiläumsfeier am 21. Oktober 2000. Aus http://www.dav-hersbruck.de/Dateien/Festrede_zur_Jubilaeumsfeier.pdf

Wilken, T. (1992). Urlaubssport zwischen Naturerlebnis und Naturzerstörung – Probleme und Lösungsansätze. In W. Pillmann & S. Predl (Hrsg.), *Proceedings zur ENVIROTOUR VIENNA – Strategies for reducing the environmental impact of tourism* (S. 341-352). O. O.: International Society for Environmental Protection.

Williams, E. S., Taggart, P. & Carruthers, M. (1978). Rock climbing. Observations on heart rate plasma catecholamine concentrations and the influence of oxprenolol. In *British Journal of Sports Medicine* 12, 3, 125-128.

Willke, H. (1991). *Systemtheorie*. Stuttgart: UTB.

Willke, H. (1993). *Systemtheorie entwickelter Gesellschaften. Dynamik und Riskanz moderner gesellschaftlicher Selbstorganisation* (2. Aufl.), Weinheim: Juventa.

Wöhler, K.-H. (2002). Die alten Alpen? Nachhaltigkeit und bewahrender Fortschritt. In K. Luger & F. Rest (Hrsg.), *Der Alpentourismus* (S. 269-280). Innsbruck: Studien-Verlag.

Wolf, A. (1996). Ansprüche, Wirklichkeit und Perspektiven naturverträglichen Sports. In Deutscher Naturschutzring e. V. (Hrsg.), *Leitbilder eines natur- und landschaftsverträglichen Sports*. Vom DNR in Auftrag gegebene Vorlage zur Diskussion und Bearbeitung mit Behörden, Umwelt-, Sport- und Tourismusverbänden zum Kongreß im Schloß Biebrich, Wiesbaden, 11.-13. Oktober 1996 (S. 43-60). Bern: o. V.

Wopp, C. (1995). *Entwicklungen und Perspektiven des Freizeitsports*. Aachen: Meyer + Meyer.

Wozniakowski, J. (1987). *Die Wildnis. Zur Deutungsgeschichte des Berges in der europäischen Neuzeit*. Frankfurt/M.: Suhrkamp.

Wurzer, R. (1972). Beispiel Österreich. In H. Wichmann (Hrsg.), *Die Zukunft der Alpenregion?* (S. 70-75). München: Hanser.

Xrefer (2002). Burnet, Thomas. English cleric and geologist. From *A Dictionary of Scientists*, Oxford: University Press, Market House Books Ltd., aus http://www.xrefer.com/entry/494125

Zapf, W. (1994). *Modernisierung, Wohlfahrtsentwicklung und Transformation: soziologische Aufsätze 1987 bis 1994*. Berlin: Ed. Sigma.

Zdarsky, M. (1897). *Lilienfelder Skilauf-Technik. Eine Anleitung für Jedermann, den Ski in kurzer Zeit vollkommen zu beherrschen*. Hamburg: Verlagsanstalt u. Druckerei AG.

Zelle, C. (1987). *„Angenehmes Grauen": Literaturhistorische Beiträge zur Ästhetik des Schrecklichen im achtzehnten Jahrhundert*. Hamburg: Meiner.

Zentner, C. (1980). *Geschichtsführer. Weltgeschichte in Bildern, Daten, Fakten*. München: Delphin.

Ziak, K. (1956). *Der Mensch und die Berge* (2., neu bearb. Aufl.). Salzburg: Bergland.

Zimmer, J. & Erdmann, W. (Hrsg.) (1991). *Hundert Jahre Kampf um die freie Natur. Illustrierte Geschichte der Naturfreunde*. Essen: Klartext.

Zimmer, J. (1987). Soziales Wandern. Zur proletarischen Naturaneignung. In F. J. Brüggemeier & Th. Rommelspacher (Hrsg.), *Besiegte Natur. Geschichte der Umwelt im 19. und 20. Jahrhundert* (S. 158-168). München: Beck.

Zimmerl F. (2001). *Die Alpen im Klimawandel – Ökologische und ökonomische Folgen für den Wintertourismus in Österreich* [elektronische Version]. Diplomarbeit, Institut für Stadt- und Regionalforschung, TU Wien. 11. März 2004, aus http://www.breiling.org/snow/zimmerl.pdf

Zimmermann, G (1997). *Die Hochgebirgslandschaft im 18. und frühen 19. Jahrhundert. Joseph Anton Kochs Alpenlandschaften und die Alten in der zeitgenössischen Dichtung und Literatur*. Dissertation, Universität Gießen.

Zintl, F. (1989). Messungen zur Kraftausdauer bei alpinen Schirennläufern. In K- Carl, S. Starischka & H.- M. Stork (Hg.), *Kraftausdauertraining* (S. 50-71). Köln: Strauß.

Zirnstein, G. (1996). *Ökologie und Umwelt in der Geschichte*. Marburg: Metropolis.

Zittel, K. von (1887). Ueber Bergsteigen und Bergsport. In *Die Gartenlaube 43*, 719-722.

Zöllner, W. (1989). *Die Geschichte der Kreuzzüge* (6. Aufl.). Wiesbaden: Panorama.

Zsigmondy, E. (1886). *Die Gefahren der Alpen. Praktische Winke für Bergsteiger* (2. Aufl.). Augsburg: o. V.

Lexika

Bertelsmann Volkslexikon (1956). Gütersloh: Bertelsmann.

Brockhaus Bilder-Conversationslexikon für das deutsche Volk. Ein Handbuch zur Verbreitung gemeinnütziger Kenntnisse und zur Unterhaltung (1837). Bd. 1 A-E. Leipzig: Brockhaus.

Das große deutsche Wörterbuch (1967). Rheda: Verlag für Wissen und Bildung.

Das Lexikon der Weltgeschichte (1998). Gütersloh: Bertelsmann Lexikon Verlag.

Das Wissen des 20. Jahrhunderts (1969). Rheda: Verlag für Wissen und Bildung.

Deutsches Wörterbuch, Fremdwörterbuch: Mit den Regeln und Schreibweisen der neuen Rechtschreibung (1997). Niedernhausen/Ts.: Bassermann.
Duden Das Fremdwörterbuch (1997). Mannheim: Brockhaus.
InfoBitte Universal-Lexikon (2003). Aus http://www.infobitte.de
Knaurs Lexikon A-Z (1951/52). München: Droemersche Verlagsanstalt.
Lexikon.sociologicus. (1999). Aus http://www.sociologicus.de/lexikon
Literaturlexikon (1998). Gütersloh: Bertelsmann.
Meyers Konversations-Lexikon (1886/1888). Leipzig: Verlag des Bibliographischen Instituts.
Österreich Lexikon (2003, 28. Februar). Aus http://www.aeiou.at/aeiou.encyclop
Pschyrembel Klinisches Wörterbuch (1998) (258. Aufl.). Berlin: De Gruyter.
Reader's Digest Universal Lexikon (2000). Gütersloh: Bertelsmann.
Wahrig Deutsches Wörterbuch (2000). Hrsg. v. G. Wahrig & R. Wahrig-Burfeind (7., vollst. neu bearb. u. aktualis. Aufl.). Gütersloh : Bertelsmann Lexikon.
Wikipedia Die freie Enzyklopädie (2004, 25. Mai). Aus http://de.wikipedia.org/wiki/Hauptseite

Zeitschriften und Zeitungen

Alpin. Für die Freizeit in den Bergen, Jg. 1984 bis Jg. 1989.
Beobachter, Nr. 1, 5. Januar 2001.
Bergsteiger, Nr. 12, Dezember 2002.
DAV-Panorama, Nr. 4/2001.
DAV-Panorama, Nr. 6/2003.
Der Bergsteiger, Nr. 2, 1. Band 1931/32.
Der Bergsteiger, Nr. 5, Mai 2004.
Der Bergsteiger, Nr. 6, Juni 1992.
Der Bergsteiger, Nr. 6, Juni 2004.
Focus, Nr. 48, 27. November 2000.
Frankfurter Allgemeine Zeitung, Nr. 52, 2. März 2004.
Hamburgischer Correspondent. Ältestes Hamburger Handels- und Börsenblatt. Bedeutendste und größte Schiffahrts-Zeitung Deutschlands, 6. Dezember 1911.
MDAV – *Mitteilungen des Deutschen Alpenvereins*, Jg. 1996.
MDOeAV – *Mitteilungen des Deutschen und Österreichischen Alpenvereins*, 1. Jg. 1875 bis 60. Jg. 1934.
RWA – *Rheinisch-Westfälischer Anzeiger*, Nr. 59, vom 25. Juli 1835.
Stimmen aus dem Nebel. Blätter für die Verbreitung des Alpensportes. Organ des Vereins zur Besserung verwahrloster Bergsteiger, Nr. 1/1894.
Wiener Zeitung Extra, 18. Januar 2002.
ZDAV – *Zeitschrift des Deutschen Alpenvereins*, 1. Jg. 1869/70.
ZDOeAV – *Zeitschrift des Deutschen und Österreichischen Alpenvereins*, 5. Jg. 1874 bis 60. Jg. 1929.